四位一体

学透经方

主 编◎司国民

全国百佳图书出版单位
中国中医药出版社
·北京·

图书在版编目（CIP）数据

四位一体学透经方 / 司国民主编 . -- 北京：中国
中医药出版社，2024. 9
　　ISBN 978-7-5132-8883-5

　　Ⅰ . R289.5

中国国家版本馆 CIP 数据核字第 2024NZ6646 号

中国中医药出版社出版

北京经济技术开发区科创十三街 31 号院二区 8 号楼
邮政编码　100176
传真　010-64405721
北京盛通印刷股份有限公司印刷
各地新华书店经销

开本 787×1092　1/16　印张 20.75　字数 479 千字
2024 年 9 月第 1 版　2024 年 9 月第 1 次印刷
书号　ISBN 978-7-5132-8883-5

定价　98.00 元
网址　www.cptcm.com

服 务 热 线　010-64405510
购 书 热 线　010-89535836
维 权 打 假　010-64405753

微信服务号　**zgzyycbs**
微商城网址　**https://kdt.im/LIdUGr**
官 方 微 博　**http://e.weibo.com/cptcm**
天猫旗舰店网址　**https://zgzyycbs.tmall.com**

如有印装质量问题请与本社出版部联系（010-64405510）

自 序

医圣张仲景勤求古训，博采众方，著《伤寒杂病论》，这是中国第一部从理论到实践确立辨证论治法则的医学专著，是后学者研习中医必备的经典著作，被奉为"方书之祖"。书中所创诸多剂型及方剂，启万世之法门，诚医门之圣书。

经方组方特点是选药精、配伍严、功效专、见效快，并且容易掌握，便于应用。后人以经方为师，可学用药精简，学法度严明。经方组方中皆必须之药，多一少一则方剂易名，性、位、势、证处处讲究。经方用量精炼，量之多寡迥然有别，煎服、给药、将息、调护，面面俱到。每首经方都有自己的擅长，也有独特的个性，有"一物降一物"的优势，也有用之不当变生坏病的风险。

当今虽然出现经方热，但是仍然有一些年轻中医师没有经过经方医学专业培训与教育，还有一些中医师虽知道经方之名，但因无良师传授经方应用经验，不识方证，不懂加减，更不懂经方的现代应用，出现想用而不敢用、不会用的局面。在应用经方基础之上而随证加减变化用药，从经方演变中而能触类旁通，学习有限的经方而能治无限变化的病证，这就是当今要学用经方的真正目的与现实意义。

恩师李克绍教授，博学多识，通晓伤寒，每每教导我们，"遵从原著，首尾一体学经方；结合临床，灵活加减用经方"。笔者在学用过程中，对经方有了一点新的思悟，将方体方用相结合，从原著中学习方体，从"性、位、势、证"四个维度理解方用，相当于给每首经方列了一个说明书，简单明了，使经方更易于学习推广。方剂作用于人体，有寒热温凉之性、表里上下之位、升降出入之势、中西医适宜之证，掌握了这些内容，对经方的认识就有了框架，对经方的临证应用就有了准绳，再参照方后的经方说明书，就可以做到心中了了。

本书编纂力求把握经方的临床特点和经典属性，从四位一体的主线出发，突出方剂原意，发挥临床应用，凸显学术特色。对每一首经方，跨越古今，立体呈现，师古而不泥古，既尊崇仲景原意，又不乏现代发挥；既有古代医案分析，也有当今验案报道，既传承精华，又守正创新。本书可以作为当今中医工作者的手边书、经方爱好者的案头卷、西医学习中医的参考书，对于常见的内科、妇科、杂病，都可以在这本书中找到应对的答案，领悟了经方，疑难杂病往往也可迎刃而解。

《四位一体学透经方》的体系是在学习中总结而成的，通过近几年的临证应用，证实确有效果，但因成型时间较短，尚需千百锤炼，若有不当之处，敬请商榷。

甲辰年夏月于山东省立医院

前　言

　　齐鲁大地人灵地杰，名医辈出。古代齐鲁伤寒流派研究方面有三位代表性人物。第一位是整理张仲景的著作《伤寒论》和《金匮要略》、使其得以保存流传的晋代医家王叔和。第二位是金元伤寒注家成无己，代表性著作是《注解伤寒论》和《伤寒明理论》，他是第一位逐条注释《伤寒论》的医家，因此被称为"伤寒第一注家"。第三位是清代名医黄元御，他曾经是乾隆的御医，著述等身，关于《伤寒论》研究有两部书，《伤寒悬解》和《伤寒说意》。齐鲁经方学术研究基于齐鲁文化的滋养，继承王叔和、成无己、黄元御等齐鲁名家对经方研究的学术渊源，一直传承至今。

　　齐鲁经方学术研究，在当代则以李克绍先生为代表。李克绍先生（1910—1996），祖籍是山东省牟平县（今烟台市牟平区）龙泉乡东汤村，集中反映先生学术思想的有三部书——《伤寒解惑论》《李克绍学术经验辑要》《李克绍医学文集》。《伤寒解惑论》是先生的开山专著，影响广泛，日本医家齐藤曾经先后两次到山东来拜师，学习《伤寒论》，跟诊临床，以此为核心，形成了理论体系完整、学术观点独到、地域特色鲜明的齐鲁经方学术研究体系。《李克绍学术经验辑要》，是老校长王新陆教授提议并主持为学校"八老"各写的一本学术经验辑要。《李克绍医学文集》，是先生之子李树沛主持完成的集大成之作，有百万余字。先生在学习中医的过程中，审思、明辨，颇多新发现、新观点，得到了伤寒学术界乃至中医界的公认和很高的评价。

　　司国民教授是李克绍先生关门弟子，齐鲁伤寒流派代表性学术传承人，一直在临床一线从事中医临床工作，精通仲景之学，擅用经方治疗各种疑难杂症，尤其对于肾病、脑病的辨治，临床疗效显著。《李克绍读伤寒》是司教授经方研究的代表性著作，学术思想则分上下两篇，分别从纵向和横向介绍了李老研读伤寒的学术思想。纵向以伤寒六经病串讲为线，横向集结伤寒学说专题，全书说理深入浅出，辨论丝丝入扣，极具文采。

司国民教授承李克绍先生之经验，依研读《伤寒杂病论》之心得，结合临床实战经验，在经方方证分类研究的基础上，提出"四位一体"的经方研究思路。"四位"是指经方的"性、位、势、证"四要素；"一体"指经方的基本组成，包括药物的组成、药物的剂量、具体的煎服法、服药后的将息宜忌等。司国民教授认为，经方的研究不仅要知方源，而且要明方体、辨方用。只有熟悉了经方的源流及发展的脉络，才能把握疾病病机，进而识得其方体，辨析其方用，可"使药各全其性"，亦能"使药各失其性"，灵活运用经方，体用结合，可以更全面、更准确地把握及运用经方。

《四位一体学透经方》编委会

2024 年 7 月

编写说明

本书专论张仲景之方。经方传承两千多年，因其配伍严谨，用药精炼，方以法立，疗效卓著，而被尊称为"众法之宗，群方之祖"。经方所用药之揆度、性味、升降浮沉开合，主辅安排恰当，佐使量材驱遣，分量多寡之裁定，煎法服法之规矩，无不斟酌精当。这些特点，都是值得认真继承和发挥的。

本书定位为经方的普及应用。经方的临床应用完全有章可循，对于到底如何应用经方，如何在临床上实现方证相应，本书给出了一个良好的实践，即采用"四位一体"的分析方法剖析经方，从方性、方位、方势、方证角度对经方进行立体呈现，让经方鲜活起来，并为每首经方出具一份说明书，简单明了，方便临床应用。

全书以方剂为切入点，分别从知方源、看方论、通方解、析方性、辨方位、明方势、论方证、识方用、学医案、说明书 10 个方面阐理释用。

知方源，用方必知晓其出处源头，本书从《伤寒论》《金匮要略》原文入手，回到当时的背景下理解经方，明晰方证。看方论，汇集前贤名家之注解，从不同角度来参悟经方，与仲景方论相互呼应。通方解，对经方方剂做君臣佐使的分析，从现代识方的角度来解析经方。此三步由古至今，论理经方。

析方性，看整方之寒热温凉平、酸苦甘辛咸；辨方位，看方剂作用于人体之表里上下；明方势，动态看方剂之升降出入、聚散开合；论方证，与方机互融互鉴。此四步，为四位一体之核心，将方剂立体呈现。

识方用，落脚于中西医临床病证，将古典方剂更好地用于现代疾病诊疗；学医案，从古今大家医案中学习用方思路，既可见古代医家言简意赅之论，又可参当代名家变化之用；说明书，汇总以上信息，参照新药说明书写法，给每首经方做一临床说明，能够较为细致地概括方剂的应用。

本书通过数据分析，结合临床需求，筛选常用经方50首，以笔画排序，方便查阅。全书以方为纲，提纲挈领，发挥而不失其宗，传承而不泥其制，融理论学习与临床实践于一体，切合临床所需。

　　本书编写人员均为司国民教授团队弟子，在临床一线工作多年，使用"四位一体"的方法研究应用经方收获颇丰，具有独特的心得和经验，真正实现了临床与理论的结合应用，也使本书贴近临床，实用性强。

《四位一体学透经方》编委会

2024 年 7 月 20 日

目 录

第一章

经方概述

经方

第一节
经方概念释义

中医自古崇经方。特别是在近几十年来，随着中医事业的复兴，经方的学习研究和应用，俨然成为中医界的一种潮流和趋势，诞生了各种经方流派，许多学术会议应运而生，为数不少的临床医生以应用经方为贵。那么，何谓经方？深刻地理解经方的概念，将有助于我们对经方的把握。

一、何谓经方？

研究经方的概念之前，我们首先要搞明白何谓"经"？何谓"方"？什么样的方子可称为经方？

1. 经与方的概念

经，织物上纵向的纱或线（跟"纬"相对）。《说文解字》记载："经，织也……凡织，经静而纬动。"引申为经典，被尊奉为典范的、历久不变的。因此，在中国古代，被称为经的书均是各行各界的典范，比如《道德经》《山海经》《心经》《茶经》等，在中医方面，比如《黄帝内经》《神农本草经》等。

方，与圆相对。有棱角，指方向，方法。因此，方子要有所指向、有所偏颇，以方剂之偏，纠人体之偏。若辨证不明，方剂用药杂陈，方方面面均兼顾，则失去重点和方向，形如行兵打仗，不知敌在何处，自圆其方，失其方向和棱角，方不对机，小则没有疗效，大则搅乱人体之平衡，实为不了解方剂之本义。

2. 经方概念源流考

"经方"一词最早见于汉代的《汉书·艺文志·方剂略》。该书将当时流传的医学著作分为"医经""经方""房中""神仙"四类。因此当时的"经方"是对记载运用药物治疗疾病的一类医学书籍的代称。经方医籍共列11种。

东晋张湛在《养生要集》中有两处提到经方："夫经方之难精，由来尚矣……及治病三年，乃知天下无方可用。""养性缮写经方，在于代者甚众，嵇叔夜论之最精。"此处经方的含义，与前面提到的相同，皆是指彼时被记载下来的方剂，在当时的条件下，被记载流传的都是经典方剂。

唐代孙思邈在《备急千金要方·论大医习业》提到"经方"，其云："凡欲为大医，必须谙《素问》《甲乙》《黄帝针经》、明堂流注、十二经脉、三部九候、五脏六腑、表里孔穴、本草药对、张仲景、王叔和、阮河南、范东阳、张苗、靳邵等诸部经方。"

宋代高保衡、林亿在《千金翼方·校正千金翼方表》中提到了"经方",其云:"医方之学,其来远矣,上古神农播谷尝药……中古有长桑、扁鹊,汉有阳庆、仓公、张机、华佗,晋宋如王叔和、葛稚川、皇甫谧、范汪、胡洽、深师、陶景之流,凡数十家,皆祖师农、黄,著为经方。"至唐宋时期,经方的意义仍无明显的变化。

清代徐灵胎在《医学源流论·金匮论》中说:"其方则皆上古圣人历代相传之经方,仲景间有随证加减之法……真乃医方之经也。"陈修园在其《时方歌括·小引》中说:"经方尚矣,唐宋以后始有通行之时方。"此时出现了时方的概念,与经方做对比。经方的年代至少在唐宋之前,唐宋以后的方剂不再以"经方"相称。清朝末叶,莫枚士著《经方例释》,此书以"经方"命名,而全书皆张仲景《伤寒论》与《金匮要略》之方。由此可知,当时已有将"经方"等同于仲景方的趋势。至民国曹颖甫之《经方实验录》,已在序言中明确称仲景方为经方了。此后,"经方"即指仲景方了。

3. 经方概念分歧

然经方的概念,说法不一,哪些方算是经方,仍无定论。《中医词释》谓指汉代以前的方剂;《辞海》谓:"经方,中医学名词,古代方书的统称,后世称汉张仲景的《伤寒论》《金匮要略》等书中的方剂为经方,与宋元以后的时方相对而言。"

任应秋先生认为:"经方,前期(汉)的概念是经验方,是人们在疾病斗争的实践中总结、创造的经验。宋代以后,张仲景的称'经方',唐宋以前非仲景方称'验方',宋代及以后流行的称'时方'。"而之所以将仲景方称"经方",是宋代开始,张仲景在医学界的地位不断提升,他的著作逐渐被奉为经典,其中的方子也就称为"经方"。这些论述因载于《中医各家学说》教材而被医界广泛接受。

近年来有学者提出,经方和医经是并存的两大中医医学体系。依据为《汉书·艺文志·方技略》的记载:"医经者,原人血脉、经络、骨髓、阴阳表里,以起百病之本,死生之分;而用度针、石、汤、火所施,调百药齐和之所宜。""经方者,本草石之寒温,量疾病之浅深,假药味之滋,因气感之宜,辨五苦六辛,致水火之齐,以通闭解结,反之于平。"说明中医学在汉代已经形成各具特点的两大医学体系,经方成为独具特色的医学体系,其概念和特点是"本草石之寒温,量疾病之浅深",说明其主要理论依据八纲的医学体系,显然与医经(以《黄帝内经》为主)以阴阳五行、脏腑经络为主要理论的体系不同。

经方是以方证理论治病的医药学体系。然此种说法虽将经方之意拔高,似有不妥之处:其一,与中医学基础理论阴阳五行、脏腑经络割裂开,使之成为与《黄帝内经》并列的两个医学体系。经方亦是以中医基础理论为指导,是源与流的关系,而不是并列关系。其二,此说法看似将经方上升为医学体系之高度,却将经方框于方证理论,实则是对经方之贬低。方证理论是经方的重要研究方法,但远远不能概括经方之内涵。因此,此种说法对经方概念的论述有失妥当。

实在地讲,由"经"和"方"两字的含义,可以推断出经方之本义即经典之方,在中医临床中反复运用仍有确切疗效，经长时间大量医家应用，其方及方所示理、法被临床反复验证，因此被多数人奉为圭臬。可被称为经方的方剂大约有三：

一是《汉书·艺文志》成书时，当时流传的临床医学著作。目前这种用法少见，仅见于文献研究领域。应注意的是，《伤寒杂病论》不能被统计入《艺文志》的"经方"类书，因为《艺文志》写作时，《伤寒杂病论》尚未成书。《艺文志》中所载"经方"类医书如今已失传，但其中的部分内容（如《汤液经法》中的内容）可能在《伤寒杂病论》《外台秘要》等后世书籍中有所保存。

二是经典之方的代称，既包括《伤寒杂病论》中的方剂，也包括《黄帝内经》《辅行诀脏腑用药法要》等其他汉唐以前经典医著中的方剂，还包括后世医家所创、临床行之有效而广为流传的方剂，如犀角地黄汤、补中益气汤、六味地黄丸、逍遥散、银翘散等。

三是特指《伤寒杂病论》中的方剂，即张仲景方。《金匮心典·徐序》："惟仲景则独祖经方，而集其大成，惟此两书，真所谓经方之祖。"通常所说经方，多为此指。该书虽为张仲景所作，然而书中方剂并非全部由仲景创立，而是吸取了《汤液经法》等经典著作中的内容，因此《伤寒杂病论》一书可谓是总结汉代及以前医方精华的集大成之作，书中的方剂以其组方严谨、用药精炼、疗效卓著的特点，为后世医家广泛重视和运用，是公认的经典。近几年，随着仲景方的推广，"经方=《伤寒杂病论》方"的概念深入人心，因此目前我们在中医学公共领域所听到的"经方"一词，大多为此种含义，即专指仲景方。此书中所论之经方也是指此而言。

二、经方、时方、验方、自拟方

验方，意为经过使用证明确有疗效的现成药方。时方，现代多指与"经方"相对、张仲景以后医家所制的方剂，以唐宋时期创制使用的方剂为主。宋元以来《局方》流行，许多人依证捡方（根据《局方》主治来选方），购买成药服用。故时方原始相对的并非"经方"，而是"辨证用方"，如朱丹溪曾写专著《局方发挥》痛斥之，提倡精研医经医理，见病知源，用医理指导临床处方。自拟方是医生自己将几味药搭配而成的方子。四种类型的方子均在临床中被广泛使用。无论哪一种方子，用对了都会收获良效，关键是对病证和治法的把握。

由此可以看出，几种类型的方剂主要通过年代、出处来区分。然经方的年代最为久远，其之所以能经得起时间的考验，成为经典方剂，除临床切实的疗效以外，其方剂背后揭示的辨证思维值得每一位中医医师琢磨探究。教习经方，不仅是学会几首方子，更难能可贵的是，可以切实提高中医的辨证思维能力，非只是"授之以鱼"，更重要的是"授之以渔"，这是时方、验方、自拟方所不能比拟的。

第二节
研习经方的方法论

经方，是中医临床可靠的疗效保障，也是培养中医上工的必经之路。经方的魅力在于，对于中医初学者、中工、上工，都能从经方中汲取营养，无论是中医的爱好者，还是学习者、使用者、研究者，都能从不同的角度在经方这里得到启发。经方就像是一个中医学的宝库，等待着中医人去挖掘。如何探索经方，将经方的价值发挥到最大？本节将从学经方、识经方、用经方、研经方、司国民"四位一体"经方思路五个方面来进行论述。

一、学习经方的方法

1. 熟读原文原方

学经方首先要训词释句，弄清原文的含义，这就要回溯到《伤寒论》原文的学习。《伤寒论》出自东汉末年，文字古朴，但文义深邃，因此要弄清书中名词术语的含义和语法上的独特之处，不要用现代的语言特点去看待、强解千余年前的医学著作。例如《伤寒论》中讲脉，有专门的平脉法，在描述脉象方面，有脉停、脉微、脉涩、脉洪大、脉浮缓、脉迟等，对于每一种脉象的释义，要弄清楚，特别是张仲景对于脉象的描述与后代并不尽相同，一定要有所区别。如同样是脉微，在《伤寒论》中有几种不同的意思，如在太阳蓄血证的"脉微而沉"，指脉气沉伏难寻，以此说明，血热互结于下焦；再如太阳病轻证"脉微缓"，虽冠以"脉"，却非脉象，而是副词，意指微微、稍微；而第94条，"阳脉微""阴脉微"，是微微而动的意思。因此，只有对经方条文的词句有准确的了解，才能清晰地理解原文方义。

对于经方条文要熟读熟诵，记住辨证要点，精通原文方证，方剂的剂量大小、剂量配比、煎服方法及服药后调护均需掌握。山东中医药大学原校长王新陆说："李克绍老师要求把《伤寒论》背下来，398条，用45分钟，不停顿。176条'表有热，里有寒，白虎汤主之'，也得照错背。李克绍老师低着头、眯着眼听你背，你一打梗他就给你提词，提多了就说：'你回去再学学吧！'他就不听了。"因此，学习《伤寒论》，首先要求熟读熟诵，"书读百遍，其义自见"，只有将书中的原文释义、原方药物组成、剂量、加减、方后注记忆清楚，才能在今后的理解、应用中做到融会贯通。温兴韬指出"学习经方需先烂熟原文，后完全遵循经方特异性思维，勤于思考，熟谙方证，脉证合参，领会六病的奥义"。很多临床医家在诊治过程中会有"灵光一现"或是"顿悟"的情况，就是原文经方已经烂熟于胸，在日积月累的实践中，得到理论和临床的整合与修通。经方组方配伍严谨，增减药物井然有法，只有精通原文方证，才能掌握张仲景的学术思想、辨证要点和组方思路，才能正确地将经方应用于临床。

2. 掌握辨证规律

"今以方证同条，比类相对，须有检讨，仓卒易知"（孙思邈《千金翼方》），"尝以对方证对者，施之于人，其效若神"（林亿《金匮要略方论序》），"仲景之方，因证而设……见此证便用此方，是仲景活法"（柯韵伯《伤寒来苏集》）。辨证论治是中医学的特色之一，是中医学的核心内容。在《伤寒论》之前，中医临床治病仍基本处于"对症治疗"和"验方治病"的初级阶段，未形成辨证论治体系。而张仲景"勤求古训，博采众方"，将临床病、脉、证、治、理、法、方、药、煎、服、禁忌融为一体，创立了辨证论治纲领。因此，要学透经方，全面掌握经方背后的证治体系，才能更好地将经方运用于临床。

《伤寒论》的写作形式并非理论著作，而是以医案的形式呈现，因此对照条文所列举的几条症状，抓住主症，就能确立治法和方药。在日本这种学习方法很流行，也取得相当好的效果。比如，《伤寒论》第13条"发热头痛，汗出恶风，桂枝汤主之"，在临床中出现一位患者有体温偏高、头痛、汗出、怕风的症状，同时伴有舌淡、脉浮缓，可以判定为桂枝汤证，应用桂枝汤加减。因此学习经方，需要掌握经方的方证规律，形成"方证地图"，便可相对顺利地"按图索骥"，因此掌握方证规律，是学习经方的重要方法之一。

3. 融汇经典注释

学习经方，还要融汇中医经典，参考注释。《伤寒杂病论》本身为中医四大经典之一，其他三部分别为《黄帝内经》《难经》《神农本草经》，其成书年代比《伤寒杂病论》略早或基本为同一时代，因此研读当时同一时代的经典著作，将有助于理解张仲景的思想。其中《黄帝内经》《难经》成书年代略早，以中医理论为主，《伤寒杂病论》的六经思维来源于《素问·热论》，并且在此基础上有所发挥。与其大约同时代的《神农本草经》记录的药物，体现了当时的药理知识，因此了解《神农本草经》的药物性味功用，在一定程度上还原了经方的用药意义。因此，学习经方，首先要了解包括《伤寒杂病论》在内的经典著作，才能将经方学透彻。

再者，自《伤寒杂病论》"宋版本"刊行后，出现了研究《伤寒论》的著作，至金代出现了第一本逐条注解《伤寒论》的著作，即成无己的《注解伤寒论》。直到今天，研究《伤寒论》的著作有500余种，伤寒学说成为中医学术史上影响最大的学说。阅读经方文献，将有利于从不同侧面加深对经方的理解。而今又出现许多研究经方的文献、会议、学派，经方学习和研究的热情，证明了经方蓬勃的生命力。然经方研究庞博繁杂，其中必然不乏偏见、晦涩或玄说之处。因此我们在阅览旧注、学习新的研究方法与成果时，要有所分析，有所批判，"取其精华，去其糟粕"，独立思考，破除迷信，辨证、思考地去阅读经方注释，切忌照搬全收，最终眼花缭乱，从而影响了对经方的把握。

4. 结合临床实践

经方的奥妙在于用，用对了效如桴鼓。从本质上讲，《伤寒论》是一部临床著作。因此编者鼓励经方学习者有条件要多临床，多实践，患者就是我们的老师，"真枪实弹"地去干，更能积累经验。暂无临床条件也要多读前人运用经方的经验及近代经方的临床运用，体会其辨证论治的特点和精髓，比如曹颖甫的《经方实验录》，刘渡舟、胡希恕、李克绍这些老先生的著作中，也有许多运用经方解决临床问题的精彩验案，跟着这些老一辈的经方临床大家"实习"，将快速地提高我们运用经方的能力。锻炼临床思维，在用中加深对经方的认识，学用结合，互促互进。

二、认识经方

1. 以症状为抓手

抓住主症，是认识经方的一个虽不高级但好用的方法。如小柴胡汤"但见一症便是，不必悉具"，张仲景便从症状入手，教我们怎么认识和使用小柴胡汤。在症状的背后一定有其深刻的道理，小柴胡汤之所以可以"但见一证便是"，是因为少阳病的特点。少阳位于半表半里，极易外连表内连里，就病位而言，所涉面广，因此临床出现的症状多而复杂。小柴胡汤的或然症有 7 个，是《伤寒论》或然症最多的方剂，即可说明此点。同时少阳还为"枢机"，因此少阳病易动而多变。因此张仲景提出，柴胡汤要善于抓主症。可以看出，只有以症状为抓手，"司外揣内"，深刻地理解症状背后的原理，才能正确识、用经方。很多名家医案，都是因为某个或某几个主症来使用经方，从而获得捷效的。如刘渡舟医案：李某，男，25 岁，右侧腹股沟部位生一肿物，形如鸡卵，表面不红，用针管抽不出内容物，右腿拘紧，伸而不能直，强伸则剧烈疼痛，足跟不能着地，每到夜晚，小腿抽筋，痛苦不堪，脉弦细而数，舌红而少苔。脉证合参，可知本证属阴血不濡，筋脉失养，挛而收引，故筋聚而成包块，腿难伸直，拘急筋作痛。为疏方：白芍 24g，炙甘草 12g，嘱服三剂，以观后效，进一剂而筋不抽痛，夜得安睡；进两剂，则包块消退；服第三剂，足跟即能着地；又服一剂，而诸症皆除。刘渡舟正是抓住了芍药甘草汤"脚挛急"的症状而取得捷效。

2. 以方证为抓手

《伤寒论》原文为"观其脉证，知犯何逆，随证治之"，伤寒大家刘渡舟认为"要想穿入《伤寒论》这堵墙，登堂入室，必须从方证的大门进"，胡希恕先生说："辨方证是辨证的尖端"，因此方证，是认识经方的重要方法。

中医对病、症、证、征有严格的定义。中医的症，指的是症状和体征。证是疾病当前阶段的病因、病位、病性、正邪性质等的病理概括。病是对疾病全过程的特点和规律所做的概括。证由症状所组成，是疾病在某个阶段的病理概括，证和病都可以反映疾病的本质。因此中医的辨证方法又有同病异治、异病同治之分。辨证论治是中医诊治疾病的一大特色，《伤寒杂病论》开创了辨证论治的先河。因此，方证对应，是掌握经方、运用经方以提高临床疗效的有效方法。

以方证为抓手有很强的实用性，为初学者、初用者提供了一个很好的认识经方、使用经方的方法，比如桂枝证、柴胡证，清晰明朗，容易对照使用。方证的认识，要高于对症用药和对症状用药的模式，需要更多客观性强的指征，还可以中西医互参。

3. 以六经为抓手

《伤寒论》之六经，源于《素问·热论》："伤寒一日，巨阳受之，故头项痛，腰脊强；二日阳明受之，阳明主肉，其脉夹鼻络于目，故身热目疼而鼻干，不得卧也；三日少阳受之，少阳主骨，其脉循胁络于耳，故胸胁痛而耳聋，三阳经络皆受其病，而未入于脏者，故可汗而已；四日太阴受之，太阴脉布胃中络于嗌，故腹满而嗌干；五日少阴受之，少阴脉贯肾络于肺，系舌本，故口燥舌干而渴。六日厥阴受之，厥阴脉循阴器而络于肝，故烦满而囊缩。三阴三阳、五脏六腑皆受病，荣卫不行，五脏不通，则死矣。"六经的本质为三阴三阳，以阳气多少而划分。《伤寒论》发展了六经理论，全面阐述脏腑、经络、气血的病变，把中医学朴素而丰富的辩证法与中医的藏象理论、病因学说、发病学说、诊断方法、遣药原则、用药规律等紧密有机地结合在一起，创造了既是辨证纲领，又是论治准则的全新"六经辨证"体系，包含了辨证的常变观、整体观、恒动观、相对观、系统观等。"六经辨证"是中医学最为精髓、最为宝贵的思维特征，即"动"的、"活"的，亦即"变"的辨证思维规律。因此认识经方，必须认识六经辨证思维体系，把经方纳入六经体系中去认识，才能更整体、系统、恒动地去认识疾病、运用经方。而目前以三阴三阳辨证来认识经方的人少之又少，这形成了许多割裂和误解。以三阴三阳的角度来看待经方，可以看到《伤寒论》是一个完整的体系，篇章之间、条文前后、方剂加减，均以这个体系为准，就像太极图一样，为完整的一个圆但状态又不一样。因此，深刻地认识经方，就要深刻地认识六经辨证所体现的复杂性辨证，知常达变，才可以借由经方走向中医上工之路。

三、应用经方

1. 方证对应，照用原方

方证对应，指"有是证，用是方"，经方原方在药物剂量、配伍、煎服法等方面非常严谨，因此若方证对应，照用原方，就能取得很好的临床疗效。

如李克绍医案：张某，男，50岁。1973年初夏发低烧。西医检查，找不出病因、病灶，每日只注射水、激素等药物，治疗两月，仍无效果。该院西医某大夫邀余诊。患者饮食二便均较正常，只是脉象稍显弦细，兼微觉头痛。与小柴胡汤原方，其中柴胡每剂用24g，共服2剂，低烧全退，患者自觉全身舒适。三天后患者病愈，已能上班工作。《伤寒论》云："伤寒，脉弦细，头痛发热者，属少阳。"又云："伤寒中风，有柴胡证，但见一证便是，不必悉具。"头痛、发热是三阳共有的症状，然太阳病脉浮，阳明病脉大，少阳病脉弦细。本案中患者头痛、发热、脉弦细，符合小柴胡汤证辨证要求，随证治之，故有效。

如曹颖甫医案：南阳桥有屠宰公司伙友三人，夜半同起宰猪，深宵受寒，求余往诊。三人均头痛，身恶寒，项背强痛，脉浮数，二人无汗，一人有汗。余乃从其证情，无汗者同与葛根汤，有汗者与桂枝加葛根汤，服后皆愈。虽均为外感风寒，但是因有汗、无汗而分别应用桂枝加葛根汤、葛根汤原方，均取得疗效。因此在方证对应的基础上应用经方原方，便可取得良好的疗效。

2. 随证加减，活用经方

经方的加减法可分两个方面：一是张仲景本人加减法，在《伤寒杂病论》原文中可见大量方剂加减的示范；二是后世运用加减法，后世运用经方时也常常通过灵活加减取效。

首先，张仲景本人即为加减方剂的典范，在《伤寒论》中有许多加减之方，比如桂枝汤的加减法最详细，列多条条文来示范，桂枝汤的灵魂药物为"桂芍"，围绕这两味药，张仲景又有药味加减法，如桂枝加葛根汤、桂枝加厚朴杏子汤、桂枝加附子汤、桂枝去芍药汤等，药量加减法又有桂枝加桂汤、桂枝加芍药汤、小建中汤等。

在小柴胡汤、小青龙汤、通脉四逆汤、四逆散、真武汤等方剂条文中，张仲景专列方后注来集中论述加减方法。而柴胡加龙骨牡蛎汤、葛根加半夏汤等，均为张仲景依证加减之法。因此张仲景本人即体现了活用经方、随证治之的高超境界。

后世在经方基础上多有化裁，比如温病学家的很多方子，实际上是经方的衍化，如温病后期肝肾阴虚的主治方三甲复脉汤，即炙甘草汤的化裁方。现代医家也有一些灵活加减经方取效的案例，如小柴胡汤加石膏治外感发热案（胡希恕医案）：一亲戚，三十多岁，初起感冒、发烧，于协和医院吃西药后烧退，但头痛如裂。诊其脉弦数，胸胁满，心烦，口舌干，头痛难忍，与小柴胡汤加石膏，服后愈。吴某，患肺炎三四日，身热汗出，蒸蒸发热，胸胁满，干呕。前医用小柴胡汤加石膏，柴胡四钱，石膏一两半，不效。与小柴胡汤加石膏方，柴胡八钱，石膏三两，病愈。

我们要客观地看待经方的加减化裁，治病最重要的是人，在时空、人物的变化下，对方剂进行加减化裁，是具体问题具体分析，体现了中医的灵活性。

3. 两方合用，增强疗效

张仲景本人对于经方合用的示范有桂枝麻黄各半汤、桂枝二麻黄一汤、桂枝二越婢一汤、柴胡桂枝汤等。仲景示人以法，由于疾病复杂，故将经方合用来应对复杂病机，是常应用的方式。如胡希恕医案：张某，男，40岁，初诊日期1965年10月28日。已确诊十二指肠球部溃疡及慢性肝炎，现症疲乏无力，纳差。右胁痛，胃脘痛，时头晕，反酸烧心，怕冷。前医辨为脾胃虚寒，与黄芪建中汤加味，服后诸证加重。诊查其脉症，咽干思饮，大便干，苔白腻浮黄，舌尖有瘀点，辨为瘀血胃脘及胁痛，与大柴胡汤合桂枝茯苓丸。二剂胃脘不痛，九剂后胁不痛，纳增，大便正常。胡老擅用大柴胡汤合方，本案中，患者乏力、怕冷、纳差，易被看成虚寒，但同时见头晕、胁痛、咽干思饮，当属少阳阳明合病。头晕、反酸烧心、大便干均为肝气不舒、胃气不降所致。此外，患者右胁痛、舌尖有瘀点，为瘀血的特征，故辨证当属少阳阳明合病夹瘀血，故用大柴胡汤和解少阳、阳明，合用桂枝茯苓丸祛除瘀血，方药对症，故见效迅速。患者之乏力、怕冷等症，乃气血不疏所致。

再如司国民医案：张某，男，47岁，2016年12月27日初诊。主诉：入睡困难半年。患者半年前因家事繁杂出现入睡困难，睡眠轻浅，多梦纷纭，每于凌晨2时许惊醒，伴手心发热、汗出，胁肋部胀闷不适，记忆力下降，纳差，食欲不振，口苦、口干，二便基本正常，舌淡苔白而干，脉弦细数。诊断：不寐。辨证：木郁化火、扰心乘脾。治以疏肝清热，养阴安神。方用柴胡桂枝干姜汤、百合知母汤、酸枣仁汤合方化裁。处方：柴胡15g，黄芩9g，桂枝12g，干姜6g，百合15g，知母15g，浮小麦20g，炒枣仁20g，生龙骨、生牡蛎各20g，夜交藤20g，合欢皮15g，沉香曲6g，甘草6g。7剂，水煎服，日1剂，早晚分服。1周后复诊，患者诉睡眠明显改善，效不更方，于上方加减化裁，经治2周睡眠已如常人。

经方与时方合用，常取得良好的效果。如刘渡舟医案：一痛泻患者，缠绵月余，治之不愈。前医用痛泻要方加薏苡仁、砂仁、莲肉三味不效。刘老诊之，胸胁胀满，脉沉弦，舌色偏红，乃知症结为肝气乘脾所致腹痛即泻、痛泻不止之证。予痛泻要方合四逆散，处方：炒白芍20g，炒白术15g，陈皮10g，防风6g，柴胡12g，枳实6g，炙甘草6g。7剂，日1剂，水煎服，药尽病愈。患者复诊离去。

4. 经方思维，万变不离其宗

张仲景在序中说："乃勤求古训，博采众方，撰用《素问》《九卷》《八十一难》《阴阳大论》《胎胪药录》，并平脉辨证，为《伤寒杂病论》合十六卷。"因此经方是张仲景参考诸经典而汇集之方，具有很好的可复制性，包括药物剂量——经方的剂量非常精准。因此张仲景说："虽未能尽愈诸病，庶可以见病知源，若能寻余所集，思过半矣。"如刘渡舟医案：魏生诊治一妇女，噫气频作而心下痞闷，脉来弦溃，按之无力。辨为脾虚肝逆、痰气上攻之证。处方：旋覆花9g，党参9g，半夏9g，生姜3片，代赭石30g，炙甘草9g，大枣3枚。令服3剂，然效果不显，乃请余会诊。诊毕，视方辨证无误，乃将生姜剂量增至15g，代赭石则减至6g，嘱再服3剂，而病竟大减。魏生不解其故。余曰：仲景此方的剂量原来如此。因饮与气搏于心下，非重用生姜不能开散。代赭石能镇肝逆，使气下降，但用至30g则直驱下焦，反掣生姜、半夏之肘，而于中焦之痞则无功，故减其剂量则获效。可见经方之药量亦不可不讲求也。魏生称谢。由此可以看出经方的组成、剂量、煎服法、方后注皆有深意，奉经而用，是最保险的使用方法。

然有许多医家也会唯经方是务，看不起时方、经验方，甚至谨守经方，反对任何加减。不同的疾病、不同的人、不同的时空，需要不同的处理方法，因此既要"师古不泥古"，又要奉经而用，破经方之执。关键在于学会经方思维，了解经方背后的旨意，四诊合参，方可万变不离其宗。就像学习剑法，最起始阶段一招一式皆要按老师所教、书中所记练习，然运用熟练后，就要根据实际情况随机应变，这才是真正把剑法学到家了。经方的认识亦然，甚至有时用的非这一方、非这一药，却能把经方思维运用好，这才是真正把经方学通了。

四、研究经方的方法

研究经方自古就有，前面讲过至今研究《伤寒论》的著作有 500 余种，经方的研究方法主要有传统研究和现代研究两种，下面一一论述。

1. 传统研究方法

（1）经方原文的考据

一是版本的考据。因《伤寒论》成书久远，历经战乱和朝代更替，加之古代印刷术在宋代之前并不发达，《伤寒论》一度散佚。至王叔和"搜采仲景旧论"，进行整理编次，在其《脉经》卷七载有《伤寒论》398 条条文中的 315 条，此为《伤寒论》现存的最早版本。经王叔和整理的《伤寒论》亦属抄本，在流传中时隐时现，若存若亡，直至宋代治平年间国家成立校正医书局，经高保衡、林亿等医家的校勘整理，并雕版印行，《伤寒论》才得以广泛流传。在此过程中很可能存在一些错简，在不同时代和地域流传了不同的版本，目前已知的有《金匮玉函经》、唐本《伤寒论》、敦煌本《伤寒论》、淳化本《伤寒论》、宋本《伤寒论》、康平本《伤寒论》、康治本《伤寒论》、桂林古本《伤寒杂病论》（白云阁本）、长沙本《伤寒杂病论》（刘昆湘本）、涪陵本《伤寒论》等。因此经方原文的整理和考据非常重要。

二是经方的用药剂量、药用植物学、煎服方法等方面的进一步考据。如经方中芍药应用非常广泛，经方中的芍药是赤芍还是白芍，性味酸寒还是苦平，作用敛阴还是涌泄，直接影响后世对经方的认识和应用。

（2）注释经方

由于经方的价值逐渐被历代医家所认识，因此注释经方，著书立说的情况非常多。如柯韵伯的《伤寒来苏集》，就是以方剂分类注释，曹颖甫的《经方实验录》以医案形式来诠释经方的应用。这些著书发扬、发展了经方，也为后学者能更加容易和多角度地理解经方提供了渠道。然而有些注书为了把经方说得更明白、更透彻些，难免为注而注，失去了注释的本义。"尽信书，不如无书"，因此我们既要旁征博引，又要提高鉴别能力，将两者结合起来研究经方的效用。

2. 现代研究

随着时代的发展，我们对经方的探索不能只局限在学、识、用上，还要积极地与现代科技相结合，用现代技术来证明和挖掘经方的价值。

（1）量效研究

量效关系的认识从先秦时期到现代都在不断地继承与发展，但由于时代的变迁，医疗技术的发展，中药材种植、炮制方法的改变，历代度量衡的演变和折算，当代疾病谱的变化，药物用量与单位的不同，因此经方的用量应该如何选择？经方的用量和疗效之间的关系如何？这是值得关注和探索的问题。

古有"中医不传之秘在于药量"之说，因此剂量是决定临床疗效的关键因素之一。但因历史上度量衡的演变和折算的不明确，致使经方本源折算不明，临床用量混乱，大大制约了临床疗效的提升。现代关于经方剂量的换算研究，有 1 两合 13.8g 者，有 1 两合 15.625g 者。世界中医药学会联合方药量效研究专业委员会制定并发布首个《经方临床用量策略专家共识》：急危重难病，经方 1 两可折合 6~9g；慢性疾病，1 两可折合 3~6g；预防性用药，1 两可折合 1~3g。

量效研究，依托西医学研究的思路和方法，证明经方的有效性，探究经方的临床疗效，用现代科技服务于中医临床，既很好地传承了经方，又应用现代化发展了经方。

（2）生物信息研究

医学信息学是应用系统分析工具这一新技术（算法）来研究医学的管理、过程控制、决策和对医学知识科学分析的科学，是计算机科学、信息科学与医学的交叉学科。随着网络药理学、分子对接技术、生物信息学等的发展，中药逐渐建立起更为完善的基因靶点数据库，如 TCMSP、PUBCHEM 等。因此，从基因分子生物学角度研究经方的有效性成为可能。近些年来，通过网络药理学，从分子层面为经方对现代疾病治疗找到了依据，类似的研究层出不穷，例如应用网络药理学的中文文献，半夏泻心汤有 21 篇，四逆散有 24 篇，芍药甘草汤 20 篇等。

医学信息学的介入，使经方治疗现代疾病的研究在分子基因方向找到了依据。但是其信息来源是各大数据库的对接，待于实验并最终为临床验证。因此其本身也存在一定的局限性。

（3）动物实验研究

动物实验是西医学的研究方法。指在实验室内，为了获得有关生物学、医学等方面的新知识或解决具体问题而使用动物进行的科学研究，许多相关课题应运而生。动物实验为经方的运用找到了更可靠的实验依据，但是对于临床应用来说，动物实验仍存在很多的局限性。

（4）经方制剂的研究

经方制剂有广阔的市场需求，目前经方转化为中成药的制剂类型有丸剂、口服溶液剂、胶囊剂、片剂、颗粒剂、散剂、膏剂、滴丸、喷雾等，涉猎的经方多达几十种，有应用原名原方的经方中成药，如葛根汤颗粒、小青龙合剂、小柴胡片、麻杏甘石软胶囊等；有应用原方、名称变化的，如三黄片（泻心汤）；有加减经方者，如厚朴排气合剂（小承气汤）、寒喘丸（小青龙汤）、利胆排石颗粒（茵陈蒿汤）等。目前又出现了中药缓释、控释等新技术的研发，使经方制剂具有了一定市场前景。经方制剂的研制，使经方的应用更加便捷，方剂配制更加标准化，从而有利于扩大经方的使用范围。但是制作成中成药后，药物和剂量无法再变化，因而不利于经方的灵活运用。

（5）其他研究方法

其他的研究方法还有很多：建立经方数据库，结合现代计算机技术，建立经方大数据库，对经方相关古籍、现当代文献数据进行更全面的整理、更便捷的检索。结合新近中医理论发展，对经方理论做进一步探讨，如角药概念的提出及角药在经方中的应用，方证相应理论的系统生物学研究等。结合现代研究对经方加减及使用方法的探索，如苦参已证实能调节心律失常，对节律不整而心阳不足、心阴亏乏者可用炙甘草汤加苦参；白花蛇舌草、半枝莲已证实对癌细胞有抑制作用，胃癌见中脘痞闷时，可将其加入半夏泻心汤中，标本兼治，其针对性更强。经方有效成分研究、毒理学研究、剂量配比研究，经方治疗现代疾病机制的基础研究，扩大了经方的适用范围。现代科学的发展，为经方的挖掘提供了更宽广的舞台。

五、司国民"四位一体"经方思路

"四位一体"，是司国民教授提出的一种经方研究方法。"四位"是指经方的"性、位、势、证"四要素。借鉴中药药性理论，每一味中药都有各自的四气五味、归经、升降浮沉、功效，那么由若干中药组成的经方，辅以相应的剂量，按照恰当比例组合而成的方剂便会产生各自不同的属性特征，诸药效作用相互间复杂的作用关系就形成了一个方剂整体综合的气、味、归经、功效，因此可以从方性、方位、方势、方证四个维度来认识经方。"方性"是指经方的四气（寒、热、温、凉）及五味（酸、苦、甘、辛、咸）；"方位"指方剂作用于人体的具体部位，如表里，脏腑，三焦，筋、脉、肉、皮、骨等；"方势"指方剂在人体中的作用趋向，如向内、向外，向上、向下，开、合、聚、散等；"方证"即方剂的功效、主治及适应证，既包括中医证候，也包括西医疾病。"一体"是指一张经方的整体框架，是对一个经方的整体认识，也可以称为"方体"。利用"四位一体"思路辨识经方，有助于我们从多维度掌握经方，以更好地指导临床。

第三节
经方用药概述

一、药物种类与频次

《伤寒论》成书距今已1800多年，历经战乱，编次、注释已非原貌。许多药物所记载的种类，有很大的概率与现在的记载存在出入。据现代考证，通草应是现今木通科藤本植物木通，汤方中所用芍药应为现今之赤芍，人参应为党参，桂枝应为肉桂，枳实应为枳壳，紫参应为拳参，竹叶应为苦竹叶，柴胡只能用其根，不能用其茎叶，连翘和连苕、桑根皮与梓白皮分别为两种不同的药物，基原迥别，不能相互混用。又如紫草，清代以前所记载的紫草亦称为紫草茸，为紫草幼苗，清代以后又有新药称为紫草茸，但实为紫胶虫科紫胶虫树上分泌物结成的胶冻。

从经方组方频率研究用药，经方用药出现频率10次（含10次）以上者有25味。其中，甘草组方124次；组方70~80次者有2味，分别为桂枝77次、生姜70次；组方60~69次者有1味，即大枣63次；组方50~59次者有1味，即芍药59次；组方40~49次者有

2 味，分别为干姜 46 次、半夏 46 次；组方 30~39 次者有 4 味，分别为大黄 33 次、人参 36 次、附子 38 次、茯苓 39 次；组方 20~29 次者有 3 味，分别为杏仁 20 次、黄芩 27 次、麻黄 28 次；组方 10~19 次者有 9 味，分别为栀子和牡蛎各 10 次、阿胶 11 次、五味子 12 次、厚朴和黄连各 14 次、石膏和当归各 16 次、细辛 19 次。经方出现频率最高的药物依次为甘草、桂枝、生姜、干姜、半夏。从前五味药物来看，张仲景在用药方面突出了调运中焦和调和营卫两方面。

因此应用经方，要注意古今药物种类的不同，既要看到共性，又要尊重个性，研究经方的用药种类和用药频次规律，有助于经方的发掘，使经方发挥应有的作用。

二、产地与品种

《神农本草经》明确指出："阴干曝干，采造时月，生熟，土地所出，真伪陈新，并有各法。"中药强调适宜采收期以及采收方法。对药用部分采收后，经过拣选、清洗、切制或修整等加工，需干燥的应采用适宜的方法和技术进行干燥，鲜用药材可采用冷藏、砂藏、罐储、生物保鲜等方法。一般来讲，道地药材质量较优，如甘肃的当归、宁夏的枸杞、青海的大黄等。采收时间上，人参皂苷以 8 月份含量最高；麻黄生物碱秋季含量最高；青皮在 5、6 月份未成熟时采收，醋炒效果最佳；陈皮则应在 10 月份后采收橘皮等。而经方黄连阿胶汤中的阿胶，对品种、产地均有较高的要求。阿胶一定要用山东东阿的黑驴驴皮，熬制所用的水需为东阿井的水，因东阿井为泰山、太行山两脉交汇的一股潜流。郦道元《水经注》云："东阿有井大如轮，深六七丈，岁常煮胶以贡天府者，即此也。其井乃济水所注，取井水煮胶，用搅浊水则清。故人服之，下膈疏痰止吐。盖济水清而重，其性趋下，故治淤浊及逆上之痰也。"

经方十分注重煎服药法，包括药物的先煎、后下，煎具，火候，水质量等。其中桂枝汤方后载煎服法最详；麻黄汤类方中的麻黄均先煎去沫；大黄黄连泻心汤用沸水泡服。随着现代人生活习惯的改变，先煎后下、生鲜或蒸汁等煎服法逐渐失去重视。六经病欲解时或欲剧时，或急或缓，均有一定的规律，从而决定了服药时间。所以，了解道地药材、中药的采收炮制、煎服药法，这样才有助于提高临床疗效。

三、古今用量换算

目前我国对古今度量单位换算说法不一，比较权威的有以下几种：高等医学院校中医教材《方剂学》在"古今药量考证"一节中说："汉代一两约合现代的 9g（3 钱），1 尺约合 6 寸 9 分，1 斗约合 2 升，1 升水约合 2 合（200mL）。"又说："古方一剂等于现在的三剂药，如直接折算，可按 1 两约合 3g（1 钱）计算。"中医研究院编《伤寒论语译》《金匮要略语译》云："秦汉 1 两为今之 6.69g。"江苏新医学院编经方药量附篇《中华人民共和国药典》（以下简称《药典》）据吴承洛《中国度量衡史》记载，谓东汉 1 两折为今 13.92g。《中国通史简编》、国家计量总局编《中国古代度量衡图集》均记载汉代 1 两为今之 15.6g。1981 年我国考古发现汉代度量衡器"权"，并以此推出古方剂量，汉代 1 两为今之 15.625g，1 斤为 250g。方剂能否治病，除了辨证准确，恰中病机，掌握君臣佐使，配伍精当，之后便是特定的剂量。以四逆汤应用为例：四逆汤是回阳救逆、起死回生的代表方剂。原方为生附子一枚（去皮破八片），干姜1.5两，炙甘草2两；按古今折算（一两等于15.625g），则四逆汤剂量是制附子60g（生附子一枚20~30g，生附子效力是制附子两倍），干姜23g，炙甘草31g；而教材四逆汤剂量为附子5~10g，干姜6~9g，炙甘草6g。《伤寒论》中大青龙汤的麻黄用量达6两，即换算为90g；小柴胡汤中柴胡用量8两，达120g；白虎汤中石膏用1斤即为250g。四逆汤用生附子（多加蜂蜜、甘草、生姜，并久煮）；甘草干姜汤中的干姜要炮透等，在配伍、炮制、煎服上均有严格的要求。把握《伤寒论》用药三关，即剂量、容量、毒量关，可使经方临床应用更加合理规范。按汉代的衡量、容量、度量，进行经方药量的折算，将经方药量的实际应用分析作为临床经方用药参考，以切实提高临床疗效。

中医不传之秘，在于剂量。经方推广之关键，也在剂量。对于经方剂量问题，我们必须重视经典原文，这些古代的经验和规范，是我们开展研究的原始凭据，这是基础，同时更要通过广大经方实践者从临证中求之。

四、剂型和煎服法

1. 经方剂型

方剂的剂型，是指方药制剂的形式。剂型的种类很多，如饮、露、锭、饼、条、线、灸，还有熏烟、熏洗、滴耳、灌肠、灌鼻、坐剂等。《神农本草经》曰："药有宜丸者、宜散者、宜水煮者、宜酒渍者、宜膏煎者，亦有一物兼宜者，亦有不可入汤酒者，并随药性，不得违越。"

经方在剂型方面的选择非常谨慎，临床需根据不同方剂不同病证，灵活应用各种方剂剂型。常用剂型有如下几种：

（1）丸剂

丸剂是经方常用剂型，其中蜜丸是张仲景使用最多的剂型。以蜜为丸意在缓和药物的峻烈之性、减少药物的毒性，并起到补虚、缓治等作用。如《金匮要略·血痹虚劳病脉证并治第六》第18条："五劳虚极羸瘦，腹满，不能饮食。食伤、忧伤、饮伤、房室伤、饥伤、劳伤、经络荣卫气伤，内有干血，肌肤甲错，两目黯黑，缓中补虚，大黄䗪虫丸主之……上十二味，末之，炼蜜和丸小豆大，酒饮服五丸，日三服。"对于虚而有瘀的病证，治宜缓中化瘀，补虚与祛邪并存，方中大黄、桃仁、干漆、虻虫、水蛭、蛴螬和䗪虫药性峻猛，以蜜为丸意在缓治补虚，使瘀血去新血生，气血渐复。《金匮要略·肺痿肺痈咳嗽上气病脉证治第七》第7条："咳逆上气，时时吐浊，但坐不得眠，皂荚丸主之……上一味，末之，蜜丸梧子大，以枣膏和汤服三丸，日三夜一服。"治疗痰浊壅肺咳嗽上气独用皂荚。皂荚药性剽悍，为破积攻坚之峻药，微毒，酥炙减其毒性；以蜜为丸缓其燥烈之势；枣膏和汤送服，意在和胃护脾，祛邪不伤正。《金匮要略·腹满寒疝宿食病脉证第十》第16条："寒气厥逆，赤丸主之……上四味，末之，纳真朱为色，炼蜜丸如麻子大，先食酒饮下三丸，日再夜一服；不知，稍增之，以知为度。"赤丸主治寒饮上逆的腹满痛，方中含半夏、乌头、细辛和朱砂等药，以蜜为丸，以图解毒缓治，治病求本。

其他丸剂如酒丸(鳖甲煎丸)、姜汁丸(如干姜人参半夏丸)、枣肉丸(如竹皮大丸)等。

（2）散剂

李东垣《用药法象》说："散者散也，去急病用之。"经方中的散剂应用较多，如五苓散"猪苓十八铢（去皮），泽泻一两六铢，白术十八铢，茯苓十八铢，桂枝半两（去皮）。上五味，捣为散，以白饮和服方寸匕，日三服。多饮暖水，汗出愈。"用米汤来冲服散剂，再多饮水，外则汗出而邪散，内则阳通而水利。经方中用治水饮的散剂还有牡蛎泽泻散，咸降之力较大，饮服方寸匕，不用汤药者，急药缓用，且不使助水气也。四逆散"甘草（炙），枳实（破，水渍，炙干），柴胡，芍药，上四味，各十分，捣筛，白饮和服方寸匕，日三服"，应用散剂而疏畅气机，透达郁阳。瓜蒂散"瓜蒂一分（熬黄），赤小豆一分。上二味，各别捣筛，为散已，合治之。取一钱匕，以香豉一合，用热汤七合煮作稀糜，去滓，取汁和散，温顿服之。不吐者，少少加，得快吐乃止"，使用散剂来呕吐痰涎。

（3）栓剂

"食蜜七合。上一味，于铜器内，微火煎，当须凝如饴状，搅之勿令焦着，欲可丸，并手捻作挺，令头锐，大如指，长二寸许。当热时急作，冷则硬。以内谷道中，以手急抱，欲大便时乃去之"，蜜煎导是一种外用制剂，用来润滑肠道，以治疗肠中津枯而治大便结涩于魄门、艰涩难解之症。

（4）灌肠剂

"大猪胆一枚，泻汁，和少许法醋，以灌谷道内。如一食顷，当大便出宿食恶物，甚效"，以猪胆汁或土瓜根榨汁，汁液润滑纳入谷道中，可清热润肠而导便下行。

（5）剂型转化

药味相同，仅仅是剂型的变更，有时亦会引出药力大小与峻缓的区别，以适应主治病情轻重、缓急的差异性。如枳术汤与枳术丸，两方皆是用行气导滞之枳实配伍益气健脾之白术组成，枳术汤用治气滞水停心下坚满之证，因饮停于胃，应当急去，故用汤剂，并重用枳实，立意以消为主。而枳术丸适用于脾虚气滞食停之胸膈痞满证，乃脾胃虚弱，饮食不化，故只可缓图，改汤为丸，变急为缓，且白术之量倍于枳实，故治偏于补。张璐谓："《金匮》治水肿心下如盘，故用汤以荡涤之；东垣治脾不健运，故用丸以缓消之。二方各有深意，不可移易。"

2. 煎服法

在汤剂的用法上面又分煎法和服法。张仲景在每一个方后面皆有煎服法的详细解释，由此可看出他对煎服法的重视，徐灵胎《医学源流论》云："煎药之法，最宜深讲，药之效不效，全在乎此。"

（1）煎药用水

煎药水量：水量少者，或因药少，饮用量少，如桂枝甘草汤，水三升，取一升，顿服；或因丸散煎服，如抵当丸，用水一升，煮一丸，取七合；或因泡服或轻煎，如大黄黄连泻心汤，以麻沸汤二升，渍须臾，分温再服。用水多者，因药味多，煎煮时间长，如奔豚汤，药十味，水二斗，取五升。或为药中有先煎后下之别，如葛根汤，先煮葛根；或为外用，如矾石汤、苦参汤。

（2）煎药溶质

在汤剂煎药溶质方面，经方也非常讲究，如甘澜水，首见于《灵枢经》"半夏秫米汤"，用治心肾不交之目不瞑。《伤寒论》第65条作甘澜水法："取水二斗，置大盆内，以杓扬之，待水上有珠子五六千颗相逐，取用之。"钱潢认为水动则性属阳，扬则势下趋，故原文"发汗后，其人脐下悸者，欲作奔豚，茯苓桂枝甘草大枣汤主之"。以甘澜水煎煮，借其清轻上浮，不助水邪，以达温阳利水、平冲降逆之功。清浆水，又名酸浆水、淘米水，《本草蒙筌》载其制作方法："节择清明，熟炊粟饭。乘热投磁缸内，冷水浸五六朝。味渐酸而生白花，色类浆故名浆水。"《伤寒论》第393条大病后劳复，乃余热复聚热郁胸膈之证，用清浆水煮枳实栀子豉汤，取其味酸，使之下行而不上越也；酸浆水性收敛，入厥阴，有收敛肝经横逆之气，使气血自和、血脉通畅。沸汤，又名热汤、百沸汤，汤熟时待其面沸泡如麻取用，有通经泻热之意。《伤寒论》第154条"心下痞，按之濡，其脉关上浮"，病机为热邪壅聚心下，胃热气滞致痞，大黄黄连泻心汤主之，取苦能泻热之意，麻沸汤泡汁，如徐灵胎所言："不取煎而取泡，欲其轻扬清淡，以涤上焦之邪。"清酒，《伤寒论》第177条："伤寒脉结代，心动悸，炙甘草汤主之。"第352条："其人内有久寒者，宜当归四逆加吴茱萸生姜汤。"在补阴剂炙甘草汤中加入清酒同煎，可借酒助行药势。

（3）服药时间

许多汤剂对服药时间有要求，如十枣汤须平旦空腹服药方能峻泻水饮达病所；而桂枝汤用于"病常自汗出"或"时发热自汗出"时，必须"先其时发汗"方能达到治疗效果；薯蓣丸治"虚劳诸不足，风气百疾"应空腹服药；而桂枝茯苓丸要求于每日食前服药。

（4）服药次数

多数疾病采用二服、三服便可奏效，若有特殊情况，则应超常规服药。如桂枝汤"（一服）若不汗，更服依前法，又不汗，后服小促其间，半日许，令三服尽，若病重者，一日一夜服"。另有方药，药力峻猛，服药不能采用常规办法，或只顿服，不瘥，明日更服，不可一日再服，如十枣汤、大乌头煎等。或白天、晚上均服，如麦门冬汤、生姜半夏汤、白术散等，日三夜一服；黄连汤、当归四逆加吴茱萸生姜汤等，日二夜二服；理中丸，日三夜二服等，皆由病情需要而定。

（5）煎药方法

煎药方法亦十分讲究，或轻煎或浓煎必有法度，孰先煮孰后纳必讲原则。如柴胡类、半夏泻心汤类方，需其寒温之性相合，以发挥和解少阳及和解寒热之作用，故其方药尤须久煎，并去滓再煎；白虎汤须久煎取汁，且粳米须煮米熟汤成方可，皆属浓煎范围。有些方药，不宜久煎，否则可致药效降低，如苦酒汤，令三沸；磐石汤，煎三五沸即可。另外，同一方药，根据药物难易煎煮程度，以及祛除药物毒副作用和治病要求，又有同煎、先煮、后纳、烊化之不同。一般来讲，凡有毒副作用的药物，多应先煎，如桂枝救逆汤、牡蛎汤中须先煮蜀漆，乌头汤先以蜜煎乌头，皆取久煎解毒作用。另外有些药物较为难煎或相对难煎，先煎可增强药效者，亦当先煎，如枳实薤白桂枝汤先煮枳实、厚朴；茯苓戎盐汤先煮茯苓、白术；茵陈蒿汤先煎茵陈，皆属此例。另有根据病情需要，某些特殊药物因煎煮时间不同而药效殊异者，则采用不同煎煮法，如大黄在大黄黄连泻心汤中只需麻沸汤泡服，重在清上热；在大承气汤、厚朴三物汤中后下，则泻下之力峻猛；在小承气汤、调胃承气汤中与他药同煎，则泻下之力较弱。此外，同一药物根据病情需要及配伍药物不同，又有先煎后下之别，如甘草一味，在紫参汤中后纳，而在甘草粉蜜汤、栀子甘草豉汤中必须先煮，皆各有其用。更有药物不宜久煮，只宜后纳或烊化者，如戎盐、芒硝、鸡子黄等皆宜后纳，而阿胶只可烊化。还有药物只宜半煎半泡服，或半煎半冲服者，如附子泻心汤以麻沸汤渍寒药，别煮附子取汁，合和与服，才能达到"寒热异其性，生熟异其气，药虽同行、功则各奏"的作用；而桃花汤中赤石脂要一半粗末同煎，一半细末冲服，更能发挥涩肠固脱之效。

（6）将息法

将息法即服药后的调养护理法，它既关系药效的发挥，又影响疾病的预后。如服桂枝汤须啜热稀粥培补汗源以助药力，使谷气内充，鼓邪外出。五苓散以白饮和服，并多饮暖水，则有顾护胃气加强药力助阳发汗之效。三物白散以白饮和服亦有此意，并嘱服后若不利，进热粥一杯，有增强药力之效，利不止，则进冷粥一杯，有减缓药力之功。大黄䗪虫丸、侯氏黑散、天雄散、肾气丸皆用酒下，意在借酒力温通血脉或温通阳气以散寒湿。大青龙汤服后若汗出多者，温粉扑之，有止汗之功，可预防大汗亡阳。硝石矾石散用大麦汁和服，白术散用小麦汁或大麦粥服，皆有补益脾胃增强正气之妙。药后护理不能马虎，如解表剂桂枝汤、麻黄汤、桂麻各半汤类，药后皆当温覆避风，以防汗后复感，同时还应注意，不可令如水流漓，否则病必不除或发展为其他变证。此外服药后还应注意观察病情变化，如服防己黄芪汤后，注意患者出现有似虫行皮中且从腰以下冷如冰时，是卫阳复振、风湿欲解之状。此外药后还须注意大小便及其呕吐物的变化情况：服十枣汤，得快利，糜粥自养；服大承气汤，得下，余勿服；服小承气汤，初服当更衣，不尔者尽饮之；服茵陈蒿汤，病后饮食尤当注意，应禁食生冷黏滑、肉面、五辛、酒酪、臭恶等类物；服用乌梅丸当禁生冷、滑物、臭物等；服侯氏黑散当禁食一切鱼肉、大蒜，常宜冷食六十日止等，皆有要义。

第二章

『四位一体』经方思路

第一节
四位一体的缘起

药有药性，方有方性。

中药学及方剂学是在传统中医理论指导下形成和发展的。中药学侧重于单味中药的采集、炮制、临床应用，方剂学侧重于中药的功效、中药之间的配伍、剂量和服药方法。

中药有寒、热、温、凉之性，有酸、苦、甘、辛、咸五味，有进入人体后的归经趋向，有其功用主治，此为人所共知。正所谓用药如用兵，用药的前提是熟悉每一味中药的形性气质，一想到它，其整体属性便以立体的形象跃然脑中，以供医者遣方驱使。因此可以说，中药的性味归经、功能主治，是中药的基本性质，也是我们全面认识中药、理解中药、应用中药的基础和钥匙。

然而在大多数情况下，临床治病，中药并非单打独斗，而是以方剂的形式在临床中使用。在中医师的纵横捭阖下，多味中药以君臣佐使的严密形式排兵布阵，共同发挥临床疗效。那么，以方剂的形式呈现时，中药的性味归经、功用主治是否发生了整合，从而形成一种新的合力呢？

答案是肯定的。如四逆汤，其组成是附子、干姜、甘草。附子、干姜均为热性之药，其中附子还为大热之品；甘草虽为平性，但与附子干姜配伍之后和合煎煮，整个方剂即呈现为热性，可治畏寒肢冷脉微细的心肾阳衰之证。再如十枣汤，大枣虽甘缓平和，作用于全身，但在甘遂、大戟、芫花的带领下，整方指向明确，直达心下攻逐水饮。因此，将方剂作为一个整体看待时，便超越了个别中药所具有的性质，亦有了自己的整体特性，有了自己的寒、热、温、凉，酸、苦、甘、辛、咸，升、降、浮、沉，作用趋向等属性。基于这样的思考，司国民教授首次提出了"四位一体"的经方思路。从方性、方位、方势、方证、不同角度阐释了同一个方剂的特性，四者相互联系、相互作用，共同构成了一个经方的整体。

带着"四位一体"研究方剂的思想，司国民教授首先对经方进行了深入研究，提出了"四位一体"的经方理论。之所以选择经方作为"四位一体"理论的切入点，有以下考虑。

首先，经方具有"方书之祖"的地位，成无己云："自古诸方，难以考评，唯仲景之方，最为医方之祖。"经方作为现存最早的理法方药齐备的方剂著作，不仅在成书年代上具有本源的地位，其组方思想更可谓是后世医方的源头活水。张元素赞之曰："仲景药为万世法，号群方之祖，治杂病若神。后之医者，宗《内经》法，学仲景心，可以为师矣。"

将经方作为"四位一体"研究的重点，更具有意义。

其次，经方组方严谨，用药精炼，方剂内部药物之间联系紧密。徐灵胎云："其分量轻重，皆有法度……药味不过五六品，而功用无不周。"这种精简的组方形式更有利于研究药与药之间的有机联系，结合各药之间的特性，综合得出方剂的特性。若药味过于繁杂，组方欠缺严谨，则难以为全方勾勒出一个整体的特性。故而将经方作为"四位一体"研究的切入点。

再次，经方有明确的条文适应证。《伤寒杂病论》的行文形式，使每个方剂与其适应的病证紧密结合在一起。结合条文可以看出，经方主治明确，具有极强的方向性，这有利于准确定位其功效主治。

当代经方的研究如火如荼，如何更好地理解经方、运用经方、传承经方，是每个有志于学习经方的中医从业者思考的问题。

《伤寒论》《金匮要略》的原文内容，是临床运用经典的依据。然而原文表述较为简单粗略，有的是某种症状或体征，有的仅仅是某种疾病的某个症状，或是某类疾病的共同表现，或是某种疾病某个阶段的某种表现，还有的是对某种体质状态的大致表述，因此需破译、诠释。历代学者专家也相继提出了不同的经方现代研究方法。然而，通过阅览相关资料可看出，经方的现代化研究仍处于起步阶段，且经方解读角度各异，大多从"方证"研究角度出发，与西医学研究不甚紧密，基于此，如何将经方的应用与西医学模式相联系成为经方发展的一大问题。

"四位一体"思路，是司国民教授提出的一种经方研究方法。经方的研究不仅要知方源，而且要明方体、辨方用。方源指经方的出处，只有熟悉了经方的源流及发展的脉络，才能把握疾病病机。方体指经方的基本组成，包括药物的组成、药物的剂量、具体的煎服法、服药后的将息宜忌等。方用即经方的"性、位、势、证"四大要素。在熟知方源的前提下，识得其方体，进而辨析其方用，可"使药各全其性"，亦能"使药各失其性"，灵活运用经方。借鉴中药药性理论，每一味中药都有各自四气，五味，归经，升、降、浮、沉，功效，那么由若干中药组成的经方，辅以相应的剂量，按照恰当的比例组合而成的方剂便会产生各自不同的属性特征，诸药效作用相互间复杂的作用关系就形成了一个方剂整体综合的气、味、归经、功效。因此可以从方性、方位、方势、方证四个角度来认识经方。"方性"是指经方的四气（寒、热、温、凉）及五味（酸、苦、甘、辛、咸）；"方位"指方剂作用于人体的具体部位，如表里，脏腑，三焦，筋、脉、肉、皮、骨等；"方势"指方剂在人体中的作用趋向，如向内向外、向上向下、开合补泻等；"方证"即方剂的功效、主治及适应证，既包括中医证候，也包括西医疾病。利用"四位一体"思路辨识经方，有助于我们从多维度掌握经方，以更好地指导临床。

"四位一体"经方思路涵盖了传统中药的药性理论及现代中药药理研究，其中中药药性理论是研究中药的性质、性能及其运用规律的理论，包括四气，五味，归经，有毒、无毒，升、降、沉、浮等；中药药理即运用现代科学技术和方法，研究中药接触或进入机体后，从接收散布到代谢分泌的过程。中药药性包括药物的性、味、归经、功效等属性，中药治疗疾病是通过不同的药性纠正人体阴阳气血的偏颇。方剂是由药物组成的，通过药物加减、药量加减及剂型更换，药物之间发挥不同的配伍作用，其组成方剂的功用主治也随之发生变化，如《医学源流论·方药离合论》云："方之既成，能使药各全其性，亦能使药各失其性，操纵之法，有大权焉，此方之妙也。"因此，方剂的功效与中药的性能息息相关，通过中药之间"君、臣、佐、使"的配伍组合，使方剂具有类似于中药四气，五味，归经，升、降、浮、沉的特点。从"性、位、势、证"四要素辨识经方，可使每张经方从多维度辨识和应用，帮助经方学习者更简、便、准地使用经方，推动经方的现代化应用。

第二节
经方之"性"

《神农本草经》序例云："药有酸、咸、甘、苦、辛五味，又有寒、热、温、凉四气。"中药有"四气五味"，这是中药药性的基础，而经方之"性"亦是由此衍生而来。轻视四气五味理论对临床组方用药的重要作用，会直接影响中医理论对临床的指导作用。

气为阳，秉承于天，味为阴，赖收于地，味厚者偏阴，气多者偏阳，《素问·阴阳应象大论》有言："味厚则泄，薄则通。气薄则发泄，厚则发热。"气味阴阳理论，成为后世中药气味分类的根据。任何一味中药都是气与味的统一体，任何一个方剂也是气味与气味之间的配伍。如《素问·至真要大论》中说："辛甘发散为阳，酸苦涌泄为阴，咸味涌泄为阴，淡味渗泄为阳。"《伤寒论》中桂枝与甘草相配的"辛甘化阳法"和芍药与甘草相配的"酸甘化阴法"成为后世方药配伍的范例。

经方之性，具体而言可分为两个方面：一个是经方之"气"，即经方的寒、热、温、凉、平属性；一个是经方之"味"，即酸、苦、甘、辛、咸、淡之味。以下分别从这两个方面进行论述。

一、经方之"气"

1. 经方有寒、热、温、凉、平之气

中药之气，一般分为寒、热、温、凉、平五种。然而在一些具体的本草著作中，还有"大寒""大热""微温""微凉"等描述。如《中华本草》将药物的药性分为七种，分别为热、温、微温、平、凉、微寒、寒。而在《中国药典》中，对药性的描述则包含了大热、热、温、微温、平、凉、微寒、寒、大寒九种。

中药之气的判定，是与药物进入人体后的反应密切相关的。中药作用于人体是一个复杂的、多系统的物理和化学变化过程，此过程既可能促进产热，又可能抑制产热或耗

热，亦可能对产热的影响不明显。传统中药学用药性（即温、热、寒、凉、平）描述这一热量变化过程。若促进产热，根据产热的程度，粗略地分为温和热两个梯度；若是抑制产热或促进散热过程，根据程度，粗略地分为凉、寒两个梯度；如果作用过程热量变化不明显就称为平。若进一步细分，则有微温、大热、大寒等，仍是同一思维。药性描述了中药作用人体之后的人体热量（能量）变化态势。

同样，由中药组合而成的经方，亦有其寒热倾向。王叔和云："桂枝下咽，阳盛则毙；承气入胃，阴盛以亡。"亦即桂枝汤本为热性，若逢阳热证而用之，则犯虚虚实实之戒，加重病情；同理，承气汤为寒凉之性，若阴盛之证用之，则亦导致病情恶化甚至死亡。这充分说明了经方也有其寒热。如理中丸、干姜附子汤、四逆汤等均为热性之剂，而茵陈蒿汤、栀子檗皮汤、承气汤等均为寒凉之剂。

了解经方之性，能更好地遵循治疗法则，更好地对症处方，有利于经方的运用。人体的病变有单纯的寒热偏态，也有寒热错杂。根据具体情况，用药时，通过对所用药物药性的选择和整体组合以纠正人体寒热之偏，是中药复方配伍中的重要一环，总体说来，就是"寒者热之、热者寒之"，强调运用药物之偏性去调整机体的阴阳之偏，使失衡的机体恢复阴平阳秘的状态，从而达到治病目的。正如张景岳云："人之为病，病在阴阳偏胜耳，欲救其偏，则为味之偏者能之。"李中梓《医宗必读》云："寒热温凉，一匕之缪，覆水难收。"如同为治痢之方，桃花汤与白头翁汤一温一寒，性质南辕北辙，白头翁汤宜于热痢，桃花汤则适用于寒性痢疾。

2. 经方之气的定量

经方之气的判定并非易事。对于方剂组成中均为温热性质中药的经方，判定其全方为温热之性并不难。同理，对于全方均由寒凉药物组成的经方，也可以直接判定其为寒凉之性。但是，对于很大一部分经方，其组成用药常常寒热错杂，此时如何对其整方的寒热作一判断呢？另外，同为温热之方，其中又有温热程度的差异，如四逆汤为大热，而桂枝汤的热性则相对温和。这种差异又如何衡量呢？

我们暂定以经方中寒凉药与温热药组成的比例进行计算从而得出结论，简单来说，若方中以温热药为主，寒凉药为辅，则全方属温热，反之亦然。具体而言，若以定量计算，则采取以下计算方式：

方剂赋分 =（A 药赋分 ×A 药用量 +……+N 药赋分 ×N 药用量）/（A 药用量 +……+N 药用量）

其中，赋分指的是给药物的药性进行打分。

《伤寒杂病论》中用药（含液体）共计 178 味；除去《中华本草》《中国药典》中不记载的药物［浆水、煅灶下灰、清酒、白酒、马通汁、鸡屎白、粉（白粉）、土瓜根、狼牙、甘澜水、井花水、潦水、裈裆］，剩余 165 种。结合《中华本草》七分法，对《伤寒杂病论》中所涉及的 165 种药物进行药性评分，结果如下。

大寒（-6分）：大黄、芒硝、赤硝、防己、木防己、知母、石膏、瓜蒂、滑石、生地黄、干地黄、黄芩、黄连、苦参、射干、葶苈、石韦、瞿麦、䗪虫、蜣螂、矾石、寒水石、盐、戎盐、小麦、李根白皮、瓜蒌、新绛、甘遂、大戟、泽泻、栀子、黄柏、白头翁、秦皮、桑根白皮、蜘蛛、葵子、竹叶、白薇、生梓白皮、人尿、猪胆汁、通草、天门冬、商陆根、海藻。

寒（-4分）：栝蒌根、芍药、枳实、薏苡仁、百合、代赭石、牡蛎、升麻、鳖甲、柴胡、牡丹皮、凌霄花、菊花、赤小豆、麦门冬、白蔹、紫参、泽漆、文蛤、茵陈蒿、猪膏、柏叶、竹茹、败酱草、瓜子、贝母、禹余粮、铅丹、连翘。

凉（-2分）：泉水、鼠妇、蝱虫、珍珠母、大麦、猪肤。

平（0分）：甘草、葛根、粳米、人参、鸡子黄、鸡子、阿胶、蜂房、桃仁、龙骨、茯苓、桔梗、白石脂、蜜、薯蓣、豆黄卷、水蛭、酸枣仁、麻子仁、猪苓、蒲灰、乱发、香豉、诃黎勒、王不留行、葫蘿、乌梅、柏实、葳蕤。

微温（2分）：杏仁、防风、蛴螬、白前、旋覆花、山茱萸。

温（4分）：桂枝、生姜、大枣、麻黄、厚朴、硝石、白术、黄芪、半夏、雄黄、当归、蜀椒、酒、蜀漆、云母、细辛、川芎、赤石脂、紫石英、阿胶、曲、干漆、紫菀、款冬花、五味子、皂荚、薤白、橘皮、葱（白）、芫花、椒目、白鱼、苦酒、灶心土、艾叶、干苏叶、红蓝花、蛇床子。

热（6分）：炮附子、生附子、干姜、川乌、乌头、天雄、羊肉、吴茱萸、巴豆。

定量，指的是药物剂量。在《伤寒杂病论》中，多数药物的剂量是以"两"为单位计算的，沿用1两≈15.6g的折算方法。但也有不少药物的计量单位较为特殊，如石膏如鸡子大、厚朴一尺、大枣四枚、杏仁七十个、竹叶两把等。如何将之平等地换算为重量单位是个问题。结合既往研究，我们采用当代人实测药物重量作为参考依据。

二、经方之"味"

《素问·至真要大论》云："风淫于内，治以辛凉，佐以苦甘，以甘缓之，以辛散之。热淫于内，治以咸寒，佐以甘苦，以酸收之，以苦发之。湿淫于内，治以苦热，佐以酸淡，以苦燥之，以淡泄之。火淫于内，治以咸冷，佐以苦辛，以酸收之，以苦发之。燥淫于内，治以苦温，佐以甘辛，以苦下之。寒淫于内，治以甘热，佐以苦辛，以咸泻之，以辛润之，以苦坚之。"《素问·藏气法时论》在阐明脏气、四时与五行生克承制规律时，强调五脏苦欲补泻的论治、配方规律："肝苦急，急食甘以缓之。""心苦缓，急食酸以收之。""脾苦湿，急食苦以燥之。""肺苦气上逆，急食苦以泄之。""肾苦燥，急食辛以润之。""肝欲散，急食辛以散之，用辛补之，酸泻之。""心欲耎，急食咸以耎之，用咸补之，甘泻之。""脾欲缓，急食甘以缓之，用苦泻之，甘补之。""肺欲收，急食酸以收之，用酸补之，辛泻之""肾欲坚，急食苦以坚之，用苦补之，咸泻之。"可以看出，一方面药物气味与药性是制方的基础，另一方面，根据五味入五脏的理论，运用气味配伍理论治疗六气主客从化胜复出现的病变时，顺其性为补，反其性为泻。

如半夏泻心汤，方由辛温之半夏、干姜，甘温之人参、炙甘草，甘平之大枣，苦寒之黄连、黄芩组成，方剂含辛开苦降之法以调理胃肠，辛开，主要是应用半夏、干姜等药物，辛热温通，促进消散开结，有祛湿化痰、行气消散的作用，所以能够用于痞满腹胀、气滞不通等症状；所谓苦降，主要是应用黄芩、黄连，苦寒燥湿清热，降火泻胃，解决脾胃中焦气郁湿阻化热导致的证候，人参、炙甘草、大枣为甘味药组以补益。

大黄附子汤，方由大黄（苦寒）、附子（辛甘热）、细辛（辛温）组成，用辛热、辛温的附子、细辛纠正神萎、面色无华、汗出、手足冷等寒性症状；用苦寒的大黄治疗局部的腹痛、便秘等症状。

李东垣在《脾胃论》一书中，肯定了"凡药之所用，皆以气味为主"。他在《脾胃论·藏气法时升降浮沉补泻之图》中指出："中央戊湿，其本气平，其兼气温、凉、寒、热，在人以胃应之。己土，其本味咸，其兼味辛、甘、酸、苦，在人以脾应之。""脾胃兼化，其病治之各从其宜，不可定体，肝肺之病，在水火之间，顺逆传变不同，温凉不定，当求责耳。"气味俱出于中焦，治疗应立足于中焦，以调治心肾肝肺，恢复机体气机正常的升降出入。易水学派宗师张元素强调，制方必须"明其气味之用也。若用其味，必明其味之可否；若用其气，必明其气之所宜，识其病之标本脏腑，寒热虚实，微甚缓急，而用其药之气味，随其证而制其方也"。制方既要结合病位、病性、病证，也要熟谙气味配伍。

近几十年来，普遍地存在着依据药理作用来使用中药和方剂的现象，如金银花、蒲公英消炎，板蓝根、大青叶抗病毒，生石膏退热，生薏苡仁、白花蛇舌草抗癌，五味子降转氨酶，以及过敏煎方抗过敏，四君子汤方提高免疫力，这些用法是将中药当作西药来使用，并非在中医的理论、药物的性味归经指导下来应用。

三、经方之"性"

《素问·阴阳应象大论》提出药物"阳为气，阴为味"的理论。气味，就是药物生长收藏产生的四气五味，具有阴阳特性。《神农本草经》中记载药物先讲气味，再谈主治，有气味才有功效可言。气寒则凝，温则行。气轻清升浮，味重浊沉降。"气味辛甘发散为阳，酸苦涌泄为阴，咸味涌泄为阴，淡味渗泄为阳""辛散，酸收，甘缓，苦坚，咸软"，临床就是利用气味偏性的微妙关系制方的。因此，只有掌握药物的气味药性，才能从根本上把握经方药物的功用，才能提高临床疗效。

方性是方中药物四气五味的综合体现，是药物与疗效有关的性质和性能的统称，它包括发挥疗效的物质基础和治疗过程中所体现出来的作用。方剂的寒热属性是运用方剂治疗疾病的重要理论基础，也是说明方剂疗效作用的重要理论依据，也可以从经方的寒热属性来反推经方具有的疗效作用。

方性是决定经方组成原则的基石。经方绝不是将药物随意地堆积，而是有一定的法度和规律可循。而方以药成、合药成方这是无可争议的事实，"药有个性之特长，方有合群之妙用"，药之特长不外有药性，药味，归经，升、降、浮、沉，有毒或无毒等，其中尤以药性最为重要，药性有寒、热、温、凉之分，中药药性与方剂两者密切相关，相互作用，相互依存。

"君、臣、佐、使"是经方的组方结构，而君、臣、佐药的选择是以药性作为主要依据的，其综合功效决定该方的主要功效。其中君药是针对主因主证起主要治疗作用的药物，是方中不可少的主药，其寒热药性规定和影响着整个方剂的性能，当它本身及配伍用量发生变化时，全方的性能往往随之而变，所以一般选择针对性比较强、作用较全面、药力较大的药物作为君药。而臣药是辅助君药加强治疗主病或主证的药物，因此一首方中的君臣药配伍，决定着一首方剂的主要功效和主治病证。如小柴胡汤中君臣药的选择，是由柴胡和黄芩两药的药性特点所决定的，本方主治少阳病，此证既不在表，不可单纯用汗法，又不在里，不可用吐下法，此为邪热在半表半里，为热证、半表半里证，治当清透半表半里邪热为宜，故首选苦辛微寒、轻清升散之柴胡为君药，以透达少阳半表之邪热，又配以苦寒之黄芩为臣药，清泄少阳半里之热，君臣相配，使邪热外透内清，构成和解少阳的基本结构。再如四逆汤主治阴盛阳衰、亡阳欲脱之证，为里证、寒证、阴证，方以大辛大热附子、干姜君臣配伍，其中附子走而不守，干姜守而不走，二者气味雄厚，构成回阳救逆之剂的核心配伍，决定着该方的功效，从而实现对主治证的治疗作用。

反佐药即药性与君药相反起到相反相成作用的药物，通过反佐作用来辅助君臣药起到更好的治疗效果，使方剂配伍结构更趋合理。当邪甚病重，疾病出现本质与表象不一致的情况，如见真寒假热或真热假寒证时，往往考虑反佐药的配伍，即在一派寒凉药中少佐辛温药，或一派温热药中少佐寒凉药，其结果不仅不会影响君臣药的功用，反能助其作用。如白通加猪胆汁汤中猪胆汁的选择，由于本方主治阴盛格阳之重证，若单用纯阳之品，患者容易呕吐拒药，在辛热药中配伍性偏寒凉的猪胆汁，取"甚者从之"之意，既能防患者呕吐拒药，又能达到益阴和阳之功。

方剂的加减变化包括药味加减、药量加减和剂型更换 3 种形式，不管哪种形式的变化，其最终的结果是改变了方剂的气味比例，因此产生了新的气味，进而产生新的作用趋向。如麻黄汤去掉桂枝加上大剂石膏，即为麻杏石甘汤，方剂整体的气味由辛温转为辛凉，其作用由辛温发汗转为清透肺热。又如桂枝汤类方有加桂去桂，加芍去芍的区别，去桂是不必用辛散，加桂必须强化辛温通阳；而去芍又是不必用酸寒，加芍是强化酸寒以转脾枢。剂型变化主要是根据病情的缓急标本来更换，以改变方剂的气味缓烈之性，如抵当汤和抵当丸、理中汤和理中丸、枳术汤和枳术丸等。

第三节
经方之"位"

药物有归经，方剂亦有所属。

经方进入人体之内，一般不是平均布散于人体各组织系统，而是有选择地、相对集中地作用于一个或多个组织系统或器官，呈一种选择性作用态势。而人体组织、器官在相对位置是一个排列有序的严格空间结构，有选择地作用于组织器官就有选择地作用于一定的空间结构。经方的方位以藏象学说和经络学说为方法论，参照人体的表里脏腑定位和药物的归经，系统归纳经方的整体性能和治疗作用，进一步明确了经方作用对脏腑组织器官的针对性和选择性，有助于临床辨证论治，选择用药，合理组方，提高疗效。

《素问·调经论》言："五脏者，故得六腑与为表里，经络肢节，各生虚实，其病所居，随而调之。"方位与病位密切相关，但不完全相同，明确方剂作用于何病位，随而调之，是临床治病的重要原则。方位，即药物进入人体中所发挥作用的部位。其中又可分为空间性方位和时间（层次）性方位。

一、空间性方位

大的方位概念有在表、在里、半表半里，在上、在下，在心、肺、脾、肝、肾、胃、胆、小肠、大肠、膀胱、三焦（上焦、中焦、下焦），以及脑、胞宫、精室、清窍、咽喉、口唇、齿龈、头、鼻、目、肌肤、筋骨、经脉、经络、胸膈、脑络、脉络等，皆为空间方位概念。

具体而言，"在表"又是个范围很宽的方位界限，涉及体表的皮毛、肌肉、腠理、经络、筋脉、骨节、腧穴等。可以说不在里也不在半表半里者，统属在表。如麻黄汤、桂枝汤方位在表，小柴胡汤方位在半表半里，理中、四逆方位在里。又如桂枝附子汤主治过汗恶风、汗漏不止、身痛、骨节疼痛，方位在表。

方位有在脏腑者，如真武汤主治心悸身𥆧，振振欲擗地，方位在心肾；乌头赤石脂丸治心痛彻背，背痛彻胸，方位在心；黄土汤主治脾络受伤，远血，方位在脾；术附汤治脾阳失运，腹胀便溏，方位在脾；大乌头煎和乌头桂枝汤主治寒疝腹痛，方位在肝；肾气丸治痰饮内伏，喘逆短气，方位在肺肾；薏苡附子败酱散主治肠痈，大黄附子汤用于寒实内结大肠，胁痛脉紧，方位在肠。方位在肺，寒者小青龙汤，热者大青龙汤；方位在胃（脾），热者白虎汤，寒者理中汤。方位在大肠、小肠，热者大小承气汤，通过大便将大肠之热排出来，寒者，赤石脂禹余粮汤。

方位有在人体部位者，如头项腰背，是葛根汤的方位，项背强几几，头前头后、头顶痛也是葛根汤所主；太阳穴及附近痛或者头晕，这属于少阳证，大小柴胡汤所主。咽喉部是半夏厚朴汤的方位，咽中如有炙脔，凡是咽喉部位的异物感、黏痰、疼痛、咳嗽、浮肿等，均可用半夏厚朴汤；小腹部是桃核承气汤的方位，少腹急结，凡是在两少腹部的压痛、肿块及便秘等，均可用桃核承气汤；下肢是防己黄芪汤的方位，腰以下肿及阴，难以屈伸，下肢有浮肿，有膝痛者，用此方效好；方位在胸及胸下，结胸，心下痛，热者大小陷胸汤，寒者炙甘草汤。

有方位在筋骨肌肉者，如附子汤主治少阴阳虚，风湿相搏，身疼骨节疼痛；《金匮要略》三方，即桂枝附子汤、白术附子汤、甘草附子汤均以附子配伍他药，主治湿淫于筋，关节痹痛、酸楚沉重，另有乌头煎，治历节疼痛，不可屈伸的记载。

二、时间性方位

如卫分、气分、营分、血分，太阳、阳明、少阳、太阴、少阴、厥阴等。六经是将人体分为六个具有不同特点的系统，而他们各自的不同特点与其所属的脏腑功能及气化特点相关。从六经的实质来看，六经系统应该包括其相络属的脏腑、经脉、络脉、经别、经筋、皮部、四肢百骸等。卫气营血辨证是针对温热病的一种辨证方法，但营卫气血从根本上是周流布散于人体内外的精微物质，一切疾病的发生发展都与营卫气血受影响有关。

六经辨证，同样给予我们辨病位用方的指导，如在外感类疾病、皮肤病、肌肉关节类疾病，常可选用太阳病、少阳病的麻黄、桂枝、柴胡类方；腑气不通的里证则需要选用阳明病的承气类方；阳气不足、全身代谢低下的"脉微细，但欲寐"，则需选用少阴病的四逆类方。白虎汤主治阳明经热盛，石膏用以引诸药入阳明经而收清热生津之效。麻黄附子细辛汤中，细辛可引导少阴经寒邪出于太阳之表等。

三、经方之"位"

在经络学说指导下，中医学把人体的脏腑组织器官都归了"经"，每一"经"都有所属的脏腑或组织器官，所以，根据药物对脏腑组织器官的治疗作用，可以确定药物的"归经"。如药物"归经"涉及"经"和脏腑，可以体现"经"和脏腑组织器官的关系，对方剂进行定位，完全是根据组方对脏腑组织器官的治疗作用。

仲景在组方时，为便于后世了解及掌握，对病位做了较为明确的认定。比如半夏泻心汤，其合并定位在"心下"，即胃的痞证，更确切地说，半夏泻心汤主要定位为胃周停饮，出现寒热错杂的病证，其核心药物为半夏，开痞散结、泻胃周停饮，所以半夏泻心汤方位在心下胃脘。又如茯苓甘草汤主要定位为胃内停水，病位在胃内，核心药物茯苓、生姜可泻胃内停水，才能解决心下悸的主症。而苓桂术甘汤的主要定位为膈上停水，核心药物茯苓、白术可泻膈上停水，从而解决头眩、身为振振摇的症状。小青龙汤的主要定位为太阴脾肺停水，核心药物干姜、细辛温化寒饮，才能解决寒饮内留的问题。

病邪在不同部位，所以有不同的组方。桂枝汤和麻黄汤都走太阳经，都有桂枝，但桂枝汤中，还有芍药走肝经，敛肝柔肝，大枣、炙甘草走脾胃经，生姜是胃经用药；麻黄汤中，杏仁是肺经用药，降肺气。虽然病邪都在太阳经上，桂枝汤是治疗病邪在太阳经肝俞、胃俞附近的，用肝经药芍药，以及炙甘草、生姜、大枣之类的脾胃经药。麻黄汤是病邪在太阳经肺俞附近，会影响肺气的下降，所以需要杏仁来辅助。病邪再往上到大椎附近，就会项背强几几，应该用葛根汤。如果病邪在下，膀胱、肾俞附近，就会影响小便功能，出现小便不利，五苓散主之。

少阳证属于足少阳胆经受邪，少阳证的特征是口苦、咽干、目眩、胸胁痛、往来寒热。少阳证的病邪在胁下，又依据病邪部位的上下不同，治疗分别用大小柴胡汤。

经方在使用某一药物时，也并非点对点的治疗，比如在桂枝汤中，芍药为养血合营所设，方位在太阳经，而在桂枝加芍药汤及小建中汤中，因出现腹中痛，方位转为太阴厥阴，因脾主大腹，腹中痛则提示脾受肝克，通过敛降厥阴，缓解肝木克土的病机。小青龙汤中干呕、咳等诸症，皆为肝木克土、肝木侮金的表现，方位不在太阳，而在厥阴和少阳。

临床很多疾病的治疗原则与经方定位亦密切相关。以水肿病为例，《金匮要略·水气病脉证并治第十四》中有治疗水肿病的总纲："诸有水者，腰以下肿，当利小便；腰以上肿，当发汗乃愈。"腰以上的水肿和腰以下的水肿，采用治法不同，用方也不同。"大病瘥后，从腰以下有水气者，牡蛎泽泻散主之"风水恶风，一身悉肿，脉浮不渴，续自汗出，无大热，越婢汤主之"等，均体现了不同部位水肿用方不同的特点。在《金匮要略》中，全身肌表的水肿，有表证者，多选用越婢汤、越婢加术汤、甘草麻黄汤、麻黄附子汤和麻黄连翘赤小豆汤等；腰部以下的水肿，则选用牡蛎泽泻散或防己黄芪汤、防己茯苓汤等。牡蛎泽泻散治疗足部或者下肢不明原因的水肿效果很好，防己黄芪汤也用于治疗"病者但下重，从腰以上为和，腰以下当肿及阴，难以屈伸"。大塚敬节先生认为此方治疗严重浮肿，或仅膝以下浮肿者可用。

第四节
经方之"势"

人体是一个相对开放的物质、能量进出代谢系统，代谢的总趋势从空间上只有四个方向：向上（升）、向下（降）、向外（浮）、向内（沉）。药物作用于人体后代谢产物排出人体也是顺着这四个方向运动。升降沉浮理论界定了经方作用人体之后运动的总趋势。

经方的方势，源于中药的升降浮沉理论。由单味或若干味药按一定组方原则和调剂方法制成的方剂，进入人体后的趋势受药物、剂量、相互作用的影响，会呈现一种选择性作用态势，在空间上有四个方向：升、降、出、入，在此基础上衍生出开、合、聚、散四种趋势。"升"是从下向上的运动，"降"是从上向下的运动，"出"是从内向外的运动，"入"是从外向内的运动。"开"是指物质的界面向外展；"合"是物质的界面向内围合；"聚"指气的聚集，它开始是疏密程度的聚集，到达一定的程度后，就可以发生相态的变化，"聚则成形"的"无形生有形"的变化过程即气的聚集的变化；"散"指气的密度的疏散，它可以是物质各组元间的一般稀疏化，也可以是相态变化的疏散，实体物"散则成风"的"有形化无形"的变化过程就是气的相态变化的疏散。

一、升降出入

中药升降浮沉是方势理论的重要组成部分。中药的四性、五味、归经和四气之间是相互联系的，如温（性）、辛（味）、归脾肺（归经）、性浮（升降沉浮）在某一味中药共存的概率偏大；寒、苦、归心肝、主沉在某一中药共存的概率偏大；"阳升阴降"，温热之气或辛甘之味的药物，其性多升浮；寒凉之气或酸苦咸之味的药物，其性大都沉降。

利用药物升降出入之势，可调理气机，抑制病势。如吴茱萸汤中以吴茱萸疏肝下气为主，治肝气夹浊阴上逆；桂枝汤中以芍药酸敛之性，抑营阴外泄之势而与桂枝调和营卫。这种针对病势趋向而纠正的方法最为常见。泻心汤降火降气以止吐衄，以及后世的升举阳气治气陷、透营转气治温邪内传等法皆属此类。痰实停滞上脘用瓜蒂散；病邪在下者，可用沉降类药物攻逐之，如大陷胸汤、大承气汤用甘遂、硝黄等。大黄黄连泻心汤用麻沸汤浸法，使诸苦寒降泄之药气轻味薄，去其下趋之性但存清热之用，使全方正中病位而发挥作用。又如调胃承气汤之用炙甘草且"少少温服"，缓硝黄降泄之性，使之不能一泻而过，却缓缓泻热于上而调和胃中。大陷胸丸之用白蜜、三物白散之用桔梗都是通过药物升降之性的运用以使药力切中病位。脾胃位于中焦，为人体气机升降的枢纽，其生理特性为脾升胃降，临证可采用苦辛通降之法，此法为辛味药与苦味药合用，取辛能发散、苦能降泄之意，调畅中焦气机，治疗中焦寒热错杂证。

病机复杂之时，常表现为多器官同病，病位、病势对立，如脏腑气机升降出入失调，表里同病，上热下寒等，针对病机要采用升降双向调节的治法，此时用药当升浮与降沉并举。如麻黄汤可治风寒束表，肺气失宣之咳喘；麻杏甘石汤治邪热壅肺，肺失宣降，致喘咳症之"汗出而喘"，两方均采用麻黄宣发肺气，配杏仁肃降肺气，一宣一降，调治肺失宣降之喘咳证。黄连阿胶汤中黄连与阿胶相配，滋阴降火，交通心肾，治疗肾阴亏虚，心火上亢，心肾不交的"心中烦，不得卧"。小柴胡汤之柴胡配黄芩为主药，柴胡疏肝解郁，黄芩降胆泻火，使得肝升胆降，肝胆气机调畅，内蕴郁热得消。四逆散用柴胡疏肝利胆，透达阳郁；枳实降胃导滞，行气散结。二者相配伍，一升一降，疏肝和胃，透达阳郁；芍药平肝养营，与炙甘草配伍补中益气，酸甘养阴，柔肝缓急。干姜黄芩黄连人参汤治呕吐兼下利之上热下寒证；黄连汤治疗腹痛兼呕吐之下寒上热证，两方均用干姜配黄连，一升一降，辛温苦寒，分消脾寒胃热的上热下寒证。

二、开合聚散

除了升降浮沉，还有开合的方势。开，泛指发表、宣散、疏通等治法；合，即收敛、酸涩、固脱等治法。故散用辛味，敛用酸味，辛散邪气，酸收正气。开合又包括散敛治法。指辛味有发散表邪作用的药物，大多具有辛香宣散透发功能。具有辛味的多为散药，如麻黄、桂枝、荆芥、薄荷等，而根据其不同的药物功效又有峻散、辛散、温散、凉散之分。酸味药具有收敛固涩的作用，具体体现为止泻、敛汗、涩精、缩尿、止带、止血、收敛等制止人体阴液滑脱的效果，以及敛肺气而止咳嗽、收敛心神而安神等作用。临床中常以开合并用，一开一合，一收一散，使两种药更好地发挥作用，如桂枝汤，桂枝性温味辛，发散风寒，温通血脉，芍药微寒，味酸敛阴，和营止痛，两药合用，一阴一阳，一温一寒，一刚一柔，一散一敛，调和营卫，发汗解肌，相辅相成。并有甘草配伍桂枝辛甘以化阳，配伍芍药酸甘以化阴，生姜佐桂枝以助发表散寒，大枣配甘草而益缓和之功，补散结合，平衡协调，诚如《医宗金鉴》谓："桂枝辛温，辛能发散，温通卫阳；芍药酸寒，酸能收敛，寒走营阴；桂枝君芍药，是于发汗中寓敛汗之旨，芍药臣桂枝，是于和营中有调卫之功。"《冯氏锦囊秘录》指出："古人用辛散者，必用酸收，故桂枝汤中用芍药，犹兵家之节制也。"辛甘合用，辛味发散，行气，开通腠理，以开为用，而甘味缓急和中，守中化生津液，不仅能助辛之发散，润生津还，达表为汗，又能防其辛开太过，过汗伤津之弊，以防卫阳受损。以合为度，表里开合，相成之妙。姜枣之甘味滋脾和营亦以合为宣，辛甘相合，开合平调。

苓甘五味姜辛汤治寒饮停肺。肺有寒饮，治当温散，但温散之品又易耗伤肺气，而寒饮之邪，又非温散不解。干姜、细辛配五味子，干姜辛热，温肺散寒化饮，细辛辛散温通，温肺气、散肺寒，五味子酸温，收敛肺气，养阴生津止咳，两者相伍，散中有收，温散得收敛，既能温肺寒而化饮，又不耗伤肺气，收敛得温散，既顾及肺气又不致留邪，散不伤正，收不留邪，调和肺司开合之职，散敛并行，使寒饮得去，肺气安和。小青龙汤以麻黄、细辛之辛散与五味子、白芍之酸敛配合，散中有敛，开中有合，既能温肺化饮，止咳平喘，又防伤肺耗津。对干姜、细辛、五味子在小青龙汤中的开合作用，陈修园有精彩之论："干姜以司肺之开，五味子以司肺之合，细辛以发动其开合活动之机。"对其辛酸相佐作用，张秉成《成方便读》谓："肺苦气上逆，急食酸以收之，故以芍药、五味子、甘草三味，一防其肺气耗散，一则缓麻、桂、姜、辛之刚猛也。"

《散略》云："用散者，散表证也。"观仲景太阳证用麻黄汤，阳明证用升麻葛根汤，少阳证用小柴胡汤，此散表之准绳也。酸枣仁汤治虚劳虚烦不得眠，以酸枣仁配川芎，酸枣仁养肝血，安心神，川芎调畅气血，疏达肝气，二药相伍，一开一合，一敛一散，相反相成。枣仁酸平，应少阳木化而治肝，以生心血、养肝血，所谓以酸收之，以酸补之是也。顾肝郁欲散，散以川芎之辛散，使辅枣仁通肝调营，所谓以辛补之。肝急欲缓，缓以甘草之甘缓，使防川芎疏肝泄气过急，所谓以土葆之。然终恐劳极则火发于肾，上行至肺，则卫不合，而仍不得眠，故以知母益水，茯苓通阴。桃花汤治久泻虚寒滑脱，干姜辛温散寒，赤石脂酸涩固脱，一敛一散，共奏温中散寒、涩肠止痢之功。

三、经方之"势"

经方方势概念的提出，注重经方整体作用导向，通过对药物作用态势的选择、组合，使经方的扶正、祛邪路径得以清晰体现。就疾病统而言之，要么发散太过，要么收敛太过。在人体各个脏腑以及阴阳失调的情况下，恢复升降出入的正常。

张仲景所创经方中，很重视中药升降浮沉之性。根据疾病的病机，巧妙应用药物升降浮沉之性，以升制降，以降制升，以浮制沉，以沉制浮。《伤寒论》中，各经病相互传变，治法也随证而变。如半夏泻心汤所治之痞证乃少阳证后下而成，少阳枢机不利，开合出入失常，妄用下法，引邪入里。然少阳证下后有证不变者，有结胸者，若平素中气亏虚则变为痞证。由此可见半夏泻心汤所治之痞证，病机是中气不足，中焦气机升降失司，痞结不通；兼有少阳枢机不利，邪郁半里，出入受阻。方中半夏开郁散结而助气之出；黄芩清泄半里而助气之入；人参、甘草、大枣益气，气足则清气自升；黄连通泄三焦，助气之降；干姜为佐，一则制半夏之毒，一则制芩连之寒。诸药相合，升降出入复常而阴阳平秘，痞证自除。

方势，与方性、方位、方证密切相关。方剂的作用趋势受组成药物的四气五味、质地轻重、炮制方法、配伍应用等多种因素的影响。药物的气味本身具有升降出入的特性，气味组合也会改变方剂的升降出入。如《本草纲目》中云："酸咸无升，甘辛无降，寒无浮，热无沉。"又说："升者引之以咸寒，则沉而直达下焦；沉者引之以酒，则浮而上至颠顶。"药物通过气味恰当的配伍能达到恢复体内气机升降出入的平和。如"阳升阴降"，温热之气或辛甘之味的药物，其性多升浮；寒凉之气或酸苦咸之味的药物，其性大都沉降。散用辛味，敛用酸味，辛散邪气，酸收正气。方势的认识基础是人体上下表里的概念和人体组织器官的有机性。有表里方有出入，有上下才有升降。在人体，外有卫表肌肤、三阳经脉，内有脏腑组织、三阴经脉；上有心肺，中有脾胃，下有肝肾。人体表里相应，内外相联，高下相召。各种疾病常表现出不同的病势：向上如呕吐、呃逆、喘息，向下如泻痢、崩漏、脱肛，向外如盗汗、自汗，向内如病邪内传等，消除或改善这些病证的药物，相对来说需要分别具有升降或浮沉等作用趋向。病变部位在上在表、病势下陷的，方剂方势当升；病变部位在下在里、病势上逆的，方剂方势宜沉降。肺气郁闭导致开阖失常，热不得出时，内热壅盛，肠腑不通，又会腑气上逆；反过来也是如此，肠腑不通，导致肺胀喘满，此时通过通腑气的方法可以使肺热得以泄出。因此我们要重视升降与出入之间的关系，这样有助于我们联系脏腑经络之间的关系，从而全面看待疾病。

第五节
经方之"证"

方证，是方的主治，用方的临床证据。清代伤寒家柯韵伯言"仲景之方，因症而设……见此症便与此方，是仲景之活法"；清代医家王旭高提出"有是证则用是方，为千古心法"；伤寒名家刘渡舟教授指出"经方为'证'而设，证之下必须有方，方之上亦必须有证"。

"方证"包括经方主治、功效在内的所有适应证，包括原方的方证和现代的适应证。"证"是致病因素作用于人体后，正邪相争，疾病发展到一定阶段的症状、体征等外在表现的综合归纳，它是方剂使用的证据、依据、指征，证的内涵丰富，既包括如桂枝汤证、柴胡汤证、四逆汤证等具体病证，又包括从临床症状概括出的病机。

一、原方方证

刘渡舟言："张仲景神机独运，妙想天开，他很巧妙地在'证'与'方'的接壤之处，嵌入了一个'辨'字，因为有了'辨'字，而使'证'与'方'都有了生命力，也都变成了活棋。"可见，辨方证是临床活用经方的关键，方证相应是经方现代临床应用的主要方法之一。

《伤寒论》《金匮要略》中的原文就是经方的方证。这些前人经验的记录虽然文字简约，但信息量大，可重复，可验证，是数千年来中医临床的规范。经方方证，就是徐灵胎所说的"一定之治"，比如桂枝汤治疗"自汗出，脉浮弱"；小柴胡汤治疗"往来寒热，胸胁苦满，默默不欲饮食，心烦喜呕"；五苓散治疗"渴欲饮水，水入则吐"。又如泻心汤证中的"吐血、衄血",明确指出本方是止血方,清代医家陈修园云:"余治吐血,诸药不止者,用《金匮》泻心汤百试百效。"日本有持桂里说:"泻心汤不仅治吐血、衄血,即下血、尿血、齿衄、舌衄、耳衄等,一身九窍出血者,无不治之,真血证之玉液金丹也。"

方证识别是一种基于现象的直觉思维。基于方证相应的临证思维,就是不管天气的寒来暑往,不看地域的高下燥湿,也不管疾病病程的久暂,要抛弃现有的陈规,只关注眼前患者的个体特征和变化反应,该温则温,该清则清。清代经方家舒驰远曾经用麻黄汤催生,其用方的着眼点就是"其身壮热无汗,头项腰背强痛",麻黄汤大剂投之而生。

辨识方证出现的节点,是深入研究伤寒经方应用的重要思路。如黄连阿胶汤为心血不足导致的心肾不交,因此治疗上应以黄连、阿胶清热养心血为主,而不是补肾清热。五苓散为膀胱水停,因此化气行水是其治疗大法。吴茱萸汤核心病机为厥阴寒,上可犯阳明,下可侵少阴,故病变多端,也恰恰说明仲景学术的整体疾病观:当一经出现病变,可累及他脏,出现多脏病变。又如用小建中汤和桂枝加芍药汤均可治疗腹中痛,其核心病机均为肝木克脾,气血亏虚,因此均可以用芍药养血敛阴调肝,和里缓急止痛。因此在临证中抓住核心病机,也符合中医"异病同治"的思想。

二、现代适应证

随着时代的发展,现代社会疾病谱与以前相比发生了很大的变化。在仲景辨证思想的指导下,历代医家以证为中心,形成了方证对应、随症加减的用方特点,并将经方灵活运用于临床各科而屡建奇功。本书所设方证,还包括经方的现代适应证。

尽管仲景用方本意是针对当时之病,但只要把握病机,便可不拘病名,实现经方的创新运用,如吴鞠通将太阳中暍的白虎加人参汤用于暑温的气阴两虚证,李可加减四逆汤创破格救心汤以治疗心衰重症等。我们可以更深入地认识疾病和传统的中医方药,经方新用也被赋予了新的内涵,即借助先进的科技手段,使之与西医学相适应并用于治疗西医学所诊断的各种疾病。

经方的临床运用立足于辨证论治体系,强调"观其脉证,知犯何逆,随证治之",注重通过四诊采集患者刻下信息,分析机体整体病理状态,并据证选方,在调整机体状态、改善临床症状方面发挥了重要作用。如炙甘草汤主治"伤寒,脉结代,心动悸",提示本方可以用于治疗心律失常,如病毒性心肌炎、心脏瓣膜病、病态窦房结综合征、甲状腺功能亢进等所引起的心律失常。至于栀子豉汤证的"烦热,胸中窒""心中懊憹",提示可用于治疗抑郁;小陷胸汤证的"正在心下,按之则痛",提示可用于治疗肺部感染;桃核承气汤证的"少腹急结""其人如狂",提示可用于治疗躁狂症。如此例子,举不胜举。

三、经方之"证"

方证相应的"证"即临床证据,其采集的对象可涵盖症状、体征、体质、病因、病史、病程、治疗的过程、治疗后的反应等一切临床信息。需要指出的是,传统中医学中强调的"病机"如小青龙汤证的"伤寒表不解,心下有水气",最终还是要落实到具体的临床表现上:"干呕,发热而咳,或渴,或利,或噎,或小便不利、少腹满,或喘者。"仲景虽有加减："若渴，去半夏，加栝楼根三两；若微利，去麻黄，加荛花，如一鸡子，熬令赤色；若噎，去麻黄，加附子一枚，炮；若小便不利，少腹满，去麻黄，加茯苓四两；若喘，去麻黄，加杏仁半升，去皮尖。"但这在经方医学看来，其实质仍然是"水气"这一内在病理的外在表现或反映。

方证相应多着眼于内在病变及其外在的客观反映，而以病机理法为特点的传统中医学多侧重在病机的推理与理法的思辨上。方证的"证"从本质上讲是体质与疾病的外在表现，方证诊断的过程即通过细致观察寻找证据的过程，需要严谨的临床思维进行方证的查找和鉴别。方证鉴别是方证相应实施的难点。将临床信息总结归纳为体质与疾病的两个角度，从体质与疾病的不同表现上来看，其组合排列的个性就凸显为独特各异的方证。

方证相应是经方医学的灵魂。对此《伤寒论》多次强调"病皆与方相应者，乃服之""桂枝不中与之""柴胡汤不中与之"等。中，即正对上，正好符合，这就是方证相应思路的极简表述。方证相应了，这就是必效方、特效方；不对应，则是无效方。方证相应是中医取效的关键，胡希恕说得好："方证是六经八纲辨证的继续，亦即辨证的尖端。中医治病有无疗效，其主要关键就在于方证是否辨得正确。"正因为方证相应在临床上的极端重要性，因此方证的学习也是《伤寒论》学习的入口，正如刘渡舟所说："要想穿入《伤寒论》这堵墙，必须从方证的大门而入！"

纵使临床疾病谱不断变化，经方在临床中的应用疗效依然稳定，说明其在维护人体健康方面不仅仅是依病而治，更重要的是依方证而治，展现了中医经方不可替代的重要作用。

第六节
经方之"体用"

基于"四位一体"的经方研究思路，认识经方之方源和方体，从性、位、势、证四要素辨析其方用，结合疾病的病机，可扩大经方的临床应用范围，运用"四位一体"理论研究经方，灵活运用经方，能执简驭繁，较好地指导临床。

知方源，识方体，辨方用。《伤寒杂病论》以"六经辨治"理论体系贯穿全书，华佗评"此书可以活人"。自成书以来，其注释医家近2000家，形成了后世所谓的"经方学派"。及至后辈临床，更应该重视仲景原文，知晓方源，柯韵伯曾说，"夫仲景之道，至平至易，仲景之门，人人可入，而使之茅塞如此，令学人如夜行歧路，莫之指归，不深可悯耶？"以仲景书为法，探索经方的辨治体系和用药规律是学习捷径所在。而学习、掌握、运用经方的基础与关键则在于忠实仲景经典原文。临证时，只有熟练掌握方证条文，才可以辨别方证进而据证用方。

学经方，组方清晰。在《伤寒论》113方中，最简方为1味药，最大方为14味，组方用药多用2~7味，共97方，占总方数的85.84%，9味药以上方剂只有6方。而六经病代表方中，太阳病的桂枝汤5味药，麻黄汤4味药，阳明病的白虎汤4味药，承气汤也不超过4味，少阳病的小柴胡汤7味药，太阴病的理中汤4味药，少阴病的四逆汤仅有3味，炙甘草汤也只有9味，而厥阴病的乌梅丸相对较大，也只有10味。其他如大柴胡汤、小建中汤、五苓散、四逆汤、吴茱萸汤、真武汤、茵陈蒿汤等著名经方，都不超过7味。经方药味虽少，但君臣佐使结构明确，特别是"主病者为君，佐君者为臣"的主次关系，一目了然。可见仲景方药之精纯。

用经方，方证对照。《伤寒论》第16条云："观其脉证，知犯何逆，随证治之。"这句话是辨证的，也可以理解为"观其脉证，随证治之"与"知犯何逆，随证治之"。前者为之"常"，后者为之"变"。《伤寒论》中对于证候的分类，以方证命名的就有"桂枝证""柴胡证"等。用经方要知常达变，如太阳病之后为少阳病、少阳病之后为阳明病为常；如太阳病里出现真武汤证、少阴病里出现承气汤证为变，这些都是随时可能出现的，因此经方的应用也不是一成不变的。《伤寒论》奠定了汗、吐、下、和、温、清、补、消的治疗八法，而其所治之证，概括了阴、阳、表、里、虚、实、寒、热八大证候，每首方剂，都有明确的证候范畴，所治病证外及四肢百骸，内及五脏六腑，不仅是内科学方剂之祖，更是临床各科方剂之祖，为中医学创立了辨证论治原则。

识方体，注重剂型煎服方法。经方有汤剂、丸剂、散剂等多种剂型，剂量又有轻重之分，适用于不同的病证，剂型、剂量均影响疗效。如大陷胸汤和大陷胸丸，虽都为热实结胸的证治，但大陷胸汤的主要病机是"结胸热实，脉沉而紧，心下痛，按之石硬"，药物组成为大黄、芒硝、甘遂，在于泻热逐水破结；而大陷胸丸则治疗"结胸者，项亦强，如柔痉状"，主要论热实结胸病位偏上的证治，药物中大黄加二两，芒硝减半升，另加葶苈子和杏仁各半升、白蜜二合，仍为泻热逐水，意却在峻药缓攻。此外，方中一味药经过炮制后疗效也有差异，如附子与炮附子，回阳救逆用生附子，且多与干姜同用，温里散寒用炮附子，多无干姜。

辨方用，需把握类方的鉴别与应用。如麻黄汤类方，伤寒在表，麻黄用三两；寒邪入里化热则用大青龙汤，石膏用量为鸡子大；热邪深入则出现麻杏石甘汤证，此时石膏加量为半斤以清大热；热邪再深入至阳明，则出现白虎汤证，此时以纯热为主，仲景方已不用麻黄，石膏增加至一斤以清阳明气分之壮热。再如柴胡汤类方治疗的疾病如进一步入里，则出现里热盛的征象，病位就从少阳转至阳明，方也从柴胡类过渡到承气汤类方。因此，仲景经方为法中有法，层层递进，又层层不离六经，明确各类方的组方规律及类方之间的密切联系，可以开阔应用经方的思维，更加深刻地理解经方的奥妙。

用经方，合方应用扩大适应证。经方尤以小方居多，十占七八。药少而精，功专力宏，为历代医家所推崇。当病情复杂，单方不足以涵盖时，通过两张或两张以上的方剂合用，以适应病情的需要，既增加各自原有的作用，又扩大了方证的契合度，使疗效更大限度地发挥。经方的这方面应用为后世提供了先例，如柴胡桂枝汤、桂枝麻黄各半汤、桂枝二越婢一汤等。

用经方，注重量效调配。以葛根为例，我们从药、量、证三者之间研究经方中葛根的基本作用。葛根加半夏汤中，针对"不下利，但呕者"，病变证机是卫闭营郁、胃气不降的太阳伤寒夹胃寒证者，用量四两以升清降浊；奔豚汤中，针对"奔豚，气上冲胸，腹痛，往来寒热"，病变证机是肝热气逆夹血虚的肝热气逆证者，用量五两以重降浊。桂枝加葛根汤中，针对"太阳病，项背强，反汗出，恶风者"，病变证机是卫强营弱、经筋不利的太阳柔痉证者，用量四两以柔筋舒筋；葛根汤中，针对"太阳病，项背强，无汗，恶风"，病变证机是卫闭营郁、经筋不利的太阳刚痉证者，用量亦四两以柔筋舒筋。葛根芩连汤中，针对"利遂不止，脉促者"，病变证机是湿热下注的大肠热利病变者，用量半斤以清疏止利。竹叶汤中，针对"中风，发热，面正赤，喘而头痛"，病变证机是营卫及阳气虚弱、郁热内生的太阳中风夹阳虚郁热证者，用量三两以疏散透表。

经方的应用，还要注意体质因素、气候因素、药物因素、心理因素、饮食因素等，必须把这些综合因素也考虑进去。

第三章
经方各论

经方

第一节
大青龙汤

【知方源】

麻黄六两（去节），桂枝二两（去皮），甘草二两（炙），杏仁四十个（去皮尖），生姜三两（切），大枣十二枚（擘），石膏如鸡子大（碎）。

上七味，以水九升，先煮麻黄，减二升，去上沫，内诸药，煮取三升，去滓，温服一升，取微似汗，汗出多者，温粉粉之。一服汗者，停后服。若复服，汗多亡阳，遂虚，恶风烦躁，不得眠也。

《伤寒论》

1. 太阳中风，脉浮紧，发热恶寒，身疼痛，不汗出而烦躁者，大青龙汤主之。若脉微弱，汗出恶风者，不可服。服之则厥逆，筋惕肉瞤，此为逆也。（38条）

2. 伤寒脉浮缓，身不疼，但重，乍有轻时，无少阴证者，大青龙汤发之。（39条）

《金匮要略》

《金匮要略·痰饮咳嗽病脉证并治第十二》：病溢饮者，当发其汗，大青龙汤主之，小青龙汤亦主之。

【看方论】

1. 吴崑《医方考》："仲景法：太阳伤寒，治以麻黄汤；太阳中风，治以桂枝汤。今伤寒，太阳证，见风脉，是有头痛、身热、无汗、恶寒，但脉来不紧而缓，为伤寒且中风矣，故二方并而用之。风寒外盛，则人身之阳郁为内热，此石膏之所加也。名曰大青龙，其发表之尤者乎！而亡阳之戒，筋惕肉瞤之弊，则用青龙之过者也。有此者，急以大温大补之剂主之，又仲景救弊之方也。"

2. 施沛《祖剂》："麻黄汤加生姜大枣石膏治太阳中风脉浮紧，发热恶寒身疼痛，不汗出而烦躁者，又治浮缓身不疼但重，乍有轻时，无少阴证者。若脉微弱，汗出恶风者，不可服之，服之则厥逆，筋惕肉逆也。按成无己曰：青龙东方木神也，应春而主肝，专发生之令，为敷荣之主草木甲柝，则有两岐，肝有两叶，以之也，仁以发散荣中之寒桂枝。"

3. 柯韵伯《伤寒论注》："麻黄汤症，热全在表。桂枝症之自汗，大青龙之烦躁，皆兼里热。仲景于表剂中便用寒药以清里。盖风为阳邪，惟烦是中风面目。自汗乃烦之兆，躁乃烦之征。汗出则烦得泄，故不躁，宜微酸微寒之味以和之；汗不出则烦不得泄，故躁，必甘寒大寒之品以清之。夫芍药、石膏，俱是里药。今人见仲景入表剂中，疑而畏之，故不敢用。当用不用，以至阳明实热斑黄狂乱也。夫青龙以发汗名，其方分大小，在麻黄之多寡，而不在石膏。观小青龙之不用可知。石膏不能驱在表之风寒，独清中宫之燔灼。观白虎汤之多用可知。世不审石膏为治烦，竟以发汗用。十剂云：'轻可去实。'岂以至坚至重之质而能发散哉？汗多亡阳者，过在麻黄耳。用石膏以清胃火，是仲景于太阳经中，预保阳明之先着。加姜、枣以培中气，又虑夫转属太阴也。乃知仲景此汤。必欲审证而投之矣。"

4. 汪琥《伤寒论辨证广注》："或问云，仲景制此方，以治伤风伤寒二证合病，其不用芍药者何也？愚以其证汗不得出，且兼烦躁，故方中去芍药，加石膏。以石膏之味辛凉，能解肌疗烦，若用芍药，恐过于收敛，风寒之邪不散。仲景以风寒两伤之病，即以桂枝麻黄二汤，合为一方而独减芍药者，此制方之妙用也。或又问成氏云，大青龙汤发汗之重剂，病患同是服此汤而汗多亡阳，一则厥逆筋惕肉瞤，一则恶风烦躁不得眠，二者之寒热迥然不同，何也？余答云，一则病患脉微弱，汗出恶风，是阳气本虚也，故服之，则厥逆而虚冷之证生焉；一则病患脉浮紧，发热汗不出而烦躁，是邪热本甚也，故服之，则正气虽虚而邪热未除。且也，厥逆之逆为重，以其人本不当服而误服之也；烦躁不得眠为犹轻，以其人本当服而过服之也。明乎此。"

5. 冯兆张《冯氏锦囊秘录》："成氏曰：此中风见寒脉也。浮则为风，风则伤卫，紧则为寒，寒则伤荣，荣卫俱病，故发热恶寒，身疼痛也。风并于卫者，为荣弱卫强，寒并于荣者，为荣强卫弱，今风寒两伤，则荣卫俱实，故不出汗而烦躁也。青龙者，东方甲乙木神也，专主生发之令，万物出甲，开甲则有两歧，肝有两叶以应之，所以谓之青龙。中风脉浮紧，为中风见寒脉，伤寒脉浮缓，为伤寒见风脉，是风寒两伤也。桂枝汤解肌以祛风，而不能已其寒，麻黄汤发汗以散寒，而不能去其风，故特取大青龙以两解之。麻黄甘温，桂枝辛热，寒则伤荣，以甘缓之，风则伤卫，以辛散之，故麻黄为君，桂枝为臣也。甘草甘平，杏仁甘苦，苦甘为助。佐麻黄以发表，大枣甘温，生姜辛温，辛甘相合，佐桂枝以解肌，石膏辛甘微寒。夫风阳邪也，寒阴邪也，风伤阳，寒伤阴，阴阳两伤，非轻剂所能独散也，必须轻重之药同散之。是以石膏为使，而专达肌表也。陶氏曰：此汤险峻，须风寒俱甚，又加烦躁方可与之，不如桂枝麻黄各半汤为稳，桂枝麻黄各半汤者，即二方合用是也。"

6. 程文囿《医述》："实者可服大青龙；虚者便不可服。此最易晓也。要知仲景立方，因证而设，不专因脉而设。大青龙汤，为风寒在表而兼热中者设，不专为无汗而设。故中风而烦躁者可用，伤寒而烦躁者亦可用。盖风寒本是一气，故汤剂可以互投。论中有中风、伤寒互称者，如大青龙是也；有中风、伤寒并提者，如小柴胡是也。仲景细审脉证而施治，何尝拘拘于中风、伤寒之名是别乎？大青龙诸证，全是麻黄，有喘与烦躁之别。喘者，是寒郁其气，升降不得自如，故多用杏仁之苦以降气；烦躁是热伤其气，无津不能作汗，故特加石膏之甘以生津。"

【通方解】

大青龙汤系麻黄汤化裁而来，为麻黄汤倍麻黄、甘草，减轻杏仁用量，再加石膏、姜、枣组成。麻黄辛温发汗，解在表之风寒，为君；桂枝助麻黄发汗解表，为臣；石膏清泄里热而除烦躁，杏仁合麻黄以宣降肺气，通调水道，二药为佐；姜、枣调和营卫，甘草和中调药，为使药。七药同用，寒温并用，表里同治，能一汗而收表里双解之效。

【析方性】

大青龙汤用于外感风寒，表实无汗兼有里热证者，具有发汗解表、清热除烦之功，故该方方性为寒热俱备。方性与其组成药物的药性密切相关。方中君药麻黄，《长沙药解》记载其"味苦、辛，气温，入手太阴肺、足太阳膀胱经；入肺家而行气分，开毛孔而达皮部，善泄卫郁，专发寒邪；治风湿之身痛，疗寒湿之脚肿"。臣药桂枝，《神农本草经》云其"味辛，温，主上气咳逆，结气喉痹，吐吸，利关节，补中益气"。二者相配辛温散寒。杏仁，味甘、温，合麻黄以宣降肺气，通调水道。石膏，陶弘景言其"味甘，大寒无毒，主除时气、头痛、身热、三焦大热、皮肤热、肠胃中膈热，解肌发汗"。对于表实内热之证，能清泄里热而除烦躁。故该方寒热并用，既用辛温之品解表散寒，又用大寒之品除邪热烦躁。

【辨方位】

大青龙汤证为风寒束表，卫阳被遏，营阴郁滞，内有郁热所致，证属表寒里热，表里俱实，其病机为"风寒外束，内有郁热"，故"宜表里两解，重在解表，兼以清热"，《伤寒论选读》第38条、第39条论述了太阳伤寒兼里热的证治，"治宜外散风寒，内清郁热"，同时《金匮要略·痰饮咳嗽病脉证并治第十二》记载："病溢饮者，当发其汗，大青龙汤主之。"治疗水邪停留于肌表。故该方方位达机体表里。

【明方势】

《素问·阴阳应象大论》曰："中满者，泻之于内；其有邪者，渍形以为汗；其在皮者，汗而发之。"大青龙汤证为风寒束表表实证，同时伴有营阴郁滞、内有郁热，症见无汗出，治疗当发汗解表散寒，该方尚可清泄里热。从药物方面分析，大青龙汤中君药麻黄、臣药桂枝，均辛甘而温，能开毛孔而达皮部，善泄卫郁，专发寒邪，利肌表停滞之水饮，体现了该方由里出表的趋势。同时该方中石膏可泻内郁之热，清热除烦，姜、枣、甘草调和营卫。体现了大青龙汤之"势"乃升而散，降而泻。

【论方证】

大青龙汤治外感风寒，内有郁热证，症见恶寒发热，头身疼痛，无汗，烦躁，脉浮紧；亦治溢饮，症见身体疼重或四肢浮肿，恶寒身热，无汗，脉浮紧或浮缓者；或咳嗽气喘，恶寒发热，无汗者。临床主要用于治疗感冒、急性支气管炎、支气管哮喘、寒冷性荨麻疹、痤疮、湿疹、无汗症，以及闭经、口渴、高热、急性肾炎、心力衰竭急性加重期、环形红斑、过敏性鼻炎等证属外寒里热者。

【识方用】

1. 大青龙汤现代处方

麻黄 18g，桂枝 6g，甘草 6g，杏仁 10g，石膏 45g，生姜 9g，大枣 12 枚（擘）。

煎服方法：上七味，用水 1800mL，先煮麻黄，减 400mL，去上沫，纳诸药，煮取 600mL，去滓，温服 200mL。取微似汗，出汗较多者，取温粉（牡蛎、龙骨、糯米打碎成粉）扑在身上；服 1 剂药便出汗的患者停药；若反复服用，汗出过多者会出现虚弱、怕风、烦躁不眠等症状。

2. 大青龙汤现代适应证

（1）感冒、流感发热：症见发热恶寒，无汗，头痛，烦躁，脉浮紧。予大青龙汤发汗，中病即止。

（2）支气管哮喘、慢性阻塞性肺疾病急性期：表现为咳喘气促，痰黄黏稠，渴喜冷饮，面赤发热，无汗烦躁，舌红苔黄。证属寒邪外束，内热壅肺。治疗应以宣肺清热、止咳平喘为主，给予大青龙汤加减。

（3）鼻出血：症见发热恶寒，头身痛，烦躁时甚，继见鼻出血，初时点滴，断断续续，而后长淌不止，舌尖红，苔白厚腻，中间微黄。治疗应以发汗解表、清热止血为主，给予大青龙汤加减。

（4）寒冷性荨麻疹：皮肤受凉后短时间内出现红色皮疹，伴发热、恶寒、无汗。给予大青龙汤解表散寒，清热消疹。

（5）急性肾炎、心力衰竭急性加重等所致的水肿：遍身肿胀，发热恶寒，无汗，心烦，口苦口干，脉浮紧。治疗给予大青龙汤加减解表散寒，清热利水。

3. 大青龙汤加减

如表寒不甚，酌减麻黄用量；里热重，加石膏用量；兼见喘咳，加杏仁用量，并配入半夏、苏子、桑白皮；兼浮肿，小便不利，加桑白皮、葶苈子、茯苓、猪苓。

4. 大青龙汤禁忌

太阳中风证，如有汗，不恶寒等症，禁止用该方；阳虚导致烦躁者，禁用该方。

【学医案】

1. 近代名医张锡纯运用大青龙汤医案

曾治一人冬日得伤寒证，胸中异常烦躁。医者不识大青龙证，竟投以麻黄汤。服后分毫无汗，胸中烦躁益甚，自觉屋隘莫能容。诊其脉洪滑而浮，治以大青龙汤加天花粉 24g。服后 5 分钟，周身汗出如洗，病若失。（选自《医学衷中参西录》）

按语： 患者服麻黄汤后无汗，烦躁未减，脉仍洪滑而浮，从四位一体角度来分析，该患者表未解而里有热，方性当寒热并用，方位在体表，方势取有升且降，宜大青龙汤。大青龙汤证与麻黄汤证表实虽同，而烦躁一症为麻黄汤证所不备也，此内有郁热之象，治宜解表同时兼清其里。麻黄汤有发汗之用而无清里之功，用之不唯不切病情，反增内热，故烦躁益甚，当以大青龙汤发表清里，待龙腾雨降，郁热顿除，则烦躁自解。

2. 清代名医程文圃运用大青龙汤医案

许妪冬月病伤寒，寒热头痛。医投疏表和解不应，渐致昏谵口渴，更进芩、连清之类亦不应，便秘经旬，用大黄亦不下。予初望其面赤烦躁，意属阳证，及切脉细涩，又疑阳证阴脉，思维未决。因问其汗，自病起至今未出，扪之肤槁而枯，予曰：是矣。且不立方，姑先与药一剂，有验再商。幸彼农家，不谙药性，与药即服。次日往视，面红稍退，烦躁略平，肤腠微润，予曰：生矣。疏方付之，乃大青龙汤也。又服一剂，更见起色，转为调理而安。渠族人佩之兄与予善，亦知医理。问曰：君治此病，殆有神助，不然如斯重候，何药之奇效之速也。予曰：仲圣云，太阳病不罢，面色缘缘正赤者，此阳气怫郁在表，其人躁烦，不知痛处，但坐以汗出不彻，更发汗则愈。何以知之？脉涩故也。子能参悟此篇，自知此病之治法矣。（选自《杏轩医案》）

按语： 医者依据《伤寒论》中仲景的经典理论，认为患者面色缘缘正赤、烦躁不安，且脉象涩滞，按照"四位一体"思路，是典型的太阳病不罢，阳气怫郁在表，治疗关键在于解表发汗，以释放郁滞的阳气，使邪气从表而散。因此医者选择大青龙汤，施治于患者。服药后，患者的症状显著改善，面红稍退，烦躁减轻，皮肤也开始湿润，表明邪气已经得到透散，病情转危为安。

3. 近现代名医刘渡舟运用大青龙汤医案

患者女，18岁，学生。1969年11月，其母患坐骨神经痛住院治疗，此女陪床照顾。一日夜晚，突然高热，寒战，胸痛。诊时高热寒战，心烦无汗，胸痛咳嗽，气喘急促，咳吐铁锈色痰，查体温41.5℃，脉浮紧数有力，舌质淡红，舌苔微黄而干。刘老云，此乃典型大青龙汤证。予大青龙汤原方：麻黄18g，桂枝9g，杏仁9g，生石膏45g，甘草6g，生姜3片，大枣4枚，急煎服。患者服下头煎，药杯还未放下，瞬间周身汗出热退，胸痛减轻。（选自《刘渡舟伤寒临证带教笔记》）

按语： 该患者寒战，高热，无汗，为邪气郁闭在肌表，心烦无汗，胸痛咳嗽为胸膺部有郁热，脉浮紧数有力，舌质淡红，舌苔微黄而干，为典型的外感风寒、内有郁热的舌苔、脉象，正如刘老所云，此乃典型大青龙汤证，可按照方证相应的原则，直接给予大青龙汤发汗解表，清热除烦，其药势向外散发，且药力峻猛，故而当场见效。

【说明书】

名称 大青龙汤。

处方 麻黄18g，桂枝6g，甘草6g，杏仁10g，石膏45g，生姜9g，大枣12枚（擘）。

方性 寒热并用。

方位 机体表里、阴阳。

方势 升、降、外散。

方证 外感风寒，内有郁热证。

功效 发汗解表，清热除烦；有溢饮者，能解表化饮。

主治 外感风寒，内有郁热证，症见恶寒发热，头身疼痛，无汗，烦躁，脉浮紧。溢饮，症见身体疼重或四肢浮肿，恶寒身热，无汗，脉浮紧或浮缓者。

适应证 本方现代适用于呼吸系统疾病、皮肤病、发热类、水肿类疾病等辨证属外寒里热者。

煎服法 上七味，用水 1800mL，先煮麻黄，减 400mL，去上沫，纳诸药，煮取 600mL，去滓，温服 200mL。取微似汗，出汗较多者，取温粉（牡蛎、龙骨、糯米打碎成粉）扑在身上；服 1 付药便出汗的患者停药；若反复服用，汗出过多者会出现虚弱、怕风、烦躁不眠等症状。

禁忌 太阳中风证，如有汗，不恶寒等症，禁止用该方；阳虚导致烦躁者，禁用该方。

注意事项 服药发汗后中病即止，不可久服；若发汗较多，应周身涂抹温粉，避免汗出过多。

第二节
大承气汤

【**知方源**】

大黄四两（酒洗），厚朴半斤（炙，去皮），枳实五枚（炙），芒硝三合。

上四味，以水一斗，先煮二物，取五升；去滓，内大黄，煮取二升；去滓，内芒硝，更上微火一两沸，分温再服。得下止服。

《伤寒论》

大承气汤主之

1. 阳明病，脉迟，虽汗出不恶寒者，其身必重，短气，腹满而喘，有潮热者，此外欲解，可攻里也。手足濈然汗出者，此大便已硬也，大承气汤主之。若汗出多，微发热恶寒者，外未解也，桂枝汤主之。其热不潮，未可与承气汤。若腹大满不通者，与小承气汤微和胃气，勿令至大泄下。（208 条）

2. 伤寒，若吐若下后，不解，不大便五六日，上至十余日，日晡所发潮热，不恶寒，独语如见鬼状。若剧者，发则不识人，循衣摸床，惕而不安，微喘直视，脉弦者生，涩者死，微者，但发热谵语者，大承气汤主之。若一服利，则止后服。（212条）

与大承气汤

3. 阳明病，潮热，大便微硬者，可与大承气汤，不硬者，不可与之。若不大便六七日，恐有燥屎，欲知之法，少与小承气汤，汤入腹中，转矢气者，此有燥屎也，乃可攻之。若不转矢气者，此但初头硬，后必溏，不可攻之，攻之必胀满不能食也。欲饮水者，与水则哕。其后发热者，大便必复硬而少也，宜小承气汤和之。不转矢气者，慎不可攻也。（209条）

4. 患者烦热，汗出则解，又如疟状，日晡所发热者，属阳明也。脉实者，宜下之；脉浮虚者，宜发汗。下之与大承气汤，发汗宜桂枝汤。（240条）

宜大承气汤

5. 阳明病，谵语，有潮热，反不能食者，胃中必有燥屎五六枚也。若能食者，但硬耳，宜大承气汤下之。（215条）

6. 汗出谵语者，以有燥屎在胃中，此为风也。须下者，过经乃可下之。下之若早，语言必乱。以表虚里实故也。下之愈，宜大承气汤。（217条）

7. 二阳并病，太阳证罢，但发潮热，手足漐漐汗出，大便难而谵语者，下之则愈，宜大承气汤。（220条）

8. 阳明病，下之，心中懊恼而烦，胃中有燥屎者，可攻。腹微满，初头硬，后必溏，不可攻之。若有燥屎者，宜大承气汤。（238条）

9. 大下后，六七日不大便，烦不解，腹满痛者，此有燥屎也。所以然者，本有宿食故也，宜大承气汤。（241条）

10. 患者小便不利，大便乍难乍易，时有微热，喘冒不能卧者，有燥屎也，宜大承气汤。（242条）

11. 得病二三日，脉弱，无太阳柴胡证，烦躁，心下硬。至四五日，虽能食，以小承气汤，少少与，微和之，令小安。至六日，与承气汤一升。若不大便六七日，小便少者，虽不受食，但初头硬，后必溏，未定成硬，攻之必溏。须小便利，屎定硬，乃可攻之，宜大承气汤。（251条）

12. 伤寒六七日，目中不了了，睛不和，无表里证，大便难，身微热者，此为实也，急下之，宜大承气汤。（252条）

13. 阳明病，发热汗多者，急下之，宜大承气汤。（253条）

14. 发汗不解，腹满痛者，急下之，宜大承气汤。（254条）

15. 腹满不减，减不足言，当下之，宜大承气汤。（255条）

16. 阳明少阳合病，必下利。其脉不负者，为顺也。负者，失也。互相克贼，名为负也。脉滑而数者，有宿食也。当下之，宜大承气汤。（256条）

17. 少阴病，得之二三日，口燥咽干者，急下之，宜大承气汤。（320条）

18. 少阴病，自利清水，色纯青，心下必痛，口干燥者，急下之，宜大承气汤。（321条）

19. 少阴病，六七日，腹胀不大便者，急下之，宜大承气汤。（322条）

《金匮要略》

大承气汤主之

1.《金匮要略·腹满寒疝宿食病脉证第十》：问曰：人病有宿食，何以别之？师曰：寸口脉浮而大，按之反涩，尺中亦微而涩，故知有宿食，大承气汤主之。

2.《金匮要略·妇人产后病脉证第二十一》：病解能食，七八日更发热者，此为胃实，大承气汤主之。

3.《金匮要略·妇人产后病脉证第二十一》：产后七八日，无太阳证，少腹坚痛，此恶露不尽。不大便，烦躁发热，切脉微实，再倍发热，日晡时烦躁者，不食，食则谵语，至夜即愈，宜大承气汤主之。热在里，结在膀胱也。

与大承气汤

4.《金匮要略·痉湿暍病脉证第二》：痉为病，胸满口噤，卧不着席，脚挛急，必齘齿，可与大承气汤。

宜大承气汤

5.《金匮要略·腹满寒疝宿食病脉证第十》：腹满不减，减不足言，当须下之，宜大承气汤。

6.《金匮要略·腹满寒疝宿食病脉证第十》：脉数而滑者，实也，此有宿食，下之愈，宜大承气汤。

7.《金匮要略·腹满寒疝宿食病脉证第十》：下利不饮食者，有宿食也，当下之，宜大承气汤。

8.《金匮要略·呕吐哕下利病脉证治第十七》：下利，脉迟而滑者，实也。利未欲止，急下之，宜大承气汤。

9.《金匮要略·呕吐哕下利病脉证治第十七》：下利，脉反滑者，当有所去，下乃愈，宜大承气汤。

10.《金匮要略·呕吐哕下利病脉证治第十七》：下利已瘥，至其年月日时复发者，以病不尽故也，当下之，宜大承气汤。

11.《金匮要略·辨可下病脉证并治第二十一》：下利，三部脉皆平，按之心下硬者，急下之，宜大承气汤。

【看方论】

1. 成无己《伤寒明理论》："承，顺也。伤寒邪气入胃者，谓之入府。府之为言聚也。胃为水谷之海，荣卫之源。水谷会聚于胃，变化而为荣卫。邪气入于胃也，胃中气郁滞，糟粕秘结，壅而为实，是正气不得舒顺也。《本草》曰：'通可去滞，泄可去邪。'塞而不利，闭而不通，以汤荡涤，使塞者利而闭者通，正气得以舒顺，是以承气名之。王冰曰：'宜下必以苦，宜补必以酸，言酸收而苦泄也。'枳实苦寒，溃坚破结，则以苦寒为之主，是以枳实为君。厚朴味苦温，《内经》曰：'燥淫于内，治以苦温。'泄满除燥，则以苦温为辅，是以厚朴为臣。芒硝味咸寒，《内经》曰：'热淫于内，治以咸寒。'人伤于寒，则为病热，热气聚于胃，则谓之实。咸寒之物，以除消热实，故以芒硝为佐。大黄味苦寒，

《内经》曰：'燥淫所胜，以苦下之。'热气内胜，则津液消而肠胃燥。苦寒之物，以荡涤燥热，故以大黄为使。是以大黄有将军之号也。承气汤，下药也。用之尤宜审焉。审知大满大实，坚有燥屎，乃可投之也。如非大满，则犹生寒热，而病不除，况无满实者，而结胸痞气之属，由是而生矣。是以《脉经》有曰：'伤寒有承气之戒，古人亦特谨之。'"

2. 吴崑《医方考》："伤寒阳邪入里，痞、满、燥、实、坚全俱者，急以此方主之。调胃承气汤不用枳、朴者，以其不作痞、满，用之恐伤上焦虚无氤氲之元气也；小承气汤不用芒硝者，以其实而未坚，用之恐伤下焦血分之真阴，谓不伐其根也；此则上、中、下三焦皆病，痞、满、燥、实、坚皆全，故主此方以治之。厚朴苦温以去痞，枳实苦寒以泄满，芒硝咸寒以润燥软坚，大黄苦寒以泄实去热。虽然，仲景言急下之证，亦有数条。如少阴属肾水，病则口燥舌干而渴，乃热邪内炎，肾水将绝，宜急下之，以救将绝之水。又如腹胀不大便，土胜水也，宜急下之；阳明属土，汗出热盛，急下以存津液；腹满痛者，为土实，急当下之；热病，目不明，热不已者死，此肾水将竭，不能照物，则已危矣，须急下之。此皆大承气证也。若病未危急而早下之，或虽危急而下药过之，则又有寒中之患。寒中者，急温之，宜与理中汤。""土郁者，痞、满、燥、实、坚全俱，脉来有力而实，此方主之。土，脾胃土也，为仓廪之官，无物不受，喜传化而恶停滞。若里邪作实，则令人痞、满、燥、实、坚全俱；脉来实者为里实。是方也，厚朴苦温以去痞，枳实苦寒以泻满，芒硝咸寒以润燥软坚，大黄苦寒以泻实去热。经曰：土郁则夺之。此之谓也。"

3. 柯韵伯《伤寒来苏集》："夫诸病皆因于气，秽物之不去，由于气之不顺，故攻积之剂，必用行气之药以主之。亢则害，承乃制，此承气之所由。又病去而元气不伤，此承气之义也。夫方分大、小，有二义焉。厚朴倍大黄，是气药为君，名大承气。大黄倍厚朴，是气药为臣，名小承气。味多、性猛、制大，其服欲令泄下也，因名曰大。味少、性缓、制小，其服欲微和胃气也，故名曰小。二方煎法不同，更有妙义。大承气用水一斗，先煮枳、朴，煮取五升，内大黄，煮取三升，内硝者，以药之为性，生者锐而先行，熟者气纯而和缓。仲景欲使芒硝先化燥屎，大黄继通地道，而后枳、朴除其痞满，缓于制剂者，正以急于攻下也。若小承气则三物同煎，不分次第，而服之四合。此求地道之通，故不用芒硝之峻，且远于大黄之锐矣。故称为微和之剂。"

4. 钱潢《伤寒溯源集》："热邪归胃，邪气依附于宿食粕滓而郁蒸煎迫，致胃中之津液枯竭，故发潮热而大便硬也。若不以大承气汤下之，必致热邪败胃，谵语狂乱，循衣摸床等变而致不救，故必咸寒苦泄之药逐使下出，则热邪随宿垢而泄，犹釜底抽薪，薪去则火亦随薪而出矣。然非必宿垢满实而泄之也。胃中之热邪盛者，亦在所必用。古人所谓用之以逐热邪，非下糟粕也。其制以苦寒下泄之大黄为君，咸寒软坚下走之芒硝为臣，又以辛温下气之厚朴为佐，破气泄满之枳实为使，而后可以攻坚泻热也。"

5. 尤在泾《金匮要略心典》："此痉病之属阳明瘀热者。阳明之筋起于足，结于跗；其直者上结于髀。阳明之脉，入齿中，挟口环唇；其支者，循喉咙，入缺盆，下膈。故为是诸证，然无燥实见证，自宜涤热而勿荡实，乃不用调胃而用大承气者，岂病深热极，非此不能治软。然曰可与，则犹有斟酌之意。用者慎之。"

6. 吴谦《医宗金鉴·删补名医方论》："诸积热结于里而成痞、满、燥、实者，均以大承气汤下之也。满者，胸胁满急膜胀，故用厚朴以消气壅；痞者，心下痞塞硬坚，故用枳实以破气结；燥者，肠中燥屎干结，故用芒硝润燥软坚；实者，腹痛大便不通，故用大黄攻积泻热。然必审四证之轻重，四药之多少，适其宜，始可与之，若邪重剂轻，则邪气不服；邪轻剂重，则正气转伤，不可不慎也。"

7. 吴鞠通《温病条辨》："此苦辛通降、咸以入阴法。承气者，承胃气也。盖胃之为腑，体阳而用阴，若在无病时，本系自然下降，今为邪气蟠踞于中，阻其下降之气，胃虽自欲下降而不能，非药力助之不可，故承气汤通胃结，救胃阴，仍系承胃腑本来下降之气，非有一毫私智凿于其间也，故汤名承气。学者若真能透彻此义，则施用承气，自无弊窦。大黄荡涤热结，芒硝入阴软坚，枳实开幽门之不通，厚朴泻中宫之实满（厚朴分量不似《伤寒论》中重用者，治温与治寒不同，畏其燥也）。曰大承气者，合四药而观之，可谓无坚不破，无微不入，故曰大也。非真正实热蔽痼，气血俱结者，不可用也。若去入阴之芒硝，则云小矣；去枳、朴之攻气结，加甘草以和中，则云调胃矣。"

8. 邹澍《本经疏证》："厚朴倍大黄为大承气，大黄倍厚朴为小承气，是承气者在枳、朴，应不在大黄矣。曰：此说亦颇有理。但调胃承气不用枳、朴，亦名承气，则不可通耳！三承气汤中有用枳、朴者，有不用枳、朴者，有用芒硝者，有不用芒硝者，有用甘草者，有不用甘草者，唯大黄则无不用，是承气之名，固当属之大黄。况厚朴三物汤，即小承气汤，厚朴分数且倍于大黄，而命名反不加承气字，犹不可见承气不在枳、朴乎！"

【通方解】

方中大黄泻热通便，荡涤肠胃，为君药。芒硝助大黄泻热通便，并能软坚润燥，为臣药，二药相须为用，峻下热结之力甚强。积滞内阻，则腑气不通，故以厚朴、枳实行气散结，消痞除满，并助硝、黄推荡积滞以加速热结之排泄，共为佐使。

【析方性】

《素问·至真要大论》曰："热淫于内，治以咸寒，佐以甘苦，以酸收之，以苦发之……火淫于内，治以咸冷，佐以苦辛，以酸收之，以苦发之。"阳邪瘀结在里，以大承气汤涤荡燥热，故其性苦咸而寒。

方性与其组成药物的药性密切相关。《神农本草经》认为大黄有"荡涤肠胃，推陈致新……安和五脏"之功。芒硝咸以软坚，寒以祛热，有"涤去蓄结饮食"之用。芒硝为咸寒之品，《伤寒溯源集》言咸可"走血""软坚"，《本草经解》则言其"苦寒下泄"，《神农本草经百种录》中称芒硝为苦者，乃"咸极生苦"，将咸与苦看作同一性味的两个层次。芒硝味咸、苦，性寒，既能助君药泻热，又可软坚。枳实"利气"，《长沙药解》称其"味苦、酸、辛，性寒"故能"消陈腐而还清"。厚朴味苦性温，《雷公炮制药性解》称其"去实满而治腹胀"，增强全方推陈出新之力且矫寒凉之性。

【辨方位】

大承气汤在原文中属于阳明病篇部分，参考条文中"此外欲解，可攻里也""热在里""胃中必有燥屎五六枚"等，推断大承气汤治疗方位在里，属阳明腑。

李克绍认为生理上的阳明实际上是"胃家"，即整个消化道。而阳明腑证就是《伤寒论》所说的"胃家实"，其中大承气汤证属于阳明腑证中的正阳阳明，表现为宿食燥粪等有形实邪与热邪相结。成无己在《伤寒明理论》中描述大承气汤病机为"胃中气郁滞，糟粕秘结，壅而为实"，吴崑提出使用大承气汤需"伤寒阳邪入里，痞、满、燥、实、坚全具"。现代研究通过分析500例古今医案，总结出大便秘结、腹痛、发热是古今医家选用大承气汤的常见主症，且医者使用大承气汤多从里热结实、阻滞气机的病机入手。由此可见，大承气汤治疗方位在里，属阳明腑。里热壅滞，腑气不通，可导致其他系统疾病，如"肺与大肠相表里"，腑气不通可导致肺系病证，"脑肠相通"，腑气不通又可引发循环系统疾病等，故后世医家又将大承气汤方证应用扩展到各个系统疾病中。

【明方势】

《素问·阴阳应象大论》曰："其下者，引而竭之；中满者，泻之于内。"认为中满腑实者与病位在胸腹之下者，可以采取疏导泻下的方法使病邪从二便排出。《素问·热论》指出"其满三日者可泻而已"，强调下法的使用范围。所谓"满三日"，指病邪由表入里，可用泻下法治疗。大承气汤作为峻下的代表方剂，伤寒原文中频频出现"急下之"。《温病条辨》谓之"无坚不破，无微不入"，《医方集解》言"非大实大满，不可轻投"。

从药物方面分析，大黄被称为将军，是以"泄满，推陈致新，去陈垢而安五脏，谓如戡定祸乱以致太平无异，所以有将军之名"，"性走而不守，泻诸实热不通，下大便，涤荡肠胃间热，专治不大便"。《长沙药解》中提及芒硝"下清血分，泻火救焚，软坚破积，利水道而通淋涩，利谷道而开结闭。结热瘀蒸，非此不退，宿痰老血，非此不消，寒泻之力，诸药不及"；厚朴"苦辛下气，善破壅塞而消胀满，下冲逆而定喘嗽，疏通郁迫，和解疼痛，除反胃呕吐，疗肠滑泄利，消宿食停水，调泄秽吞酸，止肠胃雷鸣，平霍乱转筋，下冲消滞之物也"；枳实"酸苦迅利，破结开瘀，泻痞消满，除停痰流饮，化宿谷坚癥，涤荡郁陈，功力峻猛，一切腐败壅阻之物，非此不消"。四药合用，得以急下存阴。

服药方法也体现了大承气汤峻下之力。一方面，仲景提到服用大承气汤后"若一服利，则止后服""得下，余勿服"。另一方面，其煎法为后入大黄，使其气锐行速，也说明大承气汤泻下效用之强。

故大承气汤有苦寒直折之性，可峻下热结。

【论方证】

大承气汤主治伤寒邪传阳明之腑，入里化热并与肠中燥屎结滞，腑气不通所致的疾病。里热结实，腑气不通，故大便不通，频转矢气，脘腹痞满，腹痛拒按，按之硬，舌苔黄燥起刺或焦黑燥裂，脉实。前人将其归纳为"痞""满""燥""实"四字。"痞"，即自觉胸部有闷塞压重感；"满"，是指脘腹胀满，按之有抵抗；"燥"，是指肠中燥屎，干结不下；"实"，是指腹痛拒按，大便不通或下利清水而腹痛不减，以及谵语、潮热、脉实有力等。实热燥屎结于肠胃，热盛而津液急剧耗伤。治当峻下热结，以救阴液，亦即"釜底抽薪""急下存阴"之法。"热结旁流"之证，乃腑热炽盛，燥屎内结不出，迫肠中之津从旁而下所致。故"旁流"是现象，"热结"是本质。治以寒下通之，即所谓"通因通用"之法也。邪热积滞，闭阻于内，阳盛格阴于外，而成厥逆；或伤津劫液，筋脉失养则痉；或热扰神明，心神浮越则狂。其中厥只是表象，里实热是其本质。故在四肢厥逆的同时，必有里热实证，故当治以寒下，即所谓"寒因寒用"之法。痉病、发狂亦病同此因，机同此理，俱当以寒下之法治之。

上述诸证虽异，然病机相同，皆因邪热积滞，阻于肠腑，故均用峻下热结之法。

【识方用】

1. 大承气汤现代处方

大黄12g（后下），厚朴24g，枳实12g，芒硝9g。

以水2000mL，先煮枳实、厚朴，取1000mL，去滓，内大黄，更煮取400mL，去滓，内芒硝，更上微火一、两沸，分温再服。得下，余勿服。

2. 大承气汤现代适应证

（1）消化系统疾病：消化系统疾病是大承气汤传统应用的主要适应证范围，主要为与里实证相关的疾病，症见大便坚实不通，脘腹胀满，疼痛拒按，高热神昏，谵语，舌苔焦黄起刺，脉沉实有力或下利清水臭秽，虽利而腹满胀痛不减，按之坚硬有块，口干舌燥，脉滑数。如肠梗阻、急性胰腺炎、胆道感染、阑尾炎、腹部绞痛、胆道蛔虫病及腹部各种手术后的胃肠功能弱化或疼痛、腹胀便秘、胃结石、食积腹痛等。

（2）心脑血管疾病：在心脑血管如脑梗死、中风闭证、颅内压升高、高血压、脑出血等主要病证及肝性脑病、流行性出血热、意识障碍、头痛、肺心病心衰、眩晕等相关病证属大承气汤证者，均可加减应用。

（3）中毒：大承气汤能促进胃肠功能兴奋，承顺胃气功能下行，疏通肠道，故有助于各种毒性物质的排出。因此临床将其用于抢救各种中毒病证，如急性有机磷农药中毒、铅中毒急性腹痛、食物中毒等。

（4）温病：大承气汤具有清泄邪热、急下存阴之功，故可用于瘟疫病热结液干之证。"目赤，咽干，气喷如火，小便赤黑涓滴作痛，大便极臭，扬手踯足，脉沉而数"均是热郁于里的表现，无论大便溏泄还是硬结，皆可用大承气汤。

（5）痉病：若胸满口噤，咬齿脚挛，卧不着床者，可用大承气汤下之。

（6）其他：如属大承气汤证的痰证如破伤风、狂躁症，抑郁症、癔症、精神病、子痫等；泌尿系统病证如肾绞痛、肾综合出血热中毒少尿或肾功能衰竭、泌尿系结石、前列腺肥大并发尿潴留等；肺心病合并心衰、顽固性呃逆等。

3. 大承气汤加减

大承气汤证阴液亏耗重者，加玄参、麦冬、生地黄涤肠兼滋阴；虚实夹杂，既有实证不可不攻，又有虚证不可不涩时，与五倍子、赤石脂、肉豆蔻等止泻药联用，使得泻下不伤阴、固涩不留邪，或加人参补气；本方去润燥软坚的芒硝，方名小承气汤，具有泻热通便作用，主治痞、满、实而燥证未具者；本方去枳、朴，加炙甘草，方名调胃承气汤，具轻泻实热作用，主治燥热内结而无痞满之证；本方加桃仁、赤芍、莱菔子，改枳实为枳壳，方名复方大承气汤，具行气活血通便作用，主治痞、满、燥、实俱重而气胀明显者。

4.大承气汤禁忌

孕妇禁用；得下，余勿服；外未解者禁服。

【学医案】

1.宋代名医许叔微运用大承气汤医案

一武弁李姓，在宣化作警。伤寒五六日矣。镇无医，抵郡召予。予诊视之：脉洪大而长，大便不通，身热无汗，此阳明证也，须下。病家曰："病者年逾七十，恐不可下。"予曰："热邪毒气并留于阳明，况阳明经络多血少气，不问老壮，当下，不尔，别请医占。"主病者曰："审可下，一听所治。"予以大承气汤。半日，殊未知。诊其病，察其证，宛然在。予曰："药曾尽否？"主者曰："恐气弱不禁，但服其半耳。"予曰："再作一服，亲视饮之。"不半时间，索溺器，先下燥粪十数枚，次溏泄一行，秽不可近，未离已中汗矣，漐然周身。一时顷，汗止身凉，诸苦遂除。次日予自镇归，患者索补剂，予曰："服大承气汤得瘥，不宜服补剂，补则热仍复，自此但食粥，旬日可也。"故予治此疾，终身止大承气，一服而愈，未有若此之捷。（选自《伤寒名医验案精选》）

按语：该例患者病机明确，大便不通，且身热，脉洪大而长，老壮者，形气也；寒热者，病邪也。脏有热毒，虽年逾七十，仍可谨守病机，按照四位一体的思路，病位在下，在阳明腑，身热当清，予大承气汤苦寒直折，峻下热结。

2.近代名医曹颖甫运用大承气汤医案

予尝诊江阴街肉庄吴姓妇人，病起已六七日，壮热，头汗出，脉大，便闭，七日未行，身不发黄，胸不结，腹不胀满，惟满头剧痛，不言语，眼胀，瞳神不能瞬，人过其前，亦不能辨，证颇危重。余曰：目中不了了，睛不和。燥热上冲，此《阳明篇》三急下证之第一证也。不速治，病不可为矣。于是，遂书大承气汤方与之。大黄12g，枳实9g，川朴3g，芒硝9g。并嘱其家人速煎服之。竟一剂而愈。（选自《新编伤寒论类方》）

按语：知方源而辨方用，《伤寒论》第252条："伤寒六七日，目中不了了，睛不和，无表里证，大便难，身微热者，此为实也，急下之，宜大承气汤。"分析该病例，壮热便闭而见目中不了了，睛不和，乃热邪伏里，灼竭津液之征。今燥热亢盛，真阴欲竭，当此之时，病势危急，迟则莫救，故用急下存阴之法，大承气汤一剂而愈。

3.现代名医周凤梧运用大承气汤医案

赵某，女，32岁。因病住铁路医院内科病房前后达一年之久，先是内服西药，后又经该院中医科会诊，服中药十数剂，仅睡眠稍有好转，其他诸症均乏效验，于1963年3月出院。出院时经内科确诊为"神衰、肝炎、内分泌失调、胃神经官能症（似柯兴综合征）"。4月6日迎余诊治：症见多食多便，每日进餐十余次，甚至口不离食，不吃则心慌无主，日食量达3斤半许……且食后即感腹隐痛而里急，每天如厕亦达十余次之多，所便量少，再便辄晕厥，少时自苏，故如厕必须有人扶持。面胖如圆月，色现晦滞，腹大似鼓，肢体丰硕，体重大增，经常心悸失眠，胸闷腹胀而气短，右胁疼痛，头目眩晕，只能多卧少坐，无力下榻活动。脉见右缓、左沉涩，舌苔中黄厚而燥。生大黄9g，姜川朴4.5g，炒枳实4.5g，元明粉3g，生甘草6g，水煎频服。上方连进4剂，每天大便8~10次。续服4剂，大便逐渐减为3次，均系软便夹有脓污胶质，食量次数均减少，惟便时排泄迟钝，约半小时方可。守方进药至4月17日，大便下一块状物，长可达尺，色黑如酱（医者未查系何物），觉腹内轻舒，但多食一症，去而不彻。（选自《山东中医学院学报》1977年第3期）

按语： 该例患者并非大便秘结不通，而是多食而多便，察脉证以推病机，当属胃强脾弱。胃强则消谷，脾虚而不化，故致多食而多便。但便而不畅，见舌苔黄厚而燥，此当胃肠燥热内结之象，治重在治胃强，脾气自转，拟大承气汤通因通用，恢复胃肠之机，当排出一块状物后，诸症皆消。

【说明书】

名称 大承气汤。

处方 大黄12g（后下），厚朴24g，枳实12g，芒硝9g。

方性 苦咸而寒。

方位 里（阳明腑）。

方势 峻下为降。

方证 阳明腑实证，热结旁流证。

功效 峻下热结。

主治 ①大便不通，频转矢气，脘腹痞满，腹痛拒按，按之则硬，甚或潮热谵语，手足濈然汗出。舌苔黄燥起刺，或焦黑燥裂，脉沉实。②下利清谷，色纯青，其气臭秽，脐腹疼痛，按之坚硬有块，口舌干燥，脉滑实。③厥逆、痉病、发狂等属里实热证。

适应证 本方现代适用于消化系统疾病、心脑血管疾病、泌尿系统疾病、各种杂证等辨证属阳明腑实者。

煎服法 以水2000mL，先煮枳实、厚朴，取1000mL，去滓，内大黄，更煮取400mL，去滓，内芒硝，更上微火一、两沸，分温再服。得下，余勿服。

禁忌 孕妇禁用；得下，余勿服；外未解。

注意事项 禁生冷、黏滑、肉面、五辛、酒酪、臭恶等物；中病即止，不可久服；虚寒病或年老体弱者慎用；警惕有穿孔先兆的肠梗阻。

第三节
大柴胡汤

【知方源】

柴胡半斤，黄芩三两，芍药三两，半夏半升（洗），生姜五两（切），枳实四枚（炙），大枣十二枚（擘）。

上八味，以水一斗二升，煮取六升，去滓，再煎，温服一升，日三服。（一方加大黄二两；若不加，恐不为大柴胡汤）

《伤寒论》

1. 太阳病，过经十余日，反二三下之，后四五日，柴胡证仍在者，先与小柴胡汤。呕不止，心下急，郁郁微烦者，为未解也，与大柴胡汤，下之则愈。（103条）

2. 伤寒十余日，热结在里，复往来寒热者，与大柴胡汤；但结胸，无大热者，此为水结在胸胁也，但头微汗出者，大陷胸汤主之。（136条）

3. 伤寒发热，汗出不解，心中痞硬，呕吐而下利者，大柴胡汤主之。（165条）

《金匮要略》

《金匮要略·腹满寒疝宿食病脉证第十》：按之心下满痛者，此为实也，当下之，宜大柴胡汤。

【看方论】

1. **成无己《伤寒明理论》**："柴胡味苦平微寒，伤寒至于可下，则为热气有余，应火而归心，苦先入心，折热之剂，必以苦为主，故以柴胡为君。黄芩味苦寒，王冰曰：'大热之气，寒以取之。'推除邪热，必以寒为助，故以黄芩为臣。芍药味酸苦微寒，枳实味苦寒，《内经》曰：'酸苦涌泄为阴。'泄实折热，必以酸苦，故以枳实、芍药为佐。半夏味辛温，生姜味辛温，大枣味甘温。辛者散也，散逆气者，必以辛；甘者缓也，缓正气者，必以甘。故半夏、生姜、大枣为之使也。一方加大黄，以大黄有将军之号，而功专于荡涤，不加大黄，恐难攻下，必应以大黄为使也。"

2. **吴崑《医方考》**："伤寒，阳邪入里，表证未除，里证又急者，此方主之。表证未除者，寒热往来、胁痛、口苦尚在也；里证又急者，大便难而燥实也。表证未除，故用柴胡、黄芩以解表；里证燥实，故用大黄、枳实以攻里。芍药能和少阳，半夏能治呕逆，大枣、生姜，又所以调中而和荣卫也。"

3. 喻嘉言《尚论·后篇》："柴胡、大黄之药，升降同剂，正见仲景处方之妙，柴胡升而散外邪，大黄降而泄内实，使病者热退气和而自愈。"

4. 柯韵伯《伤寒来苏集》："此方是治三焦无形之热邪，非治胃府有形之实邪也……条中并不言及大便硬，而且有下利症，仲景不用大黄之意晓然……大、小柴胡，俱是两解表里之剂，大柴胡主降气，小柴胡主调气。"

5. 尤在泾《伤寒贯珠集》："大柴胡有柴胡、生姜、半夏之辛而走表，黄芩、芍药、枳实、大黄之苦而入里，乃表里并治之剂。而此云大柴胡下之者，谓病兼表里，故先与小柴胡解之，而后以大柴胡下之耳。盖分言之，则大小柴胡各有表里；合言之，则小柴胡主表，而大柴胡主里。"

6. 吴谦《医宗金鉴》："柴胡证在，又复有里，故立少阳两解法也。以小柴胡汤加枳实、芍药者，仍解其外以和其内也。去参、草者，以里不虚。少加大黄，以泻结热。倍生姜者，因呕不止也。斯方也，柴胡得生姜之倍，解半表之功捷。枳、芍得大黄之少，攻半里之效徐，虽云下之，亦下中之和剂也。"

7. 吕震名《伤寒寻源》："此小柴胡去人参甘草，加枳实芍药大黄，乃少阳阳明合治之方也，往来寒热，热结在里，是邪已内实，因其内实而解之，乃通以去塞之法也，心中痞硬，呕吐下利，是邪已内陷，因其内陷而下夺之，乃通因通用之法也。表未罢仍主柴胡，里已实宜加枳实大黄，不用人参甘草者，惧其缓中而恋邪也，加芍药者，取其约营而存液也。按：少阳病本不可下，此则热邪结于阳明，而少阳证仍在，故主此为表里两解之法。"

8. 王旭高《退思集类方歌注》："此小柴胡、四逆散二方合用者也。除去人参、甘草者，盖热邪已结在里，不可更实其脾也。"

【通方解】

本方为小柴胡汤去人参、甘草，加枳实、芍药而成。方中重用柴胡为君药，配臣药黄芩以和解少阳，清泄郁热；大黄配伍枳实行气消痞，内泻热结，亦为臣药；芍药通络止痛，柔肝和营，与大黄同用，可治腹中实痛，与枳实同用可调气和血，行气分之滞，破血分之结，以除心下满痛；半夏和胃降逆，并加重生姜用量以治疗呕不止，共为佐药；生姜与大枣同用和营卫、行津液，并能调和诸药为使药。诸药相伍，共奏和解少阳，内泻热结之功。本方与小柴胡汤相比，更加突出了祛邪开结的作用，故去补益之人参、甘草。文后所述，为一方二法，若热结较重，可用大黄泻热开结。

【析方性】

柴胡重用为君，《神农本草经》载"柴胡，味苦平"，《神农本草经读》中亦有同样记载，黄元御在《长沙药解》指出柴胡为"味苦，微寒"之品。黄芩，《神农本草经》载"味苦平"，叶天士在《本草经解》中也提到黄芩为"味苦，气平"之品。芍药，《神农本草经》云"味苦平"，清代陈修园在《神农本草经读》中云"芍药气平，是夏花而禀燥金之气，味苦，是得少阴君火之味"。半夏，《神农本草经》载其"味辛平"，黄元御在《长沙药解》也提到半夏为"味辛，气平"之品。枳实，《神农本草经》云其"味苦"，汪昂在《本草备要》中指出枳实"苦、酸、微寒"，《长沙药解》载其"味苦、酸、辛，性寒"。《名医别录》首次将生姜与干姜分别收录，云"生姜味辛，微温"。大枣，《神农本草经》载其"味甘平"，张志聪在《本草崇原》中提及"大枣气味甘平，脾之果也"。大黄，《神农本草经》载其"味苦寒，无毒"，陈修园在《神农本草经读》中认为大黄"气味苦寒，故主下泄"。

全方柴胡为君，黄芩、大黄、枳实共为臣药，统领全方苦寒之性，芍药、半夏为佐，再添辛苦之性，佐以生姜、大枣辛甘温之品，因此其方性可总结为辛苦寒并用，佐以甘调。

【辨方位】

关于大柴胡汤的方位，有"少阳邪结重症""少阳阳明合病"两种说法。少阳位于半表半里，为三阳出入表里之枢纽。足少阳之腑为胆，邪气未离少阳，交争于半表半里，胆经经气不畅，故仍有往来寒热、胸胁苦满等少阳证的主症。持"少阳阳明合病"观点的医家认为，本方为双解之法，外和少阳，内泻阳明，故认为病位在少阳、阳明。另一种观点是以李克绍老师为代表的少阳邪结重症。李老认为，少阳为病，疏泄失职，胆胃不和，邪气内结，最易造成胃腑病证，然服用小柴胡汤之后，柴胡证仍在，且又出现了呕不止、心下急等胆气犯胃的表现，说明病重而药轻，邪气已偏于半里，故属于少阳重证。此处用枳实行气导滞，用芍药走血破结，用大黄泄热破结，正符合少阳胆火郁结较重的病机。且"六腑以通为用"，胆热内郁，也当通而治之。

结合原文病机，文中明言一方二法，虽言"下之"，乃是强调少阳邪结轻重不一，重则用大柴胡汤泻热破结，且正确理解文中大黄、枳实和芍药的功效，就不难理解本方方位仍在少阳。正如清代汪琥在《伤寒论辨证广注》中所言："此条系太阳病传入少阳，复入于胃之证。太阳病过经十余日，知其时已传入少阳矣。故以二三下之为反也。下之而四五日后，更无他变，前此之柴胡证仍在者，其时纵有可下之证，须先与小柴胡汤，以和解半表半里之邪。如和解之而呕止者，表里气和，为已解也。若呕不止，兼之心下急，郁郁微烦，心下者，正当胃腑之中，急则满闷已极，郁烦为热结于里，此为未解也。后与大柴胡汤，以下其里热则愈。"

【明方势】

少阳胆腑，位居中焦，内寄相火，主司疏泄。胆经上布胸中，下走胁肋。"少阳为枢"，外连表，内连里，有枢转表里气机之功，是阳气升降出入的枢纽。结合本方辛苦寒并用，佐以甘调的方性及病在少阳的方位，方位为上下、内外、表里皆可及，方势为升降开合，以降为主。从药物分析来看，柴胡、黄芩为君药，奠定了全方辛苦寒之调，亦决定了全方之方势。《本草新编》认为柴胡"气味俱轻，升而不降，阳中阴也"，故柴胡能宣散少阳半表之邪。《本草纲目》言柴胡"行手足少阳，以黄芩为佐"。黄芩味苦，清泄少阳半里之热，二者外透内清，且并行手足少阳，舒畅经气之郁滞。《本草汇言》记载："清肌退热，柴胡最佳，然无黄芩不能凉肌达表……此盖诸科半表半里之首剂也。"由此可知，柴胡、黄芩配伍之方势可达表里、上下、内外。大黄苦泄走下，枳实和芍药可行气分之结，破血分之滞，有外散之势。半夏、生姜和胃降逆止呕，其势偏于向下。大枣甘温和中，扶正祛邪。本方去滓再煎，是以气味醇和，药性纯合，如此调达上下，宣通内外，和畅气机。

【论方证】

大柴胡汤功能枢转少阳，开结泻热，它比小柴胡汤祛邪开结的作用更加突出，可以治疗少阳胆火郁结之重证。其适应证为便秘或下利，寒热往来，胸胁苦满，恶心呕吐，口苦咽干，食欲不振，腹痛，腹胀，心下痞硬，烦躁，头痛，眩晕，口渴，自汗出，肩颈酸痛，黄疸，小便黄赤，舌质红，苔黄或腻，脉弦滑数等。《类聚方广义》用本方治小柴胡汤证而腹满拘挛，呕剧者；治麻疹，胸胁苦满，心下硬塞，呕吐，腹满痛，脉沉者；治狂证，胸胁苦满，心下硬塞，腹拘挛，膻中动甚者，加铁粉有奇效。《伤寒绪论》治伤寒发斑已尽，外热已退，内实不大便，谵语者，用小剂凉膈散或大柴胡汤微下之。近人多以大柴胡汤合金铃子散治疗急性胆囊炎、胆石症，证属少阳，兼有内实，其临床特点是高烧不退，乍寒乍热，右胁绞痛，硬满拒按，口苦呕逆（出自姜建国主编《伤寒论》，中国中医药出版社）。由此可知，大柴胡汤主治少阳邪结重证无疑。

【识方用】

1. 大柴胡汤现代处方

柴胡24g，黄芩9g，芍药9g，半夏9g，生姜15g，枳实9g，大枣12枚，大黄6g。

上八味，用水2400mL，煮取1200mL，去渣再煎，温服200mL，日三服。

2. 大柴胡汤现代适应证

（1）外感热病，如肠伤寒、流感、流脑、细菌性痢疾、丹毒、猩红热等，中医属发热、下利、春温、暑温、烂喉痧等。

（2）心血管系统疾病，如风心病、冠心病、高血压病、脑血管意外等，中医属心悸、胸痹、眩晕、中风范畴。

（3）消化系统疾病，如急慢性胃炎、胃十二指肠溃疡，胆囊炎、胆石症、肝炎、胰腺炎、肝脓疡、肠梗阻、胆道蛔虫、胃扭转、幽门梗阻、胃穿孔、胃痉挛、习惯性便秘、新生儿黄疸等，中医属胃脘痛、胁痛、胆胀、肝痈、呕吐、黄疸等。

（4）泌尿系统疾病，如急慢性肾炎、肾及输尿管结石、尿道结石、肾盂积水、肾绞痛等，中医属水肿、淋证、腰痛、腹痛等范畴。

（5）内分泌系统疾病，如糖尿病、肥胖症、痛风等，中医属消渴、痹证等范畴。

（6）神经系统疾病，如肋间神经痛、三叉神经痛、神经官能症、精神分裂症等，中医属胁痛、头痛、不寐、狂证等范畴。

（7）五官科疾病，如角膜炎、虹膜炎、中耳炎、扁桃体炎、鼻窦炎、牙痛等，中医属乳蛾、耳痈、红眼、鼻渊等。

总之，只要抓住少阳郁热、邪结较重的病机，便可运用大柴胡汤。

3. 大柴胡汤加减

胁脘痛剧者，加川楝子、延胡索、郁金等以加强行气止痛之功；恶心呕吐剧烈者，加姜竹茹、黄连、旋覆花等以加强降逆止呕之效；伴黄疸者，加茵陈、栀子以清热利湿退黄；胆结石者，加金钱草、海金沙化石。

4. 大柴胡汤禁忌

单纯阳明证者禁用。

【学医案】

1. 近现代名医刘渡舟运用大柴胡汤医案

曲某，男，27岁。初诊日期：1991年5月29日。其母代诉：因高热送医院急诊。在医院狂躁不安，打骂医生，不接受治疗。西医诊为精神分裂症。刻下，患者精神不安，视、听、言、动，时慧时迷，烦躁而又善悲，5天彻夜不眠，大便数日未解，且泛恶不欲食。脉弦按之有力，舌质红、舌苔黄而中褐。脉症合参，证属肝胃气火交郁，火热上扰心神而致。其大便不通，舌苔黄褐则主阳明里实已成。治法：疏肝清热，兼下阳明之实。拟大柴胡汤：柴胡18g，黄芩10g，大黄2g，枳实12g，白芍10g，半夏15g，生姜15g，大枣7枚。药服2剂，大便得下，烦躁得减，但舌苔犹未退净。又继服3剂，大便又泻，舌苔方得退净，且有食欲，情绪稳定。唯夜间少寐，转用丹栀逍遥散（改为汤剂）以善其后。（选自《刘渡舟医案精选》）

按语： 本例为少阳邪结重证。少阳为病，疏泄失职，胆胃不和，邪气内结，最易造成胃腑病证。从脉象看，弦为少阳，邪气内结，故按之有力。舌红，苔黄而中褐，提示水亏火炽，内热较盛，火热及心，故而出现神志改变。本证病位在少阳，"少阳为枢"，外连表，内连里，有枢转表里气机之功，是阳气升降出入的枢纽。治以大柴胡汤，辛苦寒并用，佐以甘调，贯通上下、内外。如此内热得清，气机条达。

2. 宋代名医许叔微运用大柴胡汤医案

乡里豪子得伤寒，身热，目痛，鼻干，不眠，大便不通，尺寸俱大，已数日矣。自昨夕汗大出。予曰："速以大柴胡下之。"众医骇然，曰："阳明自汗，津液已竭，当用蜜兑，何故用大柴胡药。"予曰："此仲景不传妙处，诸公安知之。"予力争，竟用大柴胡，两服而愈。论曰："仲景论阳明云：'阳明病，多汗者，急下之。'人多谓已自汗，若更下之，岂不表里俱虚也。论少阴云：'少阴病一二日，口干燥者，急下之。'人多谓病发于阴，得之日浅，但见干燥。若更下之，岂不阴气愈盛也。世人罕读，予以为不然。仲景称急下之者，亦犹急当救表，急当救里。凡称急者，急下之，有三处。才觉汗出多，未至津液干燥，速下之，则为径捷，免致用蜜兑也。盖用蜜兑，已是失下，出于不得已耳。若胸中识得了了。何疑殆之有哉。"（选自《伤寒九十论》）

按语： 此案病例伤寒身热，目痛鼻干不眠，故属于外感邪气传入阳明经之阳明病。大便不通，尺寸俱大已有数日则表明患者热结于里已日久矣；热结则津伤，本当汗少，今突大汗出而不止，为热邪内盛，迫阴于外，治疗当急下之。故以大柴胡汤内泻热结，两剂而愈。

3. 现代名医杜雨茂运用大柴胡汤医案

陆某，女，33岁，咸阳市国棉七厂工人。1976年10月14日，因发高烧住本院急诊观察室。患者于7天前因住防震棚受凉，自觉头昏，小腹胀，继之发高烧，恶心，不思食，随即送本院急诊室观察诊治。当时查末梢血象：中性粒细胞百分比87%，给予注射青霉素、庆大霉素等多种抗生素及输液治疗六天，血象虽恢复正常，但发烧丝毫未退，病情未减。于10月20日转中医治疗，诊视患者皮肤蒸热，微有汗意，口干苦思饮，恶心，不欲食，胃脘胀满拒按，少腹胀痛，以左侧为甚，大便已五日未解。脉沉细紧，舌红，苔黄不润。唇干裂，有少许血痂，体瘦，精神不振。体温39.5℃。分析此病本为外感，表邪化热传入少阳阳明，形成二阳并病，致热留阴伤，燥屎内结，迁延未愈。治宜和解通腑为主，佐以养阴生津，用大柴胡汤化裁，并嘱其停用西药。处方：柴胡24g，黄芩12g，白芍15g，大黄9g，芒硝15g（冲服），陈皮9g，炙甘草6g，连翘24g，沙参15g，天花粉15g，2剂，水煎服。复诊（10月22日）：服上药首剂后，泻下许多燥屎，后为软便，发热即减轻。服第2剂后，又下稀软便2次，发热退净，腹不胀痛，已能进食，唯觉头昏，乏力，胃脘略胀。脉细，舌淡红，苔薄白。唇仍干但无血痂。此大邪已去，宜转为扶正养阴，清理余邪及开胃之法。处方：党参12g，沙参15g，天花粉12g，柴胡9g，黄芩9g，白芍12g，炙甘草6g，陈皮9g，麦芽15g，山楂12g，竹茹12g，香附6g，3剂，水煎服。尽剂后，病愈。（选自《伤寒论释疑与经方实验》）

按语： 本案燥屎内结，上下气机不畅，故方以大柴胡汤调畅气机，恢复气机的升降功能。"六腑以通为用"，本方重用柴胡为君药，配臣药黄芩以和解少阳，清泄郁热；大黄配伍芒硝内泻热结，用芍药走血破结，用大黄泻热，佐以养阴生津之品。诸药相伍，共奏和解少阳、内泻热结之功，符合少阳胆火郁结较重的病机。且"六腑以通为用"，当通而治之。

【说明书】

名称 大柴胡汤。

处方 柴胡24g，黄芩9g，芍药9g，半夏9g，生姜15g，枳实9g，大枣12枚，大黄6g。

方性 辛苦寒并用，佐以甘调。

方位 少阳。

方势 升降开合，以降为主。

方证 少阳邪结重证。

功效 和解少阳，内泻热结。

主治 往来寒热，胸胁或心下满痛，呕吐，便秘，苔黄，脉弦数。

适应证 本方现代适用于外感热病、心血管系统疾病、消化系统疾病、泌尿系统疾病、内分泌系统疾病、神经系统疾病、五官科疾病等辨证属少阳郁热、邪结较重者。

煎服法 以水 2400mL，煮取 1200mL，去渣再煎，温服 200mL，日三服。

禁忌 单纯阳明证者禁用。

注意事项 清淡饮食，避免食用辛辣刺激性食物；调畅情志。

第四节
大黄牡丹汤

【知方源】

大黄四两，牡丹一两，桃仁五十枚，瓜子半升，芒硝三合。

上五味，以水六升，煮取一升，去滓，纳芒硝，再煎沸，顿服之。有脓当下，如无脓，当下血。

《金匮要略》

《金匮要略·疮痈肠痈浸淫病脉证并治第十八》：肠痈者，少腹肿痞，按之即痛如淋，小便自调，时时发热，自汗出，复恶寒。其脉迟紧者，脓未成，可下之，当有血。脉洪数者，脓已成，不可下也。大黄牡丹汤主之。

【看方论】

1. 王子接《绛雪园古方选注·外科》："《金匮》上章用附子，后人硬派小肠痈是寒结，此汤用大黄、芒硝，又妄派大肠痈是热结，斯诚未足议也。然以医司生命，又不得不重言以明之。夫肺与大肠为表里，大肠痈者，肺气下结于大肠之头，其道远于上，其位近于下。治在下者，因而夺之也，故重用大黄、芒硝开大肠之结，桃仁、丹皮下将败之血。至于清肺润肠，不过瓜子一味而已。服之当下血，下未化脓之血也。若脓已成，形肉已坏，又当先用排脓散及汤，故原文云：脓已成，不可下也。"

2. 黄元御《长沙药解》："大黄牡丹皮汤方在大黄。用之治肠痈脓成，其脉洪数，以其消癥瘀而排脓血也。牡丹皮辛凉疏利，善化凝血而破宿癥，泄郁热而清风燥。缘血统于肝，肝木遏陷，血脉不行，以致瘀涩而生风热。血行瘀散，则木达风清，肝热自退也。其诸主治，通经脉，下胞胎，清血热，凉骨蒸，止吐衄，断淋沥，安仆损，续折伤，除癫风，消偏坠。""以湿寒隔碍，气血不行，壅肿而为痈疽。营卫郁遏，外寒内热，郁热淫蒸，故肉腐为脓。脓之未成，气血壅塞，则脉见迟紧，脓成结消，气血通达，故见洪数。未脓可下，脓成宜排。丹皮、桃仁、瓜子，排决其脓血，大黄、芒硝，寒泻其燔蒸也。"

3. 周岩《本草思辨录》："大黄牡丹汤，痈脓在大肠，丹皮、冬瓜仁，乃治此证之专药。大黄、桃仁、芒硝，则因发热恶寒，必其始有外邪入里，用以下夺而加之，故四物皆不可少。"

【通方解】

方中大黄泻火逐瘀，通便解毒；丹皮凉血清热，活血散瘀，二者合用，共泻肠腑湿热瘀结，为方中君药。芒硝软坚散结，协大黄荡涤实热，促其速下；桃仁性善破血，助君药以通瘀滞，俱为臣药。冬瓜仁清热利湿，导肠腑垢浊，排脓消痈，是为佐使药。本方攻下泻热与逐瘀并用，使结瘀湿热速下，痈随利减，痈肿得消，诸症自愈。

【析方性】

该方君药为大黄，《神农本草经》谓其"味苦寒，主下瘀血，血闭，寒热，破癥瘕积聚，留饮，宿食，荡涤肠胃，推陈致新，通利水谷，调中化食，安和五脏"。丹皮，《神农本草经》谓其"味辛寒，主寒热，中风，瘛疭，痉，惊痫，邪气，除癥坚，瘀血留舍肠胃，安五脏，疗痈创"。两者均具苦寒之性。芒硝苦寒，协大黄荡涤实热，桃仁、冬瓜仁性平，能荡涤瘀滞，排脓消痈。诸药合用，全方具苦寒之性。

【辨方位】

本方原文记载为治肠痈初起，湿热瘀滞证。症见右下腹肿痞，疼痛拒按，按之痛如淋，小便自调，时时发热，自汗恶寒，其脉迟紧者，脓未成者可用本方下之。其病位在肠腑。病机关键为湿热瘀滞肠腑，欲成痈脓。治疗用大黄牡丹汤，大黄、芒硝清热解毒，祛瘀通便，丹皮、桃仁活血化瘀，冬瓜仁排脓散结。五味合用，共奏泻热逐瘀、散结消痈之功，故方位为肠腑。

【明方势】

方中大黄泻下逐瘀，通便解毒，配合凉血清热之丹皮，共泻肠腑湿热瘀结。芒硝软坚散结，向下荡涤肠腑实热；桃仁向下通便祛瘀滞，冬瓜仁导肠腑垢浊向下，排脓消痈。诸药合用，其方势为降。

【论方证】

本方证为肠痈初起，湿热瘀滞。症见右下腹肿痞，疼痛拒按，按之痛如淋，小便自调，时时发热，自汗恶寒，或右足屈而不伸，苔黄腻，脉滑数。

【识方用】

1. 大黄牡丹汤现代处方

大黄12g，牡丹3g，桃仁12g，冬瓜子30g，芒硝12g。

以上五味药，以水1200mL，煮取200mL，去药渣，放芒硝，再煎沸，顿服。

2. 大黄牡丹汤现代适应证

（1）急性阑尾炎：本方是治疗急性阑尾炎的专方，肠痈未成脓、轻度化脓及阑尾周围脓肿，不论老幼，均可应用。

（2）产后腹痛：产妇突发身热腹痛，以其恶露未净，大便不通，脉数而涩，苔略黄腻，边有瘀斑，断为瘀热互结下焦，故以大黄牡丹汤加减清热下瘀。

（3）急性胰腺炎：急性胰腺炎存在多种导致发病的原因，主要原因有情志不畅、饮食不节、过食肥甘厚味，肝气犯胃致脾失健运，通降失调，郁而化热，腑气不通，湿热内蕴中焦，最终发为本病，大黄牡丹汤具有泻热破瘀、散结消肿的功效，是中医治疗急性胰腺炎的名方。

（4）慢性盆腔炎：慢性盆腔炎多由湿热之邪入侵，郁伏胞宫，与气血相搏，阻滞胞脉、胞络气机，迁延日久，正虚邪恋，遏伏不去而发病，湿瘀互结，留滞冲任胞脉而成癥。因此湿热瘀阻是该病的基本病机，临床治宜清热利湿、活血化瘀，大黄牡丹汤主之。

（5）溃疡性结肠炎：该病属中医"肠澼""泄泻""下利""久痢""滞下"等范畴，多因湿热、寒湿、瘀热内阻以致瘀血气滞、脾肾气虚、瘀毒阻滞、痰瘀互结而引起，病理因素包括湿、热、血瘀。治疗多以清热利湿、温补脾肾、活血通瘀为主，大黄牡丹汤治疗溃疡性结肠炎疗效显著。

（6）急性胆囊炎：急性胆囊炎多为情志不遂，饮食不节，蛔虫窜扰等引起气滞血瘀、湿热蕴结、腑道不通之里证、实证、热证。六腑以通为顺，故用大黄牡丹汤泻热破结，散结消肿。

3. 大黄牡丹汤加减

若热毒较重者，加蒲公英、金银花、紫花地丁、败酱草以加强清热解毒之力；血瘀较重者，加赤芍、乳香、没药以活血化瘀。

4. 大黄牡丹汤禁忌

肠痈脓已成者禁用；肠痈溃后者忌用；老人、孕妇、产妇或者体质过于虚弱者均应慎用或忌用。

【学医案】

1. 近代名医曹颖甫应用大黄牡丹汤医案

患者某某，痛在脐右斜下一寸，西医所谓盲肠炎也，脉大而实，当下之，用仲景法。

生军五钱，芒硝三钱，桃仁五钱，冬瓜仁一两，丹皮一两。二诊：痛已略缓，右足拘急，不得屈伸，伸则牵腹中痛，宜芍药甘草汤。白芍各五钱，生甘草三钱，炙乳没各三钱。三诊：右脚已伸，腹中剧痛如故，仍宜大黄牡丹汤以下之。生川军一两，芒硝七钱冲，桃仁五钱，冬瓜仁一两，丹皮一两。腹痛大减。（选自《经方实验录》）

按语： 肠痈一病，病因多端，病情同中有异：临床所见有以瘀滞证为主者，有以蕴热证为主者，有以毒热证为主者。本案例腹痛病因以瘀滞为主，病位在肠腑，腹痛较重，脉大而实，为肠痈，以大黄牡丹汤合芍药甘草汤加乳香、没药，泻热破结，散结消肿，以增缓急止痛之效。

2. 现代名医邓铁涛运用大黄牡丹汤医案

张某，男，30岁。病者腹痛2天，乃就诊于博济医院，欲得注射止痛针。但经诊断后，断为盲肠炎，要立刻住院开刀，患者无款交手术费，亦怕开刀，邀为诊治。查右下腹发热，细按内有球形物，右足动则痛剧，乃出大黄牡丹汤予之。生大黄12g（后下），粉丹皮12g，桃仁6g，冬瓜仁24g，芒硝9g（冲服）。服汤后，是晚痛仍剧，且觉球状物微隆起。翌日再诊时，大黄改为15g，芒硝12g，其他各味略增，服后3小时乃下黑黄稀粪不少，是晚痛略减。三诊药量略减，大黄12g，芒硝9g，服后又下黑秽之粪，痛再减。四诊至七诊均依方加减，其痛渐减，球状物亦渐细，然身体疲倦无力。第8日乃将各药减至：大黄9g，芒硝6g，丹皮9g，桃仁3g，冬瓜仁15g，另加厚朴3g。9日晨10时不见消息，心中不安，岂知彼昨夜痛大减，能安睡，是日晨起，腹饥思食，食粥后再来。是日九诊乃将大黄减为6g，芒硝6g，各药亦减其量。是日大便乃成条状。十诊乃不用大黄、芒硝。十一诊停药，进高丽参9g，细按右腹角仍有条状如笔杆者。12日再服轻量大黄牡丹汤1剂，13、14日再服高丽参9g，15日愈。（选自《金匮名医验案精选》）

按语： 阑尾，在大、小肠交界处，故阑尾发炎，中医称为"肠痈"，肠属腑，以通为顺，尤在大小肠交接之处，更应刻刻顾护通降。故肠痈之治，宜早用通下，失治误治，祸不旋踵。按照四位一体的思路，大黄牡丹汤一方，方位正在肠腑，能治肠痈初起，湿热瘀滞证。故本案采用大黄牡丹汤泻下逐瘀，荡涤肠腑。

3. 近现代名医刘渡舟应用大黄牡丹汤医案

徐某，男，44岁。自诉因行痔疮手术后，遗有腹痛。曾进行灌肠治疗，检查左侧降结肠处有一条索状物，上抵于胁，胀痛不堪，不能饮食，且大便下痢脓液、烂肉样物，每日大便五六次，里急后重。脉弦而滑，舌苔黄腻。辨证为肝胆热邪，迫及于肠，伤及气血，夹有瘀滞，投大黄牡丹汤加味。药后泻下臭秽粪便甚多，服至三剂而基本痊愈。（选自《金匮要略诠解》）

按语： 该患者虽非肠痈，但病在大肠，观察其舌脉，脉弦而滑，舌苔黄腻，辨证为湿热壅聚蒸腐肠道气血成脓成血，其病机与肠痈相同，仍可方证相应，以大黄牡丹汤治之。湿热脓血已去，肠道升清别浊、运化水谷之功能自然得以恢复，是以能奏佳效。

名称 大黄牡丹汤。

处方 大黄 12g，牡丹 3g，桃仁 12g，瓜子 30g，芒硝 12g。

方性 苦寒。

方位 肠腑。

方势 降。

方证 肠痈初起，湿热瘀滞证。

功效 泻热破结，散结消肿。

主治 主证是肠痈初起，湿热瘀滞证。症见右下腹肿痞，疼痛拒按，按之痛如淋，小便自调，时时发热，自汗恶寒，或右足屈而不伸，苔黄腻，脉滑数。

适应证 本方现代适用于急慢性消化系统疾病、急慢性盆腔炎等辨证属湿热瘀滞者。

煎服法 以上五味药，以水 1200mL，煮取 200mL，去药渣，放芒硝，再煎沸，顿服。

禁忌 肠痈脓已成者禁用；肠痈溃后者忌用；老人、孕妇、产妇或者体质过于虚弱者均应慎用或忌用。

注意事项 中病即止，切勿长时间服用。

第五节
小青龙汤

【知方源】

麻黄去节，芍药、细辛、干姜、甘草（炙）、桂枝（去皮）各三两，五味子半升，半夏半升（洗）。

上八味，以水一斗，先煮麻黄，减二升，去上沫，内诸药，煮取三升，去滓，温服一升。若渴，去半夏，加栝楼根三两。若微利，去麻黄，加荛花，如一鸡子，熬令赤色。若噎者，去麻黄，加附子一枚，炮。若小便不利，少腹满者，去麻黄，加茯苓四两。若喘，去麻黄，加杏仁半升，去皮尖。

《伤寒论》

1. 伤寒表不解，心下有水气，干呕发热而咳，或渴，或利，或噎，或小便不利、少

腹满，或喘者，小青龙汤主之。（40条）

2.伤寒心下有水气，咳而微喘，发热不渴，服汤已，渴者，此寒去欲解也，小青龙汤主之。（41条）

《金匮要略》

1.《金匮要略·肺痿肺痈咳嗽上气病脉证治第七》：肺痈胸满胀，一身面目浮肿，鼻塞清涕出，不闻香臭酸辛，咳逆上气，喘鸣迫塞，葶苈大枣泻肺汤主之。方见上，三日一剂，可至三四剂，此先服小青龙汤一剂乃进。

2.《金匮要略·痰饮咳嗽病脉证治第十二》：病溢饮者，当发其汗，大青龙汤主之，小青龙汤亦主之。

3.《金匮要略·痰饮咳嗽病脉证治第十二》：咳逆倚息不得卧，小青龙汤主之。

4.《金匮要略·妇人杂病脉证并治第二十二》：妇人吐涎沫，医反下之，心下即痞。当先治其吐涎沫，小青龙汤主之。

【看方论】

1.成无己《伤寒明理论》："青龙象肝木之两歧，而主两伤之疾。中风见寒脉，伤寒见风脉，则为荣卫之两伤，故以青龙汤主之。伤寒表不解，则麻黄汤可以发。中风表不解，则桂枝汤可以散。惟其表且不解，而又加之心下有水气，则非麻黄汤所能发，桂枝汤所能散，乃须小青龙汤，始可祛除表里之邪气尔。麻黄味甘辛温，为发散之主。表不解，应发散之，则以麻黄为君。桂味辛热，甘草味甘平，甘辛为阳，佐麻黄表散之，用二者所以为臣。芍药味酸微寒，五味子味酸温，二者所以为佐者，寒饮伤肺，咳逆而喘，则肺气逆。《内经》曰：'肺欲收，急食酸以收之。'故用芍药、五味子为佐，以收逆气。干姜味辛热，细辛味辛热，半夏味辛微温，三者所以为使者，心下有水，津液不行，则肾气燥。《内经》曰：'肾苦燥，急食辛以润之。'是以干姜、细辛、半夏为使，以散寒水，逆气收，寒水散，津液通行，汗出而解矣。心下有水气，散行则所传不一，故又有增损之证。若渴者去半夏，加栝蒌根。水蓄则津液不行，气燥而渴。半夏味辛温，燥津液者也，去之则津液易复。栝蒌根味苦微寒，润枯燥者也，加之则津液通行，是为渴所宜也。若微利，去麻黄，加荛花。水气下行，渍入肠间，则为利。下利者不可攻其表，汗出必胀满。麻黄专为表散，非下利所宜，故去之。荛花味苦寒，酸苦为涌泄之剂，水去利则止，荛花下水，故加之。若噎者去麻黄，加附子。《经》曰：'水得寒气，冷必相搏，其人即饐'。又曰：'患者有寒，复发汗，胃中冷，必吐蛔。'噎为胃气虚竭，麻黄发汗，非胃虚冷所宜，故去之。附子辛热，热则温其气，辛则散其寒，而噎者为当。两相佐之，是以祛散冷寒之气。若小便不利，少腹满，去麻黄，加茯苓。水蓄在下焦不行，为小便不利，少腹满。凡邪客于体者，在外者可汗之，在内者下之，在上者可涌之，在下者可泄之。水蓄下焦，渗泄可也，发汗则非所当，故去麻黄。而茯苓味甘淡，专行津液。《内经》曰：'热淫于内，以淡渗之。'渗溺行水，甘淡为所宜，故加茯苓。若喘者去麻黄，加杏仁。喘为气逆，麻黄发阳，去之则气易顺。杏仁味甘苦温，加之以泄逆气。《金匮要略》曰：'其形肿者，故不内麻黄，乃内杏子。'以麻黄发其阳，故喘逆形肿。标本之疾，加减所同，盖其类矣。"

2. 吴崑《医方考·伤寒门》："表不解者，头痛、发热、身疼尚在也。伤寒曾渴，饮水过多，故心下有水气。有声无物，谓之干呕，名曰水气，则有形之水已散，但无形之气仍在耳，故无物可吐而但有声。或咳，或噎，或喘，皆水寒射肺故也。青龙者，东方木神，主发育万物，二方以发散为义，故名之。麻黄、桂枝、甘草，发表邪也；半夏、细辛、干姜，散水气也；芍药所以和阴血，五味所以收肺气。"

3. 张卿子《张卿子伤寒论·辨太阳病脉证并治第六》："寒邪在表，非甘辛不能散之。麻黄、桂枝、甘草之辛甘，以发散表邪。水停心下而不行，则肾气燥。《内经》曰：'肾苦燥，急食辛以润之。'干姜、细辛、半夏之辛，以行水气而润肾。咳逆而喘，则肺气逆。《内经》曰：'肺欲收，急食酸以收之。'芍药、五味子之酸，以收逆气而安肺。""咳而微喘者，水寒射肺也。发热不渴者，表证未罢也。与小青龙汤发表散水。服汤已，渴者，里气温，水气散，为欲解也。"

4. 柯韵伯《伤寒来苏集》："水气在心下则咳，为必然之症，喘为或然之症……咳与喘，皆水气射肺所致。水气上升，是以不渴，服汤已而反渴，水气内散，寒邪亦外散也。此条正欲明服汤后渴者是解候。恐人服止渴药，反滋水气，故先提不渴二字作眼，后提出渴者以明。服汤即小青龙汤，若寒既欲解，而更服之，不唯不能止渴，且重亡津解，转属阳明而成胃实矣。"

5. 尤在泾《伤寒贯珠集》："表寒不解，而心下有水饮，饮寒相搏，逆于肺胃之间，为干呕发热而咳，乃伤寒之兼证也。夫饮之为物，随气升降，无处不到，或壅于上，或积于中，或滞于下，各随其所之而为病。而其治法，虽各有加减，要不出小青龙之一法。麻黄、桂枝散外入之寒邪，半夏、细辛、干姜消内积之寒饮，芍药、五味监麻、桂之性，且使表里之药相就而不相格耳。"

6. 王子接《绛雪园古方选注·汗剂》："小青龙汤，治太阳表里俱寒，方义迥异于大青龙之治里热也。盖水寒上逆，即涉少阴，肾虚不得已而发表，岂可不相绾照，独泄卫气，立铲孤阳之根乎？故于麻、桂二汤内，不但留芍药之收，拘其散之猛，再复干姜五味摄太阳之气，监制其逆，细辛、半夏辛滑香幽，导纲药深入少阴，温散水寒从阴出阳。推测全方，是不欲发汗之意，推原神妙，亦在乎阳剂而以敛阴为用。偶方小制，故称之曰小青龙。"

7. 吕震名《伤寒寻源》："此治太阳寒水之法也。虽同名青龙，却与大青龙主治迥别。太阳表邪不解，与阳热相搏，宜大青龙发之。太阳表邪不解，与寒饮相格，宜小青龙逐之。经云，伤寒表不解，心下有水气，干呕，发热而咳，此为小青龙的对之证。故方中用麻黄桂枝细辛之属，以散寒而解表，用半夏干姜五味之属，以蠲饮而降逆。复以芍药甘草两和表里。但表里错杂之邪，病出恒不一致。若微利者，水已下趋，故去麻黄，加芫花，顺其势以导之也。若渴者，寒已化热，故去半夏，加萎根，反其用以治之也。若噎者，寒格上焦也，故去麻黄，加附子以散寒。若小便不利，少腹满者，水蓄下焦也，故去麻黄，加茯苓以利水。若喘者，水邪射肺也，故去麻黄，加杏仁以下肺气。此方本不至发汗，故或用麻黄，或去麻黄，皆相表里证之轻重，而为加减之圆机活法也。按：大青龙发汗以除阳热，犹龙之乘云上天而布甘霖。小青龙逐水以散阴寒，犹龙之翻波逐浪而归江海。制方之妙，亦犹龙之变化而不可测乎。"

8. 陈修园《长沙方歌括》："蔚按，此寒伤太阳之表不解，而动其里水也。麻、桂从太阳以祛表邪，细辛入少阴而行里水，干姜散胸前之满，半夏降上逆之气，合五味之酸、芍药之苦，取酸苦涌泄而下行。既欲下行，而仍用甘草以缓之者，令药性不暴，则药力周到，能入邪气水饮互结之处而攻之。凡无形之邪气从肌表出，有形之水饮从水道出，而邪气、水饮一并廓清矣。喻嘉言云，方名小青龙者，取其翻波逐浪以归江海，不欲其兴云升天而为淫雨之意。若泥麻黄过散，减去不用，则不成其为龙，将何恃以翻波逐浪乎？"

9. 陈修园《金匮方歌括》："师云，饮水流行归于四肢，当汗而不汗出，身体疼重，谓之溢饮。故病溢饮者，以得汗为出路。然饮既流溢，亦随人之脏气寒热而化。饮从热化，故立大青龙汤辛凉发汗以行水。饮从寒化，故立小青龙汤辛温发汗以利水。二方并列，用者当酌其宜焉。"

【通方解】

本方用麻黄、桂枝相须为君药，发汗散寒以解表邪，且麻黄又能宣发肺气而平喘咳，桂枝通阳化气以利内饮之化。干姜温肺化饮的同时其温性亦有助于除表寒，细辛性善走窜，既走表又达里，既能佐麻黄外散风寒之邪，又能助干姜化内在之水饮，二者为臣药。芍药与桂枝配伍可调和营卫，其味酸而敛阴和营，五味子味酸而收敛护肺，二药可防诸药温燥之性伤津；半夏燥湿化痰，和胃降逆，亦为佐药。炙甘草益气和中，调和诸药。方中干姜、细辛、五味子三药合用，一温一散一收，相互为用，能增强止咳化饮的作用，是治疗水寒射肺咳喘的要药。本方一为辛散发汗以解伤寒之表邪，一为辛散发汗以开鬼门、散水饮。

【析方性】

小青龙汤证病机为表寒兼有里饮，"伤寒表不解，心下有水气"是对其病因病机的简要概括。脾为生痰之源，肺为贮痰之器，肺又为水之上源，中焦与肺宿有寒痰水饮，复感风寒，内外合邪，而致外寒内饮证。表寒外束，最宜辛温发散之药。方中麻黄、桂枝为主药，麻黄性辛温，为发散之主，桂枝辛甘温，善解肌开腠理。《金匮要略》云："病痰饮者，当以温药和之。"痰饮者，水寒土湿，火冷金凉，精气埋郁所作。当以温药和之，寒消湿化，自然涣解。干姜味辛，性热，善温肺化饮，细辛性辛温，既可解表散寒又可助干姜温肺化饮。半夏味辛微温，亦可燥湿化痰饮。芍药味酸微寒，五味子味酸性温，二者佐制之用，防诸药温燥太过。小青龙汤方中除了芍药微寒、炙甘草是平性之外，其他药均为温热之品，故整体方性以辛温为主。

【辨方位】

小青龙汤证其病理因素有外寒及内饮。外感寒邪，首先犯卫表，正邪相争，营卫失和，出现恶寒发热，头痛身痛，汗出或无汗等表现，进一步可经口鼻外窍影响至肺，肺失宣肃则见鼻塞、咳喘等表现。内饮产生责之于中焦脾胃，与肺密切相关，原文中"心下有水气"之"心下"亦指胃脘部。脾胃功能失常，运化失职，痰饮内生，上凌于肺则咳嗽，咳痰清稀量多。方中麻黄、桂枝入肺经、膀胱经，走表发汗，桂枝"解肌开腠理"，麻黄"轻清上浮，专疏肺郁，宣泄气机，是为治感第一要药，虽曰解表，实为开肺，虽曰散寒，实为泄邪"。干姜、细辛亦入肺经，功在温肺化饮。半夏归脾、胃、肺经，燥湿化痰，专消湿痰寒饮。依《黄帝内经》《伤寒论》之义，"皮毛先受邪气，邪气以从其合也；其寒饮食入胃……肺寒则外内合邪因而客之也"。方中诸药合用，调节气机，消壅塞之痰，健中土阳气。综上观之，小青龙汤用于中焦与肺素有寒痰水饮，复感外寒，内外合邪而发者，外散表寒，内散水饮，其方位作用在肌表、肺，涉及中焦。

【明方势】

方中麻黄、桂枝辛温发表，外散表寒，麻黄又能宣发肺气止咳喘，桂枝又可通阳化气化水饮。干姜辛热走里，内散水饮，细辛辛热出表可外散风寒之邪，入里可化在内之水饮。芍药味酸敛阴和营，五味子味酸收敛肺气。半夏、甘草走中焦，燥湿痰，降逆气，和脾胃。诸药合用，辛散与酸收相配，辛散为主，散中有收；宣肺与敛肺相伍，开中有合。

【论方证】

小青龙汤之证为风寒束表，水饮内停证。综观小青龙汤之条文，其功效为解表散寒，温肺化饮，主治证候为恶寒发热，无汗，身体疼痛，咳喘痰多，心下痞满，干呕，身重浮肿，舌苔白滑，脉浮。风寒束表，皮毛闭塞，卫阳被遏，营阴郁滞，故见恶寒发热，无汗，身体疼痛；素有水饮之人，一旦感受外邪，易使表寒引动内饮。"形寒饮冷则伤肺"，水寒相搏，内外相引，饮动不居，水寒射肺则肺失宣降，故咳喘痰多而稀；水停心下，阻滞气机，则有痞满之感；水留胃中，胃气上逆，故有干呕；水饮溢于肌表，故浮肿身重。舌苔白滑，脉浮为外寒里饮之佐证。

此外，小青龙汤为温阳宣肺、蠲痰涤饮之剂，后世医家临证发现，有寒饮存在，便可选用温肺化饮的小青龙汤，不必拘泥于表证存在与否。《张氏医通》载小青龙汤用于哮证："哮证多属寒包热邪，所以遇寒即发，喉中水鸡声，有积痰在肺络中，必用吐法以提散之，不可纯用寒凉，常须兼带辛散，小青龙汤探吐最妙，年高气弱人忌吐。"小青龙汤还可用于肢体水肿性疾病，《医门法律》亦有论述："溢饮之证，水饮溢出于表，营卫尽为之不利，必仿伤寒病营卫两伤之法，发汗以散其水，而营卫通，经脉行，则四肢之水亦散矣。"

【识方用】

1. 小青龙汤现代处方

麻黄（去节）9g，芍药9g，细辛9g，干姜9g，炙甘草9g，桂枝（去皮）9g，半夏9g，五味子6g。

以上八味药，以水2000mL，先煮麻黄，等水量减少400mL，捞去浮在上层的白沫，再放入其他药材，煮成 600mL。去滓，每次温服 200mL。

2. 小青龙汤现代适应证

临床用于治疗流感、支气管哮喘、急慢性支气管炎、肺炎、慢性阻塞性肺疾病、肺心病、百日咳、过敏性鼻炎、卡他性眼炎、卡他性中耳炎等属于外寒里饮证者。

小青龙汤亦可治疗寒饮内停、寒凝痹阻等证引起的各类病证，不论外感、内伤、新感、宿疾均可应用。如胃炎、胃溃疡呕吐清水者，慢性心衰肢体水肿者等。

3. 小青龙汤加减

小青龙汤证兼有口渴，去半夏，加栝楼根；其身热重，头痛恶寒甚者，当重用麻桂；外寒证轻者，可去桂枝，麻黄改用炙麻黄，甚可以豆豉代麻黄，苏叶代桂枝；兼有热象而出现烦躁者，加生石膏、黄芩以清郁热；兼喉中痰鸣，加杏仁、射干、款冬花以化痰降气平喘；若鼻塞，清涕多者，加辛夷、苍耳子以宣通鼻窍；其痰饮水气甚者，当重用干姜、细辛、五味子；兼水肿者，加茯苓、猪苓以利水消肿；咳久致腹皮挛急而痛者，当重用芍药、甘草以安之。

4. 小青龙汤禁忌

痰热咳嗽、阴虚咳嗽、体质虚弱、孕妇及月经期妇女禁用。

【学医案】

1. 清代名医叶天士运用小青龙汤医案

脉右弦左濡，秋凉宿饮，上泛咳呛，入夜着枕欲寐，气冲胃脘，心悸震动，必欲起坐。仲景论脉篇，弦为饮，背寒为饮，当治饮，不当治咳。饮属阴邪，乘暮夜窃发，《金匮》法中，每以通阳涤饮，与世俗仅以肺药疏降迥异，用小青龙减麻、辛法。桂枝、五味子、干姜、茯苓、白芍、炙草、半夏。丸方：八味去附，加沉香。（选自《三家医案合刻·叶天士医案》）

按语： 分析该患者秋凉宿饮，上泛咳呛，病邪属寒饮，治当以辛温，病位在心下、肺，病机当为下元亏虚，寒饮泛滥。治疗取用小青龙汤合肾气丸通阳涤饮、温补下元。小青龙汤方性辛温，适于外寒内饮或寒饮内停证，功擅解表散寒，通阳涤饮。此处表寒不显，故不取麻黄、细辛之表散，而用桂枝，加用茯苓，有治疗饮邪之苓桂术甘汤方和五苓散方中用茯苓、桂枝意。下虚明显，本为小青龙汤的使用禁忌。但去麻黄、细辛之发越，合肾气丸之补益，减方中附子之燥烈，加沉香使方势更趋下，能纳气定喘，则无损下元、动冲气之弊。

2. 清代名医程文圃用小青龙汤医案

黄敬修兄店内，有同事鲍宗海者。因感风寒，喘嗽多日。就彼地某姓老医看视，谓其证属内亏，药与地、归、参、术。予见方劝其勿服。宗海以为伊体素虚，老医见识不谬,潜服其药,是夜喘嗽益甚。次日复往加减,医谓前药尚轻,更增黄芪、五味子。服后胸高气筑,莫能卧下,呻呀不休,闭闷欲绝。敬兄询知其故,嘱予诊治。予曰:前药吾原劝其勿服,伊不之信,况加酸敛,邪锢益坚,如何排解。敬兄云:渠与我同事多年,不忍见其死而不救。揣摩至再,立方用麻黄、桂枝、细辛、半夏、甘草、生姜、杏仁、葶苈子,并语之曰:此乃风寒客肺,气阻痰凝,因而喘嗽。医不开解,反投敛补,以致闭者愈闭,壅者愈壅,酿成肺胀危证。《金匮》云:咳逆倚息不得卧,小青龙汤主之。予于方中除五味、白芍之酸收,加葶苈、杏仁之苦泻者,盖肺苦气上逆,急食苦以泻之,如救眉燃,不容缓待也。敬兄欣以为然,即令市药,煎服少顷,嗽出稠痰两盂,胸膈顿宽。再服复渣,又吐痰涎盏许,喘定能卧。宗海始悟前药之误,泣求救援。予笑曰:无妨,枉自吃几日苦耳。次剂麻、桂等味分量减轻,参入桔梗、橘红、茯苓、苏子,更为调和肺胃而痊。(选自《杏轩医案》)

按语: 此案为风寒喘嗽,应用补益之剂后喘憋益甚,甚至闭闷欲绝。究其原因,肺为清虚之脏,主宣发肃降,通调水道,外感风寒,肺气郁闭,开合失常,痰饮内停,应用补益收敛之品,则犯实实之戒,肺气壅塞难以畅达,痰气郁闭更甚。此时取方势应以辛开苦降宣畅肺之气机为主,小青龙汤散中有收,开中有合,擅调肺中气机,此处应减小青龙汤中之白芍、五味子,防其敛邪,加用葶苈、杏仁开肺气泄痰浊。服后痰涎去而喘嗽止。

3.清代僧医心禅用小青龙汤医案

郭姓,年四十许。素有痰饮,每值严寒,病必举发,喘咳不卧,十余年来大为所苦。甲申冬,因感寒而病复作,背上觉冷者如掌大,喉间作水鸡声,寸口脉浮而紧,与小青龙汤,二剂即安。(选自《针灸医案学》)

按语: 本案郭氏素有痰饮,遇寒必发,且背上觉冷者如掌大,脉浮而紧,说明病由寒痰阻肺所致。寒邪郁痰客肺,肺失宣降,痰气搏结,壅塞气道,时发哮喘。感寒后,风寒外束,卫阳被遏,故见背冷。此为外寒内饮之证,病位在肺与肌表,小青龙汤辛温发散,外散肌表之寒,内散肺中寒饮,故用之效如桴鼓。

【说明书】

名称 小青龙汤。

处方 麻黄(去节)9g,芍药9g,细辛9g,干姜9g,炙甘草9g,桂枝(去皮)9g,半夏9g,五味子6g。

方性 辛温。

方位 肌表,肺,涉及中焦。

方势 辛散为主,散中有收,开中有合。

方证 外寒内饮证、寒饮内停证。

功效 解表散寒,温肺化饮。

主治 本方现代适用于呼吸系统疾病、消化系统疾病、过敏性鼻炎、五官科卡他性炎症、各类杂症等属于外寒里饮证者。

适应证　临床用于治疗流感、支气管哮喘、急慢性支气管炎、肺炎、慢性阻塞性肺疾病、肺心病、百日咳、过敏性鼻炎、卡他性眼炎、卡他性中耳炎等属于外寒里饮证者。本方亦可用于治疗胃炎、胃溃疡呕吐清水者。

　　煎服法　上八味，以水 2000mL，先煮麻黄，减 400mL，去上沫。内诸药，煮取 600mL，去滓，温服 200mL。

　　禁忌　本方多温燥之品，阴虚干咳无痰或痰热证者，不宜使用。

　　注意事项　服完药后以全身微微出汗为最佳。切记不可使患者流太多汗。汗出后须擦干，避免吹风受凉。

第六节
小承气汤

【知方源】

　　大黄四两（酒洗），厚朴二两（炙，去皮），枳实三枚（大者，炙）。

　　上三味，以水四升，煮取一升二合，去滓，分温二服。初服汤当更衣。不尔者，尽饮之。若更衣者，勿服之。

《伤寒论》

小承气汤主之

1. 阳明病，其人多汗，以津液外出，胃中燥，大便必硬，硬则谵语，小承气汤主之。若一服谵语止者，更莫复服。（213 条）

2. 阳明病，谵语，发潮热，脉滑而疾者，小承气汤主之。因与承气汤一升，腹中转气者，更服一升。若不转气者，勿更与之。明日又不大便，脉反微涩者，里虚也，为难治，不可更与承气汤也。（214 条）

小承气汤和之

3. 阳明病，脉迟，虽汗出，不恶寒者，其身必重。短气，腹满而喘，有潮热者，此外欲解，可攻里也。手足濈然汗出者，此大便已硬也，大承气汤主之。若汗多，微发热恶寒者，外未解也，其热不潮，未可与承气汤。若腹大满不通者，可与小承气汤微和胃气，勿令至大泄下。（208 条）

4. 阳明病，潮热，大便微硬者，可与大承气汤，不硬者，不可与之。若不大便六七日，恐有燥屎，欲知之法，少与小承气汤，汤入腹中，转矢气者，此有燥屎也，乃可攻之。若不转矢气者，此但初头硬，后必溏，不可攻之，攻之必胀满不能食也。欲饮水者，与水则哕。其后发热者，必大便复硬而少也，以小承气汤和之。不转矢气者，慎不可攻也。（209条）

5. 太阳病，若吐、若下、若发汗后，微烦，小便数，大便因硬者，与小承气汤和之愈。（250条）

6. 得病二三日，脉弱，无太阳、柴胡证。烦躁，心下硬。至四五日，虽能食，以小承气汤，少少与，微和之，令小安，至六日，与承气汤一升。若不大便六七日，小便少者，虽不受食，但初头硬，后必溏，未定成硬，攻之必溏。须小便利，屎定硬，乃可攻之，宜大承气汤。（251条）

宜小承气汤

7. 下利，谵语者，有燥屎也，宜小承气汤。（374条）

《金匮要略》

1.《金匮要略·呕吐哕下利病脉证治第十七》：下利，谵语者，有燥屎也，小承气汤主之。

2.《金匮要略·呕吐哕下利病脉证治第十七》：《千金翼》小承气汤治大便不通，哕，数谵语。

【看方论】

1. 成无己《注解伤寒论》："潮热者实，得大便微硬者，便可攻之；若便不硬者，则热未成实，虽有潮热亦未可攻。若不大便六七日，恐有燥屎，当先与小承气汤渍之，如有燥屎，小承气汤药势缓，不能宣泄，必转气下矢；若不转矢气，是胃中无燥屎，但肠间少硬尔，止初头硬，后必溏，攻之则虚其胃气，致腹胀满不能食也。胃中干燥，则欲饮水，水入胃中，虚寒相搏，气逆则哕。其后却发热者，则热气乘虚还复聚于胃中，胃燥得热，必大便复硬，而少与小承气汤，微利与和之，故以重云不转矢气，不可攻内，慎之至也。""阳明病谵语，发潮热，若脉沉实者，内实者也，则可下；若脉滑疾，为里热未实，则未可下，先与小承气汤和之。汤入腹中得矢气者，中有燥屎，可更与小承气汤一升以除之；若不转矢气者，是无燥屎，不可更与小承气汤。至明日邪气传时，脉得沉实紧牢之类，是里实也；反得微涩者，里气大虚也。若大便利后，脉微涩者，止为里虚而犹可，此不曾大便，脉反微涩，是正气内衰，为邪气所胜，故云难治。"

2. 许宏《金镜内台方议》："阳明者，三阳之盛也。太阳为阳之表，少阳为表里之中，阳明为阳之里，是以证属阳明者，皆为可下也。若大满大实者，属大承气汤。今此大热、大便硬，未至于大实，只属小承气汤也。以大黄为君，而荡除邪热；以枳实为臣，而破坚实；以厚朴为佐使，而调中除结燥也。"

3. 吴崑《医方考》："邪在上焦则作满，邪在中焦则作胀，胃中实则作潮热。曰潮热者，犹潮水之潮，其来不失时也！阳乘于心则狂，热干胃口则喘。枳、朴去上焦之痞满，大黄荡胃中之实热。此其里证虽成，病未危急，痞、满、燥、实、坚犹未全俱，以是方主之，则气亦顺矣，故曰小承气。"

4. 王子接《绛雪园古方选注·下剂》："承气者，以下承上也，取法乎地，盖地以受制为资生之道，故胃以酸苦为涌泄之机，若阳明腑实，燥屎不行，地道失矣，乃用制法以去其实。大黄制厚朴，苦胜辛也；厚朴制枳实，辛胜酸也。酸以胜胃气之实，苦以化小肠之糟粕，辛以开大肠之秘结，燥屎去，地道通，阴气承，故曰承气。独治胃实，故曰小。"

5. 柯韵伯《伤寒来苏集》："诸病皆因于气。秽物之不去，由于气之不顺。故攻积之剂，必用行气之药以主之，因以承气名汤……方分大小，有二义焉。厚朴倍大黄，是气药为君，名大承气。大黄倍厚朴，是气药为臣，名小承气。味多、性猛、制大，其服欲令泄下也。味少、性缓、制小，其服欲微和胃气也故名曰小。二方煎法不同，更有妙义。大承气用水一斗，先煮枳、朴，煮取五升，内大黄，煮取三升，内硝者，以药之为性，生者气锐而先行，熟者气钝而和缓。仲景欲使芒硝先化燥屎，大黄继通地道，而后枳、朴除其痞满……若小承气则三味同煎，不分次第，而只服四合。此求地道之通，故不用芒硝之峻，且远于大黄之锐矣，故称为微和之剂。"

6. 汪昂《医方集解·攻里之剂第四》："此少阳、阳明药也。邪在上焦则满，在中焦则胀，胃实则潮热，犹潮水之潮，其来有时，阳明燥金主于申酉，故曰晡潮热。伤寒潮热为胃实，无虚证，阳邪乘心则狂，故谵语，胃热干肺则喘。故以枳、朴去上焦之痞满，以大黄去胃中之实热，此痞、满、燥、实、坚未全者，故除芒硝，欲其无伤下焦真阴也。"

7. 吕震名《伤寒寻源》："小承气以大黄为君，微加枳朴以开气结，不用芒硝迅走下焦，经所谓微和胃气，勿令大泄下也，故曰小。凡矢未定成硬，未可与大承气者，可先以小承气试之。腹中转矢气者，大便已硬，乃可攻也。不转矢气者，但初头硬，后必溏也。同一承气而有大小之分者，大承气枳朴重而益用芒硝以峻攻，小承气枳朴轻而不用芒硝以亟下，故里证急者宜大承气，里证不甚急者宜小承气。是当细辨。"

【通方解】

小承气汤由大黄、厚朴、枳实三味药组成。方中大黄为君药，泻热通便；枳实行气导滞为臣，助大黄通便荡实；厚朴为佐使，行气散满。诸药合用，可以泻热通便，除满消痞。

【析方性】

小承气汤证见大便硬、谵语、潮热等症，提示热与积滞实邪结于肠腑，微烦及谵语乃胃热上扰心神所致。热者寒之，热与实邪结聚，非苦寒不能直折其火。方中大黄苦寒，泻下攻积，清热泻火，用至四两，量大力专效宏；枳实苦、微寒，理气破结消痞；厚朴味苦、辛，性温，行气除满。本方乃攻里泻热之轻剂，为阳明病里热结实，大便燥结之轻证而设，其方性苦寒。

【辨方位】

小承气汤所治下利谵语者，属肠胃热实，积滞内蓄，故曰有燥屎也。燥屎不去，热结不消，小肠之泌别、大肠之传导，均失其常，故症有大便不通者，亦有下利黏秽者。方中大黄入脾、胃、大肠经，荡涤肠腑实热积滞；枳实归脾、胃经，《名医别录》言其可破结实、消胀满、安胃气；厚朴入脾、胃、肺、大肠经，可行胃肠之滞气，疗腹痛胀满。综上观之，小承气汤方位作用于肠腑。

【明方势】

小承气汤方中大黄苦寒沉降，清泄通利，内服善荡涤胃肠实积、实热而泻热通便。《药品化义》："大黄气味重浊，直降下行，走而不守，有斩关夺门之力。"厚朴入脾、胃、肺、大肠经，功善燥湿消痰，下气除满，《名医别录》言其"温中益气，消痰下气"，《本草正》言其"温降散滞"。枳实归脾、胃经，功善破气消积，化痰散痞，《本草纲目》载其"下气破结"。三药皆具下行之势，且病位在肠腑，主传化物而不藏，以通降为和，治以通便泻热，行气除满，因势利导，肠腑积滞自下而除，因此本方总属攻下之品，方势为降。

【论方证】

小承气汤之证为阳明腑实轻证。症见谵语，便秘，潮热，胸腹痞满，舌苔老黄，脉滑而疾。痢疾初起，腹中胀痛，里急后重，亦可用之；阳明腑实证虽重，但有不宜峻下之证，如年老体弱正气不足者，或有宿疾津气有亏，或兼有新感表邪未尽者，均可酌情用小承气汤攻下，注意中病即止，免伤正气。

【识方用】

1. 小承气汤现代处方

大黄（酒洗）12g，厚朴（去皮，炙）6g，枳实（炙）6g。

以上三味药，用800mL水煮成300mL，去滓，分两次温服。服一次后应排便。不排便者，将余药喝完；如果已排便则不用再服药。

2. 小承气汤现代适应证

小承气汤现代常用于治疗消化系统疾病如便秘、肠梗阻、肠麻痹、慢性胃炎、食积、腹痛、胃石症、病毒性肝炎、急性胆囊炎、胆道蛔虫病、胆系感染、痢疾、胃肠及盆腔术后腹胀与呃逆、胃瘫综合征等。本着上病下治的原则还可用以治疗乙脑、肺炎、慢性阻塞性肺疾病、哮喘等。临床辨证应以大便干硬或大便难，腹胀满或腹胀痛，身热，舌红，苔黄或燥，脉滑实等为要点。

3. 小承气汤加减

兼见恶心呕吐，加陈皮、姜半夏；兼有胃肠湿热，加黄连、黄芩；兼见嘈杂泛酸，加煅瓦楞；若腹胀较重，加莱菔子、木香、砂仁；兼血瘀证，加桃仁、赤芍；兼食滞，加山楂、六神曲。

4. 小承气汤禁忌

若更衣者，勿服之；若一服谵语止者，更莫复服；脉反微涩，里虚者。

【学医案】

1. 宋代名医许叔微运用小承气汤医案

市人张某，年可四十。病伤寒，大便不利，日晡发热，手循衣缝，两手撮空，目直视急，更三医矣。皆曰："伤寒最恶证也，不可治。"后召予，予不得已往诊之。曰："此诚恶候，染此者十中九死，仲景虽有证而无治法，但云脉弦者生，涩者死。况经吐下，难于用药，漫以药与，若大便得通，而脉强者，庶可料理也。"遂用小承气汤与之。一投而大便通利，诸疾渐退，脉切微弦，半月得瘥。（选自《伤寒九十论》）

按语：该患者为阳明腑实重证。腑实内结，浊热上攻，神明被扰，则目直视急，两手撮空。又经吐下，正气已伤，此时不宜峻下，故酌用小承气攻下，投石问路，中病即止，防止进一步损伤正气。小承气汤方性苦寒，作用在肠腑，具通降下行之势，此处用之切中病机，故轻下热结，便通热泻而愈。

2. 明代名医李中梓运用小承气汤医案

一人伤寒至五日，下利不止，懊忄농目张，诸药不效，有以山药、茯苓与之，虑其泻脱也。李诊之曰："六脉沉数，按其脐则痛，此协热自利，中有结粪，小承气倍大黄服之。"果下结粪数枚利，懊忄农亦痊。（选自《医宗必读》）

按语：本案为热结旁流，内有燥屎之小承气汤证。患者下利不止易迷惑医者眼目，此为热入阳明，消灼津液，燥屎内结于肠腑。燥屎坚结于里，胃肠欲排不能，逼迫津液从燥屎旁流下，则见下利臭浊粪水。燥屎不去，则下利不止，非通因通用不足以止利，故服通腑泻热之小承气汤，并加重大黄用量以增强攻下之力，燥屎下利即止，热去烦除，懊忄农亦愈，治病求本即此之谓也。前医认作虚证，以山药茯苓甘淡补脾，背道而驰，所以不效。李氏诊得六脉沉数，沉为在里，数则为热，按其脐则痛，中有结粪，此阳明热结里实证，与中焦寒利大相径庭，脉证合参，辨证精确，故投剂立效。

3. 清代名医王孟英用小承气汤案

姚小蘅太史令侄女，初秋患寒热而汛适至，医用正气散两帖，遂壮热狂烦，目赤谵语，甚至欲刎欲缢，势不可制。孟英按脉洪滑且数，苔色干黄尖绛，脘闷，腹胀拒按，畏明口渴，气逆痰多。与桃仁承气汤加犀角、石膏、知母、花粉、竹沥、甘菊。照热入血室例治。人谓热虽炽而汛尚行，何必大破其血而又加以极寒之药哉？孟英曰：叟勿过虑，恐一二剂尚不足以济事。果服两大剂始得大便，而神清苔化，目赤亦退。改用甘寒以清之。继而又不更衣，即脉滑苔黄而腹胀，更与小承气汤二帖，便行而各恙已。数日后，又如此，仍投小承气汤二帖。凡前后六投下剂，才得波浪不兴，渐以清养而瘳。（选自《王孟英医学全书》）

按语：此患者外感适逢行经，表热内陷，热邪入里与瘀滞实邪结于下焦，热盛则壮热目赤，热扰心神则见狂烦谵语，腹胀拒按、不大便提示实邪结聚肠腑，腑气不通。以桃仁承气通腑行气活血并加清热凉血养阴生津之品，腑气通，热邪除，浊气降，清气升，故神明转清。后反复不大便，腹胀脉滑苔黄，说明存在内热、津亏等阳明腑实的病理因素，为小承气汤适应证之阳明腑实轻证，故以小承气汤微下，通调肠腑，中病即止，免伤津耗气，续以清养而愈。

【说明书】

名称　小承气汤。

处方　大黄（酒洗）12g，厚朴（去皮，炙）6g，枳实（炙）6g。

方性　苦寒。

方位　肠腑。

方势　降。

方证　阳明腑实轻证。

功效　泻热通腑。

主治　谵语，便秘，潮热，胸腹痞满，舌苔老黄，脉滑而疾；痢疾初起，腹中胀痛，里急后重者。

适应证　本方现代适用于多种消化系统疾病辨证属阳明腑实轻证者。还可用以治疗流行性乙型脑炎、肺炎、慢性阻塞性肺疾病、哮喘等见上证者。

煎服法　上三味，以水 800mL，煮取 300mL，去滓，分温二服。

禁忌　孕妇不宜使用本方。年老体弱、血虚津亏者慎用本方。

注意事项　本方属攻下剂，应用注意中病即止，以免损伤正气。

第七节
小柴胡汤

【知方源】

柴胡半斤，黄芩三两，人参三两，甘草（炙）三两，半夏（洗）半升，生姜（切）三两，大枣（擘）十二枚。

上七味，以水一斗二升，煮取六升，去滓，再煎取三升，温服一升，日三服。

若胸中烦而不呕者，去半夏、人参，加栝蒌实一枚。若渴，去半夏，加人参，合前成四两半，栝蒌根四两。若腹中痛者，去黄芩，加芍药三两。若胁下痞硬，去大枣，加牡蛎四两。若心下悸，小便不利者，去黄芩，加茯苓四两。若不渴，外有微热者，去人参，加桂枝三两，温覆微汗愈。若咳者，去人参、大枣、生姜，加五味子半升、干姜二两。

《伤寒论》

小柴胡汤主之

1.伤寒五六日，中风，往来寒热，胸胁苦满，嘿嘿不欲饮食，心烦喜呕，或胸中烦而不呕，或渴，或腹中痛，或胁下痞硬，或心下悸，小便不利，或不渴，身有微热，或咳者，小柴胡汤主之。(96条)

2.血弱气尽，腠理开，邪气因入，与正气相搏，结于胁下，正邪分争，往来寒热，休作有时，嘿嘿不欲饮食，脏腑相连，其痛必下，邪高痛下，故使呕也，小柴胡汤主之。(97条)

3.伤寒四五日，身热恶风，颈项强，胁下满，手足温而渴者，小柴胡汤主之。(99条)

4.伤寒，阳脉涩，阴脉弦，法当腹中急痛，先与小建中汤。不差者，小柴胡汤主之。(100条)

5.妇人中风七八日，续得寒热，发作有时，经水适断者，此为热入血室。其血必结，故使如疟状，发作有时，小柴胡汤主之。(144条)

6.呕而发热者，小柴胡汤主之。(379条)

7.伤寒瘥以后，更发热，小柴胡汤主之。(394条)

与小柴胡汤

8.太阳病，十日以去，脉浮细而嗜卧者，外已解也，设胸满胁痛者，与小柴胡汤。(37条)

9.太阳病，过经十余日，反二三下之，后四五日，柴胡证仍在者，先与小柴胡汤。呕不止，心下急，郁郁微烦者，为未解也，与大柴胡汤，下之则愈。(103条)

10.伤寒五六日，头汗出，微恶寒，手足冷，心下满，口不欲食，大便硬，脉细者，此为阳微结。必有表，复有里也。脉沉，亦在里也。汗出，为阳微。假令纯阴结，不得复有外证，悉入在里，此为半在里半在外也。脉虽沉紧，不得为少阴病。所以然者，阴不得有汗，今头汗出，故知非少阴也。可与小柴胡汤。(148条)

11.阳明病，发潮热，大便溏，小便自可，胸胁满不去者，与小柴胡汤。(229条)

12.阳明病，胁下硬满，不大便而呕，舌上白胎者，可与小柴胡汤。上焦得通，津液得下，胃气因和，身濈然汗出而解。(230条)

13.阳明中风，脉弦浮大而短气，腹都满，胁下及心痛。久按之气不通，鼻干，不得汗，嗜卧，一身及目悉黄。小便难，有潮热，时时哕，耳前后肿。刺之小瘥，外不解。病过十日，脉续浮者，与小柴胡汤。(231条)

14.本太阳病不解，转入少阳者，胁下硬满，干呕不能食，往来寒热，尚未吐下，脉沉紧者，与小柴胡汤。(266条)

宜柴胡汤

15.伤寒十三日不解，胸胁满而呕，日晡所发潮热，已而微利。此本柴胡证，下之以不得利，今反利者，知医以丸药下之，此非其治也。潮热者，实也。先宜服小柴胡汤以解外，后以柴胡加芒硝汤主之。(104条)

鉴别应用

16.得病六七日，脉迟浮弱，恶风寒，手足温。医二三下之，不能食而胁下满痛，面目及身黄，颈项强，小便难者，与柴胡汤。后必下重，本渴饮水而呕者，柴胡汤不中与也。食谷者哕。(98条)

17.伤寒中风，有柴胡证，但见一证便是，不必悉具。凡柴胡汤病证而下之，若柴胡证不罢者，复与柴胡汤。必蒸蒸而振，却复发热汗出而解。(101条)

18.太阳病，过经十余日，心下温温欲吐，而胸中痛，大便反溏，腹微满，郁郁微烦，先此时自极吐下者，与调胃承气汤。若不尔者，不可与。但欲呕，胸中痛，微溏者，此非柴胡汤证。以呕，故知极吐下也。(123条)

19.伤寒五六日，呕而发热者，柴胡汤证具，而以他药下之，柴胡证仍在者，复与柴胡汤。此虽已下之，不为逆，必蒸蒸而振，却发热汗出而解。若心下满而硬痛者，此为结胸也，大陷胸汤主之。但满而不痛者，此为痞，柴胡不中与之，宜半夏泻心汤。(149条)

小柴胡汤禁忌

20.得病六七日，脉迟浮弱，恶风寒，手足温，医二三下之，不能食，而胁下满痛，面目及身黄，颈项强，小便难者，与柴胡汤，后必下重。本渴饮水而呕者，柴胡汤不中与也，食谷者哕。(98条)

《金匮要略》

1.《金匮要略·黄疸病脉证并治第十五》：诸黄，腹痛而呕者，宜柴胡汤。必小柴胡汤。

2.《金匮要略·呕吐哕下利病脉证治第十七》：呕而发热者，小柴胡汤主之。

3.《金匮要略·妇人产后病脉证治第二十一》：产妇郁冒，其脉微弱，不能食，大便反坚，但头汗出。所以然者，血虚而厥，厥而必冒，冒家欲解，必大汗出。以血虚下厥，孤阳上出，故头汗出。所以产妇喜汗出者，亡阴血虚，阳气独盛，故当汗出，阴阳乃复。大便坚，呕不能食，小柴胡汤主之。

4.《金匮要略·妇人杂病脉证并治》附方《千金》三物黄芩汤：治妇人在草蓐，自发露得风，四肢苦烦热，头痛者，与小柴胡汤。头不痛，但烦者，此汤主之。

【看方论】

1.成无己《注解伤寒论》："病有在表者，有在里者，有在表里之间者。此邪气在表里之间，谓之半表半里证。五六日，邪气自表传里之时。中风者，或伤寒至五六日也。《玉函》曰：中风五六日，伤寒，往来寒热，即是或中风，或伤寒，非是伤寒再中风，中风复伤寒也。经曰：伤寒中风，有柴胡证，但见一证便是，不必悉具者正是。谓或中风、或伤寒也。邪在表则寒，邪在里则热。今邪在半表半里之间，未有定处，是以寒热往来也。邪在表，则心腹不满，邪在里，则心腹胀满。今止言胸胁苦满，知邪气在表里之间，未至于心腹满，言胸胁苦满，知邪气在表里也。默默，静也。邪在表，则呻吟不安，邪在里，则烦闷乱。《内经》曰：'阳入之阴则静。'默默者，邪方自表之里，在表里之间也。邪在表则能食，邪在里则不能食，不欲食者，邪在表里之间，未至于必不能食也。邪在表，则不烦不呕，邪在里，则烦满而呕，烦喜呕者，邪在表方传里也。邪初入里，未有定处，则所传不一，故有或为之证。有柴胡证，但见一证便是，即是此或为之证。"

2. 成无己《伤寒明理论·诸药方论》："伤寒邪气在表者，必渍形以为汗。邪气在里者，必荡涤以为利。其于不外不内，半表半里，既非发汗之所宜，又非吐下之所对，是当和解则可矣，小柴胡为和解表里之剂也……胸中烦而不呕，去半夏、人参，加栝蒌实。烦者热也，呕者气逆也，胸中烦而不呕，则热聚而气不逆，邪气欲渐成实也。人参味甘为补剂，去之使不助热也。半夏味辛为散剂，去之以无逆气也。栝蒌实味苦寒，除热必以寒，泄热必以苦，加栝蒌实以通胸中郁热。若渴者，去半夏，加人参、栝蒌根。津液不足则渴，半夏味辛性燥，渗津液物也，去之则津液易复。人参味甘而润，栝蒌根味苦而坚，坚润相合，津液生而渴自已。若腹中痛者，去黄芩，加芍药。宜通而塞为痛，邪气入里，里气不足，寒气壅之，则腹中痛。黄芩味苦寒，苦性坚而寒中，去之则中气易和。芍药味酸苦微寒，酸性泄而利中，加之则里气得通，而痛自已。若胁下痞硬，去大枣，加牡蛎。《内经》曰'甘者令人中满'，大枣味甘温，去之则硬渐散。咸以软之，牡蛎味酸咸寒，加之则痞者消而硬者软。若心下悸，小便不利者，去黄芩，加茯苓。心下悸、小便不利，水蓄而不行也。《内经》曰'肾欲坚，急食苦以坚之'，坚肾则水益坚。黄芩味苦寒，去之则蓄水浸行。《内经》曰'淡味渗泄为阳'，茯苓味甘淡，加之则津液通流。若不渴，外有微热，去人参加桂。不渴则津液足，去人参，以人参为主内之物也。外有微热，则表证多，加桂以取汗，发散表邪也。若咳者，去人参、大枣、生姜，加五味子、干姜。肺气逆则咳，甘补中，则肺气愈逆，故去人参、大枣之甘。五味子酸温，肺欲收，急食酸以收之，气逆不收，故加五味子之酸。生姜、干姜一物也，生者温而干者热。寒气内淫，则散以辛热。盖诸咳皆本于寒，故去生姜，加干姜，是相假之，以正温热之功。识诸此者，小小变通，独类而长焉。"

3. 柯韵伯《伤寒来苏集》："此非言伤寒五六日而更中风也。言往来寒热有三义：少阳自受寒邪，阳气衰少，既不能退寒，又不能发热，至五六日郁热内发，始得与寒气相争，而往来寒热，一也；若太阳受寒，过五六日阳气始衰，余邪未尽，转属少阳，而往来寒热，二也；风为阳邪，少阳为风藏，一中于风便往来寒热，不必五六日而始见，三也。少阳脉循胸胁，邪入其经故苦满，胆气不舒故默默，木邪犯土故不欲饮食，相火内炽故心烦，邪正相争故喜呕。盖少阳为枢，不全主表，不全主里，故六症皆在表里之间。"

4. 吴谦《医宗金鉴·辨少阳病脉证并治全篇》："伤寒中风三、四日，见口苦、咽干、目眩之证与弦细之脉，知邪已传少阳矣。若兼见耳聋、目赤、胸满而烦者，则知是从中风传来也；若兼见头痛、发热、无汗者，则知是从伤寒传来也。今五、六日，更见往来寒热，胸胁苦满，默默不欲饮食，心烦喜呕，则知是中风、伤寒兼见俱有之证也。少阳之邪，进可传太阴之里，退可还太阳之表，中处于半表半里之间，其邪，外并于表，半表不解则作寒；内并于里，半里不和则作热，或表或里无常，故往来寒热不定也。少阳之脉，下循胸胁，邪凑其经，故胸苦满也；少阳邪近乎阴，故默默也；少阳木邪，病则妨土，故不欲饮食也；邪在胸胁，火无从泄，上逼于心，故心烦也。邪欲入里，里气外拒，故呕，呕则木气舒，故喜之也，此皆柴胡应有之证也。其余诸证，时或有之，总宜以小柴胡汤主之，各随见证以加减治之可耳。然既分中风、伤寒之传，而不分其治者何也？盖以太阳有荣卫之分，故风寒之辨宜严，及传阳明、少阳则无荣卫之分，且其邪皆化热，故同归一致也。"

5. 王子接《绛雪园古方选注·和剂》："柴胡汤，不从表里立方者，仲景曰：少阳病，汗之则谵语，吐下则悸而惊，故不治表里，而以升降法和之，盖遵《经》言。少阳行身之侧，左升主乎肝，右降主乎肺。柴胡升足少阳清气，黄芩降手太阴热邪，招其所胜之气也。柴、芩解足少阳之邪，即用参、甘实足太阴之气，截其所不胜之处也。仍用姜、枣和营卫者，助半夏和胃而通阴阳，俾阴阳无争，则寒热自解。《经》曰：交阴阳者，必和其中也。去渣再煎，恐刚柔不相济，有碍于和也。七味主治在中，不及下焦，故称之曰小。"

6. 黄元御《伤寒悬解·少阳经上篇》："伤寒五六日，又中风邪，此在太阳，即风寒双感，桂麻各半证也。风寒在表，逼遏少阳经气，于是少阳病作。少阳经在太阳、阳明之里，三阴之表。表则二阳，故为半表，里则三阴，故为半里。半表者，居二阳之下，从阳化气而为热，半里者，居三阴之上，从阴化气而为寒。人之经气，不郁则不盛，郁则阳盛而生热，阴盛而生寒。经气郁迫，半表之卫，欲发于外，营气束之，不能透发，故闭藏而生表寒，半里之营，欲发于外，而卫气遏之，不能透发，故郁蒸而生里热。盖寒伤营，则营束其卫而生表寒，及其营衰，则寒往而热又来矣。风伤卫，则卫遏其营而生里热，及其卫衰，则热往而寒又来矣。一往一来，胜负不已，此所以往来寒热也。少阳经脉，下胸贯膈，由胃口而循胁肋，病则经气郁遏而克戊土。戊土胀塞，碍胆经降路，经脉壅阻，故胸胁苦满。戊土被贼，困乏堙瘀，故默默不欲饮食。甲木既逆，相火上燔，而戊土升填，君火又无下降之路，是以心烦。胃土上逆，浊气不降，是以喜呕。或相火熏心，而胃未甚逆，是以心烦而不呕。或相火刑肺，是以渴生。或土寒木燥，土木逼迫，是以腹痛。或经气盘塞，而胁下痞硬。或土湿木郁，心下悸动，而小便不利。或肺津未耗，而内不作渴。太阳未罢，而身有微热。或胃逆肺阻，而生咳嗽。凡此诸病，总是少阳中郁，表里不和之故。小柴胡汤，柴、芩，清半表而泻甲木，参、甘、枣，温半里而补己土，生姜、半夏，降胃逆而止呕吐也。少阳在半表半里之间，半表之阴虚，则自阳明之经而入于阳明之腑，半里之阳虚，则自太阴之经而入太阴之脏。小柴胡柴芩清泻半表，使不入于阳明，参甘温补半里，使不入于太阴，则邪解于本经，而无入阴入阳之患，是之谓和解表里也。盖木病则传土，所谓病则传其所胜也（《素问》语）。少阳与阳明、太阴为邻，防其克土而传阳明，故以柴芩泻半表而清阳明，防其克土而传太阴，故以参甘补半里而温太阴，于是表里双解矣。"

7. 陈修园《金匮方歌括》："产妇脉微弱者，血虚也。血虚而阴不维阳，则为孤阳。阳独行于上，则头汗出而冒。阳不及于下，则下厥。阳郁阴伤，无以养肠胃，故大便坚。

四位一体学透经方

阴阳不和，扰动于中，故作呕而不能食。盖血虚无以作汗，故郁冒不得从汗而解也。治之者，当审其病情，以冒家欲解，既不从头汗而泄，必得大汗而解者，以小柴胡汤发之。使阳从汗泄，则郁开而阴阳和矣。此损阳就阴法也。"

8. 费伯雄《医方论·和解之剂》："少阳为半表半里之经。邪在表者可汗，邪在里者不可汗也；邪在表者可吐，邪在里者不可吐也；邪在里者可下，邪在表者不可下也。须知此之所谓半表半里者，乃在阴阳交界之所，阳经将尽，骎骎乎欲入太阴，营卫不和，阴阳交战，并非谓表里受邪，若大柴胡可表可下例也。仲景嘉惠后世，独开和解一门，俾后人有所持循，不犯禁忌。盖和者，和其里也；解者，解其表也。和其里，则邪不得内犯阴经；解其表，则邪仍从阳出。故不必用汗吐下之法，而阴阳不争，表里并解矣。小柴胡汤乃变大柴胡之法，而别出心裁，用人参以固本，又用甘草、姜、枣以助脾胃，又用黄芩以清里热，使内地奠安，无复返顾之虑。我既深沟高垒，有不战而屈人之势，而又用柴胡以专散少阳之邪，用半夏消痰行气以化逆，譬之自守已固，而又时出游骑，以蹂踏之，使之进无所得，退无所据，有不冰消瓦解者乎？此则仲景立方之微意，非通于神明者不能也。"

9. 张锡纯《医学衷中参西录·医论》："人身之膜，原无处不相联络，女子之胞室亦膜也。其质原两膜相合，中为夹室，男女皆有，男以化精，女以通经，故女子之胞室亦曰血室。当其经水初过之时，适有外感之传经者乘虚袭入，致现少阳证病状，亦宜治以小柴胡汤。"

10. 曹颖甫《伤寒发微·少阳篇》："从来治伤寒者，凡见小柴胡证，莫不以少阳二字了之。试问所谓少阳者，手少阳乎？抑足少阳乎？窃恐仲师而后无有能言之者，此正中医不治之痼疾，贻笑于外人者也。吾谓此当属手少阳三焦。手少阳三焦，唐容川概谓之网油，非也。《内经》云：'上焦如雾，中焦如沤，下焦如渎。'如雾者，淋巴管中水液排泄而出，已化为气，未受鼻窍冷空气者也。如沤者，淋巴管中始行排泄之水液，含有动气者也。如渎云者，即肾与膀胱交接之淋巴系统，西医直谓之输尿管。水由肾脏直接膀胱而外泄，故《内经》谓之'决渎之官'。盖太阳之腑，夹脊抵腰中，而三焦直为太阳寒水之径隧，如渎之下焦，即从腰中下泄太阳之腑，此可见太阳之病关于少阳者，三焦为之主也。本节所列证象，全系夹湿。太阳汗液，不能透发留着皮里膜外，湿甚则生表寒，血热内尢是生表热，故其病为往来寒热。'胸胁苦满，默默不欲饮食，心烦喜呕'者，气为湿阻。柴胡以散表寒，黄芩以清里热，湿甚生痰则胸胁满，故用生姜、生半夏以除之。中气虚则不欲饮食，故用人参、炙甘草、大枣以和之，此小柴胡汤之大旨也。'胸中烦而不呕'，是湿已化热，故去半夏、人参，加瓜蒌实以消胃中宿食，而湿热清矣。若渴者，津液少也，故去半夏加人参、瓜蒌根以润之。腹中痛则寒湿流入太阴而营分郁，故去苦寒之黄芩，加疏达血分之芍药以和之。胁下痞硬，下焦不通而水逆行也，故去滋腻之大枣，用牡蛎以降之。心下悸小便不利，是为水气凌心，故去黄芩，加茯苓以泄之。'不渴，外有微热'者，内有湿而表阳不达也，故去人参，加桂枝以汗之。咳者，湿胜将成留饮也，故去人参、大枣之培补，加五味、干姜以蠲饮。"

【通方解】

柴胡苦平，气味轻清，善于宣透，入肝胆经，透泄少阳之邪，并能疏泄气机之郁滞，使少阳之邪得以疏散，为君药。黄芩苦寒，能清胸腹蕴热，清泄少阳之火，为臣药。柴胡、黄芩相配伍，一散一清，恰入少阳，以解少阳之邪。胆气犯胃，胃失和降，佐以半夏、生姜和胃降逆止呕。邪从太阳传入少阳，缘于正气本虚，故又佐人参、大枣益气补脾，一者取其扶正以祛邪，一者取其益气以御邪内传，俾正气旺盛，则邪无内向之机；参、枣与夏、姜相伍，以利中州气机之升降。炙甘草助参、枣扶正，且能调和诸药，用为佐使药。诸药合用，以和解少阳为主，兼和胃气，使邪气得解，枢机得利，则诸症自除。本方寒温并用，升降协调，有疏利三焦、通达上下、宣通内外、和畅气机的作用。方用去滓再煎之法，以使滋味醇和、药性纯合。

【析方性】

方中柴胡味苦，性平，微寒，黄芩味苦，性寒。《素问·至真要大论》曰："热淫于内，治以咸寒，佐以甘苦，以酸收之，以苦发之。"邪在半表半里，热气内传，攻之不可，则迎而夺之，必先散热，是以苦寒为主。人参味甘性温，甘草味甘性平，邪气传里，则里气不治，甘以缓之，是以甘物为之助，故用人参、甘草以扶正气而复之也。半夏味辛微温，邪初入里，则里气逆，辛以散之，是以辛物为之助，以顺逆气而散邪也。生姜味辛性温，大枣味甘性温，《素问·阴阳应象大论》曰："辛甘发散为阳。"表邪未已，迤逦内传，既未作实，宜当两解。七物相合，两解之剂当矣。

小柴胡汤证的病机主要有郁、热、虚三部分，郁为经气郁滞，枢机不利，疏泄失调，升降失常，三焦失通；虚是指正气有所不足，系外邪入侵的内在因素。热由郁致，又因郁而不得宣泄，是小柴胡汤证的重要病机。临床应用的基本指征中心烦、口苦、咽干口渴、身微热、舌红或尖红、苔白或黄或腻、脉弦或弦细或数等均与"郁热"病机相对应，热者寒之，但其热又与阳明大热实证有本质的区别，治疗亦非苦寒直折之法。综上观之，小柴胡汤是一首寒热并用、方性微凉的方剂。

【辨方位】

伤寒或中风，经过五六日左右，外邪可由太阳转入少阳，枢机不利，非表非里。《伤寒论》第148条曰："伤寒五六日，头汗出，微恶寒，手足冷，心下满，口不欲食，大便硬，脉细者，此为阳微结，必有表，复有里也。脉沉，亦在里也，汗出为阳微，假令纯阴结，不得有外证，悉入在里，此为半在里半在外也。脉虽沉紧，不得为少阴病，所以然者，阴不得有汗，今头汗出，故知非少阴也，可与小柴胡汤。"这里的"脉虽沉紧"，当是"脉虽沉细"。"不得为少阴病"，是指汗出后，人体津液虚衰，可能由表阳证转为少阴病，但实际病已不在表，已往里传，但未传之里，而是"血弱、气尽、腠理开，邪气因入，与正气相搏，结于胁下"，邪入半表半里。

成无己《注解伤寒论》："病有在表者，有在里者，有在表里之间者。此邪气在表里之间，谓之半表半里证。"柯韵伯《伤寒来苏集》："仲景本意重半里，而柴胡所主又在半表，故少阳证必见半表，正宜柴胡加减。如悉入里，则柴胡非其任矣。故小柴胡称和解表里之主方。寒热往来，病情见于外；苦喜不欲，病情得于内。看'喜''苦''欲'等字，非真呕、真满、不能饮食也。看'往来'二字，见有不寒热时。寒热往来，胸胁苦满，是无形之半表；心烦喜呕，默默不欲饮食，是无形之半里。虽然七症皆偏于里，惟微热为在表；皆属无形，惟心下悸为有形；皆风寒通症，惟胁下痞硬属少阳。总是气分为病，非有实可据，故皆从半表半里之治法。"

少阳为枢，邻表近里，其气游走于上中下三焦，可波及其他脏腑，发生诸多症状。如少火被郁则见口苦、咽干、目眩等头窍症状；邪结两胁、经气不利故胸胁苦满；胆火内郁影响情志则心烦，默默不语；胆气犯胃，胃失和降故不欲饮食，常有作呕；邪郁胸胁，未犯胃腑，则胸中烦而不呕；若涉及阳明，化燥伤津，则渴；若涉及太阴，脾络不通，则腹中痛；若邪结胁下，经气郁甚，则胁下痞硬；若影响三焦通调水道的功能，而致水饮内停，在上为心下悸，在下为小便不利；若部分病邪仍留于表，则口不渴而仍有微热；若外邪犯肺，肺寒气逆则作咳。另有血热互结之热入血室证，见"经水适断""如疟状""暮则谵语，如见鬼状"。上述各症，均在少阳枢机不利的基础上产生或导致少阳枢机不利的结果，涉及整个三焦。曹颖甫《伤寒发微》指出："盖太阳之脉，夹脊抵腰中，而三焦直为太阳寒水之径隧，如渎之下焦，即从腰中下泄太阳之腑，此可见太阳之病关于少阳者，三焦为之主也。"

由上可以看出，小柴胡汤之方"位"从六经而论在少阳，从表里而论在半表半里，后世医家将其方"位"又扩展至机体上中下三焦。

【明方势】

小柴胡汤为和解少阳而制，少阳又称"一阳""弱阳""小阳"，阳气始生，正气偏弱。病邪由太阳内传，若邪盛正虚则有向里之势，专补则留邪，侍攻则伤正。邪入少阳，病邪既不在太阳之表，不能解表发汗，又未成阳里实，不能攻下里结，单纯扶正或攻邪均不适宜，故当和解，以小柴胡汤转枢开郁、通达三焦气机。正如《伤寒明理论》中说："伤寒邪气在表者，必渍形以为汗；邪气在里者，必荡涤以为利；其于不外不内，半表半里，既非发汗之所宜，又非吐下之所对，是当和解则可矣。"

柴胡是方中主药，其性升散而向外，可透泄少阳半表之邪，并疏畅肝胆郁滞之气机。黄芩降泄而走里，能清泄少阳半里之热。柴胡之升散，得黄芩之降泄，两药配伍，走表入里，宣通内外，一开一合，升降相因，相得益彰，构成和解少阳的基本结构。木郁达之，火郁发之，方中柴胡八两用量最大，其方势总起来讲为和，有向外向上之势，开重于合，升重于降。

【论方证】

纵观小柴胡汤之条文，其具有畅达气机、透邪解热、宣通内外、枢转少阳之功效，故适用于气滞邪结证，症见口苦、咽干、目眩、胸胁苦满、寒热往来、默默不语、不欲饮食、耳聋、目赤、胸中烦闷、头痛、脉弦者。邪气内侵，少阳被郁，气机郁滞，阳气出入受阻，郁遏不能外达，则不发热而恶寒；郁极求伸，阳气亢奋，则发热而不恶寒。

正邪相争于枢机之位，互有进退，恶寒发热交替出现，次数不定，亦无规律，形成往来寒热，故往来寒热是小柴胡汤证的特有热型。少阳经脉布胸胁，邪结两胁，经气不利，故胸胁苦满。胆失疏泄，胆火内郁，影响情志，故时有心烦，默默不语。少阳火郁，胆火上炎，上扰头面诸窍，则见口苦、咽干、目眩、耳聋、目赤、头痛；胆气犯胃，胃失和降，故不欲饮食，常有作呕。以上为小柴胡汤证的主症，分别从少阳的气化特征、经络为病、脏腑功能三个方面，反映了气滞与邪结的病机特点。此外，气机郁滞，三焦气化失常致水饮内停及热入血室之血热互结亦是邪结的体现。

综观，小柴胡汤可用于外感、肝胆系统疾病、消化系统疾病、呼吸系统疾病、心脑血管疾病、神经系统疾病、妇科疾病、耳鼻喉疾病等见上述症状者。

【识方用】

1. 小柴胡汤现代处方

柴胡 24g，黄芩、人参、甘草、生姜、半夏各 9g，大枣 12 枚。
以上七味药，以水 2400mL，煮取 1200mL，去药渣，再煎取 600mL，分三次温服。

2. 小柴胡汤现代适应证

本方临床应用范围较广，西医学中多种疾病，皆可以小柴胡汤为主进行治疗，如流感，上呼吸道感染，肺炎，渗出性胸膜炎，慢性胃肠炎，急慢性胆系感染，消化性溃疡，高血压病，风心病，冠心病，心绞痛，心律失常，急慢性胃炎，急慢性肾盂肾炎，泌尿系结石，各种头痛，梅尼埃病，肋间神经痛，胆石症，肠梗阻，人流术后，产后感染，小儿各种感染性、传染性疾病及厌食症，急性黄疸型肝炎，慢性迁延性乙型肝炎，腮腺炎，疟疾，周期性精神病，类疟顽症，支气管肺炎，病毒性心肌炎等具有少阳郁滞，枢机不利，内外上下、肝胆脾胃不和之病机者。

3. 司国民教授应用小柴胡汤经验

小柴胡汤具有平衡作用，可以调节人体免疫，可用于结缔组织病、肿瘤等与免疫相关的疾病；小柴胡汤具有开合作用，可以调节人体通道，可用于一切人体分泌和排泄相关的病证；寒热往来可以是体温升高也可以是自觉症状，往来也是休作有时，可用于各种临床症状的不定时发作或发作性疾病；胸胁、血室是病位，故可用于一切胸胁相关脏腑器官疾病；心烦喜呕，默默不欲饮食是病及胃肠的症状，可用于与情绪有关的病证如情志病、脾胃疾病等。

4. 小柴胡汤加减

症见胸中烦、不呕，去半夏、人参，加瓜蒌实荡涤胸中痰热除烦；症口渴，去辛燥之半夏，加人参、天花粉甘苦凉润生津；症腹痛，去苦寒之黄芩，加芍药疏达血分、破阴结、通脾络；症胁下硬满，去滋腻之大枣，用牡蛎以软坚散结；症心悸、小便不利，去苦寒之黄芩，加茯苓利水宁心；症不渴、微发热，去人参之补益防留邪，加桂枝微汗以解表邪；症咳嗽，去人参、大枣之培补，加干姜温肺散寒、五味子敛肺止咳；兼有湿毒者，加薏苡仁健脾化湿；脾胃虚寒可以去掉黄芩，加干姜温中散寒；少阳郁热重，脾胃不虚寒，去掉生姜、半夏、大枣，加石膏，或栀子，或大黄，或芒硝清郁热。

5. 小柴胡汤合方应用

配桂枝汤治疗外感筋骨肌肉疼痛、肿瘤治疗后调理；配玉屏风散预防反复感冒；配猪苓汤治疗泌尿系肿瘤、小便不利和血尿；配三黄泻心汤治疗口舌炎症和溃疡；配吴茱萸汤治疗颠顶头痛；配二陈汤治疗多动症、慢性腮腺炎；配青蒿鳖甲汤治疗肝胆虚热、脂肪肝、酒精肝；配丹参饮治疗心脏自主神经功能紊乱；配当归芍药散治疗月经不调；配小陷胸汤治疗反复咳喘；配四物汤治疗间质性肺炎、肝郁病证；配温胆汤治疗精神障碍性疾病（刘渡舟经验）；配酸枣仁汤治疗睡眠障碍；配平胃散治疗慢性消化系统炎症；配桂枝茯苓丸治疗慢性盆腔炎；配五子衍宗丸治疗男性不育；配泽泻汤治疗突发性耳聋。

6. 小柴胡汤禁忌

邪在表或全已入里者；太阴湿热者；内有停饮者；柴胡性升散，黄芩、半夏性燥，阴虚血少者忌用。

【学医案】

1. 宋代名医许叔微运用小柴胡汤医案

董齐贤病伤寒数日，两胁挟脐痛不可忍，或作奔豚治。予视之曰：非也。少阳胆经，循胁入耳，邪在此经，故病心烦，喜呕，渴，往来寒热，默不能食，胸胁满闷，少阳证也。始太阳传入此经，故有是证。仲景云：太阳病不解，传入少阳，胁下满，干呕者，小柴胡汤主之。三投而痛止，续得汗解。（选自《伤寒九十论》）

按语： 伤寒数日，邪入少阳半表半里，少阳枢机不利，可见寒热往来、胸胁苦满、默默不欲饮食、心烦喜呕等症。此案为少阳病兼太阳证，邪结胁下，经气郁甚，则胁痛甚挟脐。此胁痛内在病机为气滞邪结，为小柴胡汤主证，如仲景言"但见一证便是，不必悉具"。治用小柴胡汤畅达气机、宣通内外、枢转少阳，故气机调顺，邪去痛止。

2. 现代名医李克绍运用小柴胡汤医案

张某，男，50岁。1973年初夏，发低烧。在楼德治疗无效，返回济南。西医检查找不出病因、病灶，每日只注射水、激素等药物，治疗两月，仍毫无效果。该院西医某大夫邀余诊。患者饮食二便均较正常，只是脉象稍显弦细，兼微觉头痛。《伤寒论》云："伤寒，脉弦细，头痛发热者，属少阳。"因与小柴胡汤原方，其中柴胡每剂用24g，共服2剂，低烧全退，患者自觉全身舒适。过了三天，患者病愈，已能上班工作。（选自《伤寒解惑论》）

按语： 发热头痛，三阳证皆可见，太阳表证之发热，头痛偏于后脑，发热与恶寒并存，伴有脉浮；阳明里证之发热，头痛在前额，必恶热不恶寒，且与口渴、脉大并见；

少阳证之发热，头痛重点在两侧，不恶寒亦不恶热，脉弦细。唯以脉为凭，浮为太阳，大为阳明，弦为少阳。本案低热，头微痛，脉略弦细，其病位在少阳，病机为少火被郁，证属少阳伤寒证，为小柴胡汤主证，故与透邪解热、调畅枢机之小柴胡汤和之而愈。

3. 近现代名医刘渡舟运用小柴胡汤医案

张某，女，59岁。患风湿性心脏病。初冬感冒，发热恶寒，头痛无汗，胸胁满，兼见心悸，时觉有气上冲于喉，更觉烦悸不安，倍感痛苦。脉来时止而有结象。此为少阳气机郁勃不舒，复感风寒，由于心阳坐镇无权，故见脉结而挟冲气上逆。此证原有风心病而又多郁，外感内伤相杂，治法：解少阳之邪，兼下上冲之气。处方：柴胡12g，黄芩6g，桂枝10g，半夏9g，生姜9g，大枣5枚，炙甘草6g。3剂后诸症皆安。（选自《刘渡舟临证验案精选》）

按语： 本案治疗用小柴胡汤加桂枝法。柴胡汤方后注云："若不渴，外有微热者，去人参，加桂枝三两，温覆微汗愈。"不渴，为邪未入里；外有微热，是兼有表邪。可见本方用于少阳病兼表邪不解之证。本案患者素有心脏病又兼感冒，出现发热、恶寒、头痛、胸胁满、心悸等少阳气机不利而兼表证不解的症状。故以小柴胡汤去人参之壅补以和解少阳，和解表里。此外，患者还突出表现为"气上冲"而致烦悸不安，故加桂枝一药，一可解表散寒，二可平冲下气，三可温通心阳。刘老常将小柴胡去人参加桂枝汤用于治疗少阳病兼心悸、气上冲等症，疗效确切。

【说明书】

名称　小柴胡汤。

处方　柴胡24g，黄芩9g，人参9g，甘草9g，生姜9g，半夏9g，大枣12枚。

方性　寒热并用，方性微凉。

方位　少阳半表半里、三焦。

方势　和中蕴向外向上之势，开重于合，升重于降。

方证　气滞邪结证。

功效　调达上下，宣通内外，和畅气机，枢转少阳。

主治　①主证是往来寒热，胸胁苦满，默默不语，不欲饮食，心烦喜呕，咽干口苦，头痛，脉弦；②各种临床症状的不定时发作或发作性疾病；③与胸胁相关脏腑器官疾病；④与情绪有关的病证如情志病、脾胃疾病等；⑤少阳郁滞，枢机不利，内外上下、肝胆脾胃不和诸证。

适应证　本方现代适用于呼吸系统疾病、心血管系统疾病、消化系统疾病、神经系统疾病等辨证属少阳郁滞、胆脾胃不和者。

煎服法　以上七味，以水2400mL，煮取1200mL，去滓，再煎取600mL，温服200mL，日三服。

禁忌　邪在表或全已入里者；太阴湿热者；内有停饮者；柴胡升散，芩、夏性燥，阴虚血少者忌用。

注意事项　服用小柴胡汤时不应服用滋补性的中药、吃辛辣刺激性的食物，否则会影响药效及疾病康复。

第八节
小陷胸汤

【知方源】

黄连一两，半夏半升（洗），栝楼实大者一枚。

上三味，以水六升，先煮栝楼，取三升，去滓，内诸药，煮取二升，去滓。分温三服。

《伤寒论》

1. 小结胸病，正在心下，按之则痛，脉浮滑者，小陷胸汤主之。（138 条）

2. 病在阳，应以汗解之，反以冷水潠之。若灌之，其热被劫，不得去，弥更益烦。肉上粟起，意欲饮水，反不渴者，服文蛤散。若不差者，与五苓散。寒实结胸，无热证者，与三物小陷胸汤。白散亦可服。（141 条）

【看方论】

1. 成无己《注解伤寒论》："病在阳，为邪在表也。法当汗出而解，反以冷水潠之，灌洗，热被寒水，外不得出，则反攻其里。弥更益烦，肉上粟起者，水寒之气客于皮肤也。意欲饮水者，里有热也，反不渴者，寒在表也，与文蛤散以散表中水寒之气。若不瘥，是水热相搏，欲传于里，与五苓散发汗以和之。始热在表，因水寒制之，不得外泄，内攻于里，结于胸膈，心下硬痛，本是水寒伏热为实，故谓之寒实结胸。无热证者，外无热而热悉收敛于里也。与小陷胸汤以下逐之。白散下热，故亦可攻。"

2. 吴崑《医方考·伤寒门第二》："三阳经表证未去而早下之，则表邪乘虚而入，故结胸。结胸者，阳邪固结于胸中，不能解散，为硬为痛也；按之则痛者，不按犹未痛也，故用小陷胸汤。黄连能泻胸中之热，半夏能散胸中之结，栝蒌能下胸中之气。然必下后方有是证，若未经下后，则不曰结胸。"

3. 柯韵伯《伤寒来苏集》："热入有浅深，结胸分大小。心腹硬痛，或连小腹不可按者，为大结胸，此土燥水坚，故脉亦应其象而沉紧。止在心下，不及胸腹，按之知痛不甚硬者，为小结胸，是水与热结，凝滞成痰，留于膈上，故脉亦应其象而浮滑也。秽物据清阳之位，法当泻心而涤痰，用黄连除心下之痞实，半夏消心下之痰结，寒温并用，温热之结自平。瓜蒌实色赤形圆，中含津液，法象于心，用以为君，助黄连之苦，且以滋半夏之燥，洵为除烦涤痰、开结宽胸之剂。虽同名陷胸，而与攻利水谷之方悬殊矣。"

4. 王子接《绛雪园古方选注·下剂》："结胸，按之始痛者，邪在脉络也。故小陷胸止陷脉络之邪，从无形之气而散。栝蒌生于蔓草，故能入络，半夏成于坤月，故亦通阴，二者性皆滑利，内通结气，使黄连直趋少阴，陷脉络之热，攻虽不峻，胸中亦如陷阵，故名陷胸。仅陷中焦脉络之邪，不及下焦，故名小。"

5. 陈修园《长沙方歌括·太阳方》："气分无形之邪结于胸膈之间。以无形而化有形，故痛不可按而为大结胸证。结于胸中脉络之间，入于有形之经络，而仍归于无形，故正在心下，按之则痛，而为小结胸证。方用黄连以解心下之热，半夏以疏脉络之结，瓜蒌延蔓似络，性寒凉而实下行，所以导心下脉络之结热从下而降也。若大结胸证亦用此汤，药不及病，多死。又曰：气，无形者也，经，有形者也。以无形之邪结于胸膈之内，故用大黄、甘遂辈，从有形之肠胃而解。结于脉络之间，又用黄连、半夏辈，从无形之气分而散。此经、气互相贯通之理。"

6. 费伯雄《医方论·攻里之剂》："小陷胸汤非但治小结胸，并可通治夹滞时邪，不重不轻，最为适用。"

7. 张锡纯《医学衷中参西录·医论》："此证乃心君之火炽盛，铄耗心下水饮，结为热痰（脉现滑象，是以知为热痰，若但有痰而不热，当现为濡象矣），而表阳又随风内陷，与之互相胶漆，停滞于心下为痞满，以杜塞心下经络，俾不流通，是以按之作痛也。为其病因由于心火炽盛，故用黄连以宁息心火，兼以解火热之团结，又佐以半夏开痰兼能降气，栝蒌涤痰兼以清热，其药力虽远逊于大陷胸汤，而以分消心下之痞塞，自能胜任有余也。然用此方者，须将栝蒌细切，连其仁皆切碎，方能将药力煎出。"

【通方解】

方中黄连苦寒，清泄心下热结；半夏辛温，祛痰涤饮开结，两味合用，苦降辛开，善治痰热互结之证。瓜蒌实清热化痰，宽胸散结，既能配黄连清泄热邪，又能助半夏化痰开结，三药合用，相辅相成，使痰热各自分消，结滞得以开散，为治心下痰热互结之名方。因其药力比大陷胸汤轻而缓和，故名小陷胸汤。

【析方性】

小陷胸汤证病机为痰热相结，治宜清热涤痰，宽胸散结。方中黄连大苦大寒，清泄而燥，泄降纯阴，既清热泻火，又燥湿祛痰，《神农本草经》言其"主热气"。瓜蒌实味苦气寒，最能下气涤秽，清热豁痰，尤善消郁开胃，又可解渴生津，通胸膈之痹。半夏辛温化痰开结。小陷胸汤寒热并用，但邪热结聚是其主要病理因素，热者寒之，因此为一首偏于寒凉的处方。

【辨方位】

本方用于伤寒表证误下，邪热内陷与痰浊结于心下的小结胸病。痰热互结心下或胸膈，气郁不通，故胃脘或心胸痞闷，按之则痛。方中黄连主入心、胃、脾经，《名医别录》

言其可治"五脏冷热……调胃，厚肠，益胆"，《药类法象》言其"泻心火，除脾胃中湿热，治烦躁恶心，郁热在中焦，兀兀欲吐，心下痞满，必用药也"。其作用偏于心及中焦脾胃，最清心胃之火，除中焦湿热。瓜蒌入肺、胃二经，清热涤痰，《医学衷中参西录》言其"能开胸间及胃口热痰"。半夏归脾、胃、肺经，具有燥湿化痰、降逆止呕、消痞散结的功效。综上，小陷胸汤功在清热化痰，宽胸散结，其方位作用在胸膈及心下胃脘。

【明方势】

小陷胸汤方势以降泄为主，方中黄连味苦性寒，其势降泄下行，善泄上中焦之热；瓜蒌实味甘性润，甘能补肺，润能降气，为治嗽之要药。《本草纲目》云："张仲景治胸痹痛引心背，咳唾喘息，及结胸满痛，皆用栝楼实，乃取其甘寒不犯胃气，能降上焦之火，使痰气下降也。"《本草思辩录》："栝楼实之长，在导痰浊下行，故结胸胸痹，非此不治。"胸有痰者，以肺受火逼，失降下之令，得甘缓润下之助，则痰自降。半夏性辛，与黄连合用，一苦一辛，泄热开结，体现辛开苦降之法；与瓜蒌相伍，润燥相得，是清热化痰，散结开痞的常用组合。

【论方证】

小陷胸汤具清热祛痰开结的功用，为治疗痰热内结证的良方，适用于胸膈及心下胃脘之痰热互结证，主治证候为胸膈、心下满闷、按之则痛，或者心胸闷痛，伴有咳痰黄稠、舌红苔黄腻、脉滑数等症状。

历代医家对小陷胸汤的临床运用颇多阐发，据《内台方义》记载，小陷胸汤治心下结痛，气喘而闷者。《丹溪心法》介绍："治食积及痰壅滞而喘急者，为末糊丸服之。"《张氏医通》云："凡咳嗽面赤，胸腹胁常热，惟手足有凉时，其脉洪者，热痰在膈上也，小陷胸汤。"

【识方用】

1. 小陷胸汤现代处方

黄连3g，半夏（洗）6g，瓜蒌实15g。

上三味，以水1200mL，先煮瓜蒌实至600mL，去滓，内黄连、半夏，煮至400mL，去滓。分三次温服。

2. 小陷胸汤现代适应证

临床上无论是邪热与痰浊互结于心下结聚之痰热影响胃腑，还是向上影响肺之宣降，凡属痰热互结，症见胸胁痞满、按之疼痛，或咳嗽、痰黏、便秘、苔黄腻、脉浮滑者皆可用之。既可治疗消化系统疾病，如食道炎、食道贲门失弛缓症、急慢性胃炎、急性胆囊炎、慢性肝炎等；又可治疗呼吸系统疾病，如急慢性支气管炎、肺炎、肺气肿、渗出性胸膜炎等；另可用于心血管疾病如高脂血症、高血压、不稳定型心绞痛等。

3.小陷胸汤加减

胸闷较甚，加枳实以破气除痞；心胸闷痛，加柴胡、桔梗、郁金、赤芍等以行气活血止痛；咳痰黄稠难咯者，可减半夏用量，加胆南星、贝母等以清润化痰；胃脘痛明显者，加郁金、柴胡、川楝子行气止痛；若恶心呕吐者，加竹茹、陈皮、生姜等和胃止呕。

4.小陷胸汤禁忌

脾胃虚寒患者不宜用本方；本方禁止与川乌、草乌搭配服用。

【学医案】

1.明代名医孙一奎运用小陷胸汤医案

徐某，每日午发热，直至天明，夜热更甚，右胁胀痛，咳嗽吊痛，坐卧俱痛，脉尺弦大，右滑大搏指，此肝胆之火为痰所凝，郁而为疼，夜甚者，肝邪实也。乃以小陷胸汤为主。瓜蒌30g，黄连9g，半夏6g，前胡、青皮各3g，水煎饮，夜服当归芦荟丸微下之，夜半痛止热退，两帖全安。（选自《赤水玄珠》）

按语： 本案为小结胸证波及胸胁，症见发热、胁痛甚，病机为痰热结于胁肋，脉象亦是辨证眼目，脉滑大，滑主痰壅，大主热盛。治疗应清热涤痰开结，小陷胸汤寒凉降泄，正适于胸膈及心下胃脘之痰热互结证，此案用之合乎病机。本案病机除痰热内陷外，尚有肝火郁滞一环，以右胁胀痛，脉弦大为凭，故在小陷胸汤清泄痰热的同时，加前胡、青皮并配服当归龙荟丸以疏泄肝火。服之使痰热得清，郁火得泄，则发热自除。

2.清代名医王孟英运用小陷胸汤医案

朱庆云室，年六十六岁。初发热即舌赤无津，钱、丁、任、顾诸医皆云高年液少，津涸堪忧。甘润之方，连投八剂，致神惝耳聋，不饮不食，沉沉欲寐，呃忒面红，势已濒危。徐德生嘱其延孟英图之，审其脉弦滑而数，视其舌绛而扪之甚燥。然体丰呼吸不调，呃声亦不畅达。合脉证与体而论之，虽无脘闷拒按之候，确是肝阳内炽，痰阻枢机，液不上承，非津涸也。剂以小陷胸汤，加茹、蒌、旋、菖、枇杷叶、苏叶。一饮而夜得微汗，身热即退。次日，痰嗽大作，舌滑流涎，病家诧曰：奇矣。许多润药，求其润而愈燥。何以此剂一投，而反津津若是耶？殆仙丹矣。三帖后，更衣呃止，痰嗽亦减，渐进稀粥，改用沙参、紫菀、苡、斛、归、茹、麦冬、瓜子。服数帖溲畅餐加，而觉肢麻头晕，予参、芪、归、芍、橘、半、熟地黄、天麻、石英、牛膝、茯苓、桑枝，补虚、息风、化痰而健。（选自《王孟英医案》）

按语： 该患者见发热、舌赤无津，医者从热盛津亏辨治，屡投甘润之剂，助湿生热，致神惝耳聋，不饮不食，沉沉欲寐。脉弦滑而数提示肝阳内炽，痰热内阻，枢机不利，津不上达。小陷胸汤擅清热豁痰开结，宣畅气机，另以茹、蒌、旋、菖、枇杷叶、苏叶解表宣肺，宽胸畅中，则中上二焦之气机通达，津液得以正常布散，故热退津回。

3.近现代名医刘渡舟运用小陷胸汤医案

孙某，女，58岁。胃脘作痛，按之则痛甚，其疼痛之处向外鼓起一包，大如鸡子，濡软不硬。患者恐为癌变，急到医院行X光钡餐透视，因需排队等候，心急如火，乃请中医治疗。切其脉弦滑有力，舌苔白中带滑。问其饮食、二便，皆为正常。辨为痰热内凝，脉络瘀滞之证。为疏小陷胸汤：糖瓜蒌30g，黄连9g，半夏10g。共服3剂，大便解下许多黄色黏液，胃脘之痛立止遂消，病愈。（选自《刘渡舟临证验案精选》）

按语：患者胃脘作痛，按之痛甚，提示实邪结聚。脉弦滑、苔白滑均为痰浊之脉，此案病位在胃脘，病机为痰热痹阻，胃络瘀滞。小陷胸汤中瓜蒌清热化痰，宽胸散结，配黄连清泄热邪，协半夏化痰开结，使痰热各自分消，结滞得以开散。服本方后，大便泻下黄色黏涎，乃是痰涎下出的现象。本方可用于治疗急性胃炎、渗出性胸膜炎、支气管肺炎等属痰热凝结者。若兼见少阳证胸胁苦满者，可与小柴胡汤合方应用。

【说明书】

名称　小陷胸汤。

处方　黄连3g，半夏（洗）6g，瓜蒌实15g。

方性　寒凉。

方位　胸膈及心下胃脘。

方势　降泄。

方证　胸膈及心下胃脘之痰热互结证。

功效　清热化痰，宽胸散结。

主治　胸脘痞闷，按之则痛，或心胸闷痛，或咳痰黄稠，舌红苔黄腻，脉滑数等。

适应证　本方现代适用于消化系统疾病、呼吸系统疾病、心血管疾病辨证属痰热互结者。

煎服法　上三味，以水1200mL，先煮瓜蒌，取600mL，去滓，内诸药，煮取400mL，去滓。分温三服。

禁忌　脾胃虚寒患者不宜使用，容易引发寒证加剧；禁止与川乌、草乌搭配服用，可能引发毒副反应。

注意事项　忌食生冷、辛辣、油腻、刺激性食物，这些食物不利于药物有效成分的吸收，进而影响药效。

第九节
五苓散

【知方源】

猪苓十八铢（去皮），泽泻一两六铢，白术十八铢，茯苓十八铢，桂枝半两（去皮）。上五味，捣为散，以白饮和服方寸匕，日三服，多饮暖水，汗出愈。如法将息。

《伤寒论》

五苓散主之

1. 太阳病，发汗后，大汗出，胃中干，烦躁不得眠，欲得饮水者，少少与饮之，令胃气和则愈。若脉浮，小便不利，微热消渴者，五苓散主之。（71条）

2. 发汗已，脉浮数烦渴者，五苓散主之。（72条）

3. 伤寒汗出而渴者，五苓散主之。（73条）

4. 中风发热，六七日不解而烦，有表里证，渴欲饮水，水入则吐者，名曰水逆，五苓散主之。（74条）

5. 本以下之，故心下痞，与泻心汤，痞不解，其人渴而口燥，烦，小便不利者，五苓散主之。（156条）

6. 霍乱，头痛发热，身疼痛，热多欲饮水者，五苓散主之；寒多不用水者，理中丸主之。（386）

与五苓散

7. 病在阳，应以汗解之，反以冷水潠之，若灌之，其热被劫，不得去，弥更益烦，肉上粟起，意欲饮水，反不渴者，服文蛤散；若不差者，与五苓散。（141条）

宜五苓散

8. 太阳病，寸缓关浮尺弱，其人发热汗出，复恶寒，不呕，但心下痞者，此以医下之也。如其不下者，患者不恶寒而渴者，此转属阳明也。小便数者，大便必硬，不更衣十日，无所苦也。渴欲饮水，少少与之，但以法救之。渴者，宜五苓散。（244条）

《金匮要略》

1.《痰饮咳嗽病脉证并治第十二》：假令瘦人脐下有悸，吐涎沫而癫眩，此水也，五苓散主之。

2.《消渴小便不利淋病脉证并治第十三》：脉浮，小便不利，微热消渴者，宜利小便、发汗，五苓散主之。

3.《消渴小便不利淋病脉证并治第十三》：渴欲饮水，水入则吐者，名曰水逆，五苓散主之。

【看方论】

1. 成无己《伤寒明理论》："五苓之中，茯苓为主，故曰五苓散。茯苓味甘平，猪苓味甘平，虽甘也，终归甘淡。《内经》曰：'淡味渗泄为阳。'利大便曰攻下，利小便曰渗泄。水饮内蓄，须当渗泄之，必以甘淡为主，是以茯苓为君，猪苓为臣。白术味甘温，脾恶湿，水饮内蓄，则脾气不治，益脾胜湿，必以甘为助，故以白术为佐。泽泻味咸寒，《内经》曰：'咸味下泄为阴。'泄饮导溺，必以咸为助，故以泽泻为使。桂味辛热，肾恶燥，水蓄不行，则肾气燥。《内经》曰：'肾恶燥，急食辛以润之。'散湿润燥可以桂枝为使。"

2. 方有执《伤寒论条辨》："以证有里而人燥渴，故用四苓以滋之，以表在而脉浮数，故凭一桂以和之，谓五苓散能两解表里者，此也……五苓散者，润津液而滋燥渴，导水饮而荡结热，所以又得为消痞满之治也。"

3. 喻嘉言《尚论篇》："五苓利水者也，其能止渴而救津者，何也？盖胃中之邪热，既随小水而渗下，则利其小水，而邪热自消矣。邪热消则津回而渴止，大便且自行矣。正《内经》通因通用之法也。"

4. 李中梓《伤寒括要》："淡味渗泄为阳，内蓄水饮，须渗泄之，故以二苓泽泻为主。脾土强旺，则水饮不敢停留，故以白术为佐。水蓄则肾燥，经曰：肾苦燥，急食辛以润之，故用桂为向导之使。"

5. 程应旄《伤寒论后条辨》："五苓散能通调水道，培助土气，其中复有桂枝以宣通卫阳。停水散，表里和，则火热自化，而津液得发，烦与渴不必治而自治矣。然犹多服暖水令汗出者，上下分消其水湿也。是则五苓散与桂枝、麻黄二汤，虽同为太阳经之药，一则解肌发汗而治表，一则利小便渗热而治里，标与本所主，各有别矣。"

6. 柯韵伯《伤寒来苏集》："水者肾所司也，泽泻味咸入肾，而培水之本。猪苓黑色入肾，以利水之用。白术味甘归脾，制水之逆流。茯苓色白入肺，清水之源委，而水气顺矣。然表里之邪，谅不因水利而顿解，故必少加桂枝，多服暖水，使水津四布，上滋心肺，外达皮毛，溱溱汗出，表里寒热两除也。"

7. 罗东逸《古今名医方论》："伤寒之用五苓，允为太阳寒邪犯本，热在膀胱，故以五苓利水泻热。然用桂枝者，所以宣邪而仍治太阳也。杂症之用五苓者，特以膀胱之虚，寒水为壅，兹必肉桂之厚以君之，而虚寒之气始得运行宣泄。二症之用稍异，不可不辨。加茵陈为茵陈五苓散，治酒积黄疸。盖土虚则受湿，湿热乘脾，黄色乃见。茵陈专理湿热，发黄者所必用也；佐以五苓，旺中州，利膀胱；桂为向导，直达热所，无不克矣。"

8. 陈尧道《伤寒辨证》："五苓散本表里两解之药，今知之用桂枝者鲜矣，殊不知欲兼治表，必用桂枝，专用利水，则宜肉桂，以肉桂辛热能引诸药直达热邪蓄结之处，故茯苓、猪苓味淡，所以渗水涤饮也；泽泻味咸，所以泻肾邪止渴也，白术味甘，所以燥脾逐湿也。兼以桂有化气之功，如经曰，膀胱者州都之官，津液藏焉，气化则能出矣，浊阴既出下窍，则清阳自出上窍，又热随溺而泄，则发热口渴之证，不治自愈。"

9. 钱潢《伤寒溯源集》："其立方之义，用桂以助肾脏蒸腾之气，更用诸轻淡以沛肺家下降之功，使天地阴阳之气交通，气化流行，而上下之气液皆通矣。"

10. 张锡驹《伤寒论直解》："散者，取四散之意也。茯苓、泽泻、猪苓淡味而渗泄者也。白术助脾气以转输，桂枝从肌达表，外窍通而内窍利矣。"

11. 尤在泾《金匮要略心典》："瘦人不应有水，而脐下悸，则水动于下矣；吐涎沫则水逆于中矣，甚而颠眩，则水且犯于上矣。形体虽瘦而病实为水，乃病机之变也。颠眩即头眩。苓、术、猪、泽甘淡渗泄，使肠间之水从小便出。用桂者，下焦水气，非阳不化也。曰多服暖水汗出者，盖欲使表里分消其水，非夹有表邪而欲两解之谓。"

12. 吴谦《医宗金鉴》："悸者，筑筑然跳动病也。上条心下有悸，是水停心下为病也，此条脐下有悸，是水停脐下为病也。若欲作奔豚，则为阳虚，当以茯苓桂枝甘草大枣汤主之；今吐涎沫，水逆胃也，颠眩，水阻阳也，则为水盛，故以五苓散主之。""是方也，乃太阳邪热入腑，水气不化，膀胱表里药也。一治水逆，水入则吐；一治消渴，水入则消。夫膀胱者，津液之府，气化则能出矣。邪热入之，若水盛则水壅不化而水蓄于上，膀胱之气化不行，致小便不利也。若热盛则水为热耗，而水消于上，膀胱之津液告竭，致小便不利也。"

13. 王子接《绛雪园古方选注·下剂》："苓，臣药也。二苓相辅，则五者之中，可为君药矣，故曰五苓。猪苓、泽泻相须，藉泽泻之咸以润下；茯苓、白术相须，藉白术之燥以升精。脾精升则湿热散而小便利，即东垣欲降先升之理也。然欲小便利者，又难越膀胱一腑，故以肉桂热因热用，内通阳道，使太阳里水引而竭之，当知是汤专治留着之水渗于肌肉而为肿满。若水肿与足太阳无涉者，又非对证之方也。"

14. 黄元御《伤寒悬解·太阳经上篇》："五苓散，桂枝行经而发表，白术燥土而生津，二苓、泽泻，行水而泻湿也。多服暖水，蒸泻皮毛，使宿水亦从汗散，表里皆愈矣。"

15. 唐容川《血证论》："仲景此方，治胸满发热，渴欲饮水，小便不利，而用桂枝入心以化胸前之水结，余皆脾胃中州之药，使中上之水得通于下，则小便利，散于上则口渴除，达于外则身热解。今遇小便不利，便用五苓散，虽云桂入膀胱化气，然桂实心肝之药，火交于水，乃借治法，不似附子、台乌，本系膀胱正药也。且阴水可用，而阳水绝不可用。"

【通方解】

君药泽泻甘寒，入肾、膀胱之经，利水渗湿；茯苓、猪苓甘淡，通膀胱利水湿为臣；佐以白术补气健脾燥湿，合茯苓加强健脾祛湿之功；使以桂枝外解太阳表邪，内助膀胱气化，气化则水自行。

【析方性】

五苓散可治"脐下有悸，吐涎沫而癫眩"的痰饮病，"病痰饮者，当以温药和之"，水湿停聚，是为阴邪，当以阳温化之，可以窥见五苓散之方性当为温。《中国药典》记载泽泻性味甘寒，茯苓、猪苓性味甘淡平，白术性味甘苦温，桂枝性味辛甘温。五苓散全方由甘味药组成，整体偏温性。

五苓散中仅泽泻为寒性药，《神农本草经》言其"消水，养五脏"，与茯苓、猪苓相伍可加强全方利水功效，又"温清并用"，防温阳太过生内热。茯苓、猪苓虽属平性，但《医学启源》中茯苓"性温，味淡"，《药性论》言猪苓"微热"，可知二苓亦取其性温之意。白术、桂枝皆为温热药，李东垣《珍珠囊补遗药性赋》言白术为热性，"消痰壅，温胃兼止吐泻"，《本经疏证》记载桂枝"曰通阳，曰利水"。阳气温煦无力而生水湿，白术健脾燥湿行气、桂枝温阳化气，均可助行利水之功。五苓散之配伍，整方偏温，共行温阳化气而利水之功。

【辨方位】

柯韵伯言"肺气不化，金不生水，不能下输膀胱"，五苓散与膀胱、肺、胃等脏腑都有密切联系。伤寒名家李克绍先生提出五苓散属于水停三焦；水液有外泛为汗之趋势，太阳病患者汗出或无汗发表，都可导致水液下输膀胱之趋势减弱，最终水停三焦形成太阳蓄水证，故三焦气化不足是形成太阳蓄水证的内在依据。五苓散之"位"在三焦，包括肺、脾、肾与膀胱。

三焦含义大致可概括为三类，一是脏腑三焦，《素问·灵兰秘典论》曰："三焦者，决渎之官，水道出焉。"五苓散温阳化气，三焦气化复常，则水道通畅，水液从汗、尿而散。二是部位三焦，即肺、脾、肾、膀胱所处三焦的位置。据《中国药典》的归经记载，桂枝归肺经，宣散水液为汗，为疏散上焦之药；白术归脾经，健脾燥湿，为疏通中焦之药；泽泻、二苓均归肾经或膀胱经，化下焦水液为尿液，为疏利下焦之药。药物相互配伍作用于脏腑，则"水精四布，五经并行"。三是有名有形之三焦。《金匮要略·脏腑经络先后病脉证第一》："腠者，是三焦通会元真之处。"腠指分布于周身之皮肤肌肉脏腑组织之间的各种各样的组织间隙，三焦、腠理共同调节水液代谢。五苓散发挥利水渗湿、温阳化气的功效，其方位在三焦。

【明方势】

《伤寒论》第71条："太阳病，发汗后……若脉浮，小便不利，微热消渴者，五苓散主之。"第73条："伤寒汗出而渴者，五苓散主之。"第75条："中风发热，六七日不解而烦，有表里证……五苓散主之。"可知五苓散治疗外有表邪、内有水停之证。方中君药泽泻及臣药茯苓、猪苓淡渗利水，奠定全方整体向下之势；白术健脾燥湿，护中焦而化水液；桂枝辛散，发汗兼通阳，使水液向外发散而除。并且人体正常津液代谢应"水精四布，五经并行"，津液输布异常，水液可停聚三焦腠理各个部位，五苓散中五药遍布上、中、下三焦，自然有通达三焦腠理之力，停聚于人体各处之水在五苓散的作用下，既能随汗液向外发散，又能向内进入水道通行，既能向上输布解口渴，又能向下通利小便。因此，五苓散之方"势"是升、降、出、入。

【论方证】

仲景在《伤寒杂病论》中运用五苓散治疗的病证有伤寒病、太阳病、中风发热、水逆、心下痞、霍乱、痰饮等，病机均为气化不利，脾不转输而致水饮内停。临床主要症状：小便不利，微发热，口渴欲饮，甚则烦渴，饮而不解，或水入即吐，脐下动悸，口吐涎沫，癫晕目眩，霍乱，身热疼痛伴吐利，脉浮或浮数等。本方捣散服取"散者，散也"之意，以白饮（米汤）和服，温散水湿，后服暖水以助宣开膀胱郁闭之气，解其表邪，全方共奏健脾利水、温阳化气、表里双解、内利水湿、外散表邪之功。

五苓散以泽泻为君，利水渗湿，甘淡性寒，入膀胱和肾经，专注解决膀胱气化不利；茯苓、猪苓助泽泻之功而为臣，加上茯苓的健脾作用，既利湿又和中；白术健脾燥湿，又能发挥"以温药和之"的效果；桂枝不仅可以解表还可以助膀胱气化，温通经脉，通阳化气。

《伤寒论》71条"脉浮，小便不利，微热消渴"是五苓散证之核心。在太阳表证的基础上，"消渴""烦渴""汗出而渴""渴欲饮水""渴而口燥烦""热多欲饮水"及"小便不利"，可看出口渴和小便不利是太阳蓄水证之重点，津液不能上承是直接原因，故以五苓散复三焦气化之功，使水道通调而病愈。

"病痰饮者，当以温药和之"，五苓散之白术、桂枝正是此意，白术甘苦温，燥湿健脾，桂枝辛甘温，温阳化气通水道，故五苓散还可治疗"瘦人脐下有悸，吐涎沫而癫眩"的痰饮病。霍乱见表邪的症状时，应用五苓散利水湿解表邪的功效，利水而温阳，疏通三焦水道，使水液停止上逆，并"利小便以实大便"，使清升浊降，表邪得解，里气相和。至于黄疸，《金匮要略》言："诸病黄家，但利其小便。"《温病条辨》中记载："诸黄疸小便短者，茵陈五苓散主之。"吴鞠通认为"小便不利"是黄疸不退之根本，以五苓散为本利水而祛湿，加茵陈为标清热而退黄。此外吴鞠通还以五苓散加寒水石治疗湿热下利，五苓散加防己、桂枝、薏苡仁治霍乱伴转筋等，均以"利小便"为第一要义，极大地扩展了五苓散的使用范围。

【识方用】

1. 五苓散现代处方

泽泻 20g，茯苓 12g，猪苓（去皮）12g，白术 12g，桂枝（去皮）8g。

上五味，为细末，以 200mL 米汤和服 3g，后多饮暖水。汗出愈。也可做煎剂，但水逆证仍以散服效佳。

2. 五苓散现代适应证

（1）泌尿系统疾病：尿潴留、尿崩、肾病综合征、急慢性肾炎、前列腺炎等属三焦气化不利、水液停聚者，均可用五苓散方加减治疗，效果颇佳。

（2）神经系统疾病：头痛、眩晕、脑水肿、缺血性脑卒中等神经系统疾病合并水液代谢障碍，头晕欲吐，小便不利者。

（3）特发性水肿：主要表现为神疲乏力、食少纳呆、脘腹胀满、口舌或淡或白滑或黄腻等证。

（4）皮肤病：带状疱疹、特应性皮炎、荨麻疹、湿疹、过敏性皮炎、干燥综合征等，水湿泛溢皮肤或气化无力津液不能濡养皮肤，可用五苓散。

（5）心功能不全、扩张型心肌病、慢性心力衰竭、冠心病等：心气不足，鼓动无力，水湿停聚影响心功能，属本虚标实，五苓散益气活血，温阳利水，为心脏减负。

（6）肥胖、高脂血症等：表现有纳呆，乏力，舌苔白腻，脉滑，属脾虚水停者。

（7）慢性腹泻：治疗应醒脾、调肾、温阳，泄泻伴纳呆、腹胀属脾虚湿盛者，均可以五苓散加减治疗。

（8）急慢性肠胃炎：病机多为外感湿邪，脾失健运，五苓散可祛外邪，健脾除湿，以复健运。

（9）肝硬化腹水："急则治其标"，可用五苓散联合西药尽快消除腹腔积液。

（10）妇科疾病：盆腔炎、盆腔积液、带下病、经期腹泻、阴痒、妊娠剧吐等，妇人以血为本，血不利则为水，水湿停滞为妇科疾病的主要病机之一，可用五苓散调节水液代谢。

（11）儿科疾病：小儿腹泻、小儿遗尿、小儿神经性尿频、新生儿黄疸、小儿水疝等，小儿有"稚阳未充，稚阴未长"、肺常不足、脾常不足、肾常虚的特点，疾病因外感湿热，脾胃虚弱而致，可用五苓散。

（12）滑膜炎、血栓性静脉炎等：水湿停聚于关节、软组织、血管，导致肿胀、瘀滞、疼痛、活动障碍，可用五苓散温阳利水。

（13）梅尼埃病：梅尼埃病属于中医"眩晕"范畴，多由痰湿阻滞、蒙蔽清窍所致，因而用五苓散以化痰湿，则耳窍通利。

3. 五苓散加减

若热甚，去桂，名四苓散；若寒湿甚，加苍术（辛苦温燥，燥湿健脾之力更强），名苍桂五苓散；若湿热发黄，便秘烦渴，加茵陈（清利湿热，利胆退黄），名茵陈五苓散；中焦积热，加羌活，名元戎五苓散；本方加石膏、滑石、寒水石，以清六腑之热，名桂苓甘露饮；本方单用肉桂、茯苓等份，做蜜丸，名桂苓丸，治冒暑烦渴，引饮过多，腹胀便赤；治疗水疝，疼痛，加川楝子（疏肝泄热，行气止痛）；治无病而渴，与病瘥后渴者，加人参，名春泽汤；本方倍桂，加黄芪如术之数，治伤暑大汗不止。

4. 五苓散禁忌

湿热体质患者禁用；本方入汤剂不宜久煎；服药期间禁食生冷、辛辣、油腻之品。

【学医案】

1. 清代名医叶天士运用五苓散医案

程（此为原文，即患者程某之意），诊脉肝部独大，脾胃缓弱，平昔纳谷甚少，而精神颇好，其先天充旺，不待言矣，目今水泻，少腹满胀。少腹为厥阴肝位，由阴阳不分，浊

踞于下，致肝失疏泄，当以五苓散导水利湿，仿古急开支河之法。(选自《临证指南医案》)

按语：该患者主诉水泻，少腹胀满，脉象特点为"肝部独大、脾胃缓弱"，提示肝强脾弱。肝木克脾胃之土，脾失健运，胃失纳化，表现为纳谷甚少。足厥阴肝经绕阴器，上达小腹，故云"少腹为厥阴肝位"，水湿下注，肝失疏泄则少腹满胀；由于水湿停滞于肠府，阻滞气机，大肠传导失司，则出现水泻。此水泻的病机关键在于浊阴下注膀胱，气化失司，治当利小便，小便利则大便实。五苓散利水渗湿，水湿从小便去，湿去气顺，肝气条畅，满胀自除。叶氏于此案后补充，若因水湿停滞于膀胱而出现腹胀满、下肢浮肿、小便不利、大便溏等表现，均以开太阳为主。

2. 近现代名医刘渡舟运用五苓散医案

河北晋县，王某，男，18 岁。患癫痫病，屡用苯妥英钠等抗癫痫药物不能控制其发作。自述每次发作前感觉有一股气从小腹往上冲逆，至胃则呕，至心胸则烦乱不堪，上至头则晕厥而不知人事。少顷，其气下移而苏醒。素常小便短少，频数不利，大便正常。舌质淡嫩苔薄，脉沉滑。此水蓄膀胱，上逆而冒蔽清阳之证。用泽泻 18g，茯苓 12g，猪苓 10g，白术 10g，桂枝 10g，肉桂 3g。三剂后，服药后小便畅利，而后病发次数减少。连服 9 剂，癫痫发作竟得以控制。(选自《伤寒挈要》)

按语：《金匮要略·五脏风寒积聚病脉证并治第十一》云："阴气衰者为癫，阳气衰者为狂。"阴气太虚，固致神明失养而成癫；阴阳皆虚，不能相交，所以产生癫狂。该患者小便短少，频数不利，舌脉也是一派湿聚之象，可知该案属水湿停聚下焦，膀胱为寒水所困，气化失司，气逆上冲，蒙蔽清窍，则癫痫发作。《金匮要略·痰饮咳嗽病脉证并治第十二》："假令瘦人脐下有悸，吐涎沫而癫眩，此水也，五苓散主之。"以五苓散利水渗湿，使水随小便而去，同时助膀胱恢复气化功能，三焦通利，气机复常，疾病缓解。

3. 现代名医李克绍运用五苓散医案

国某，男，64 岁，社员，阳谷县石门宋公社国庄大队人。于 1975 年 3 月 16 日就诊，患者上肢及颈项部患湿疹，已两年多，虽迭经治疗，服中西药甚多，疗效不显，时轻时重，本次发作已月余，症见两上肢及颈部密布粟粒样疹点，渗水甚多，点滴下流，轻度瘙痒，身微恶寒，汗出较多，口干饮水，大便正常，小便略黄，舌苔薄白，脉濡缓略浮，证属阳虚不能化气利水，湿邪郁于肌表，津液但能向上向外，而通调水道的功能迟滞。治宜温阳化气利水，药用五苓散方：茯苓 15g，桂枝 9g，泽泻 9g，白术 9g，苡仁 24g(代猪苓)。水煎服，3 剂。3 月 19 日复诊：患者服第一剂后，患处渗水即明显减少，全身出汗亦基本停止，恶寒消失，口干减轻。此是阳化水降，原方再服 3 剂。一年后随访，未见复发。(选自《伤寒解惑论》)

按语：本案患者湿疹两年余，时轻时重，皮损有渗水多的特点，伴有恶寒，口干，结合苔薄白、脉濡缓略浮，可知该患者皮肤疾病为水湿停滞所致。该患者属于阳虚不能温煦气化，使得水液停聚于肌肤，发为湿疹。由于水液代谢失常，原本上承滋润口咽的津液无法正常输送，因而口干。"伤寒汗出而渴者，五苓散主之"，应用五苓散以温阳化气，通调水道，使上下通利，水液正常输布，停聚的水湿得以从汗、从小便而解。

【说明书】

名称　五苓散。

处方　泽泻 20g，茯苓 12g，猪苓（去皮）12g，白术 12g，桂枝（去皮）8g。

方性　甘淡而温。

方位　三焦。

方势　升降出入。

方证　太阳蓄水证、水湿内停证之霍乱。

功效　利水渗湿，温阳化气。

主治　①外有表证，内停水湿。头痛发热，烦渴欲饮，或水入即吐，小便不利，舌苔白，脉浮。②痰饮，脐下动悸，吐涎沫而头眩，或短气而咳者。③通治诸湿腹满，水饮水肿，呕逆泄泻，水寒射肺，或喘或咳，中暑烦渴，身热头痛，膀胱积热，便秘而渴，霍乱吐泻，痰饮湿疟，身痛身重。

适应证　本方现代适用于泌尿系统疾病、神经系统疾病、消化系统疾病、皮肤病、风湿免疫系统疾病等辨证属水湿内停者。

煎服法　捣为散，以 200mL 米汤和服 3g，日三服，多饮暖水，汗出愈。如法将息。

禁忌　湿热者忌用。

注意事项　入汤剂不宜久煎，禁生冷、辛辣、油腻饮食。

第十节
乌梅丸

【知方源】

乌梅三百枚，细辛六两，干姜十两，黄连一斤，当归四两，附子六两（炮），蜀椒四两（去汗），桂枝六两，人参六两，黄柏六两。

上十味，异捣筛，合治之，以苦酒渍乌梅一宿，去核，蒸之五升米下，饭熟，捣成泥，和药令相得，内白中，与蜜杵二千下，丸如梧桐子大，先食饮，服十丸，日三服，稍加至二十丸。禁生冷、滑物、臭食等。

《伤寒论》

伤寒脉微而厥，至七八日肤冷，其人躁，无暂安时者，此为脏厥，非蛔厥也。蛔厥者，其人当吐蛔。今病者静，而复时烦者，此为脏寒。蛔上入其膈，故烦，须臾复止。得食而呕，又烦者，蛔闻食臭出，其人常自吐蛔。蛔厥者，乌梅丸主之。又主久利。（338 条）

《金匮要略》

《金匮要略·趺蹶手指臂肿转筋阴狐疝蛔虫病脉证治》：蛔厥者，当吐蛔，今病者静而复时烦，此为脏寒，蛔上入膈故烦，须臾复止，得食而呕，又烦者，蛔闻食臭出，其人常自吐蛔，蛔厥者，乌梅丸主之。

【看方论】

1. 成无己《注解伤寒论》："肺主气，肺欲收，急食酸以收之，乌梅之酸，以收肺气。脾欲缓，急食甘以缓之，人参之甘，以缓脾气。寒淫于内，以辛润之，以苦坚之，当归、桂、椒、细辛之辛，以润内寒。寒淫所胜，平以辛热，姜、附之辛热，以胜寒。蛔得甘则动，得苦则安，黄连、黄柏之苦，以安蛔。"

2. 许宏《金镜内台方议》："故用乌梅为君，其味酸能胜蛔；以川椒、细辛为臣，辛以杀虫；以干姜、桂枝、附子为佐，以胜寒气，而温其中；以黄连、黄柏之苦以安蛔；以人参、当归之甘，而补其中，各为使。以其蛔虫为患，为难比寸白虫等剧用下杀之剂，故用制之方也。"

3. 张璐《伤寒缵论》："乌梅丸中，酸苦辛温互用，以治阴阳错乱之邪，胃中之寒热和而蛔自安矣。厥阴多主下利厥逆，所以久利而变脓血，亦不出此主治也。"

4. 尤在泾《伤寒贯珠集》："古云蛔得甘则动，得苦则安。又曰蛔闻酸则静，得辛热则止。故以乌梅之酸，连、柏之苦，姜、辛、归、附、椒、桂之辛，以安蛔温脏而止其厥逆。加人参者，以蛔动中虚，故以之安中而止吐，且以御冷热诸药之悍耳。"

5. 王子接《绛雪园古方选注·和剂》："乌梅渍醋，益其酸，急泻厥阴，不欲其缓也。桂、椒、辛、附、姜，重用辛热，升达诸阳，以辛胜酸，又不欲其收敛阴邪也。桂枝、蜀椒通上焦君火之阳，细辛、附子启下焦肾中生阳，人参、干姜、当归温中焦脾胃之阳，则连、柏泻心滋肾，更无亡阳之患，而得厥阴之治法矣。合为丸服者，又欲其药性逗留胃中，以治蛔厥，俾酸以缩蛔，辛以伏蛔，苦以安蛔也。至于脏厥，亦由中土不得阳和之气，一任厥阴肆逆也。以酸泻肝，以辛散肝，以人参补土缓肝，以连、柏监制五者之辛热，过于中焦而后分行于足三阴，脏厥虽危，或得温之散之，补之泻之，使之阴阳和平，焉有厥不止耶？"

6. 陈修园《长沙方歌括》："厥阴为三阴之尽也，《周易》震卦，一阳居二阴之下，为厥阴本象，病则阳逆于上，阴陷于下。饥不欲食，下之利不止，是下寒之确证也；消渴，气上撞心，心中疼热，吐蛔，是上热之确证也。方用乌梅，渍以苦酒，顺曲直作酸之本性，逆者顺之，还其所固有，去其所本无，治之所以臻于上理也。桂、椒、辛、附，辛温之品，导逆上之火，以还震卦下一划之奇；黄连、黄柏，苦寒之品，泻心胸之热，以还震卦上四划之偶。又佐以人参之甘寒，当归之苦温，干姜之辛温，三物合用，能令中焦受气而取汁。而乌梅蒸于米下，服丸送以米饮，无非补养中焦之法，所谓厥阴不治，取之阳明者此也。此为厥阴证之总方，注家第谓蛔得酸则静，得辛则伏，得苦则下，犹浅之乎测乌梅丸也。"

7. 章楠《伤寒论本旨》："乌梅丸为厥阴正治之主方也。木邪肆横，中土必困，故以辛热甘温，助脾胃之阳，而重用酸以平肝，佐苦寒泻火，因肝木中有相火故也。"

【通方解】

方中重用酸味乌梅为君，可滋肝之体，吸肾水之精，制约相火，又可助肺金肃降。从药物配伍方面来看，乌梅一可助人参、当归补虚，二可助黄连、黄柏治泻，并制辛、附、姜、椒过于辛散。蜀椒性温味辛，性温可散寒，味辛既可行血气，又可助肺宣发，蜀椒性降，协肺气下降于肾，引而下之，散脾肾之寒湿，引火下行暖土而温中焦。

桂枝性温味辛，质地轻扬，禀木气而生，调厥阴风木之气，调肝之气血，与附子、干姜、细辛温阳祛寒。附子辛温，外温腠理，内散五脏寒湿，温补中焦，通行人脏腑经络，亦能引火下归，助脾土运化水谷，生气血。细辛性温味辛，禀春升之木气，辛温入肝散肝之风，可燥体内之湿，与附子、干姜温阳制寒。干姜性温味辛，入中焦脾土祛寒除湿，助土输布。人参性微寒味甘，补益中土之气以健中焦脾胃，培土以泻木。当归性温味甘，开血分所郁之阳气，治手足逆冷，补心肝之血，滋肝体。黄连、黄柏性寒味苦，清中焦之热。全方阴阳相合，寒热并治，辛开苦降，治疗厥阴寒热错杂之证。

【析方性】

方中细辛、干姜、花椒、桂枝为性温味辛之品，细辛、花椒温阳而散寒，舒化肝气，还可杀虫；附子、桂枝、干姜味辛性温，温阳制寒；当归性温味苦，养血补血，配伍人参补益气血，还可养肝补肝，和乌梅配伍，滋养肝阴，补肝之体；人参味甘，补益中土之气以健中焦脾胃，培土以泻木；干姜性温大热，得人参甘温之品，可助其热潜于土下，以运转脾阳，祛中焦脾胃之寒；人参、附子合用，"补坎阳之药，以附子为主；补离阴之药，以人参为先"（《医理真传》）。黄连、黄柏都是性寒味苦的药物，虽两者皆归心肾，但黄连极苦至寒，清上泻下之力更强，入心清火；而黄柏性主沉降，可守可走，常于清下焦之热而复阴，泻肾之阴火而坚阴；两药苦寒，清热泻肝，又可助乌梅收敛。全方寒热并用，治疗厥阴寒热错杂之证。

【辨方位】

乌梅丸证的病机是寒热错杂，阴阳不和，肝经郁热，不得宣发，则外见脉微而手足厥冷，内有心中疼热、烦渴多饮；脾胃虚寒，健运失常，故饥不欲食，中气逆乱，冲上则心烦欲呕，陷下则易发腹泻。乌梅大酸入肝，敛肝之体；当归、桂枝补血，养肝之用；人参健脾益气；附子温一身之阳而细辛助之；干姜、川椒、黄连、黄柏辛以泄滞，苦以降气。病位在厥阴，以肝胆、脾胃中焦为主，牵涉肺、心，累及肾。

【明方势】

本方证由木不疏土，土失健运而致中焦阻滞，故重用辛开苦降之法，如干姜以开太阴之结，附子除太阴之寒，黄连、黄柏苦降，清肠胃之热。黄连、黄柏与干姜、附子相配，黄连、黄柏清热燥湿，干姜、附子散寒化湿，升降常，寒热清，中焦得以转枢。乌梅味酸助肝之体，防厥阴风木内动，佐桂、椒、辛、姜辛散助木疏泄，桂、椒、辛、姜之辛与连、柏之苦，辛开苦降，寒热并用，如此则土木同调，木疏土运，中焦斡旋正常，寒热调和，阴升化阳，则诸症除。本方辛热药和苦寒药配伍使用，辛散苦降，寒热并用，阴阳调和，宣散之中寓有苦降之性，苦降之中寓有宣发之性，散寒而不生热，清热而不寒凉，二者相辅相成，调寒热，斡旋中焦气机。

【论方证】

以中焦脏寒始论，虚则见阳气不足，实则见阴寒束缚，因虚致实则见食滞热积。伴随病机发展，可进一步导致阴阳不和，及于上焦，可见虚则虚阳上浮，灼伤津液，实则气郁化火生热，耗伤津液。及于下焦，可见肝脾虚，损及肾阴肾阳。

其中上热主要表现为头昏、咽痛、口舌生疮、口干、胸闷、心烦等，下寒主要表现为腹痛、腹泻、小便淋沥不爽、小便频数、四肢寒等，且症状多在夜间发作或加重。症状主要见于消化系统、肿瘤等慢性病、疑难病。辨证要点：上热下寒，局部热全身寒，脉左关弱，舌尖红、苔腻。

【识方用】

1. 乌梅丸现代处方

（1）丸剂：乌梅 270g，细辛 90g，干姜 150g，黄连 240g，当归 60g，附子 90g，蜀椒 60g，桂枝 90g，人参 90g，黄柏 90g。

乌梅用 50% 醋浸一宿，去核捣烂，和入余药捣匀，烘干或晒干，研末，加蜜制丸，每服 9g，每日 2~3 次，空腹温开水送下。

（2）改丸为汤剂：乌梅 27g，细辛 9g，干姜 15g，黄连 24g，当归 6g，附子 9g，蜀椒 6g，桂枝 9g，人参 9g，黄柏 9g。

以 800mL 水煎服，煎至 400mL，每日 1 剂，早晚温服。

2. 乌梅丸现代适应证

（1）慢性胆囊炎，胆道蛔虫病，痢疾，慢性肠炎，肝病，胃病，消化道恶性肿瘤引起的腹痛、腹泻、呕吐等，伴见手足厥冷、口干、失眠、心烦等寒热错杂、气血虚弱者。

（2）崩漏、带下、功能性子宫出血、慢性盆腔炎、阴道炎、妊娠恶阻等妇科疾病，伴有寒热往来、失眠、消渴、心烦易怒、口苦、恶心呕吐等寒热错杂之证。

（3）冠心病、糖尿病、更年期综合征等伴有寒热错杂之证，脉沉细无力，或弦而按之不显。

3. 乌梅丸加减

杀虫可酌加使君子、苦楝根皮、榧子、槟榔等，以增强驱虫作用；若热重者，去附子、干姜；寒重者，去黄连、黄柏；无虚者，去人参、当归；呕吐者，酌加吴茱萸、半夏，以和胃降逆止呕；腹痛甚，可酌加木香、川楝子，以行气止痛；便秘者，可酌加大黄、槟榔，以泻下通便。

4. 乌梅丸禁忌

外感风寒和风热者、内有湿热者禁服。

【学医案】

1. 宋代名医许叔微运用乌梅丸医案

治一人。渴甚，饮水不能止，胸中热痛，气上冲心，八九日矣。或作中暍；或作奔豚。予诊之，曰：证似厥阴，曾吐蛔虫否？曰：昨曾吐蛔。予曰：审如是，厥阴证也。可喜者脉来沉而缓迟耳。仲景云："厥阴之为病，消渴，气上冲心，饥不欲食，食则吐蛔。"又曰："厥阴病，渴欲饮水者，少少与之愈。"今患者饮水过多，乃以茯苓桂枝白术甘草汤治之，得止后，投以乌梅丸，数日愈。（选自《伤寒九十论》）

按语： 患者素有蛔虫，肠道虚寒，蛔虫上扰，而致口渴，气上冲心，胸中热痛，见奔豚之证，脉沉缓而迟，医者辨其中阳不足，脾运失职，加之饮水过多，致饮停中焦，先以苓桂术甘汤温中健脾，化饮降逆，再以乌梅丸温脏安蛔。

2. 清代名医郑重光运用乌梅丸医案

黄迪人兄令眷，为方星垣兄之令爱也。夏月畏热贪凉，过餐生冷，八月初，患午后发热，腰疼腹痛，大便频泻，咳嗽带血。先医数位皆主阴虚。病经半月，招余一诊，主以肺寒咳嗽，而用桂枝、炮姜，与诸医药不合，置而不用。逾半月病剧，又增呕哕喉痛，烦躁不寐，方宅令其复请。其脉弦紧，前病属厥阴，今病将入少阴矣。而病家素畏热药，病已至此，亦难顾忌。以桂枝、细辛、附子、干姜、赤芍、半夏、吴萸、木通、桔梗、甘草，姜、枣为引，表里兼温。服至六七日，喉全不痛，得卧躁宁，泻亦大减。少阴病衰，仍归厥阴，现寒热混淆之证，尚咳嗽而不吐血，或小便不通，而痛不可解，服厥阴之乌梅丸则通。或两乳肿痛欲裂，以当归四逆汤加柴胡而乳消。如此上下游走而痛者，又半月，皆以当归四逆汤加附子、干姜、茯苓、半夏，兼用乌梅丸，以治诸错杂之邪。盖始病皆未以伤寒治之，致寒邪伏于厥阴，不能外解。计服桂枝、姜、附药四十日，里气方温，发出周身大疮，如豆磊磊然，痛楚不堪。计又半月，邪渐解而疮渐愈。医治两月，方能举筋而食。盖厥阴主血，《经》云，厥阴病不解，必发痈脓者，此证是也。（选自《素圃医案》）

按语： 患者因夏月贪凉，过食生冷，引发寒邪内侵，导致午后发热、腹痛、咳嗽等症状。由于病家素畏热药，前医误将病因归结为阴虚，未能及时以温阳祛寒之法治疗，导致寒邪进一步深入，转入厥阴和少阴，引发一系列复杂症状。医者用桂枝、细辛、附子、干姜等温阳之药，表里兼治，逐步缓解了喉痛、烦躁不寐、大便频泻等症状。在寒邪逐渐被温阳药物逼出后，患者出现寒热混杂之证，表现为咳嗽、小便不通、乳房肿痛等。此时，医者灵活运用乌梅丸和当归四逆汤加味，分别针对不同的症状进行治疗，调和阴阳，化解寒邪。

3. 近现代名医吴佩衡运用乌梅丸医案

郑某，女，36岁，昆明官渡区某公社社员。1962年10月某日夜间，患者突然脘胁疼痛，宛如刀绞，彻于右侧肩背，四肢冰冷。汗出如珠，兼发恶心呕吐，吐出黄绿苦水，并吐蛔虫一条，胃中灼热嘈杂，脘腹痞胀，烦躁不安，呻吟不止，终夜不能入睡。天明，其病稍有减轻，方才交睫，又复作痛如前，遂由家人护送至中医学院附属医院急诊。经检查，诊断为"胆道蛔虫病"，住院治疗。余会诊之时，见患者脉沉弦而紧，舌苔白腻，舌质青暗，不渴饮。此乃厥阴脏寒，肝胆气机郁结，腹中蛔虫上扰作痛，属蛔厥之证。照仲景法，以乌梅丸主之。附片30g，干姜15g，肉桂9g，当归15g，党参15g，黄连6g，黄柏9g，川椒5g（炒去汗），细辛5g，乌梅3枚。煎一服，疼痛稍减，三服尽，疼痛、呕吐均止，手足已回温，夜间已能安静入睡。唯胃中仍嘈杂，脘腹尚感痞闷。口苦不思饮食，脉沉弦，已不似昨日兼有紧象，腻苔稍退，舌质仍含青色。蛔虫虽安，但肝胆寒凝之气尚未祛尽。照原方加川楝子9g，槟榔片9g。连服2剂后，便下蛔虫二十余条，腹中感到舒缓，饮食渐有恢复。脉缓，苔退。再以香砂理中汤加荜茇、高良姜调理2剂，气机恢复，痊愈出院。（选自《吴佩衡医案》）

按语：患者发为蛔厥，蛔虫有"得酸则静、得苦则下、得辛则伏"的特性，脉沉弦而紧，舌苔白腻，舌质青暗，不渴饮，此为厥阴脏寒，虚则见阳气不足，实则见阴寒束缚，因虚致实则见食滞热积。疾病发展，及于上焦，可见虚则虚阳上浮，灼伤津液，实则气郁化火生热，耗伤津液。治以乌梅丸寒温并用，清上温下，安蛔止痛。

【说明书】

名称 乌梅丸。

处方 ①丸剂：乌梅270g，细辛90g，干姜150g，黄连240g，当归60g，附子90g，蜀椒60g，桂枝90g，人参90g，黄柏90g。②汤剂：乌梅27g，细辛9g，干姜15g，黄连24g，当归6g，附子9g，蜀椒6g，桂枝9g，人参9g，黄柏9g。

方性 寒热并用。

方位 以肝胆、脾胃中焦为主，牵涉肺心，累及肾。

方势 升降相伍，斡旋中焦。

方证 胃热肠寒，寒热错杂。

功效 寒温并用，清上温下，安蛔止痛。

主治 腹痛，四肢厥冷，寒热往来，失眠，消渴，心烦易怒，口苦，恶心呕吐，或吐涎沫，得食则吐，胃中嘈杂，或有吐蛔、便蛔史，脉沉细无力，或弦而按之减。

适应证 本方现代适用于消化系统疾病、妇科疾病、冠心病、糖尿病等辨证属寒热错杂、气血虚弱者。

煎服法 乌梅用50%醋浸一宿，去核捣烂，和入余药捣匀，烘干或晒干，研末，加蜜制丸，每服9g，日2~3次，空腹温开水送下；亦可做汤剂，水煎服，用量按原方比例酌减。

禁忌 孕妇、哺乳期妇女、过敏史、严重心脏病、肝脏疾病、肾脏疾病应谨慎使用；脾肾虚寒久痢者不宜使用；本方酸敛收涩，外有表邪或者内有实热积滞者不宜服用。

注意事项 禁生冷、辛辣、油腻饮食。

第十一节
四逆汤

【知方源】

甘草二两（炙），干姜一两半，附子一枚（生用，去皮，破八片）。

上三味，以水三升，煮取一升二合，去滓，分温再服。强人可大附子一枚，干姜三两。

《伤寒论》

四逆汤主之

1.伤寒脉浮，自汗出，小便数，心烦，微恶寒，脚挛急，反与桂枝，欲攻其表，此误也；得之便厥，咽中干，烦躁，吐逆者，作甘草干姜汤与之，以复其阳；若厥愈足温者，更作芍药甘草汤与之，其脚即伸；若胃气不和，谵语者，少与调胃承气汤；若重发汗，复加烧针者，四逆汤主之。（29条）

2.脉浮而迟，表热里寒，下利清谷者，四逆汤主之。（225条）

3.大汗出，热不去，内拘急，四肢疼，又下利、厥逆而恶寒者，四逆汤主之。（353条）

4.大汗，若大下利而厥冷者，四逆汤主之。（354条）

5.呕而脉弱，小便复利，身有微热，见厥者，难治，四逆汤主之。（377条）

6.吐利汗出，发热恶寒，四肢拘急，手足厥冷者，四逆汤主之。（388条）

7.既吐且利，小便复利，而大汗出，下利清谷，内寒外热，脉微欲绝者，四逆汤主之。（389条）

宜四逆汤

8.伤寒，医下之，续得下利，清谷不止，身疼痛者，急当救里；后身疼痛，清便自调者，急当救表。救里宜四逆汤，救表宜桂枝汤。（91条）

9.少阴病，脉沉者，急温之，宜四逆汤。（323条）

10.少阴病，饮食入口则吐，心中温温欲吐，复不能吐。始得之，手足寒，脉弦迟者，

此胸中实，不可下也，当吐之。若膈上有寒饮，干呕者，不可吐也，当温之，宜四逆汤。（324 条）

11. 下利，腹胀满，身体疼痛者，先温其里，乃攻其表。温里宜四逆汤，攻表宜桂枝汤。（372 条）

四逆汤

12. 病发热头痛，脉反沉，若不差，身体疼痛，当救其里。四逆汤方。（92 条）

《金匮要略》

1. 《金匮要略·呕吐哕下利病脉证治第十七》："下利，腹胀满，身体疼痛者，先温其里，乃攻其表。温里宜四逆汤，攻表宜桂枝汤。"

2. 《金匮要略·呕吐哕下利病脉证治第十七》："呕而脉弱，小便复利，身有微热，见厥者，难治，四逆汤主之。"

【看方论】

1. 成无己《伤寒明理论》："此汤申发阳气，却散阴寒，温经暖肌，是以四逆名之。甘草味甘平，《内经》曰'寒淫于内，治以甘热'，却阴扶阳，必以甘为主，是以甘草为君；干姜味辛热，《内经》曰'寒淫所胜，平以辛热'，逐寒正气，必先辛热，是以干姜为臣；附子味辛大热，《内经》曰'辛以润之'，开发腠理，致津液通气也，暖肌温经，必凭大热，是以附子为使。此奇制之大剂也。四逆属少阴，少阴者，肾也，肾肝位远，非大剂则不能达，《内经》曰：'远而奇偶，制大其服。'此之谓也。"

2. 汪昂《医方集解》："此足少阴药也。寒淫于内，治以甘热，故以姜、附大热之剂，伸发阳气，表散寒邪，附子生用亦能发表。甘草亦补中散寒之品，又以缓姜、附之上僭也。甘草为君，干姜为臣，附子为使。必冷服者，寒盛于中，热饮则格拒不纳，经所谓'热因寒用'，又曰'治寒以热，凉而行之'是也。"

3. 张璐《千金方衍义》："四肢为诸阳之本，故能运动不息，今因阳气乖离，所以四肢厥冷。用黑附子温补下焦之真阳，干姜温散中焦之寒逆，甘草温养三焦之元气，为直中阴寒之专药。"

4. 王子接《绛雪园古方选注·温剂》："以生附子、生干姜彻上彻下，开辟群阴，迎阳归舍，交接于十二经。反复以炙草监之者，亡阳不至于大汗，则阳未必尽亡，故可缓制留中，而为外召阳气之良法。"

5. 吴谦《医宗金鉴》："方名四逆者，主治少阴中外皆寒，四肢厥逆也。君以炙草之甘温，温养阳气；臣以干姜、附子之辛温，助阳胜寒；甘草得姜、附，鼓肾阳，温中寒，有水中暖土之功；姜、附得甘草，通关节，走四肢，有逐阴回阳之力。肾阳鼓，寒阴消，则阳气外达而脉升，手足温矣。"

6. 张志聪《伤寒论集注》："夫元气发原于下，从中上而达于四肢。脉沉乃生气不能从下而中，故用下焦之附子配中焦之炙草、干姜；若中焦为病而生原无恙者，止用理中丸而不必附子矣。后人有附子无干姜则不热，得甘草则性缓之说。此撰不经之语，而贻误后昆者也。如当急用附子而先以桂试之者，亦误事匪浅。"

7. 杨栗山《寒温条辨》:"此方通治三阴脉沉,恶寒,手足厥逆之证,故用附子之生者,上行头项,外彻肌表,以温经散寒;干姜亦用生者,以内温脏腑;甘草独用炙者,以外温荣卫,内补中焦也。"

8. 张锡纯《医学衷中参西录》:"干姜为温暖脾胃之主药,伍以甘草,能化其猛烈之性使之和平,更能留其温暖之力使之常久也。然脾胃之温暖,恒赖相火之壮旺,附子色黑入肾,其非常之热力,实能补助肾中之相火,以厚脾胃温暖之本源也。方名四逆者,诚以脾主四肢,脾胃虚寒者,其四肢常觉逆冷,服此药后,而四肢之厥逆可回也。"

【通方解】

李中梓《伤寒括要》云:"四肢者,诸阳之本,阳气不能充布,故四肢逆冷。是方专主是症,故名四逆也。"本方主治少阴阳虚所致的四肢逆冷,故名为四逆。方中附子大辛大热,纯阳燥烈,力量雄宏,能上行温通心阳,下行补肾阳益命火,并能通达十二经脉,畅达阳气,祛逐寒湿,生用回阳救逆作用更强;干姜辛热温中散寒,助附子温心肾之阳,所谓"附子无干姜不热";炙甘草甘温,补中益气,并缓干姜、附子辛烈之性。三药相合,共奏回阳救逆之效。原文中三者剂量相同,关于何为君药众说纷纭。有学者认为甘草为君,如成无己在《伤寒明理论》中云:"却阴扶阳,必以甘为主,是以甘草为君……逐寒正气,必先辛热,是以干姜为臣……暖肌温经,必凭大热,是以附子为使。"吴谦在《医宗金鉴》中亦认为:"君以炙草之甘温,温养阳气,臣以姜附之辛温,助阳胜寒。"另一种观点是以附子为君,如许宏《金镜内台方议》中言:"必以附子为君,以温经济阳,以干姜为臣,辅甘草为佐为使,以调和二药而散其寒也。"经方的配伍是以疾病的变化为转移的,四逆汤三药配伍相辅相成,相互为用,仲景写就《伤寒论》,教世人以活法,故编者认为四逆汤依据疾病变化均可为君药。

【析方性】

附子,《神农本草经》载其"味辛,温",陈修园誉其"味辛气温,火性迅发,无所不到,固为回阳救逆第一品药",张志聪在《本草崇原》中言其"具温热之气,以散阴寒",可知附子为辛热之品,故能回阳救逆,补火助阳,散寒止痛。干姜,《神农本草经》言:"味辛温。"《名医别录》曰:"大热,无毒,主治寒冷腹痛。"

附子与干姜同用,辛温散寒,且附子走而不守,干姜守而不走,二者温阳之力持久。炙甘草,《神农本草经》载:"甘草,味甘平。"陈修园在《神农本草经读》中有"物之味甘者,至甘草为极"一句。方中甘草炙用,更增其温性,甘草得附、姜,阴中求阳,水中暖土,附姜得甘草,阳中求阴,益气护阴,又可解生附子之毒,缓附、姜之燥烈,全方方性属辛甘热。

【辨方位】

纵观《伤寒论》四逆汤条文,可知四逆汤为阳气衰微,阴寒内盛证而设。《素问·厥论》曰,"阳气衰于下,则为寒厥",寒为阴邪,易损阳气。少阴包括心、肾两脏。心属火，主血脉与神明，为君主之官，是五脏六腑之大主；肾藏精主水，寓真阴真阳，为先天之本。若少阴阳虚，脏腑组织失于温煦及濡养，清阳不能实四肢，可出现四肢厥冷、恶寒蜷卧等表现；若累及太阴，火不暖土，腐熟无权，可出现下利清谷、自利而渴；少阴阳虚，气化失司，可出现小便不利或清长等表现；太阳病误治后，出现汗多亡阳，此为太阳病累及少阴所致。《素问·阴阳应象大论》云，"壮火之气衰，少火之气壮，壮火食气，气食少火，壮火散气，少火生气"，方中便蕴含了"少火生气"的学术思想，故取炙甘草的甘缓之性，微微生发少阳之火。《万病回春》曰："凡阴症，身静而重，语言无声，气少，难以喘息，目睛不了了，口鼻冷气，水浆不入，大小便不禁，面上恶寒有如刀刮，先用葱熨法，次服四逆汤。"总之，四逆汤在临床应用中，除治疗少阴病阳虚阴寒外，尚可治疗其他病因累及少阴所致的阳气衰微，阴寒内盛之证，故而四逆汤方位主要在少阴。

【明方势】

从药物方面分析，《本草备要》言附子："其性浮而不沉，其用走而不守，通行十二经，无所不至。能引补气药以复散失之元阳，引补血药以滋不足之真阴，引发散药开腠理，以逐在表之风寒，引温暖药达下焦，以祛在里之寒湿。"徐灵胎在《神农本草经百种录·中品》中曰："凡味浓之药主守，气浓之药主散，干姜气味俱浓，故散而能守。"张璐在《本经逢原》中云："干姜禀阳气之正，虽烈无毒，其味本辛，炮之则苦，专散虚火，用治里寒止而不移，非若附子行而不守也……四逆汤用之，以其回阳也。"附子与干姜配伍，一走一守，向下向内，直入少阴，破阴回阳，温中散寒，故有"附子无姜不热"之说。炙甘草，《本草正》云其"生凉炙温，可升可降"。所谓阴阳互根，少阴为水火之宅，故而炙甘草在方中有护阴之意。综合来看，四逆汤整体方势向内向下，入而降。

【论方证】

四逆汤之证为少阴阳虚，阴寒内盛之证，又称阳虚寒厥证，其功效在于回阳救逆。主治证候为四肢厥逆、恶寒蜷卧、神疲欲寐、脉沉微细等。方中附子辛热，具有回阳救逆、补火助阳、散寒止痛的功效，被誉为回阳救逆第一要药，具有走而不守之特性，通行十二经，引阳气归于命门，温壮肾阳，祛在里之寒邪。干姜辛热，温中散寒，回阳通脉，性守而不走，与附子配伍，一守一走。炙甘草益气安中，既能解生附子之毒，又可缓和附、姜之峻烈，此外阴阳互根，肾阳衰微，真阴亦损，故炙甘草寓护阴之意。全方针对少阴阳气不足，阴寒内盛的病机，虽处三药，但力专效宏，共奏回阳救逆之功。

【识方用】

1.四逆汤现代处方

生附子9g，干姜4.5g，炙甘草6g。

水煎服，以水600mL，煮取300mL，生附子先煎30~60分钟，再加余药同煎取汁，早晚分温服用。

2. 四逆汤现代适应证

（1）消化系统疾病：如急慢性胃肠炎，胃下垂等。
（2）心脑血管系统疾病：如心力衰竭、心肌梗死、心绞痛、病态窦房结综合征等。
（3）泌尿系统疾病：如急慢性肾炎、前列腺炎、泌尿系结石等。
（4）呼吸系统疾病：如慢性支气管炎、支气管哮喘等。
（5）代谢性疾病：如高血压病、高脂血症、脂肪肝、糖尿病等。
（6）自身免疫系统疾病：如系统性红斑性狼疮、溃疡性结肠炎、克罗恩病等。

3. 四逆汤加减

体壮之人，可用生附子12g；若一服未愈而有气虚现象，需再服药者，宜加人参以益气固脱；汗多面红脉微者，可加龙骨、牡蛎以镇摄固脱。

4. 四逆汤禁忌

真热假寒者忌用。

【学医案】

1. 近现代名医胡希恕运用四逆汤医案

刘某，女性，50岁，1976年4月23日初诊。近1个月来食则昏冒，甚至休克，下肢瘦弱不能站立，静卧少许时可复常。自觉胃中冷，脉沉细，苔薄白。此属里虚寒甚，治以温中祛寒，予以四逆汤：炙甘草10g，干姜10g，制附片15g。服3剂，诸症已，迄今未复发。（选自《胡希恕医案大全》）

按语： 本证病机为少阴阳虚，阴寒内盛，累及太阴，阴盛而发昏冒、休克，结合舌脉，辨证属阳虚阴盛无疑。四逆汤整体方势向内向下，入而降。以附子辛热，回阳救逆，补火助阳，通行十二经，引阳气归于命门，祛在里之阴寒，寒去阳升，阴阳相交，则诸症可愈。

2. 近现代名医吴佩衡运用四逆汤医案

学生严某，门牙肿痛，口唇牙龈高凸，恶寒特甚，头痛体困，手足逆冷，口不渴，唇龈虽高肿，但皮色乌青，舌苔白滑质青，脉沉细而紧。请吴佩衡诊治，处予大剂四逆汤加肉桂、麻黄、细辛：附片90g，干姜45g，炙甘草9g，肉桂12g，麻黄12g，北细辛6g。服后诸症旋即消失而愈。（选自《吴佩衡医案》）

按语： 以常理推之，牙痛多为热证、实证，本例牙痛，恶寒特甚，手足逆冷，口不渴，辨为阴证夹表，处予大剂四逆汤加味。方中附子与干姜配伍，一走一守，直入少阴，破阴回阳，温中散寒，炙甘草有护阴之意，加肉桂引火归原，略加麻黄、细辛辛散开表。

3. 近现代名医刘渡舟运用四逆汤医案

罗某，男，50岁。夏暑天热而汗出颇多，自觉燥热干渴。入夜又行房事，事后口渴更甚，乃持杯大口饮凉水。不多时便觉小腹急痛，阴茎内抽，手足发凉。次日来诊，其脉沉而弱，舌质嫩，苔白。此少阴阳虚而复受阴寒之重证，急当回阳散寒以救逆。附子12g，干姜10g，炙甘草10g，小茴香6g，荜澄茄6g，服药仅1剂，则痛止厥回而安。（选自《经方临证指南》）

按语： 本案发生于夏天暑热之时，天人相应，机体气血运行有向外的趋势，汗出颇多，先有表阳损伤的基础，后又行房事，再损内藏之阳，而后大量饮冷，损伤脾阳，三重损伤之下，阳气大伤。累及厥阴，故而出现小腹急痛，阴茎内抽；累及太阴，则四末失于温煦，手足发凉。结合舌脉，急当回阳以救逆，以四逆汤一剂收功。

【说明书】

名称 四逆汤。

处方 生附子9g，干姜4.5g，炙甘草6g。

方性 辛甘热。

方位 少阴。

方势 入而降。

方证 少阴阳虚，阴寒内盛之证。

功效 回阳救逆。

主治 四肢厥逆，恶寒蜷卧，神疲欲寐，脉沉微细。

适应证 本方现代适用于多种消化系统疾病、心脑血管疾病、泌尿系统疾病、呼吸系统疾病、代谢性疾病、自身免疫系统疾病等辨证属阴寒内盛者。

煎服法 水煎服，生附子先煎30~60分钟，再加余药同煎取汁，早晚分温服用。

禁忌 真热假寒者忌用。

注意事项 若服药后出现呕吐拒药者，可将药液置微温后服用；附子生用有毒，应把握用量，且需先煎；禁生冷。

第十二节
四逆散

【知方源】

甘草（炙），枳实（破，水渍，炙干），柴胡，芍药。

上四味，各十分，捣筛，白饮和服方寸匕，日三服。咳者，加五味子、干姜各五分，并主下利；悸者，加桂枝五分；小便不利者，加茯苓五分；腹中痛者，加附子一枚，炮令坼；泄利下重者，先以水五升，煮薤白三升，去滓，以散三方寸匕，内汤中，煮取一升半，分温再服。

《伤寒论》

少阴病，四逆，其人或咳，或悸，或小便不利，或腹中痛，或泄利下重者，四逆散主之。（318条）

【看方论】

1. 成无己《注解伤寒论》：《内经》曰，热淫于内，佐以甘苦，以酸收之，以苦发之，枳实、甘草之甘苦，以泄里热；芍药之酸，以收阴气；柴胡之苦，以发表热……肺寒气逆则咳，五味子之酸，收逆气；干姜之辛，散肺寒。并主下痢者，肺与大肠为表里，上咳下痢，治则颇同……悸者，气虚而不能通行，心下筑筑然悸动也。桂，犹圭也，引导阳气，若热以使……茯苓味甘而淡，用以渗泄……里虚遇邪则痛，加附子以补虚……泄利下重者，下焦气滞也，加薤白以泄气滞。"

2. 吴崑《医方考·下剂》："少阴病，四逆者，此方主之。此阳邪传至少阴，里有结热，则阳气不能交接于四末，故四逆而不温。用枳实所以破结气而除里热，用柴胡所以升发真阳而回四逆，甘草和其不调之气，芍药收其失位之阴。"

3. 张卿子《张卿子伤寒论·辨少阴病脉证并治第十一》："四肢者，诸阳之本。阳气不足，阴寒加之，阳气不相顺接，是致手足不温而成四逆。此汤中发阳气，走散阴寒，温经暖肌，故以四逆名。此奇制之大剂也。"

4. 李中梓《伤寒括要·少阴篇凡十四方》："按少阴用药，有阴阳之分。如阴寒而四逆者，非姜、附不能疗也。此证虽云四逆，必不甚冷，或指头微温，或脉不沉微，乃阴中涵阳之证，此惟气不宣通，乃为逆冷。故以柴胡凉表，芍药清中。此本肝胆之剂而少阴用之者，为水木同源也。以枳实利七冲之门，以甘草和三焦之气，则气机宣通，而四逆可瘳矣。"

5. 柯韵伯《伤寒来苏集》："四肢为诸阳之本，阳气不达于四肢，因而厥逆，故四逆多属于阴。此则泄利下重，是阳邪下陷入阴中。阳内而阴反外，以致阴阳脉气不相顺接也。可知以手足厥冷为热厥、四肢厥寒为寒厥者，亦凿矣。条中无主证，而皆是或然证，'四逆'下必有阙文。今以'泄利下重'四字，移至'四逆'下，则本方乃有纲目。或咳、或利、或小便不利，同小青龙证；厥而心悸，同茯苓甘草证；或咳、或利、或腹中痛、或小便不利，又同真武证。种种是水气为患，不发汗利水者，泄利下重故也。泄利下重，又不用白头翁汤者，四逆故也。此少阴枢机无主，故多或然之症。因取四物以散四逆之热邪，随症加味以治或然证。此少阴气分之下剂也，所谓厥应下之者，此方是矣。"

6. 汪琥《伤寒论辨证广注·辨少阴病脉证并治法》："四逆者手足不温也，四厥者，寒冷之甚也。四厥为阴寒之邪，四逆为传经之邪。乃阳热已退，邪气不散，将欲传阴而未入也。此只属阳，故与凉剂以治之。用甘草为君，以和其中而行四末，以枳实为臣，而行结滞，以芍药为佐，而行营气，以柴胡为使，而通散表里之邪也……仲景用四逆散者，乃和解邪热，兼消里实之剂。"

7. 尤在泾《伤寒贯珠集》："四逆，四肢逆冷也，此非热厥，亦太阳初受寒邪，未郁为热，而便入少阴之证。少阴为三阴之枢，犹少阳为三阳之枢也。其进而入则在阴，退而出则就阳。邪气居之，有可进可退时上时下之势。故其为病，有或咳、或悸、或小便不利、或腹中痛、或泄利下重之证……而其制方大意，亦与小柴胡相似。四逆之柴胡、枳实，犹小柴胡之柴胡、黄芩也。四逆之芍药、甘草，犹小柴胡之人参、甘草也。且枳实兼擅涤饮之长，甘、芍亦备营卫两和之任。特以为病有阴阳之异，故用药亦分气血之殊。而其辅正逐邪，和解表里，则两方如一方也。"

8. 王子接《绛雪园古方选注·下剂》："四逆散，与四逆汤药品皆异者，此四逆由于热深而厥也。《素问·厥论》云：阴气虚则阳气入，胃不和而精气竭，则不营其四肢。《厥阴篇》曰：前热者后必厥，厥深热亦深，厥微热亦微，厥应下之。故虽少阴逆，而属阳邪陷入者亦可下，但不用寒下耳。热邪伤阴，以芍药、甘草和其阴，热邪结阴，以枳实泄其阴，阳邪伤阴，阴不接阳，以柴胡和其枢纽之阳。此四味而为下法者，从苦胜辛、辛胜酸、酸胜甘，乃可以胜肾邪，故得称下。服以散者，取药性缓乃能入阴也。"

9. 陈修园《长沙方歌括·少阴方》："凡少阴病四逆，俱为阳气虚寒。然亦有阳气内郁，不得外达而四逆者，又宜四逆散主之。枳实形圆臭香，胃家之宣品也，所以宣通胃络。芍药疏泄经络之血脉，甘草调中，柴胡启达阳气而外行，阳气通而四肢温矣。"

10. 费伯雄《医方论·祛寒之剂》："四逆散乃表里并治之剂。热结于内，阳气不能外达，故里热而外寒，又不可攻下以碍厥。故但用枳实以散郁热，仍用柴胡以达阳邪，阳邪外泄，则手足自温矣。"

【通方解】

方中柴胡入肝胆经，升发阳气，疏肝解郁，透邪外出；芍药敛阴养血柔肝，与柴胡合用，以补养肝血，疏达肝气，可使柴胡升散而无耗伤阴血之弊；枳实理气解郁，泻热破结，与柴胡为伍，一升一降，加强舒畅气机之功，并奏升清降浊之效，与芍药相配，又能理气和血，使气血调和。甘草调和诸药，益脾和中。诸药合用，共奏透邪解郁、疏肝理脾之效，使邪去郁解，气血调畅，清阳得升，四逆自愈。原方用白饮（米汤）和服，亦取中气和则阴阳之气自相顺接之意。

【析方性】

方中柴胡味辛、苦，性微寒，能升能降，《神农本草经》载其"主心腹肠胃结气，饮食积聚，寒热邪气，推陈致新"。枳实苦、辛、酸，微寒，《本草衍义补遗》言其"疏通决泄、破结实"，张锡驹言其"形圆臭香，胃家之宣品也，所以宣通胃络"。芍药味苦、酸，性微寒，甘草味甘性平。观其各药，整方似具微寒之性，亦与阳郁于里的病机相符。但方性判断不可囿于方中各药属性，仍需据其所针对之证的病性而论。四逆散证之四逆，乃阳为阴郁，不得宣达而令四肢逆冷，如《医宗金鉴》所说"四逆而无诸寒热证，是既无可温之寒，又无可下之热，惟宜疏畅其阳，故用四逆散主之"。四逆散主要功能在于疏与和，即既能疏通调达，又能宣畅和里。因此其总体方性平和，具调和之性。

【辨方位】

四逆散证之病机为肝胃气滞，阳气内郁。阳郁不达四末故见"四逆"。柴胡入肝胆经，既可疏散肝胆经郁结之气而疏肝解郁，还可升举肝胆清阳之气而举陷，为肝胆经之主药。枳实入于脾胃泻滞消积、破气有冲墙倒壁之力，味酸又能入肝，具"破散冲走之力"。芍药"敛肝之液，收肝之气"（《本草求真》），枳实、芍药皆入肝脾血分，甘草调中理脾，整方共奏开达肝脾结气，宣畅气机之功。气机调畅，则肝木脾土皆顺其性。四逆散配伍功用全在肝脾、气血上体现。在气，枳实破滞降气，柴胡疏散升气，芍药收摄失位之气，甘草和其不调之气；在血，柴胡扬气行血，枳实破瘀滞，芍药通营和血，甘草缓中补虚，调养新血。因此四逆散之方位在肝脾、气血。

【明方势】

四逆散为针对气机郁结的开阖枢转之方。尤在泾认为，少阴为三阴之枢，犹少阳为三阳之枢也。少阴枢机不利，阳气被郁，不能通达于四末，可导致四肢厥逆。邪在外者，可引而散之，在内者，可下而去之。其在外内之间者，则和解而分消之。分消者，半从外半从内之谓也。故用柴胡之辛，扬之使邪外出，枳实之苦，抑之使邪内消。而其所以能内能外者，则枢机之用为多。故必以芍药之酸益其阴，甘草之甘养其阳。整方具通里达表、调畅气机、调和阴阳之功。在表里，柴胡舒启外达，枳实消泄内降，芍药疏通经络，甘草和调脏腑；在阴阳，柴胡、甘草行阳，枳实、芍药走阴。阳主升，阴主降，升降相宜，气机无碍，流通百骸。四药相合，可疏升肝木，理通脾滞，和解枢机，调畅气机，宣布阳气。

【论方证】

四逆散证阳郁欠通，易致四肢厥逆，或然症中的"腹中痛"，乃肝气郁滞，脾络不通；

"泄利下重"是湿阻阳陷；"小便不利"是湿邪郁滞，气化失职；"咳""悸"是湿气犯肺，水湿凌心。总之，此为阳被湿郁，湿阻气滞所致。故治不用辛热，而主在宣通阳气，疏达郁滞，用四逆散。

【识方用】

1.四逆散现代处方

甘草（炙）、枳实（破，水渍，炙干）、柴胡、芍药各6g。
以上四味药，捣为细末，每次3g，200mL米汤冲服，每日3次。

2.四逆散现代适应证

本方重在疏肝理脾，调畅气机，调和气血，因此临床上除治四逆外，更多用于治疗肝气犯胃、肝脾不调等证，以及西医学的肝胆脾胃等消化系统疾病，如肝炎、肝硬化、脂肪肝、胆囊炎、胰腺炎、慢性胃炎、胃溃疡、胃肠功能紊乱等。另外肝藏血，其经脉走少腹，绕阴器，肝经又与冲脉相连，因此许多妇科疾病与肝郁气滞有关，故本方亦常用于治疗妇科疾病，如月经不调、痛经、经前乳房胀痛、输卵管阻塞、慢性附件炎、慢性盆腔炎等。本方有良好疏肝理气、缓急止痛作用，还可以治疗许多杂证，如血精证、不射精证、阳痿、阳缩、膈肌痉挛、冠心病、癔症性失语、血管神经性头痛等。以上病证凡属肝郁气滞或阳气郁闭所致者，以本方为主加减化裁，多可获较好疗效。

3.四逆散加减

兼咳嗽者，加五味子、干姜以温肺敛气；兼心悸者，加桂枝以温通心阳；兼小便不利者，加茯苓以渗利小便；兼腹中痛者，加炮附子以助阳化湿，散里寒；兼泄利下重者，加薤白以通阳行滞；气郁重者，加香附、郁金以增强理气解郁之效；肝胆郁热者，加栀子以清热；湿浊中阻者，合平胃散健脾燥湿；胃阴虚者，加沙参、麦冬、石斛养阴益胃；兼瘀血证者，加丹参、川芎、桃仁行气活血。

4.四逆散禁忌

中气虚寒、阴虚发热、浮肿、对本品过敏者禁服。

【学医案】

1.清代名医谢映庐运用四逆散医案

郭大兴之子，因食桃李甚多，腹痛口渴，四肢厥冷，泄泻半日，饮水即吐，以后大便不通，人事虽困，然吐声甚洪，痛声甚厉，舌虽不燥，而唇极焦。一医不明先泄后闭之义，更不细审内伏之情，且不知沉涩之脉，妄谓无脉，迫以附子理中急投，余见而止之，与左金合四逆散，加元明粉五钱，下秽物甚多而瘥。（选自《得心集医案》）

按语：桃李生硬难化之物，最能助肝犯土，阻格中焦，以致胃气抑遏，故腹痛而厥，乃阳不能布之象。起先腹痛下利，不过热结旁流之泻，究竟燥结未下，故虽利而痛不减，后因水入即吐，肠中槁而无下利矣。古云：食不得入，是有火也。且因吐泻甚频，舌虽不燥，而唇已焦，势虽笃而声甚厉，种种明证，食滞于里，肝胃气滞，阴液已伤。四逆散疏肝理脾，调畅气机，开阖枢转，适于阳郁肢厥、肝胃不和证，合左金丸泻火疏肝，和胃止痛。胃肠积滞实邪不除，则食不得入，水入即吐，生化乏源，阴津更伤，加元明粉软坚散结，通腑泻浊，保胃气，存津液。

2.近代名医范文甫运用四逆散医案

圆通和尚腹痛下利，里急后重，利下赤白，湿热痢疾也。清浊淆乱，升降失常故耳。柴胡 6g，白芍 6g，甘草 6g，枳壳 6g，薤白 30g。二诊：利下见瘥。（选自《近代名医学术经验选编·范文甫专辑》）

按语： 腹痛下利，病位在肠腑，与肝、脾、胃密切相关。脾胃居中焦，脾主升清，胃主降浊，升降相协，化生气血。肝失疏泄，乘脾犯胃，脾胃失和，气机失常，清气不升，浊气不降，变生他病。如《素问·阴阳应象大论》所说："清气在下，则生飧泄，浊气在上，则生䐜胀。"此案病机为气机升降失常，湿热壅滞肠腑，四逆散具开阖枢转之势，可疏升肝木，理通脾滞，和解枢机，故用之对证。四逆散方后有"泄利下重加薤白"记载，四味已具升降通调之妙用，再加薤白通阳，俾中焦气机宣通，阳气外达，则泄利下重自愈。

3.近现代名医刘渡舟运用四逆散医案

李某，男，32岁，年龄虽壮，却患阳痿。自认为是肾虚，遍服各种补肾壮阳之药，久而无功。视其两目炯炯有神，体魄甚佳，而非虚怯之比。切其脉弦有力，视其舌苔白滑略厚。除阳痿外，兼见胸胁苦满，口苦，心烦，手足冰冷。细询患病之由，乃因内怀忧恚心情，久而不释，发生此病。当疏肝胆之气郁，以通阳气之凝结。柴胡 16g，黄芩 10g，半夏 14g，生姜 8g，党参 10g，炙甘草 10g，白芍 15g，枳实 12g，大枣 7枚。仅服 3剂而愈。（选自《刘渡舟临证验案精选》）

按语： 阳痿一证，常因命门火衰、肾阴不足、心脾两虚、肝气郁结、肝胆湿热等致。年壮阳痿，非因纵欲，多为情志因素。本案兼见胸胁苦满，口苦，心烦，手足逆冷，脉弦有力，乃为阳郁不伸，气机不利之象。人遇忧恚愤怒之事，或所愿不遂，情志不舒，每致肝胆气郁，少阳枢机不利，阳气不得畅达。肝主筋，其经循阴器；肾藏志，为作强之官，伎巧出焉。肝肾一体，乙癸同源，肝胆气郁，抑而不伸，阳气受阻，则使阳痿不举。气郁应疏之达之，而反服补阳壮火之品，则实其实，郁其郁，故使病不愈也。故治此证，但宜舒郁，不宜用补，待"阳气舒而痿自起"。本案选用四逆散与小柴胡汤合方，盖欲疏通气机，开泄阳郁，必以斡旋枢机为要。阳经之枢机，在于少阳；阴经之枢机，在于少阴。小柴胡汤和解少阳之枢而利其气；四逆散通畅少阴之枢以达其阳。二方合用，使枢机一开，则气机利，阳气伸，火气达，而阳痿可愈矣。

【说明书】

名称 四逆散 。

处方 甘草（炙）、枳实（破，水渍，炙干）、柴胡、芍药各6g。

方性 平。

方位 肝脾、气血。

方势 开阖枢转。

方证 阳郁厥逆证；肝脾不和证。

功效 透邪解郁，疏肝理脾。

主治 ①手足不温，或兼见咳嗽，心悸，小便不利，腹痛，泄利下重，脉弦。②胸胁胀满或窜痛，时欲太息，情志抑郁或急躁易怒，食欲不振，腹胀便溏，或发作性腹痛腹泻，舌苔白或腻，脉弦。

适应证 本方现代适用于多种消化系统疾病、妇科疾病、各种杂证等辨证属阳郁厥逆、肝脾不和者。

煎服法 上四味，捣筛，白饮和服 3g，日三服。

禁忌 中气虚寒、阴虚发热、浮肿、对本品过敏者禁止服用。

注意事项 服用四逆散应该在医生的指导下进行，并注意观察身体反应，如出现不适症状应及时就医。

第十三节
白虎汤

【知方源】

知母六两，石膏一斤（碎），甘草二两（炙），粳米六合。

上四味，以水一斗，煮米熟汤成，去滓。温服一升，日三服。

《伤寒论》

1.伤寒，脉浮滑，此表有热，里有寒，白虎汤主之。（176条）

2.三阳合病，腹满身重，难以转侧，口不仁，面垢，谵语，遗尿。发汗则谵语；下之则额上生汗，手足逆冷。若自汗出者，白虎汤主之。（219条）

3.伤寒，脉滑而厥者，里有热，白虎汤主之。（350条）

4.伤寒，脉浮，发热无汗，其表不解，不可与白虎汤。（170条）

【看方论】

1.成无己《伤寒明理论》："白虎，西方金神也，应秋而归肺。热甚于内者，以寒下之；热甚于外者，以凉解之。其有中外俱热，内不得泄，外不得发者，非此汤则不能解之也。夏热秋凉，暑喝之气得秋而止，秋之令曰处暑，是汤以白虎名之，谓能止热也。知母味苦寒，《内经》曰，'热淫所胜，佐以苦甘'，又曰，'热淫于内，以苦发之'，欲彻表热，必以苦为主，故以知母为君。石膏味甘微寒，热则伤气，寒以胜之，甘以缓之，热胜其气，必以甘寒为助，是以石膏甘寒为臣。甘草味甘平，粳米味甘平，脾欲缓，急食甘以缓之，热气内余，消燥津液，则脾气燥，必以甘平之物缓其中，故以甘草、粳米为使。"

2. 许宏《金镜内台方议》："《活人书》云，白虎汤唯夏至后可用，何耶？答曰：非也，古人一方对一证，若严冬之时，果有白虎证，安得不用石膏？盛夏之时，果有真武汤证，安得不用附子？若老人可下，岂得不用硝、黄？壮人可温，岂得不用姜、附？此乃合用者必需之，若是不合用者，强而用之，不问四时，皆能为害也。"

3. 方有执《伤寒论条辨》："知母、石膏，辛甘而寒，辛者金之味，寒者金之性，辛甘且寒，得白虎之体焉。甘草、粳米，甘平而温，甘取其缓，温取其和，缓而且和，得伏虎之用焉。饮四物之成汤，来白虎之嗥啸。阳气者，以天地之疾风名也。汤行而虎啸者，同气相求也，虎啸而风生者，同声相应也，风生而热解者，物理必至也。抑尝以此合大小青龙、真武而论之。四物者，四方之通神也，而以命方，盖谓化裁四时，神妙万世，名义两符，实自然而然者也。"

4. 柯韵伯《伤寒来苏集》："《经》曰'甘先入脾'，又曰'以甘泻之'，又曰'饮入于胃，输精于脾，上归于肺，水精四布，五经并行'。以是知甘寒之品，乃泻胃火生津液之上剂也。石膏大寒，寒能胜热，味甘归脾，质刚而主降，备中土生金之体，色白通肺，质重而含脂，具金能生水之用，故以为君。知母气寒主降，苦以泄肺火，辛以润肺燥，内肥白而外皮毛，肺金之象，生水之源也，故以为臣。甘草皮赤中黄，能土中泻火，为中宫舟楫，寒药得之缓其寒，用此为佐，沉降之性，亦得留连于脾胃之间矣。粳米稼穑作甘，气味温和，禀容平之性，为后天养生之资，得此为佐，阴寒之物，则无伤损脾胃之虑也。"

5. 王子接《绛雪园古方选注·寒剂》："白虎汤，治阳明经表里俱热，与调胃承气汤为对峙，调胃承气导阳明腑中热邪，白虎泄阳明经中热邪。石膏泄阳，知母滋阴，粳米缓阳明之阳，甘草缓阳明之阴。因石膏性重，知母性滑，恐其疾趋于下，另设煎法，以米熟汤成，俾辛寒重滑之性得粳米甘草载之于上，逗留阳明，成清化之功。名曰白虎者，虎为金兽，以明石膏知母之辛寒，肃清肺金，则阳明之热自解，实则泻子之理也。"

6. 张锡纯《医学衷中参西录》："方中重用石膏为主药，取其辛凉之性，质重气轻，不但长于清热，且善排挤内蕴之热息息自毛孔达出也。用知母者，取其凉润滋阴之性，既可佐石膏以退热，更可防阳明热久者之耗真阴也。用甘草者，取其甘缓之性，能逗留石膏之寒凉不至下趋也，用粳米者，取其汁浆浓郁，能调石膏金石之药使之与胃相宜也，药止四味，而若此相助为理，俾猛悍之剂归于和平，任人放胆用之，以挽回人命于垂危之际，真无尚之良方也。何犹多畏之如虎而不敢轻用哉？"

【通方解】

本方原治阳明经证，温病学家又以此治气分热盛证。无论伤寒化热内传阳明之经，还是温热病邪由卫及气，俱能出现本证。正盛邪实，里热炽盛，则壮热面赤；热灼津伤，迫津外泄，则烦渴引饮、汗出；脉洪大有力为热邪充斥经脉所致。热盛津伤证当以清热生津法治之。方中生石膏重用为君，辛甘大寒，入气分（阳明经），功善清解，内清气分大热，外解肌肤之热。臣以知母，苦寒质润，既助石膏清热，又能润燥救已伤之阴。石膏与知母相须为用，清热生津之功倍增，为清热生津的常用组合。粳米、炙甘草益胃生津，可防寒凉伤中之弊，为佐药。炙甘草兼以调和诸药为使。四药同用，清热与生津相配，以清热为主，清热佐以护胃，使寒凉不伤脾胃。

【析方性】

石膏甘辛而淡，体重而降。《本草备要》曰："（石膏）足阳明经大寒之药，色白入肺，兼入三焦。寒能清热降火，辛能发汗解肌，甘能缓脾益气，生津止渴。"知母味苦甘，性寒，具有清热泻火、滋阴润燥的功效。《本草发挥》对本品的药效归纳有三："泄肾经之火一也；作利小便之佐使二也；治痂疾、脐下痛三也。"张景岳对此作了进一步的解释："其在上则能清肺止渴，却头痛，润心肺，解虚烦喘咳，吐血衄血，去喉中腥臭；在中则能退胃火，平消瘅；在下则能利小水，润大便，去膀胱肝肾湿热、腰脚肿痛，并治劳瘵内热，退阴火，解热淋崩浊。"粳米，性平，味甘，入脾、胃经，功能补中益气，健脾和胃，除烦渴。《食鉴本草》载其"补脾益五脏，壮气力，止泄利"。《本草思辨录》亦谓："粳米平调五脏，补益中气，有时委顿乏力，一饭之后，便舒适异常，真有人参不逮者，可以想其功能矣。"甘草，载于《神农本草经》上品："甘草，味甘平，主五脏六腑寒热邪气，坚筋骨，长肌肉，倍力，金疮肿，解毒。"《名医别录》载："无毒，主温中下气，烦满短气，伤脏，咳嗽，止渴，通经脉，利血气，解百药毒，为九土之精，安和七十二种石，一千二百种草。"从药物组成分析可见白虎汤整方方性偏辛甘、大寒。

【辨方位】

《医宗金鉴·订正伤寒论注》曰："王三阳云：经文'寒'字，当'邪'字解，亦热也。其说甚是。若是'寒'字，非白虎汤证矣。此言伤寒太阳证罢，邪传阳明，表里俱热，而未成胃实之病也。脉浮滑者，浮为表有热之脉，阳明表有热，当发热汗出；滑为里有热之脉，阳明里有热，当烦渴引饮。故曰：表有热里有热也。此为阳明表里俱热之证，白虎乃解阳明表里之俱热之药，故主之也。不加人参者，以其未经汗、吐、下，不虚故也。"本方原治阳明经证，温病学家又以此治气分热盛证。无论伤寒化热内传阳明之经，还是温热病邪由卫及气，俱可使用本方。

【明方势】

本方主治阳明气分热盛证。凡伤寒化热内传阳明之经，温病邪传气分，皆能出现本证。因其病变为里热实证，邪已离表，故不可发汗；里热炽盛，尚未致腑实便秘，故不宜攻下；热盛伤津，不能苦寒直折，以免伤津化燥，愈伤其阴。治宜清热生津。石膏辛甘寒为君药，知母苦而性寒质润为臣，佐以粳米、炙甘草和中益胃。整方方性偏辛甘、大寒，辛则趋散，寒则趋下，故本方方势偏外散、偏趋下。

【论方证】

成无己《伤寒明理论》云:"白虎,西方金神也。应秋而归肺。热甚于内者,以寒下之;热甚于外者,以凉解之;其有中外俱热,内不得泄,外不得发者,非此汤则不能解之也。夏热秋凉,暑暍之气得秋而止,秋之令曰处暑,是汤以白虎名之,谓能止热也……立秋后不可服,以秋则阳气半矣,白虎为大寒剂,秋王之时,若不能食,服之而为哕逆不能食,成虚羸者多矣。"钱潢《伤寒溯源集》云:"白虎汤,阳明胃热之药也……若胃实而痛者,为有形之邪,当以承气汤下之;此但外邪入里,为无形之热邪。故用寒凉清肃之白虎汤,以解阳明胃腑之热邪也。"本方针对无形邪热弥漫,热盛津伤而立法,辨证要点为身大热、汗大出、口大渴、脉洪大,是治疗气分热盛证的代表方。

【识方用】

1. 白虎汤现代处方

石膏 48g,知母 18g,粳米 9g,炙甘草 6g。
上四味,以水 2000mL,煮米熟汤成,去渣,温服 200mL,日三服。

2. 白虎汤现代适应证

白虎汤在现代广泛用来治疗急性传染性和感染性疾病,如流行性出血热、流行性乙型脑炎、肺炎、钩端螺旋体病等出现气分热炽者;也用于治疗过敏性紫癜、胃炎、口腔溃疡、齿龈炎、糖尿病等出现胃热证候者。

3. 白虎汤加减

气血两燔,引动肝风,见神昏谵语、抽搐者,加水牛角以凉肝息风;兼阳明腑实,见神昏谵语、大便秘结、小便赤涩者,加大黄、芒硝以泻热攻积;消渴病而见烦渴引饮属胃热者,可加天花粉、芦根、麦冬等以增强清热生津之力。

4. 白虎汤禁忌

表证未解、恶寒发热,或虽肌热面赤、脉洪大但重按无力,属血虚发热者禁用。

【学医案】

1. 近代名医曹颖甫运用白虎汤医案

吴某之室,病起四五月,脉大,身热,大汗,不谵语,不头痛,惟口中大渴。时方初夏,思食西瓜,家人不敢以应,乃延予诊。予曰:此白虎汤证也,随书方如下:生石膏一两,肥知母八钱,生甘草三钱,洋参一钱,粳米一小杯。服后渴稍解,知药不误,明日再服原方。至第三日,仍如是,惟较初诊时略安,本拟用犀角地黄汤,以其家寒,仍以白虎汤原剂,增石膏至二两,加赤芍一两,丹皮一两,生地黄一两,大、小蓟五钱,

并令买西瓜与食。二剂略安，五剂痊愈。（选自《经方实验录》）

按语： 患者大汗、渴甚，说明气阴已伤，为白虎加人参汤证。初服略安，再服证仍是，说明病重药轻，热势有深入于血分的可能。又叶天士曰："热病用凉药，须佐以活血之品，始不致有冰伏之患，盖凡大寒大热病后，脉络之中必有推荡不尽之瘀血，若不驱除，新生之血不能流通，元气终不能复，甚有转为营损者。"曹氏再诊时除重用石膏，令食西瓜，又增赤芍、丹皮、生地黄、大蓟、小蓟等凉血散血之品。此案据病势增加药量与药味，可资启发。

2. 近现代名医岳美中运用白虎汤医案

汪某，男，54岁。因感冒发热，入院诊治，身热不退反升，2日后体温38℃以上。曾屡进西药退热剂，旋退旋起，8天后仍持续发烧达38.8℃，10日后由中医治疗。诊察证候，口渴，汗出，咽微痛，脉象浮大，舌苔薄黄。此温热已入阳明经，内外虽俱大热，但尚在气分，不宜投芩连苦寒之剂，故白虎汤加味以治。处方：生石膏60g，知母12g，粳米12g，炙甘草9g，鲜茅根30g（后下），鲜芦根30g，连翘12g，水煎米熟汤成，温服。下午及夜间连进两剂，体温下降到38℃。次日原方续进两剂，热即下降到37.4℃。后二日原方石膏量减至45g，日进一剂，体温复常，口不渴，舌苔退，唯汗出不止。以王孟英驾轻汤加减予之。随后进补气健脾剂，兼饮食调理，月余而愈。（选自《岳美中医案集》）

按语： 本医案中，患者因感冒发热而入院治疗，但西药退热剂未能有效控制病情。后经中医诊断，判断为温热已入阳明经，尚在气分，故未使用芩连苦寒之剂，而是采用了白虎汤加味治疗，生石膏用到60g。白虎汤具有清热生津的功效，适用于阳明经证的高热、口渴等症状。在本案中，加用了鲜茅根、鲜芦根、连翘等轻清宣透之品，以增强清热解毒、利咽的作用。患者服药后，热势得到了有效控制，体温逐渐下降。后续治疗中，石膏的用量逐渐减少，同时合用王孟英驾轻汤加减，以巩固疗效并调和气血。最后，通过补气健脾剂和饮食调理，患者逐渐康复。

3. 近现代名医刘渡舟运用白虎汤医案

张某，女，26岁，北京市门头沟人。患前额痛，兼见口噤拘急难开，吃饭不能张口，如果强张，则两侧颊车处肌肉酸痛难忍，迭用中西药治疗弗效。问其口渴否，患者答曰：渴而思饮。患者口中有臭味，舌苔干黄，切其脉则浮大而出。此火邪客入阳明经络，津液被灼，经脉不利。为疏：生石膏30g，知母9g，葛根15g，玉竹15g，麦冬15g，丹皮10g，白芍10g，钩藤15g。药服三剂，前额痛止。服至六剂，口之开合如常。九剂则诸症荡然而去。（选自《刘渡舟验案精选》）

按语： 该患者除了前额痛，还见口噤拘急难开，此为火邪上炎，邪在阳明经。口渴、苔黄、脉浮大皆为阳明胃热之征，故当选甘寒之品，以清泄阳明经之热，然口渴而大便不燥，故用白虎汤加减化裁，直清胃经火热。口渴而噤是胃热伤阴，故加玉竹、麦冬之滋润；丹皮、白芍属活血清热之药，作用于血分。口噤拘急难开，乃因热生风之兆，故加钩藤平肝以清热息风。加葛根直入阳明经发散火邪，疏通经脉，又能使津液濡润上行。

【说明书】

名称　白虎汤。

处方　石膏 48g，知母 18g，粳米 9g，炙甘草 6g。

方性　辛寒。

方位　阳明经证。

方势　偏外散、偏趋下。

方证　阳明气分热盛证。

功效　清热生津。

主治　气分热盛证，临床以大热、大渴、大汗、脉洪大为辨证要点。

适应证　本方现代适用于急性传染性和感染性疾病、过敏性紫癜、糖尿病等辨证属阳明热盛者。

煎服法　以水 2000mL，煮米熟汤成，去渣，温服 200mL，日三服。

禁忌　表证未解。

注意事项　表证未解的无汗发热，口不渴者；脉见浮细或沉者；血虚发热，脉洪而不胜重按者；真寒假热的阴盛格阳证等均不可误用。

第十四节
半夏泻心汤

【知方源】

半夏半升（洗），黄芩、干姜、人参、甘草（炙）各三两，黄连一两，大枣十二枚（擘）。上七味，以水一斗，煮取六升，去滓，再煎取三升，温服一升，日三服。

《伤寒论》

伤寒五六日，呕而发热者，柴胡汤证具，而以他药下之，柴胡证仍在者，复与柴胡汤。此虽已下之，不为逆，必蒸蒸而振，却发热汗出而解。若心下满而硬痛者，此为结胸也，大陷胸汤主之。但满而不痛者，此为痞，柴胡不中与之，宜半夏泻心汤。（149 条）

《金匮要略》

《金匮要略·呕吐哕下利病脉证治第十七》：呕而肠鸣，心下痞者，半夏泻心汤主之。

【看方论】

1. 成无己《伤寒明理论》："凡陷胸汤，攻结也；泻心汤，攻痞也。气结而不散，壅而不通为结胸，陷胸汤为直达之剂。塞而不通，否而不分为痞，泻心汤为分解之剂。所以谓之泻心者，谓泻心下之邪也。痞与结胸有高下焉。结胸者，邪结在胸中，故治结胸曰陷胸汤。痞者，邪留在心下，故治痞曰泻心汤。黄连味苦寒，黄芩味苦寒，《内经》曰，'苦先入心，以苦泄之'，泻心者，必以苦为主，是以黄连为君，黄芩为臣，以降阳而升阴也。半夏味辛温，干姜味辛热，《内经》曰，'辛走气，辛以散之'，散痞者必以辛为助，故以半夏、干姜为佐，以分阴而行阳也。甘草味甘平，大枣味甘温，人参味甘温。阴阳不交曰痞，上下不通为满。欲通上下，交阴阳，必和其中。所谓中者，脾胃是也。脾不足者，以甘补之，故用人参、甘草、大枣为使，以补脾而和中。中气得和，上下得通，阴阳得位，水升火降；则痞消热已，而大汗解矣。"

2. 许宏《金镜内台方议》："病在半表半里，本属柴胡汤，反以他药下之，虚其脾胃，邪气所归，故结于心下，重者成结胸，心下满而硬痛也；轻者为痞，满而不痛也。若此痞结不散，故以黄连为君，苦入心以泄之。黄芩为臣，降阳而升阴也。半夏、干姜之辛温为使，辛能散其结也。人参、甘草、大枣之甘，以缓其中，而益其脾胃之不足，使气得平，上下升降，阴阳得和，其邪之留结者，散而已矣。经曰：辛入肺而散气，苦入心而泄热，甘以缓之，三者是已。"

3. 张璐《伤寒缵论》："泻心汤诸方，皆治中风汗、下后表解里未和之证。其生姜、甘草、半夏三泻心是治痰湿结聚之痞。方中用半夏、生姜以涤痰饮，黄芩、黄连以除湿热，人参、甘草以助胃气，干姜炮黑以渗水湿。若但用苦寒治热，则拒格不入，必得辛热为之向导，是以干姜、半夏在所必需。若痞极硬满，暂去人参；气壅上升，生姜勿用；痞而不硬，仍用人参。此一方出入而有三治也。"

4. 柯韵伯《伤寒来苏集》："盖泻心汤方，即小柴胡去柴胡加黄连干姜汤也。不往来寒热，是无半表证，故不用柴胡。痞因寒热之气互结而成，用黄连、干姜之大寒大热者，为之两解，且取其苦先入心，辛以散邪耳。此痞本于呕，故君以半夏。生姜能散水气，干姜善散寒气，凡呕后痞硬，是上焦津液已干，寒气留滞可知，故去生姜而倍干姜。痞本于心火内郁，故仍用黄芩佐黄连以泻心也。干姜助半夏之辛，黄芩协黄连之苦，痞硬自散。用参、甘、大枣者，调既伤之脾胃，且以壮少阳之枢也。"

5. 钱潢《伤寒溯源集》："半夏辛而散痞，滑能利膈，故以之为君。半夏之滑，见小陷胸汤方论中。干姜温中，除阴气而蠲痞，人参、炙甘草大补中气，以益误下之虚。三者补则气旺，热则流通，故以之为臣。黄芩、黄连，即前甘草泻心汤中之热因寒用，苦以开之之义，故黄连亦仅用三倍之一，以为之反佐。大枣和中濡润，以为倾否之助云。"

6. 尤在泾《伤寒贯珠集》："痞者，满而不实之谓。夫客邪内陷，既不可从汗泄，而满而不实，又不可从下夺，故唯半夏、干姜之辛能散其结，黄连、黄芩之苦能泄其满。而其所以泄与散者，虽药之能，而实胃气之使也。用参、草、枣者，以下后中虚，故以之益气，而助其药之能也。"

7. 王子接《绛雪园古方选注·和剂》："方名半夏，非因呕也。病发于阴，而反下之，因作痞。是少阴表证误下之，寒反入里，阻君火之热化，结成无形气痞，按之自濡。用干姜开痞，芩、连泄热，未能治少阴之结，必以半夏启一阴之机。人参、甘草、大枣壮二阳生气，助半夏开辟阴寒，使其热化痞解。"

8. 陈修园《长沙方歌括·太阳方》："师于此证，开口即云伤寒五六日，呕而发热，柴胡证俱在者，五六日乃厥阴主气之期，厥阴之上，中见少阳。太阳之气欲从少阳之枢以外出，医者以他药下之，心下满而硬痛者为结胸，但满而不痛者为痞。痞者否也，天气不降地气不升之义也。芩、连大苦以降天气，姜、枣、人参辛甘以升地气，所以转否而为泰也。君以半夏者，因此证起于呕，取半夏之降逆止呕如神。亦即小柴胡汤去柴胡加黄连，以生姜易干姜是也。"

9. 陈修园《金匮方歌括》："盖因饮停心下，上逆为呕，下干为肠鸣。饮不除则痞不消，欲蠲饮必资中气。方中参、枣、草以培中气，藉半夏之降逆，佐芩、连以消痞，复得干姜之温散，使痞者通，逆者降矣。妙在去滓再煎，取其轻清上浮，以成化痞降逆之用耳。"

10. 费伯雄《医方论·泻火之剂》："此为误下胸痞而设。阳邪郁于上焦，既不能下，又不能仍从毛窍而出，惟有苦寒泻热之法，方能消痞解邪。而又恐阳邪既去，浊阴上干，故于清泻中参入辛温，以预截后患，此所以为医中之圣也。"

【通方解】

方中半夏燥湿化痰，散结消痞，降逆止呕，且具有交通阴阳、引阳入阴之性能，为主药；干姜气味辛散，黄芩、黄连气味苦降，三者相伍，辛开苦降，宣达结气，泻心消痞，体现舍性取用的配伍特点，且干姜又可化饮，芩连又可燥湿。人参、大枣、甘草甘温益气，补益脾胃，复其升降之职，以补为泻。诸药合用，辛开苦降，祛湿和胃，共奏消痞散结之功。

【析方性】

散痞者，必以辛，方中半夏辛温，干姜辛热，辛能散、能升，辛温之品可以温运脾阳，益气升清，《灵枢·五味论》曰："辛走气。"故半夏、干姜辛热开结，抑阴而行阳。"苦先入心，以苦泄之"，黄连、黄芩味苦寒，苦能泄、能降，苦寒燥湿之品可以肃降浊气，祛除有形之邪，降阳而升阴。阴阳不交为痞，上下不通为满，欲通上下，交阴阳者，必平其中，中者脾胃也。甘草甘平，参、枣甘温，三药合用，健运中州，养正除积，如此则上下得通，升降相宜，痞自消矣。

综观本方，寒温一炉，扭转乾坤，使浮越之阳气复位于下，寒伏之阴气升腾于上。本方寒热并用，辛苦兼施，寓调和之性，寒热并调以和其阴阳，辛苦并进以调其升降，补泻兼施以顾其虚实。

【辨方位】

半夏泻心汤所治之痞，是小柴胡汤证误下，损伤中阳，少阳邪热乘虚内陷所致。心下即胃脘，属脾胃病变。脾胃居中焦，为阴阳升降之枢纽，中气虚弱，中焦气机升降失宜，胃气呆滞，湿浊壅聚，故为痞证。脾气主升，胃气主降，升降失常，故见呕吐、肠鸣、下利。如《素问·阴阳应象大论》所言："清气在下，则生飧泄，浊气在上，则生膜胀。"综上观之，半夏泻心汤之方位在中焦脾胃。

【明方势】

半夏泻心汤证之病机为胃虚失运，气机呆滞，痰湿中阻，即"胃气不和"。《伤寒论》158条明确指出："此非结热，但以胃中虚，客气上逆，故使硬也。"

中焦脾胃气机升降失常为其重要病机。人体脏腑经络，气血津液，各种功能活动和相互之间的平衡变化，必须依赖气机的不断升降出入变化。脾与胃同居中焦，以膜相连，一脏一腑，表里相配，纳运相得，升降相因，燥湿相济，为人体后天之本，气血生化之源，是机体气机升降的枢纽。脾主运化，胃主受纳，二者在饮食受纳、消化，以及水谷精微的吸收、转输等生理过程中，起着非常重要的作用。人体通过脾气升举清气、胃气肃降浊气，生生不息，维持着气机升降的平衡。若脾胃虚弱，外邪内陷，气机失调，津液代谢失常，则痰湿内生，阻于中焦，见呕、痞、利诸症。

方中半夏、干姜辛热辛散，黄连、黄芩苦寒降泄，一升一降，调畅气机，苦以清降，辛以宣发，苦辛合用，升降得复。参、枣、草健运中焦，养正祛邪，寓泻于补，诸药相辅相成，清气升，浊气降，脾胃的升、降、出、入恢复正常，人体恢复动态平衡。综上所述，半夏泻心汤方势总以辛开苦降为法，开结消痞以调和脾胃气机，斡旋中焦，偏于降泄。

【论方证】

半夏泻心汤之证为脾胃虚弱，气机失调，痰湿中阻证，症见心下痞满不舒，上见呕吐、呃逆、嗳气，下见大便泄利，舌苔白腻，脉多见滑。本方亦适用于胃热脾寒证，症见舌苔黄腻，胃脘嘈杂，反酸嗳气，不能纳凉，大便稀溏者，在辛开苦降、泻心消痞的同时兼寒以治热、热以治寒，寒热平调。

【识方用】

1. 半夏泻心汤现代处方

姜制半夏12g，黄芩9g，干姜9g，党参9g，炙甘草9g，黄连3g，大枣12枚。

以上七味药，用水2000mL，煮成1200mL，去滓，再煎为600mL，每次服200mL，每日服三次。

2. 半夏泻心汤现代适应证

半夏泻心汤适用于脾胃升降失常，气机痞塞于中的多种病证。

（1）用于治疗因脾胃受损，中焦升降失司，气机痞塞，症见心下痞闷、食欲不振、呕吐、肠鸣、下利的多种消化系疾病，如急慢性胃炎、胃十二指肠溃疡、胃食管反流、胃窦炎、胃肠功能紊乱、肠易激综合征、小儿暑泻、小儿消化不良、慢性胆囊炎等。

（2）用于治疗脾胃失和，气机痞塞，症见心下满闷、恶心欲呕或呕吐痰涎、心悸胸闷或心律不齐的某些心血管疾病，如高血压病、病毒性心肌炎、心律失常等。

（3）用于治疗脾胃不和、升降失司型的妊娠恶阻、梅尼埃病等。

（4）用于治疗湿浊中阻、升降失常而症见心下痞闷、恶心呕吐、口干口苦、大便不调的肾病综合征或肾功能衰竭等。

3. 半夏泻心汤加减

热偏重者，重用黄芩、黄连；寒偏重者，重用半夏、干姜；兼寒邪犯胃，加高良姜、乌药、吴茱萸；兼肝胃不和，加柴胡、白芍、佛手、枳壳；疼痛明显，加白芍、延胡索；泛酸者，加海螵蛸、煅牡蛎；肠鸣便稀者，加白术、白扁豆；舌苔黄腻、腹胀腹痛、大便不畅者，加制大黄；兼瘀血证症见胸闷、胸痛、舌暗者，加丹参、赤芍、降香；兼见咽痛充血、胸闷身热者，加山栀、连翘；兼阴虚，加石斛、天花粉、玉竹、沙参。

4. 半夏泻心汤禁忌

虚寒证禁用本方。

【学医案】

1. 清代名医叶天士运用半夏泻心汤医案

胡不饥不食不便。此属胃病，乃暑热伤气所致。味变酸浊，热痰聚脘。苦辛自能泄降，非无据也。半夏泻心汤去甘草、干姜加杏仁、枳实。（选自《临证指南医案》）

按语： 暑湿伤气，湿困中焦，升降失常，胃气呆滞，故见不饥不食不便。痰热内蕴，浊热上泛则味变酸浊。本案病位在心下胃脘，病机为湿热困阻中焦，胃气呆滞，以仲景法泻心消痞，辛开苦降之半夏泻心汤最为对证。热重，去辛热之干姜，并减甘草，防其壅滞；加杏仁畅达气机，开宣肺气化湿；枳实助半夏开痞燥湿。诸药合用，痰热去，升降复，痞自除。

2. 近现代名医李克绍运用半夏泻心汤医案

李某，女，年约六旬。1970年春，失眠症复发，屡治不愈，日渐严重，竟至烦躁不食，昼夜不眠，每日只得服安眠药片才能勉强略睡一时。李老应邀往诊。按其脉涩而不流利，舌苔黄厚腻，显系内蕴湿热。因问其胃脘满闷否？答曰，非常满闷。患者又云大便数日未行，腹部并无胀痛。"胃不和则卧不安"，要使安眠，先要和胃。处方：半夏泻心汤原方加枳实。傍晚服下，当晚就酣睡一整夜，满闷烦躁都大见好转。接着又服几剂，终至食欲恢复，大便畅行，一切基本正常。（选自《经方临证集要》）

按语： 失眠一证，多从心肝论治，分虚实两端。或责之于心肝火旺，热扰心神，或责之于心肝阴虚，心神失养。临证中亦常见因胃所致的失眠。李老观其脉证舌苔，知湿热蕴结中焦。中者为四运之轴，阴阳之机，今湿热积滞壅遏胃脘，则阴阳不能交泰而失眠。半夏泻心汤方位在中焦脾胃，功在祛湿和胃，消痞散结，擅畅达中焦气机，用半夏泻心汤加枳实泻热导滞、疏畅气机，俾湿热去，气机畅，胃气和，则卧寐安。

3. 近现代名医刘渡舟运用半夏泻心汤医案

张某，男，素嗜酒。1969 年发现呕吐、心下痞闷，大便每日两三次而不成形。经多方治疗，效不显。其脉弦滑，舌苔白，辨为酒湿伤胃，郁而生痰，痰浊为邪，胃气复虚，影响升降之机，则上见呕吐，中见痞满，下见腹泻。治以和胃降逆，祛痰消痞。拟方：半夏 12g，干姜 6g，黄芩 6g，黄连 6g，党参 9g，炙甘草 9g，大枣 7 枚。服 1 剂，大便泻下白色胶涎甚多，呕吐十去其七。又服 1 剂，则痞利皆减。凡 4 剂痊愈。（选自《新编伤寒论类方》）

按语：本案症见呕、痞、利，乃由于长期嗜酒损伤脾胃，脾胃气虚，运化失职，酿湿生痰，阻遏中焦气机所致。胃气上逆则呕，湿浊下趋则利，中焦气机郁遏则心下痞。本案辨证时抓住心下痞而确定为泻心汤证，根据恶心呕吐、长期大便不成形、有嗜酒酿痰的病史及舌脉而确立为脾胃虚弱、痰湿中阻证，所以服用半夏泻心汤后从大便泻出许多白色痰涎而愈。

【说明书】

名称 半夏泻心汤。

处方 姜制半夏 12g，黄芩 9g，干姜 9g，党参 9g，炙甘草 9g，黄连 3g，大枣 12 枚。

方性 寒热并用，辛苦兼施，寓调和之性。

方位 中焦脾胃。

方势 斡旋中焦，偏于降泻。

方证 脾胃虚弱，痰湿中阻证；胃热脾寒证；中焦气机失调证。

功效 畅达气机，祛湿和胃，消痞散结。

主治 脾胃虚弱，气机失调，痰湿中阻证，症见心下痞满不舒，上见呕吐或吐涎，呃逆嗳气，下见大便泄利，舌苔白腻，脉多见滑。亦适用于胃热脾寒证，症见舌苔黄腻，胃脘嘈杂，反酸嗳气，不能纳凉，大便稀溏者。

适应证 本方现代适用于多种消化系统疾病、心脑血管疾病、泌尿系统疾病等辨证属中焦气机升降失常、痰浊阻滞者。

煎服法 上七味，以水 2000mL，煮取 1200mL，去滓，再煎取 600mL，温服 200mL，日三服。

禁忌 半夏性燥，易伤阴，黄芩、黄连苦寒，易伤阳，虚寒证症见舌淡苔少或苔光剥，脘部隐痛，脉象细弱等当慎用。

注意事项 服用半夏泻心汤应该在医生的指导下进行，并注意观察身体反应，如出现不适症状应及时就医。

第十五节
半夏厚朴汤

【知方源】

半夏一升，厚朴三两，茯苓四两，生姜五两，干苏叶二两。

右五味，以水七升，煮取四升，分温四服，日三夜一服。

《金匮要略》

《金匮要略·妇人杂病脉证并治第二十二》：妇人咽中如有炙脔，半夏厚朴汤主之。（《千金》作胸满，心下坚，咽中帖帖，如有炙肉，吐之不出，吞之不下）

【看方论】

1. 尤在泾《金匮要略心典》："此凝痰结气，阻塞咽嗌之间，《千金》所谓咽中贴贴，如有炙肉，吞不下、吐不出者是也。半夏、厚朴、生姜辛以散结，苦以降逆；茯苓佐半夏利痰气；紫苏芳香，入肺以宣其气也。"

2. 吴谦《医宗金鉴》："此病得于七情郁气，凝涎而生，故用半夏、厚朴、生姜辛以散结，苦以降逆，茯苓佐半夏，以利饮行涎，紫苏芳香，以宣通郁气，俾气舒涎去，病自愈矣。"

3. 张志聪《金匮要略注》："此病水气之结于上也。夫人之阴阳，火上而水下，豚乃水畜，性躁善奔，手少阴君火之脉夹咽，水气上乘，感少阴心火之气，而结于咽，故咽中如炙脔也。宜半夏、厚朴、生姜、茯苓，宣助中焦之土气，以制泻其水邪，用苏叶以苏散其水气。此章与水气篇之气上冲咽，状如炙肉相同。"

4. 陈修园《金匮要略浅注》："此为痰气阻塞咽中者出其方治也。"

5. 李今庸《金匮要略释义》："本条论述妇人咽中痰凝气滞的证治。本病的发生，多由于七情郁结，痰凝气滞，上逆于咽喉之间；在证候表现上，咽中自觉有物阻塞，咯之不出，咽之不下，后人称为'梅核气'。治用半夏厚朴汤，开结化痰以降逆气。"

【通方解】

方中半夏化痰开结，和胃降逆，厚朴行气开郁，下气除满，二者相伍，一化痰结，一行气滞，痰气并治，使痰降则气行，郁开则痰降，共为君药；苏叶助半夏、厚朴以宽胸畅中，宣通郁气，茯苓助半夏化痰，共为臣药；生姜和胃降逆止呕，助半夏和中化痰，且解半夏之毒性，为佐药。诸药合用，辛以散结，苦以降逆，辛开苦降，化痰降逆，则痰气郁结之证可解。

【析方性】

经方方性与组方药物的药性密切相关。方中半夏，《神农本草经》谓其"味辛，平，主伤寒寒热，心下坚，下气，喉咽肿痛，头眩，胸胀咳逆，肠鸣，止汗"，《本草经解要》谓其"气平，禀天秋燥之金气"，《得配本草》在此基础上记载半夏"辛，温……利窍和胃，而通阴阳，为除湿化痰、开郁止呕之圣药"，可见，半夏味辛，性温偏燥。厚朴，《神农本草经》谓其"味苦，温"，李中梓认为厚朴"辛则能发，温则能行，脾胃之所喜也"，在《神农本草经》基础上加上了辛味，故厚朴味辛、苦，性温。二者为本方的君药，共同奠定了本方的基本方性，即辛、苦，性温。茯苓，《神农本草经》谓其"味甘，平。主胸胁逆气，忧恚，惊邪，恐悸，心下结痛，寒热烦满，咳逆，口焦舌干，利小便"，李中梓在《雷公炮制药性解》中补充茯苓"味淡，是太阳渗利之品也"。苏叶，《本草经解要》中谓其"气温，味辛……主下气，除寒中"，黄元御也认为苏叶"味辛，微温……温肺降逆，止喘定嗽"。生姜，《汤液本草》认为其"辛而甘，微温，气味俱轻，阳也"。综上所述，本方的组方药物性味以辛苦温为主，辛者能散，苦者能燥，温能散寒饮，故诸药配伍可辛开苦降，温散寒饮。

【辨方位】

本方为《金匮要略》治疗妇人梅核气的主方。早在《灵枢·邪气脏腑病形第四》中就对该病证进行了记载，其曰心脉"大甚为喉吤"，所谓喉吤即为喉中梗塞，又曰"胆病者，善太息，口苦，呕宿汁，心下澹澹，恐人将捕之，嗌中吤吤然，数唾"，宋代《南阳活人书》始见梅核气，曰"梅核气……塞咽喉，如梅核絮样，咯不出，咽不下"，此处描述胆病会出现喉中梗塞数吐难吐的表现，《赤水玄珠·咽喉门》曰："梅核气者，喉中介介如梗状。"此处，描述"咽中如有炙脔"，《备急千金要方》作了进一步解释："妇人胸满，心下坚，咽中帖帖，如有炙肉脔，吐之不出，咽之不下。"从半夏厚朴汤的主治看，其病位在咽喉。然而此病虽发于咽喉，但本质为情志所伤，肝气郁结，横逆于胃，胃失和降，聚湿生痰，肝胃之气失其疏泄和降而上逆，痰随气升，痰凝气滞于咽喉而发病。《诸病源候论》云："咽喉者，脾胃之候也。"方中半夏、厚朴、生姜、苏叶、茯苓同归中焦脾胃，因此，本方方位当为咽喉、中焦脾胃。

【明方势】

从上述方性分析，半夏厚朴汤的方势当属辛开苦降，能上能下。具体而言，半夏，《本草崇原》言其"色白属金，主宣达阳明之气"，《药鉴》谓其"辛原于苦，气味俱轻……阳中之阴也，降也"。厚朴，《神农本草经读》云其"气味厚而主降"，张锡纯谓之"为温中下气之要药……其力不但下行，又能上升外达"，二者配伍宣散降气，通达上下。生姜，《本草便读》谓其"达肺经，发表除寒，横行有效，入胃腑，温中止呕"，孙思邈云：

"姜为呕家圣药，盖辛以散之，呕乃气逆不散，此药行阳而散气也。"生姜与半夏配伍，既能制约半夏之毒性，又能助其辛散除饮、降逆止呕之功。茯苓，《神农本草经》谓其"主胸胁逆气，忧恚，惊邪，恐悸，心下结痛，寒热烦满，咳逆，口焦舌干，利小便"，《药品化义》则曰"令脾肺之气从上顺下，通调水道"。苏叶，《本草汇言》谓"苏叶可以散邪而解表；气郁结而中满痞塞，胸膈不利"，《长沙药解》谓其"辛散之性，善破凝寒而下冲逆，扩胸腹而消胀满，故能治胸中瘀结之证而通经达脉，发散风寒，双解中外之药也"。综上，半夏厚朴汤辛通温散，降逆下气，其方势乃辛开苦降，从上顺下，以降为主。

【论方证】

半夏厚朴汤之证为妇科杂病梅核气的经典方剂。《古今医鉴·梅核气》曰："梅核气者，窒碍于咽喉之间，咯之不出，咽之不下，有如梅核之状是也。始因喜怒太过，积热蕴隆，乃成厉痰郁结，致斯疾耳。"梅核气证属气郁痰结，痰气交阻于阳位，表现为咽中如有物阻，咳吐不出，吞咽不下，胸胁满闷，或咳或呕，舌苔白润或滑腻，脉滑或弦。本病总由情志因素导致，情志不畅，肝气郁结，致肺胃宣降失常，聚津为痰，气郁痰阻，互结于咽喉，故咽中如有物阻，咳吐不出，吞咽不下，胸胁满闷；痰气上逆，肺胃失和，则或咳或呕；舌苔白润或滑腻，脉滑或弦，均为痰阻气滞之征。故用半夏厚朴汤行气散结，降逆化痰。半夏厚朴汤不仅适用于妇科梅核气，他如《随息居重订霍乱论》用之治疗"情志不舒，痰湿阻气而成霍乱者"；《三因极一病证方论》名之曰"大七气汤"，用之理七情气，治疗"喜怒不节，忧思兼并，多生悲恐，或时振惊，致脏气不平，憎寒发热，心腹胀满，傍冲两胁，上塞咽喉，有如炙脔，吐咽不下"；《太平惠民和剂局方》用之治疗"中脘痞满，气不舒快，或痰涎壅盛，上气喘急，或因痰饮中结，呕逆恶心"；可见，凡气郁痰结，痰气交阻于阳位，无论男、女均可应用本方。

【识方用】

1. 半夏厚朴汤现代处方

半夏 12g，厚朴 9g，茯苓 12g，生姜 15g，苏叶 6g。
上五味，以水 1400mL，煮取 800mL，分温四服，日三服，睡前一服。

2. 半夏厚朴汤现代适应证

（1）消化系统疾病：如胃食管反流病、胆汁反流性胃炎等，症见恶心，反酸，嗳气，咽部有异物感，易生气，舌淡红，苔薄，脉弦等。

（2）呼吸系统疾病：如阻塞性睡眠呼吸暂停低通气综合征、慢性咽炎、慢性支气管炎，症见咽痒，咳嗽，胃纳不佳，舌淡红或暗，苔薄偏润，脉弦滑或细涩者。

（3）精神情志疾病：如抑郁症、焦虑症，症见情绪低落，善太息，心烦心悸，或见眩晕者。

（4）内分泌疾病：如甲状腺功能减退症、甲状腺结节等，症见咽部异物感，情志不畅，心烦，纳差等。

3. 半夏厚朴汤加减

若咽痛，加桔梗、甘草；若伴乏力，眩晕，加党参、白术、泽泻；若痰盛，胸闷症状明显，加薤白、炒莱菔子、青皮等；若情绪低落，善太息，胁痛，加香附、柴胡、郁金。

4. 半夏厚朴汤禁忌

阴虚火旺或对本方药物成分过敏者都属于禁忌人群。

【学医案】

1. 近现代名医刘渡舟运用半夏厚朴汤医案

某女，37岁，住北京西城区。1994年8月29日初诊。患者性格内向，素日寡言少语，喜独处而不善与人交往。因家庭琐事烦思忧虑，导致情绪不稳，时悲时恐，悲则欲哭，恐则如人将捕之状。更为痛苦者，自觉有一胶冻块物梗阻咽喉，吐之不出，咽之不下。心慌，胸闷，头目眩晕，失眠，食少，恶心呕吐，大便日行二次，舌苔白，脉沉弦而滑。辨为肝胆气机不疏，痰气交郁于上之"梅核气"病。治当疏肝解郁，化痰开结。方用柴胡半夏厚朴汤：柴胡16g，黄芩6g，半夏15g，生姜10g，党参8g，炙甘草8g，大枣7枚，厚朴14g，紫苏8g，茯苓20g。服药七剂，咽喉哽噎消失，情绪逐渐稳定，诸症渐愈。继服逍遥丸疏肝补血，以善其后。（选自《刘渡舟临证验案精选》）

按语： 本案患者因情志不遂而出现咽喉部吐之不出、咽之不下的症状，此乃肝气郁结，肺胃宣降不利，以致津聚为痰，与气搏结，阻滞于肺胃之门户，故咽喉梗阻，吞吐不利。所见胸闷、食少呕恶、亦悲亦恐、脉沉弦而滑，以及失眠、头晕目眩之证，皆为肝郁气滞痰阻所致。病位在咽喉，当取方势辛开苦降，从上顺下，疏肝理气，化痰开结，选半夏厚朴汤化裁。主药半夏，一用三举：一者降气；二者和胃；三者化痰开结。余药则为之佐助，如厚朴助半夏降气；茯苓助半夏化痰；生姜助半夏和胃；紫苏理肺疏肝，芳香行气，使肝者左升，肺者右降。又因本病起于气机郁滞，故刘老时时以开郁为先务，常合小柴胡汤疏肝利胆，疗效更佳。

2. 近现代名医蒲辅周运用半夏厚朴汤医案

杨某，男，65岁。1965年10月28日初诊。10年来，自觉咽中梗阻，胸闷，经4个月的治疗已缓解。病于1963年曾复发一次，近日来又自觉咽间气堵，胸闷不畅，经检查未见肿瘤。六脉沉滑，舌苔黄腻。属痰湿阻滞，胸中气机不利，此谓梅核气，治宜开胸降逆，理气豁痰。处方：苏梗一钱，厚朴一钱，法半夏二钱，陈皮一钱，茯苓二钱，大腹皮一钱，白芥子一钱（炒），炒莱菔子一钱，薤白二钱，降香五分，路路通一钱，白通草一钱，竹茹一钱。10剂。1剂两煎，共取160mL，分早晚食后温服。11月8日二诊：患者服上药，自觉咽间堵塞减轻，但偶尔稍阻，食纳无味，晨起痰多色灰，失眠，夜间尿频量多，大便正常，有低热。脉转微滑，舌苔秽腻。湿痰见消，仍宜降气、和胃、化痰为治。原方去薤白、陈皮，加黄连五分，香橼皮一钱，白芥子加五分。10剂，煎服法同前。11月22日三诊：患者服药后，咽间梗阻消失，低热已退，食纳、睡眠、二便均正常。嘱其不再服药，避免精神刺激，饮食调理为宜。（选自《蒲辅周医疗经验》）

按语：此例梅核气时间较长，伴有胸闷，乃气郁而致痰湿阻滞，肝气不舒，木郁乘土，痰凝气滞，上逆于咽喉之间。与半夏厚朴汤行气散结，降逆化痰，此处苏叶换成苏梗，加陈皮、降香、大腹皮增加行气降逆之力，白芥子、炒莱菔子以增化痰之功，之后随症加减，总不离降气、和胃、化痰之法。

3. 日本汉方学家大塚敬节运用半夏厚朴汤医案

患者为三十八岁男性。曾患肺结核，现已愈。这次所患疾病是胃下垂，手足颤抖，腹部的力量如被抽去一般。易疲劳，悸动，眩晕。食欲一般，大便一天一次。腹诊左侧腹直肌拘挛，脐上方悸动显著。投予半夏厚朴汤治疗，服药两月余，腹部力量增加，手足颤抖、悸动、眩晕诸症均减轻。（选自《汉方诊疗三十年》）

按语：患者为疾病所苦多年，情绪抑郁，肝气郁结不通则腹部拘挛，手足颤抖为气滞四肢失养所致；食欲差、胃下垂为脾胃运化失常，脾虚失固所致；悸动、眩晕是痰之征象。半夏厚朴汤方中半夏为君，镇静安神降逆，厚朴助其行气化痰解痉，茯苓健脾化痰宁神，生姜和胃止呕止痛，苏梗行气宽胸解郁，全方辛苦合用，共奏行气解郁、化痰降逆之效。大塚敬节常应用半夏厚朴汤治疗胃下垂、胃迟缓等症，他认为使用半夏厚朴汤应以存在一定程度的腹力为指征，重度虚证是禁忌。该患者虽然自觉腹部力量如被抽去，但腹诊切得腹部仍有一定力量，又因腹直肌处于拘挛状态，便使用了半夏厚朴汤。当然，即使无腹直肌拘挛，腹部并不是软弱无力的状态时，也可以使用该方。

【说明书】

名称 半夏厚朴汤。

处方 半夏12g，厚朴9g，茯苓12g，生姜15g，苏叶6g。

方性 味辛、苦，性温。

方位 咽喉、中焦脾胃。

方势 辛开苦降，从上顺下。

方证 气郁痰结，痰气交阻于阳位的梅核气。

功效 行气散结，降逆化痰。

主治 咽中如有物阻，咳吐不出，吞咽不下，胸胁满闷，或咳或呕，舌苔白润或滑腻，脉滑或弦。

适应证 本方现代适用于多种消化系统疾病、呼吸系统疾病、精神情志疾病、内分泌系统疾病等辨证属气郁痰结者。

煎服法 上五味，以水1400mL，煮取800mL，分温四服，日三服，睡前一服。

禁忌 阴虚火旺或对本方药物成分过敏者。

注意事项 调畅情志，服药禁辛辣、臭恶、甜腻及难以消化的食物。

第十六节
芍药甘草汤

【知方源】

芍药、甘草（炙）各四两。

上二味，以水三升，煮取一升五合，去滓，分温再服。

《伤寒论》

1. 伤寒，脉浮，自汗出，小便数，心烦，微恶寒，脚挛急。反与桂枝欲攻其表，此误也。得之便厥，咽中干，烦躁吐逆者，作甘草干姜汤与之，以复其阳；若厥愈足温者，更作芍药甘草汤与之，其脚即伸。（29条）

2. 问曰：证象阳旦，按法治之而增剧，厥逆，咽中干，两胫拘急而谵语。师曰：言夜半手足当温，两脚当伸，后如师言。何以知此？答曰：寸口脉浮而大，浮为风，大为虚，风则生微热，虚则两胫挛，病形象桂枝，因加附子参其间，增桂令汗出，附子温经，亡阳故也。厥逆，咽中干，烦躁，阳明内结，谵语烦乱，更饮甘草干姜汤，夜半阳气还，两足当热，胫尚微拘急，重予芍药甘草汤，尔乃胫伸；以承气汤微溏，则止其谵语，故知病可愈。（30条）

【看方论】

1. 朱肱《活人书》："仲景云：太阳病自汗，四肢拘急，难以屈伸，若小便难，可桂枝汤内加附子服之；若小便数者，慎不可与桂枝附子汤，宜服芍药甘草汤。""缘芍药甘草汤主脉浮自汗，小便数者，寸口脉浮为风，大为虚，风则生微热，虚则两胫挛，小便数，乃汗出，为津液少，不可误用桂枝，宜服芍药甘草汤，补虚退风热。"

2. 成无己《注解伤寒论》："芍药，白补而赤泻也，白收而赤散也。酸以收之，甘以缓之，酸甘相合，用补阴血。""脉浮，自汗出，小便数而恶寒者，阳气不足也。心烦、脚挛急者，阴气不足也。阴阳血气俱虚，则不可发汗，若与桂枝汤攻表，则又损阳气，故为误也。得之便厥，咽中干，烦躁吐逆者，先作甘草干姜汤，复其阳气，得厥愈足温，乃与芍药甘草汤，益其阴血，则脚胫得伸。"

3. 朱佐《朱氏集验方》："去杖汤（本方）治脚弱无力，行步艰难。"

4. 汪昂《医方集解》："此足太阴、阳明药也。气血不和，故腹痛。白芍酸收而苦泄，能行营气；炙草温散而甘缓，能和逆气；又痛为木盛克土，诸痛皆属肝木，白芍能泻肝，甘草能缓肝和脾也。"

5. 钱潢《伤寒溯源集》："拘急者，筋不得舒也。筋者，足厥阴肝之合也。筋不舒而挛急，故以酸泻之，以甘缓之，是以厥阴少阳主治治之也。"

6. 尤在泾《伤寒贯珠集》："芍药甘草汤，甘酸复阴之剂，阴生则两脚自伸矣。"

7. 王旭高《退思集类方歌注》："此亦桂枝汤之变，偏于营分，纯一不杂之方也。和营止腹痛功无比。气血不和，肝木乘脾则腹痛，白芍酸收苦泄，能行营气而泻肝木；甘草甘缓，能和逆气而补脾土。甘酸相合，甲己化土，故治腹痛。"

【通方解】

此方仅由芍药、甘草两味药组成，芍药益阴柔肝；甘草味甘，缓急止痛，且能补虚。二者合用，补阴和血，通络缓急，为后世治疗筋脉肌肉挛急的名方。

自梁代《本草经集注》开始，芍药就有了赤芍、白芍之分。李时珍在《本草纲目》中载："白芍药益脾，能于土中泻木，赤芍药散邪，能行血中之滞。"关于本方的芍药有三种说法，一为白芍，一为赤芍，一为赤白芍同用。成无己首次提出芍药甘草汤为酸收甘缓之剂，认为方中所载为白芍。清代王子接在《绛雪园古方选注·和剂》载："此亦桂枝汤之变，偏于营分，纯一不杂之方。读《伤寒论》反烦、更烦、心悸而烦，皆用芍药止烦，不分赤白。孙尚、许叔微亦云白芍，惟许弘《方议》《圣惠方》是赤芍。今里气不和，阴气欲亡，自当用白芍补营，佐以甘草，酸甘化阴止烦。观其去姜枣，恐生姜散表，大枣泄营，是用白芍无疑。"明确提出芍药甘草汤中所用芍药为白芍。清代莫枚士在《经方例释》则提出："桂枝第九证云，微寒者，去赤芍药，盖惧赤芍药之寒也。拘急本血痹所致，赤芍正是治血痹主药，何必以养阴为说，而指为白芍乎？"可知莫枚士推崇芍药甘草汤中所用芍药为赤芍药。清代陆雷渊一语道破，他在《伤寒论今释》中云："芍药有赤白之异，而仲景书混称不别，今于攻泄方中用赤芍，于补益方中用白芍，此则后世辨析之进步，不可以泥古也。"仲景书《伤寒论》，教世人以活法，师古而不可泥古，临证中灵活加减即可。

【析方性】

芍药，《神农本草经》云其"味苦，平"，清代陈修园也在《神农本草经读》中载"芍药气平，是夏花禀秉燥金之气也；味苦，是得少阴君火之味"，可知芍药为苦平之品。甘草，《神农本草经》载其"味甘，平"，陈修园在《神农本草经读》中有"物之味甘者，至甘草为极"之说，故而甘草药性为甘平。

成无己认为本方"酸以收之，甘以缓之，酸甘相合，用补阴血"，固为酸收甘缓之剂，清代陈修园在《长沙方歌括》中则提出此方为"苦甘相济"之剂，唐容川亦认为本方"苦甘生其阴液"，恰如伤寒大家李克绍老师所言，芍药味苦非酸，功泄非敛，方中芍药乃是取其苦能通泄之功，综各家之言，本方方性为甘苦。

【辨方位】

结合《伤寒论》原文，"其脚即伸""胫尚微拘急"，可知本方方位在筋脉肌肉无疑。后世医家结合其病机，灵活加减运用，扩大了其主治范围。既然本方有益气养营、通络止痛之功，且营血源于中焦，运行周身而"营周不休"，故其应用范围可扩大至全身，如疼痛、麻木、痉挛性疾病、抽搐类疾病等均可加减运用。

【明方势】

陈修园在《神农本草经读》中提出"芍药……气平下降，味苦下泄而走血，为攻下之品……其主之者，以苦平而行其血也"，认为芍药药势偏于降。《药性赋》则言其"可升可降"，如张锡纯言："（芍药）与当归、地黄同用，则生新血；与桃仁、红花同用，则消瘀血；与甘草同用，则调和气血，善治腹疼；与竹茹同用，则善止吐衄；与附子同用，则翕收元阳，下归宅窟，惟力近和缓，必重用之始能建功。"芍药可升可降，关键在用药的搭配上，甘草性缓，炙用更增其甘缓固守之力，且苦甘合化，入营达阴，直达病所，故而本方方势为可升可降可合。

【论方证】

芍药甘草汤可治疗筋脉挛急诸证。其功效为益气养营，通络止痛，主治证候为营血虚滞，筋脉、肌肉失于润养所导致的疼痛、麻木、痉挛性疾病，可兼见咽干、心烦、舌红或少津、脉细数等。"脚挛急"之因，一则汗后伤阴，阴虚血少，筋脉失于濡养；二则血脉不和，脉络不畅。芍药甘草汤不仅适用于筋脉挛急诸证，同时对于疼痛、麻木、痉挛性疾病、抽搐类疾病等辨证属营血不足，血脉不和者，均可加减运用。

【识方用】

1. 芍药甘草汤现代处方

芍药 12g，甘草（炙）12g。
上二味，以水 600mL，煮取 300mL，去渣，分温再服。

2. 芍药甘草汤现代适应证

（1）神经系统疾病：如腓肠肌痉挛、三叉神经痛、面肌痉挛、坐骨神经痛、血管神经性头痛、颈椎病、带状疱疹后遗神经痛、糖尿病周围神经病变等。

（2）消化系统疾病：如慢性萎缩性胃炎、胃痉挛、胃及十二指肠溃疡或穿孔、顽固性呃逆、蛔虫病及胆石疝痛、胃扭转等。

（3）泌尿系统疾病：如尿路结石等。

（4）外周血管疾病：如血栓性静脉炎等。

（5）过敏性疾病：支气管哮喘、过敏性咳嗽等。

（6）风湿免疫系统疾病：风湿性关节炎、系统性红斑狼疮等。

3. 芍药甘草汤加减

若有腹痛便血，可加黄芩；腹部时有冷痛者，加干姜、肉桂；四肢冷，胸胁苦满，腹胀，加柴胡、枳壳；腰扭伤，疼痛剧烈者，加麻黄、细辛、桂枝；颈部拘急不舒者，可加葛根；头痛者，可加川芎；眼睑痉挛者，可加防风；肩周炎者，可加威灵仙、羌活；肾结石、肾绞痛者，加木通、桃仁、延胡索。

4. 芍药甘草汤禁忌

虚寒体质者。

【学医案】

1. 明代名医缪希雍运用芍药甘草汤医案

一少年贵介，暑月外出，饮食失宜，兼以暑热，遂患滞下。途次无药，病偶自止。归家腹痛不已，遍尝诸医之药，药入口，痛愈甚，亦不思食。仲淳视之曰：此湿热耳。其父曰：医亦以湿热治之而转剧。仲淳曰：投何药？曰：苍术、黄连、厚朴、枳壳、陈皮等。仲淳曰：误也。术性温而燥，善闭气，故滞下家忌之。郎君阴虚人也，尤非所宜。更以滑石一两为细末，以牡丹皮煮之，别以白芍药酒炒五钱，炙甘草二钱，炒黑干姜五分，水煎，调滑石末服之。须臾小便如注，痛立止。（选自《先醒斋医学广笔记》）

按语： 陈修园在《神农本草经读》中提出"芍药，气平下降，味苦下泄而走血，为攻下之品……其主之者，以苦平而行其血也"，芍药味苦而通降，甘草性缓，炙用更增其甘缓固守之力，苦甘合化，入营达阴，直达病所，故可治疗腹痛。方以牡丹皮煮滑石，清热兼利尿，体现了利小便以实大便之义。

2. 清代名医尤在泾运用芍药甘草汤医案

尤在泾在《金匮翼》中云："虚劳，一曰虚损。盖积劳成虚，积虚成弱，积弱成损也。"他曾治疗一例虚损患者，脾胃虚弱，肝阳上亢，热迫血络。虚损至食减形瘦，当以后天脾胃为要，异功散五六服，颇得加谷。今春半地气上升，肝木用事，热升心悸，汗出复咳，咳甚见血，肝阳上亢，络血遂沸。昨进和阳养阴之剂，得木火稍平，仍以前方加白芍，制肝安土。方用生地黄、白芍、甘草、麦冬、阿胶、女贞子。（选自《金匮翼》）

按语： 虚劳的治疗应该首先从补益气血、调理脾肾入手。本案先以异功散益气补中，理气健脾，行气化滞，醒脾助运，有补而不滞之功。结合发病时令，又复以滋水涵木之品。芍药益阴柔肝；甘草味甘，缓急止痛，且能补虚。二者合用，补阴和血，柔肝缓急。亦蕴含见肝之病，知肝传脾，当先实脾等治未病之理。

3. 清代名医丁甘仁运用芍药甘草汤医案

清代孟河医家丁甘仁先生治疗一泄泻案。谈某，泄泻黄水，为日已久，肾主二便，始因湿盛而濡泄，继因濡泄而伤阴。浊阴上干则面浮，清阳下陷则足肿。脾湿入于带脉，带无约束之权，以致带下频频。脾津不能上蒸，则内热口干；浮阳易于上升，则头眩眼花；腰为肾之府，肾虚则腰酸。脉象弦细。方用焦白芍三钱，生甘草八分，炒潞党三钱，怀山药三钱，煅牡蛎五钱，连皮苓三钱，厚杜仲三钱，红枣三枚，炒于米二钱，熟附子二钱，煅龙骨三钱。(选自《孟河医家医籍经典：丁甘仁医案》)

按语： 湿盛则濡泻，关于泄泻治疗，总以运脾化湿为要。本案患者泄泻日久，累及脾肾。治疗以补益脾肾，和营涩肠。芍药甘草汤"酸以收之，甘以缓之，酸甘相合，用补阴血"，酸收甘缓，和营养阴，配伍党参、茯苓、山药补气健脾，附子、杜仲温肾祛寒。

【说明书】

名称 芍药甘草汤。

处方 芍药 30g，甘草（炙）30g。

方性 甘苦。

方位 筋脉肌肉。

方势 可升可降可合。

方证 筋脉挛急诸证，营血不足、血脉不和证。

功效 益气养营，通络止痛。

主治 营血不足，血脉不和证。筋脉、肌肉疼痛、麻木、痉挛，可兼见咽干、心烦、舌红或少津、脉细数等。

适应证 本方现代适用于多种神经系统疾病、消化系统疾病、泌尿系统疾病、外周血管疾病、风湿免疫系统疾病等辨证属营血不足、血脉不和者。

煎服法 以水 600mL，煮取 300mL，去渣，分温再服。

禁忌 虚寒体质者慎用。

注意事项 禁生冷、五辛等物；避风寒。

第十七节
当归四逆汤

【知方源】

当归三两，桂枝（去皮）三两，芍药三两，细辛三两，甘草（炙）二两，通草二两，大枣（擘）二十五枚。

上七味，以水八升，煮取三升，去滓，温服一升，日三服。

《伤寒论》

手足厥寒，脉细欲绝者，当归四逆汤主之。（351 条）

【看方论】

1. 成无己《注解伤寒论》："《内经》曰，'脉者，血之府也'。诸血者，皆属心。通脉者，必先补心益血。苦先入心，当归之苦，以助心血；心苦缓，急食酸以收之，芍药之酸，以收心气；肝苦急，急食甘以缓之，大枣、甘草、通草之甘，以缓阴血。"

2. 许宏《金镜内台方议》："阴血内虚，则不能荣于脉，阳气外虚，则不能温于四末，故手足厥寒，脉细欲绝也。故用当归为君以补血，以芍药为臣辅之而养营气，以桂枝、细辛之苦以散寒温气为佐，以大枣、甘草之甘为使而益其中，补其不足，以通草之淡而通行其脉道与厥也。""问曰：四逆汤加减者共七方，皆用干姜、附子为主，独当归四逆汤皆不用姜、附，何耶？答曰：诸四逆汤中用姜、附者，皆治其阳虚阴盛之证，独当归四逆汤治阴血虚甚，手足厥寒，脉微欲绝者。故用当归为主，不用姜、附。"

3. 方有执《伤寒论条辨》："当归、芍药，养血而收阴；通草、细辛，行脉而通闭；桂枝辛甘，助阳而固表；甘草、大枣，健脾以补胃。夫心主血，当归补其心，而芍药以收之；肝纳血，甘草缓其肝，而细辛以润之；脾统血，大枣益其脾，而甘草以和之。然血随气行，桂枝卫阳，气固则血和也。"

4. 钱潢《伤寒溯源集》："四逆汤者，仲景所以治四肢厥逆者也。阳气衰微，阴邪肆逆，以致阳气不充于四末而为四肢厥冷，故用甘草为君，以缓阴气之逆，又以干姜、附子补助其阳气之衰，此仲景立法命名之本义也。此条之手足厥寒，即四逆也，故当用四逆汤；而脉细欲绝，乃阳衰而血脉伏也，故加当归，是以名之曰当归四逆汤也。不谓方名虽曰四逆，而方中并无姜、附，不知何以挽回阳气……是以不能无疑也。恐是历年久远，散失遗亡，讹舛于后人之手，未可知也。"

5. 尤在泾《伤寒贯珠集》："手足厥寒，脉微欲绝者，阳之虚也，宜四逆辈；脉细欲绝者，血虚不能温于四末，并不能荣于脉中也。夫脉为血之府，而阳为阴之先。故欲续其脉，必益其血；欲益其血，必温其经。方用当归、芍药之润以滋之，甘草、大枣之甘以养之，桂枝、细辛之辛以温之，而尤藉通草之入经通脉，以续其绝而止其厥。若其人内有久寒者，必加吴茱萸、生姜之辛以散之，而尤藉清酒之濡经浃脉，以散其久伏之寒也。"

6. 王子接《绛雪园古方选注·和剂》："当归四逆，不用姜、附者，阴血虚微，恐重劫其阴也。且四逆虽寒，而不至于冷，亦唯有调和厥阴，温经复营而已。故用酸甘以缓中，则营气得至太阴而脉生；辛甘以温表，则卫气得行而四末温，不失辛甘发散之理，仍寓治肝四法。如桂枝之辛以温肝阳，细辛之辛以通肝阴，当归之辛以补肝，甘、枣之甘以缓肝，白芍之酸以泻肝，复以通草利阴阳之气，开厥阴之络。"

7. 吴谦《医宗金鉴》："凡厥阴病，必脉细而厥。以厥阴为三阴之尽，阴尽阳生，若受其邪则阴阳之气不相顺接，故脉细而厥也。然厥阴之脏，相火游行其间，经虽受寒，而脏不即寒，故先厥者后必发热。所以伤寒初起，见其手足厥冷，脉细欲绝者，不得遽认为虚寒而用姜、附也。此方取桂枝汤，君以当归者，厥阴主肝为血室也；佐细辛味极辛，能达三阴，外温经而内温脏；通草其性极通，善通关节，内通窍而外通营；倍加大枣，即建中加饴用甘之法；减去生姜，恐辛过甚而迅散也。肝之志苦急，肝之神欲散，甘辛并举，则志遂而神悦，未有厥阴神志遂悦，而脉微不出，手足不温者也。不须参、苓之补，不用姜、附之峻者，厥阴厥逆与太阴、少阴不同治也。"

【通方解】

方中当归甘温，养血和血，桂枝辛温，温经散寒，温通血脉，二药共为君药。细辛温经散寒，助桂枝温通血脉，白芍养血和营，助当归补益营血，共为臣药。通草通经脉，以畅血行，大枣、甘草益气健脾养血，共为佐药。重用大枣，既合归、芍以补营血，又防桂枝、细辛燥烈太过，伤及阴血。甘草兼调药性而为使药。全方共奏温经散寒、养血通脉之效。

【析方性】

当归，味甘、辛，性温，补血活血，调经止痛，润肠通便，《本草正》云："当归，其味甘而重，故专能补血，其气轻而辛，故又能行血，补中有动，行中有补，诚血中之气药，亦血中之圣药也。"桂枝，味辛、甘，性温，《本经疏证》云："凡药须究其体用，桂枝能利关节，温经通脉，此其体也。"能调和腠理，下气散逆，止痛除烦，此其用也。细辛味辛，性温，《本草经疏》言，"细辛，风药也"，风性升，升则上行，辛则横走，温则发散。通草，味甘、淡，微寒，具有"通利九窍血脉关节"的作用，协助桂芍调和营卫，增强了全方的温经通痹之功。大枣甘温，甘草甘平，益气健脾养血。

【辨方位】

当归四逆汤证的病因病机是营血虚弱，寒凝经脉，血行不利，不能温养四肢，以致手足厥冷。血虚寒凝，经脉循行不畅，故脉细欲绝。正如尤在泾所说"手足厥寒……脉细欲绝者，血虚不能温于四末，并不能荣于脉中也"。所以治疗就应温经散寒，养血通痹，以"续其脉"而"止其厥"，盖"脉为血之府，而阳为阴之先。故欲续其脉，必益其血。欲益其血，必温其经"(《伤寒贯珠集》)。而当归四逆汤中就是以当归、芍药调养肝血为君，桂枝、细辛温经散寒为臣，佐以甘草、大枣补中健脾而益气养血，使气血生化有源。由上可以看出，当归四逆汤养血通脉，方位在经不在脏。

【明方势】

方中桂枝、细辛宣散透发，芍药、当归敛阴和营，甘草合桂枝辛甘以化阳，芍药合甘草酸甘以化阴，大枣配甘草而益缓和之功，辛甘合用，辛味发散行气、开通腠理，以开为用，而甘味守中、化生津液，助辛之发散，润生津还，能防其辛开过汗伤津之弊，以达温经散寒、养血通脉之功。

【论方证】

本方证由营血虚弱，寒凝经脉，血行不利所致。素体血虚而又经脉受寒，寒邪凝滞，血行不利，阳气不能达于四肢末端，营血不能充盈血脉，出现手足厥寒、脉细欲绝，且手足厥寒是指掌至腕、踝不温。

《灵枢·百病始生》曰："故邪不能独伤人。此必因虚邪之风，与其身形，两虚相得，乃客其形。"正气亏虚是诸病之源，当归四逆汤证中诸症均起于正气不足，其气血亏虚比桂枝汤证重。本方以桂枝汤为底方，可化气调阴阳。从组成来看，当归四逆汤为桂枝汤加当归、细辛、通草，说明兼有寒邪与血相搏结，当归加重、倍大枣说明当归四逆汤证的血虚更重；从脉象来看，当归四逆汤证所主脉象不见浮弱，则正邪不交争于表。当归四逆汤证气血虚更重，则阴血化汗之力弱，寒邪不得祛，反滞于里；寒性凝滞，气血遇寒则凝，血行不利则生瘀血，津液为寒所凝滞则化水饮。

综上所述，当归四逆汤证的病理因素为风邪与寒邪，病机为机体气血不足，祛邪无力，导致风寒深入，寒凝血瘀津停。

【识方用】

1. 当归四逆汤现代处方

当归 12g，桂枝 9g（去皮），芍药 9g，细辛 3g，甘草 6g，通草 6g，大枣 18g（擘）。以上七味药，用 1600mL 水煮成 600mL，每次温服 200mL，一天三次。

2. 当归四逆汤现代适应证

（1）以末梢血管狭窄或闭塞导致血液循环障碍为特征的疾病：如雷诺病、血栓闭塞性脉管炎、冻疮、阳痿、红斑性肢痛、硬皮病、手足皲裂、精索静脉曲张、血管神经性头痛等。这些疾病多有遇寒加重，舌淡苔白，脉沉细或细而欲绝。

（2）头痛、牙龈炎、三叉神经痛、消化性溃疡、肠痉挛、输尿管结石、肩周炎、坐骨神经痛、腰肌劳损、子宫附件炎、子宫内膜异位症等各种疼痛性疾病见有四肢末端发冷者。

（3）梅尼埃病、过敏性紫癜、慢性荨麻疹、腱鞘炎等疾病遇寒加重时，可考虑应用本方。

（4）外感病初期、发热误汗后、月经期或同房时（后）感寒受凉。

3. 当归四逆汤加减

治疗腰、股、腿、足疼痛属血虚寒凝者，可加川续断、牛膝、鸡血藤、木瓜等活血祛瘀之品；内有久寒，兼有水饮呕逆者，加吴茱萸、生姜；治疗妇女血虚寒凝之经期腹痛，以及男子寒疝、睾丸掣痛、牵引少腹冷痛、肢冷脉弦者，可加乌药、茴香、高良姜、香附等理气止痛。

4.当归四逆汤禁忌

阴虚火旺之人；热厥；阳虚阴盛之寒厥。

【学医案】

1.近现代名医李克绍运用当归四逆汤医案

李某，男性，中年，1966年夏，到省中医院求诊。主诉：头目不适，似痛非痛，有如物蒙，毫不清爽，已近1年。自带病历一厚本，苦菊花、天麻、钩藤、黄芩、决明、荆、防、羌、独等清热散风的药物，几乎用遍，俱无效果。我见他舌红苔少，考虑是血虚头痛，为拟四物汤加蔓荆子一方，三剂。患者第二次就诊时，自述服本方第一剂后，曾经一阵头目清爽，但瞬间即逝，接服二三剂，竟连一瞬的效果也没有了。我又仔细诊察，无意中发现，时近仲夏，患者两脚较一般人凉。再细察脉搏，也有细象。因想《伤寒论》中论厥证，肢冷脉细，为阳虚血少，属于当归四逆汤证。此患者舌红苔少，也是血少之征，论中虽未言及本方能治头痛，也不妨根据脉症试服一下。即给予本方原方3剂。下次复诊，果然，症状基本消失，为了巩固疗效，又给予3剂，患者说，已能恢复工作。（选自《伤寒解惑论》）

按语：患者头目昏蒙，曾用清热散风药治疗无效，李老观其舌红少苔，先辨为血虚头痛，予四物汤加蔓荆子方，之所以能取瞬间之效，全在辛散与益血并用，但续服之后，川芎、蔓荆之辛散，远不敌地黄、芍药之滞腻，益血虽有余，通阳则不足，因而无效；再诊脚凉脉细，辨为阳虚血少的厥证，予当归四逆汤3剂症状即消失。可见，当归四逆汤方证虽未提及治疗头痛，但辨为血虚寒凝证即可辨证应用，临床可显神效。

2.近现代名医范中林运用当归四逆汤医案

刘某，男，60岁，成都某机关干部。患腰腿关节疼痛已十余年，痛有定处，遇寒加重。开始右膝关节较重，左腿及腰痛稍轻；1956年以后，更加冷痛沉重，下肢屈伸不利，以至不能下地活动。当地医院诊断为风湿性关节炎。患者1960年6月来诊，按厥阴寒证骨痹治疗而获效。初诊：下肢冷、骨痛、麻木、拘挛、沉重，右腿尤甚。屈伸行动困难，须靠拐杖或搀扶方能移步。面黄晦黑，舌质微乌，苔薄灰白，脉沉细。此为气血皆虚，寒湿内搏于骨节所致。法宜养血通络，温经散寒。以当归四逆汤加味主之。处方：当归10g，桂枝10g，白芍10g，辽细辛3g，木通10g，红枣30g，生姜10g，苏叶10g，甘草6g，防风10g，牛膝10g，木瓜10g，六剂。二诊：上方连服六剂，患者右腿已能屈伸，开始着力缓缓而行，骨节冷痛、拘挛亦减。厥阴伤寒之外证初解，多年痼疾松动，但患者年已花甲，六脉沉细无力，舌质仍暗淡无华，久病衰弱之象益显。法宜祛寒护阳，温补脾肾，以理中汤加味主之。处方：党参15g，白术12g，炙甘草15g，干姜12g，肉桂3g，制附片30g（久煎）。上方服二十余剂，从此行动自如，恢复正常工作。1979年8月6日追访：患者系红军干部，现已79岁。经范老于1960年治愈后，虽在1963年曾患肿病，有所反复，但当时腿仍能屈伸，关节疼痛不甚，尚可自由行动。（选自《范中林六经辨证

医案选》)

按语： 本例一个突出的特点，是下肢骨痛，痛有定处，遇寒痛增，拘挛沉重，屈伸不利，乃是寒痹于筋骨。寒痹故有痛，寒痹于骨故有"重"，寒痹于筋，故有屈伸不利。气血凝滞，症状遇冷加重，加之患者面色晦黑，舌质微乌，苔薄灰白，脉沉细，皆为寒凝痹证，且寒邪深入骨。本例病属厥阴寒证，方用当归四逆汤，初服六剂，厥阴伤寒之证即除，血分之邪已祛，营气之阻即通，故右腿可屈伸，骨节冷痛、拘挛，诸症得减。后服用理中汤加减，培补脾肾，使阴消阳长，从阴引阳，故服药二十余剂即病愈。

3. 清代名医郑重光运用当归四逆汤医案

程农长兄令媳，吴宅之女也。二月大产，天气尚寒，未满月，便开窗梳洗，方满月，便尔洗浴，因受风寒，次日头痛身疼，遍身筋惕，汗多而热不退，脉不浮而单弦。初诊便告病家，此产后中风大病，不可轻视。用当归四逆汤：当归、赤芍、桂枝、细辛、茯苓、炮姜、甘草，姜、枣为引。医治三日，因本气大虚，风邪不解，更头疼如破，筋惕肉瞤，汗出如浴，手足抽搐，时时昏厥，病甚危笃。余曰：此产后气血大虚，风邪直入肝经，已现亡阳脱证，须急用人参固里，附子温经，使里气壮，逼邪外解，否则风邪入脏，必昏厥不语，手足逆冷，呕哕不食，不可治矣。未几果哕，病家遂信予言，重用参、附，加于当归四逆汤中，更加吴萸以治哕，间加天麻、半夏，兼治虚风。如斯大剂，日服人参两许，附子六七钱，半月后方渐次而回。再去细辛、吴萸，增芪、术，四十日方能起床。此证幸病家不吝人参，而任医得专，故获收功也。（选自《素圃医案》）

按语： 本案患者产后体质虚弱，加之受风寒侵袭，导致气血两虚，风邪乘虚而入，影响肝经，引发头痛、身疼、筋惕、汗多等症状。方以当归四逆汤为主方，旨在温经散寒，养血通络，此为治疗产后中风初期的常规方剂，但随着病情加重，郑重光判断患者已出现亡阳脱证，即气血极度亏损，风邪直入脏腑，故果断采用人参固里、附子温经的治疗策略，以人参大补元气，使里气壮实，附子温阳散寒，逼使风邪外解，体现了"急则治其标，缓则治其本"的治疗原则。医者在参附固本的基础上，根据患者症状的演变，加入吴茱萸以治哕，天麻、半夏以治虚风，体现了中医辨证施治的灵活性和个体化原则。

【说明书】

名称 当归四逆汤。

处方 当归12g，桂枝9g（去皮），芍药9g，细辛3g，甘草6g，通草6g，大枣18g（擘）。

方性 辛甘而温。

方位 经脉。

方势 升降出入。

方证 血虚寒厥证。

功效 温经散寒，养血通脉。

主治 手足厥寒，腰、股、腿、足、肩臂疼痛，口不渴，舌淡苔白，脉沉细或细而欲绝。

适应证　本方现代适用于以末梢血管狭窄或闭塞导致血液循环障碍为特征的疾病、各类杂证等辨证属血虚寒凝者。

煎服法　以上七味药，用 1600mL 水煮成 600mL，每次温服 200mL，一天三次。

禁忌　阴虚火旺之人；热厥；阳虚阴盛之寒厥。

注意事项　避风寒，保暖。

第十八节
当归芍药散

【知方源】

当归三两，芍药一斤，茯苓四两，川芎半斤，白术四两，泽泻半斤。

上六味，杵为散，取方寸匕，酒和，日三服。

《金匮要略》

1.《金匮要略·妇人妊娠病脉证并治第二十》：妇人怀妊，腹中㽲痛，当归芍药散主之。

2.《金匮要略·妇人妊娠病脉证并治第二十二》：妇人腹中诸疾痛，当归芍药散主之。

【看方论】

1. 徐彬《金匮要略论注》："㽲痛者，绵绵而痛，不若寒疝之绞痛，血气之刺痛也。乃正气不足，使阴得乘阳，而水气胜土，脾郁不伸，郁而求伸，土气不调，则痛绵绵矣。故以归、芍养血，苓、术扶脾，泽泻泻其有余之蓄水，芎䓖畅其欲遂之血气。不用黄芩，㽲痛因虚，则稍夹寒也。然不用热药，原非大寒，正气充则微寒自去耳。"

2. 周扬俊《金匮玉函经二注》："此与胞阻痛不同，因脾土为木邪所克，谷气不举，浊淫下流，以塞搏阴血而痛也。用芍药多他药数倍以泻肝木，利阴塞，以与芎、归补血止痛；又佐茯苓渗湿以降于小便也；白术益脾燥湿，茯、泽行其所积，从小便出。盖内伤六淫，皆能伤胎成痛，不但湿而已也。"

3. 尤在泾《金匮要略心典》："血不足而水侵，则胎失其所养，而反得其所害矣，腹中能无㽲痛乎？芎、归、芍药，益血之虚；苓、术、泽泻，除水之气。"

4. 曹颖甫《金匮发微》："周身气血，环转较迟，水湿不能随之运化，乃停阻下焦而延及腹部，此即腹中㽲痛所由来。方用芎、归、芍以和血，并用茯苓、泽泻、白术以泄水而祛湿，但令水湿去而血分调，疠痛自止。"

【通方解】

方中重用芍药既养血柔肝、缓急止痛，又通血脉、利小便，是为君药；当归补血活血，调经止痛，合芍药以治肝血不足；白术补气健脾，燥湿利水，合芍药以治脾虚湿滞，共为臣药；川芎活血行气，祛风止痛；茯苓、泽泻利水渗湿，扶助中运，使湿从下走，三药俱为佐药。三味血药，三味水药，诸药合用，养肝血以舒肝用，化湿邪以健脾气，肝脾同治，补泻兼施，气血并调，共奏养血柔肝、健脾渗湿、缓急止痛之功。

【析方性】

芍药，性凉，味苦、酸，《神农本草经》言其"主邪气腹痛，除血痹，破坚积，寒热疝瘕，止痛，利小便，益气"，能清阳明温热之邪，通血分热结而除血痹，去胞中痹阻，止疼痛。泽泻，性寒，味甘、咸，《名医别录》云其"主补虚损、五劳，除五脏痞满，起阴气，止泄精、消渴、淋沥，逐膀胱三焦停水"，清阳明的水热互结。茯苓，性平，味甘、淡，《神农本草经》谓其"主胸胁逆气，忧恚，惊邪，恐悸，心下结痛，寒热烦满，咳逆，口焦舌干，利小便。久服安魂养神，不饥延年"，利水饮，安中焦，平胃气。当归，性温，味辛、甘，《神农本草经》称其"主咳逆上气，温疟，寒热，洗在皮肤中，妇人漏下绝子，诸恶疮疡，金创，煮饮之"，主入少阴、太阴，温通血脉。川芎，性温，味辛、甘，《神农本草经》指出其"主中风入脑，头痛，寒痹，筋挛，缓急，金创，妇人血闭，无子"，养血利水，能行血破瘀，破胞宫瘀血疼痛。白术，性温，味辛、苦，《神农本草经》言其"主风寒湿痹、死肌，痉，疸，止汗，除热，消食。作煎饵，久服轻身，延年，不饥"，能暖胃消食，补津液，助胃肠消化，制化水饮。酒，性大热，味辛，《名医别录》云其"味辛，大热，有毒，主行药势，杀邪恶气"。从君药药味看，本方偏于酸敛苦泄，但全方补泻兼施，泻中寓补；从配伍比例看，寒凉药总量大于温热药总量，本方药性偏凉。

【辨方位】

本方病机为肝血不足，脾虚湿停，主治"妇人怀妊，腹中疠痛"，又治"妇人腹中诸疾痛"。尤在泾谓："'疠'音绞，腹中急也，乃血不足而水反侵之也。血不足而水侵，则胎失其所养，而反得其所害矣。"此方之证，腹中挛急而痛，或上迫心下及胸，或小便不利，痛时或不能俯仰，属血与水停滞，病位在下焦。

【明方势】

芍药，味苦、酸，性凉，《神农本草经》言其"主邪气腹痛，除血痹……止痛，利小便"，通利阳明气分里实，祛除营血瘀滞，止痛。泽泻，性寒，味甘、咸，《药性论》载其"主肾虚精自出，治五淋，利膀胱热，直通水道"，逐膀胱三焦停水。茯苓，味甘、淡，《医学启源》云其"除湿，利腰脐间血，和中益气为主。治溺黄或赤而不利"，利水饮，安中焦。《本草新编》言："当归，味甘辛，气温，可升可降，阳中之阴，无毒。虽有上下之分，而补血则一。入心、脾、肝三脏。但其性甚动，入之补气药中则补气，入之补血药中则补血，无定功也。"《本草正》指出，"川芎，其性善散，又走肝经，气中之血药也"。当归、川芎养血活血。白术健脾以益生化之源，制化水饮。当归芍药散方势是向下、向内，功能养血利水，通利下焦，祛瘀止痛。

【论方证】

本方证腹痛的病机是肝脾两虚，血瘀湿滞。肝血不足，筋脉失养，腹中筋脉挛急，血行瘀阻，水湿停滞，腹中经脉阻滞不通，故腹痛。血不荣筋与脉络不通是引起腹痛的原因。肝血亏虚，不能上荣于脑则头晕；不能奉养于心则心悸。脾不运湿，转输失常，水道被阻，则小便不利；水溢肌肤，则下肢浮肿。本方主治妇女怀孕后，血虚，水饮多，引起胞中闭阻，腹痛，心悸眩晕，小便不利，水肿等；积聚，如肝囊肿、肾囊肿、卵巢囊肿、肠道息肉、子宫肌瘤、盆腔积液、输卵管积液、老年妇女尿失禁等。症见脉弦，舌质淡，舌苔水滑略黄，或舌质红，舌苔白腻。

【识方用】

1. 当归芍药散现代处方

当归9g，芍药30g，茯苓12g，川芎9g，白术12g，泽泻15g。
上六味，做散剂，每次服6~9g，用酒和之，每日三次。

2. 当归芍药散现代适应证

（1）腹痛为主症的妇科疾病：以胸胁、少腹胀满疼痛或绵绵作痛，或急痛反复发作，纳差，浮肿，脉弦为其辨治要点。常用于月经不调、痛经、不孕、妊娠腹痛、先兆流产、习惯性流产、胎位不正、妊娠中毒症、子宫异常出血、妊娠水肿、产后小便难、闭经、子宫炎、附件炎、卵巢囊肿、子宫肌瘤、更年期综合征等妇科疾病。

（2）慢性胃炎、慢性肠炎、胆囊炎、慢性肝炎、肠梗阻等消化系统疾病。

（3）心衰水肿、肾病水肿、眩晕等疾病。

3. 当归芍药散加减

习惯性流产，加黄芩、苎麻根、杜仲、续断、菟丝子等；妊娠恶阻，加黄芩、姜半夏、竹茹、枇杷叶等；慢性盆腔炎，加柴胡、蒲公英、红藤、丹参、苦参、黄柏、毛冬青、忍冬藤等；慢性肠炎，加干姜、败酱草、川黄连、秦皮、木香等；肝硬化腹水，加冬瓜皮、葛根、郁金、大腹皮、车前子、地龙等。

4. 当归芍药散禁忌

偏寒、偏热、偏虚、偏实之腹痛，皆不宜照搬原方使用。

【学医案】

1.近现代名医岳美中运用当归芍药散医案

邵某、睢某某两位女同志，均患少腹作痛，症见少腹痛，白带多，头晕，诊断为慢性盆腔炎，予以当归芍药散作汤。方用：当归9g，白芍18g，川芎6g，白术9g，茯苓9g，泽泻12g。数剂后，二位腹痛与头晕基本消失，白带见少，后改用少腹逐瘀汤治其白带症。(选自《岳美中医案集》)

按语： 本案患者少腹痛，带下多，头晕，岳老辨为肝郁脾虚，气滞湿盛证，予当归芍药汤养血行气，缓急止痛。方中重用芍药养血柔肝，缓急止痛；当归补血活血，调经止痛，白术补气健脾，燥湿利水；川芎活血行气，祛风止痛；茯苓、泽泻利水渗湿，扶助中运，使湿从下走。全方共奏养血柔肝、健脾渗湿、缓急止痛之功。数剂后，患者腹痛、头晕、带下均减。

2.近现代名医刘渡舟运用当归芍药散医案

王某，女，36岁。每次月经来潮，量多而又淋漓不止，以致身体虚衰，不能自持。欲做子宫摘除手术，又恐体弱不能而授。患者右小腹时痛，白带多，切脉沉弦而滑，舌苔白腻。刘老辨为肝血不荣，脾虚湿多，肝脾不和之证。治当调经止带，疏肝健脾，当归芍药散所主。改散作汤，力更胜也。处方：当归15g，白芍20g，川芎10g，白术30g，茯苓20g，泽泻20g。服药六剂，小腹痛止，白带减少，惟觉心悸气短，寐少而梦多。此乃心之阴阳不足，神气浮荡不敛之象。为疏：炙甘草12g，党参15g，麦冬30g，生地黄15g，酸枣仁30g，麻仁12g，阿胶10g（烊化），大枣12枚，龙骨20g，牡蛎20g。连服六剂，则得寐而梦安。又进归脾汤十余剂，患者体力有增，此病从此获痊愈。(选自《刘渡舟验案精选》)

按语： 本案为肝脾不调，气血郁滞所致。患者月经量多，小腹痛，带下多，舌苔白腻，脉沉弦而滑，刘老辨为肝脾不调，气血郁滞之证。肝郁血滞，则月经淋漓不止、小腹疼痛；脾虚湿胜，则见带下量多，舌苔白腻。治以当归芍药散以养血疏肝，健脾利湿。方中重用白芍以敛肝和营，缓急止痛，当归、川芎养血调肝，茯苓、白术、泽泻健脾益气，渗利水湿。肝脾同调，气血兼顾，则崩漏止；脾气健运，湿气去，则带下除。

3.近现代名医胡希恕运用当归芍药散医案

患者，女，22岁，2012年3月就诊。患者素有痛经，自初三起，痛经加重，痛时要服"去痛片"或打"止痛针"，其父亲要求服中药治疗。予当归芍药散加炙甘草、佛手、青皮，3剂而效。此后升高中及高考时，因思想紧张，经期不准，怕考场有痛经发生，曾在考试前连服5剂汤药，方药同前。患者近日要赴清华大学考研，适逢月经将至，其父陪女来门诊索取中药，患者身体健康，饮食、二便、睡眠均正常，予当归10g，川芎10g，炒白芍15g，茯苓15g，泽泻15g，炒白术12g，炙甘草6g，青皮6g，5剂，水煎服。到北京后即煎汤用之，考试期间一切正常，考完试后月经适来，未痛。后患者研究生毕

业，未再复发。(选自《胡希恕伤寒论方证辨证》)

按语：本案患者痛经多年，胡老辨为肝脾不调之痛经，脾虚湿蕴，则肝木所乘，气血瘀滞，发为痛经，治以当归芍药散抑木扶土，理气祛湿，使肝木得调，脾湿得运，则痛经自止。

【说明书】

名称　当归芍药散。

处方　当归 9g，芍药 30g，茯苓 12g，川芎 9g，白术 12g，泽泻 15g。

方性　寒热并用。

方位　下焦。

方势　入而降。

方证　肝脾两虚，血瘀湿滞。

功效　养血行气，缓急止痛。

主治　妊娠小腹作痛，或腹中拘急，绵绵作痛。症见面色萎黄，头晕目眩，心悸怔忡，或下肢浮肿，小便不利，舌淡红，脉细滑等。

适应证　本方现代适用于多种妇科疾病、消化系统疾病、水肿类疾病辨证属血虚水湿者。

煎服法　上六味，做散剂，每次服 6~9g，用酒和之，每日三次。

禁忌　偏寒、偏热、偏虚、偏实之腹痛，皆不宜照搬原方使用。腹泻、经量过多的女性不宜使用。

注意事项　服药期间注意保暖，避免着凉，不要喝冷饮。

第十九节
竹叶石膏汤

【知方源】

竹叶二把，石膏一斤，半夏半升(洗)，麦门冬一升(去心)，人参二两，甘草二两(炙)，粳米半斤。

上七味，以水一斗，煮取六升，去滓，内粳米，煮米熟汤成，去米，温服一升，日三服。

伤寒解后，虚羸少气，气逆欲吐者，竹叶石膏汤主之。(397 条)

【看方论】

1. 成无己《注解伤寒论》："伤寒解后，津液不足而虚羸，余热未尽，热则伤气，故少气，气逆欲吐，与竹叶石膏汤，调胃散热。""辛甘发散而除热，竹叶、石膏、甘草之甘辛，以发散余热；甘缓脾而益气，麦门冬、人参、粳米之甘，以补不足；辛者散也，气逆者，欲其散，半夏之辛，以散逆气。"

2. 张锡驹《伤寒论直解》："伤寒解后，血气虚少，不能充肌肉，渗皮肤，故形体虚羸而消瘦也；少气者，中气虚也；胃中有寒则喜唾，胃中有热则气逆而欲吐。此虚热也，宜竹叶石膏汤主之。竹叶凌寒不凋，得冬水之寒气；石膏色白似肌，禀秋金之凉气；半夏生当夏半，感一阴之气而生，阴气足而虚热除，肌肉自不消铄而羸瘦矣；人参、甘草、粳米补中土而生津液；麦冬主治伤中伤饱、胃络脉绝、羸瘦短气。胃络和而气逆除，津液生而虚热去，吐自止矣。"

3. 黄元御《伤寒悬解》："病后中气虚，胃逆，故虚羸少气，气逆欲吐。胃逆则火金不降，肺热郁生。竹叶石膏汤，竹叶、石膏，清金而润燥，参、甘、粳米、半夏，补中而降逆也。"

4. 曹颖甫《伤寒发微》："伤寒解后，无论从汗解与从下解，其为伤胃阴则一，中气虚而胃纳减，故虚羸少气；阴伤则胃热易生；胃热上升而不得津液以济之，故气逆欲吐。师用竹叶石膏以清热，人参、甘草以和胃，生半夏以止吐，粳米、麦门冬以生津，但得津液渐复，则胃热去而中气和矣。"

5. 陈慎吾《伤寒论讲义》："伤寒，虽名曰寒，本属热性病。热久必耗津液，津亏元气必虚，故虚羸而少气也。气虚而不消饮，故上逆而欲作吐也。本方虽为病后调理，亦为热盛津亏、气逆胃虚者而设也。"

6. 张志聪《伤寒论集注》："此言差后而里气虚热也。伤寒解后，津液内竭，故虚羸；中土不足，故少气，虚热上炎，故气逆欲吐，竹叶石膏汤主之。竹叶凌冬青翠，得冬令寒水之气；半夏生当夏半，得一阴之气；人参、甘草、粳米资养胃气，以生津液；麦冬通胃腑之脉络，石膏纹肌色白，能通中胃之逆气达于肌腠。夫津液生而中气足，虚热解而吐自平矣。"

【通方解】

此方为伤寒解后，虚羸少气，津液不足，余热未尽所设。方中竹叶、石膏清热除烦为君；人参、麦冬益气养阴为臣；半夏降逆止呕为佐；甘草、粳米调养胃气为使。

【析方性】

《景岳全书》曰，"药以治病，因毒为能，所谓毒药，是以气味之有偏也。盖气味之正者，谷食之属是也，所以养人之正气；气味之偏者，药饵之属是也，所以去人之邪气。

其为故也，正以人之为病，病在阴阳偏胜耳"，经方治病也依靠方子特有的性味。左季云指出，竹叶石膏汤为"辛甘发散而除热"，为仲景治伤寒愈后调养之方。然而，竹叶石膏汤具体方性还当整方共看，本方由竹叶、石膏、人参、麦冬、半夏、炙甘草、粳米组成。竹叶味辛、甘、淡，性寒，《本草备要》谓其"辛淡甘寒……除上焦风邪烦热"，《本草蒙筌》则言其"味甘、淡，气平、寒，阴中微阳"。石膏，《神农本草经》谓其"味辛微寒。主中风寒热，心下逆气惊喘，口干，舌焦，不能息"，而《新修本草》谓其"味辛、甘，微寒、大寒"，两味君药基本奠定了整方的性味——辛、甘、寒，而非仅仅辛甘发散。《本草纲目》载"辛能散结润燥、致津液、通气""甘主缓……甘能缓急调中"，而"热者寒之"，甘寒生津，因此本方能治疗伤寒解后余热伤津诸证。人参、炙甘草、粳米、麦冬均为味甘之品，《黄帝内经》言味"甘入脾"，甘能缓脾，入太阴而补脾精，走阳明而化胃气，培土和中，大补气津。半夏，味辛，辛者能散，故半夏蠲饮而止呕吐。因此，竹叶石膏汤的方性：味辛、甘，性寒。

【辨方位】

汪琥认为"伤寒本是热病，热邪所耗则精液销铄，元气亏损，故其人必虚羸少气，气逆欲吐者，气虚不能消饮，胸中停蓄，故上逆而欲作吐也，与竹叶石膏汤，以调胃气散热逆"。《医宗金鉴》言竹叶石膏汤为仲景"以大寒之剂易为清补之方，此仲景白虎变方也"，《伤寒溯源集》云"竹叶性寒而止烦热，石膏入阳明而清胃热，半夏蠲饮而止呕吐，人参补病后之虚，同麦冬而大添胃中之津液，又恐寒凉损胃，故用甘草和之，而又以粳米助胃气也"，可见竹叶石膏汤既能清阳明之热，又能补阳明之虚。《伤寒论》谓"太阳病，若发汗、若下、若利小便，此亡津液，胃中干燥，因转属阳明"，阳明胃为水谷之海，中土为万物所归，故三阳经病皆能入其府。此处伤寒解后，余热未尽，所谓"壮火食气"，余热耗伤津液，津伤则无气，然伤寒邪气已去，故未传入半表半里，而是未尽之余热耗伤津液及阳明胃气，左季云认为"竹叶白虎汤从阳明清解之自愈"，故竹叶石膏汤的方位在阳明胃。

【明方势】

竹叶石膏汤证的方势，当从各个组成药物分析。竹叶石膏汤的君药竹叶，张秉成云其"甘淡性寒，轻浮上达之品，解散上焦风热，清心肺炎蒸，导小肠膀胱湿热下降，清上导下，可升可降，阳中之阴也"，《本草新编》记载其"逐上气咳喘，散阳明之邪热，亦退虚热烦躁不眠，专凉心经，尤祛风痉"，《本经逢原》谓竹叶"性专淡渗下降，故能去烦热，清心，利小便"，可见，竹叶质轻，能上能下，可引在上之热下行。石膏，《本草备要》言其"甘辛而淡，体重而降，足阳明经大寒之药，色白入肺，兼入三焦"。《潜斋医学丛书》载："石膏无毒，甘淡而寒，善解暑火燥热无形之气。凡大热大渴大汗之证，不能舍此以图功。"因此，石膏寒能清热降火，辛能发汗解肌，甘能缓脾益气，生津止渴，助竹叶导热下行。人参、炙甘草、粳米甘缓和中。麦冬，《本经疏证》谓其功在"提曳胃家阴精，润泽心肺，以通脉道，以下逆气，以除烦热，若非上焦之证，则与之断不相宜"，可见，麦冬滋胃阴，助竹叶、石膏引热下行。半夏辛温，能和胃气而通阴阳，发表开郁，下逆气，费伯雄认为"胃气开通，逆火自降，与徒用清寒者真有霄壤之别"，此处半夏宣通胃气，为竹叶、石膏二君开通清降之路。因此，从整方的药物组成来看，竹叶石膏汤的方势当为从上引下，补中虚，通胃气。

【论方证】

竹叶石膏汤之证在《伤寒论》中虽为归属某一经，但从原文分析及后世医家的注解看，竹叶石膏汤为阳明病初期及阳明后期余热未清、气津两伤的代表方。纵观竹叶石膏汤的条文，其功效在于清热生津，益气和胃，主治证候表现为低热不退，乏力，气息低微，气逆欲呕，口干喜饮，或虚烦不寐，舌红苔少，脉虚数或细数。热病后，余热未清，耗气伤津，则见低热不退、乏力、气息低微、口干；土虚胃气上逆，相火不降，则气逆欲呕；虚火上扰心神，则虚烦不寐；气津亏虚，脉道不得充盈，故脉虚或细数。

竹叶石膏汤不仅适用于阳明热病，凡属热病后期，气津两伤，余热未清所致的"虚羸少气""气逆欲呕"皆可用之。例如，《仁斋直指方论》记载"竹叶石膏汤治伏暑内外热炽，烦躁大渴"，《鸡峰普济方》云竹叶石膏汤"治虚烦头痛，痰逆恶心"，《保婴撮要》用其治疗"疮疡作渴……右关脉洪数有力者"，《景岳全书》将本方适应证扩展到儿科"小儿盗汗或自汗"。可见，竹叶石膏汤的方证涉及内、外、儿科，不局限于阳明热病。

【识方用】

1. 竹叶石膏汤现代处方

竹叶 6g，石膏 30g，半夏 9g，麦冬 20g，人参 6g，粳米 15g，炙甘草 6g。

以上七味药，用水 2000mL，煮取 1200mL，去掉药渣，加入粳米，煮米熟汤成，去掉粳米，分温三服。

2. 竹叶石膏汤现代适应证

（1）普通感冒、流感：感冒发热，大汗出后，乏力，口干渴，气短，恶心呕吐，脉细数或虚数。

（2）中暑：体虚受暑及暑邪深入等见低热、大汗、烦躁、口干渴、头晕等余热伤津耗气诸证。

（3）消化系统疾病：放射性食管炎、放射性口咽炎、神经性呕吐、复发性口疮、顽固性呕吐等胃热气逆于上的证候。

（4）传染病：流行性出血热、麻疹后期、伤寒、副伤寒、革登热、小儿手足口病、脊髓灰质炎等。

（5）循环系统：病毒性心肌炎、感染性心内膜炎、特发性血小板减少性紫癜、围手术期输血不良反应等余热伤津耗气的证候。

（6）内分泌代谢疾病：如 2 型糖尿病、糖尿病肾病，症见乏力，消谷善饥，体重下降，舌红苔少，脉细数。

（7）肿瘤：癌性发热、肿瘤术后发热、肝癌并胆道感染发热，症见发热，汗多，乏力，气短，纳差，恶心。

3. 竹叶石膏汤加减

若呕吐症状明显，可加生姜；若夜间有盗汗，将人参改为西洋参效更佳。

4. 竹叶石膏汤禁忌

胃弱血虚，病邪未入阳明者禁用；凡热病正盛邪实，大热未衰，气阴未伤者，不宜使用。

【学医案】

1. 近现代名医刘渡舟运用竹叶石膏汤医案

张某，男，71岁，1994年5月4日初诊。因高血压心脏病，服进口扩张血管药过量，至午后低热不退，体温徘徊在37.5~38℃，口中干渴，频频饮水不解，短气乏力，气逆欲吐，汗出，不思饮食，头之前额与两侧疼痛，舌红绛少苔，脉来细数。辨证属于阳明气阴两虚，虚热上扰之证。治当补气阴，清虚热，方用竹叶石膏汤。竹叶12g，生石膏40g，麦冬30g，党参15g，炙甘草10g，半夏12g，粳米20g。服5剂则热退，体温正常，渴止而不呕，胃开而欲食。惟余心烦少寐未去，上方加黄连8g，阿胶10g以滋阴降火。又服7剂，诸症得安。（选自《刘渡舟临证验案精选》）

按语： 本案午后发热，低热不退，伴见口渴欲饮，不思饮食，病在阳明，短气乏力，舌红绛少苔，脉来细数，属于阳明气阴两虚。胃虚有热，其气上逆，故见气逆欲吐。按照四位一体的思路，当选甘寒之剂，取方势从上引下，补中虚，通胃气，正与竹叶石膏汤证机相合，用之即效。

2. 明代名医缪希雍运用竹叶石膏汤医案

四明虞吉卿，因三十外出诊，不忌猪肉，兼之好饮，作泄八载矣。忽患伤寒，头痛如裂，满面发赤，舌生黑苔，烦躁口渴，时发谵语，两眼不合者七日，洞泄如注，较前益无度。其尊人虞仰韶年八十二矣，客寓庄敛之处，方得长郎凶问，怀抱甚恶，膝下止此一子，坐待其毙，肠为寸裂。敛之问余曰：此兄不禄，仰韶必继之。即不死，八十二老人，扶重赀而听其扶棺东归，余心安乎？万一有此，惟有亲至鄞耳！余闻其语，为之恻然。急往诊，其脉洪大而数。为疏竹叶石音汤方，因其有腹泻之病，石膏止用一两，病初不减。此兄素不谨良，一友疑其虚也，云：宜用肉桂、附子。敛之以其言来告。余曰：诚有是理，但余前者按脉，似非此证，岂不数日脉顿变耶？复往视其脉，仍洪大而数。余曰：此时一投桂、附，即发狂登屋，必不救矣。一照前方，但加石膏至二两。敛之曰：得毋与泄泻有妨乎？余曰：热邪作祟，此客病也，不治立殒。渠泄泻已八年，非暴病也。治病须先太甚，急治其邪，徐并其夙恙除之。急进一剂，夜卧遂安，即省人事；再剂而前恶证顿去；不数剂霍然，但泻未止耳。余为疏脾肾双补丸方，更加黄连、干葛、升麻，以痧痢法治之。不一月，泻竟止。八载沉疴，一旦若失。（选自《缪希雍医学全书》）

按语： 素喜肥甘厚腻，又好饮酒，"夫酒者，大热有毒，气味俱阳，乃无形之物也"，因而泄泻三年，损伤脾胃，素体虚赢，又外感伤寒，热入阳明，故头痛如裂，满面发赤，舌生黑苔，烦躁口渴，时发谵语，初诊石膏用一两，仍发狂登屋，诊脉洪大而数，热象明显，故二诊石膏加量，服数剂而解。此处，缪希雍谨遵急则治其标的原则，先用竹叶石膏汤泻阳明之余热，后期再用脾肾双补丸加减治其本，不但新证消除，八年沉疴也随即消失。

3. 近现代名医胡希恕运用竹叶石膏汤医案

吕某，女性，18岁，初诊日期1965年6月17日。因高热住院治疗，半个月热仍不退，用激素治疗，热退亦不明显。每天体温在38~39℃，症见身热，自汗，盗汗，恶心，呕吐，食入即吐，苔白，脉细数。胡老会诊，认为是津液大虚，必以养胃生津方能抗邪外出，与竹叶石膏汤加味：淡竹叶12g，生石膏45g，半夏12g，党参10g，炙甘草6g，粳米15g，麦冬15g，生姜10g，酸枣仁15g。服3剂，热退，呕吐止，自汗、盗汗亦止。他医用补中益气汤欲补其虚，又致大汗不止乃至虚脱，无奈输液救急。再请胡老会诊，仍给原方6剂，诸症渐已。（选自《解读张仲景医学》）

按语： 病后余邪不清，热邪留滞体内，气阴两伤，故症见身热、自汗、盗汗，热伤胃阴，胃气不降，则恶心、呕吐，胡老在原方基础上加用酸枣仁启水上滋，安养心神。

【说明书】

名称 竹叶石膏汤。

处方 竹叶6g，石膏30g，半夏9g，麦冬20g，人参6g，粳米10g，炙甘草6g。

方性 味辛、甘，性寒。

方位 阳明胃。

方势 从上引下、补中虚、通胃气。

方证 阳明病初期及阳明后期余热未清，气津两伤证。

功效 清热生津，益气和胃。

主治 低热不退，乏力，气息低微，气逆欲呕，口干喜饮，或虚烦不寐，舌红苔少，脉虚数或细数。

适应证 本方现代适用于发热类疾病后期、消化系统疾病、心血管系统疾病、内分泌代谢疾病、各种杂证等辨证属余热未清、气津两伤者。

煎服法 以上七味药，用水2000mL，煮取1200mL，去掉药渣，加入粳米，煮米熟汤成，去掉粳米，分温三服。

禁忌 胃弱血虚，病邪未入阳明者禁用；热病正盛邪实，大热未衰，气阴未伤者禁用。

注意事项 服药禁辛辣、臭恶、甜腻及难以消化的食物。

第二十节
防己黄芪汤

【知方源】

防己（一两），甘草（半两，炒），白术（七钱半），黄芪（一两一分，去芦）。

上麻豆大，每抄五钱匕，生姜四片，大枣一枚，水盏半，煎八分，去滓，温服，良久再服。喘者加麻黄半两，胃中不和者加芍药三分，气上冲者加桂枝三分，下有陈寒者加细辛三分。服后当如虫行皮中，从腰下如冰，后坐被上，又以一被绕腰下，温令微汗，瘥。

《金匮要略》

《金匮要略·痉湿暍病脉证并治第二》：风湿脉浮，身重，汗出，恶风者，防己黄芪汤主之。

【看方论】

1. 虞抟《医学正传》："（防己黄芪汤）喘者，加麻黄。胃气不和，加芍药。气上冲，加桂枝。下有寒，加细辛。湿胜身重，阳微中风，则汗出恶风，故用黄芪、炙甘草以实表，防己、白术以胜湿。"

2. 喻嘉言《医门法律》："风水，脉浮身重，汗出恶风者，防己黄芪汤主之。腹痛加芍药。脉浮，表也，汗出恶风，表之虚也。身重，水客分肉也。防己疗风肿水肿，通腠理。黄芪温分肉，补卫虚，白术治皮风止汗。甘草和药益土。生姜、大枣辛甘发散，腹痛者，阴阳气塞，不得升降，再加芍药以收阴。"

3. 汪昂《医方集解》："此足太阳、太阴药也。防己大辛苦寒，通行十二经，开窍泻湿，为治风肿、水肿之主药；黄芪生用达表，治风注肤痛，温分肉，实腠理；白术健脾燥湿，与黄芪并能止汗为臣；防己性险而捷，故用甘草甘平以缓之，又能补土制水为佐；姜、枣辛甘发散，调和荣卫为使也。"

4. 黄元御《长沙药解》："治风湿脉浮身重，汗出恶风。以汗出当风，开其皮毛，汗液郁遏，不得外泄，浸淫经络，是谓风湿。病在经络，是以脉浮。湿性沉着，是以身重。风性疏泄，是以汗出恶风。术、甘燥土而补中，黄芪益卫以发表，防己泄腠理之湿邪也。"

【通方解】

方中重用黄芪补气固表，健脾行水消肿，为君药；以防己祛风行水，与黄芪相配，补气利水作用增强，且利水而不伤正，为臣药；佐以白术健脾胜湿，与黄芪相配，益气固表之力更大；使以甘草培土，调和诸药，生姜、大枣调和营卫。诸药合用，表虚得固，风湿得除，脾气健运，水道通利，则表虚水肿、风湿之证自愈。

【析方性】

防己黄芪汤可益气健脾，利水消肿，祛风止痛，全方性微温。以黄芪为君药，奠定了该方微温的性味特点，《神农本草经》言黄芪"味甘，微温。主痈疽久败疮，排脓止痛，大风，癞疾，五痔，鼠瘘，补虚，小儿百病"，《雷公炮制药性解》曰黄芪"味甘，性微温，无毒，入肺、脾二经，内托已溃疮疡，生肌收口；外固表虚盗汗，腠理充盈……黄芪之用，专能补表，肺主皮毛，脾主肌肉，故均入之。已溃疮疡及盗汗，皆表虚也，故咸用之"；该方臣药为防己，与黄芪相配，共奏补气利水作用，《神农本草经》云防己"味辛，平。主风寒温疟，热气诸痫，除邪，利大小便"，《名医别录》言其"味苦、温，无毒，主治风寒，温疟，热气，诸痫，除邪，利大小便，治水肿，风肿，去膀胱热，伤寒，寒热邪气，中风手脚挛急，止泄，散痈肿，恶结，诸蜗疥癣，虫疮，通腠理，利九窍"。白术苦，温，《神农本草经》中记载其"主风寒湿痹，死肌，痉，疸，止汗，除热，消食，作煎饵。久服轻身，延年，不饥"，可健脾胜湿。生姜辛、温，可逐风湿痹，二者与黄芪相配，益气健脾，固表祛湿之力更大。甘草、大枣均性味甘平，培土和中。诸药合用，使方性微温。

【辨方位】

防己黄芪汤的方位在肌表营卫、足太阴脾经、足太阳膀胱经。汪昂《医方集解》指出该方："此足太阳、太阴药也。"防己辛、苦，大寒，通行十二经，开窍散湿，为治风肿、水肿之主药，主入足太阳膀胱经、足太阴脾经；黄芪生用达表，治风注肤痛，温分肉，实腠理，入肺脾二经；白术健脾燥湿，与黄芪并能止汗为臣；防己性险而捷，故用甘草甘平以缓之，又能补土制水为佐；姜、枣辛甘发散，调和荣卫为使也。根据本方条文，脉浮，浮则为风；身重，湿盛于里。浮而汗出恶风者，乃卫气已虚，腠理不密，毛孔不闭，为虚邪者。此方乃为湿盛而表虚设，故方用防己泻肌肤之水湿，使水湿从膀胱排出，黄芪益气固表，配伍白术补气健脾，燥湿利水。防己黄芪汤益气利水的组方思路，开益气药与利水药配伍之先河，全方既兼顾营卫，又入足太阴脾经、足太阳膀胱经。

【明方势】

《素问·阴阳应象大论》曰："其高者，因而越之；其下者，引而竭之；中满者，泻之于内；其有邪者，渍形以为汗；其在皮者，汗而发之。"每张经方都有其作用趋势，防己黄芪汤所治风水或风湿，乃因表虚卫气不固，风湿之邪伤于肌表，水湿郁于肌腠所致，治当益气固表与祛风行水并施。《雷公炮制药性解》曰黄芪"味甘，性微温，无毒，入肺、脾二经……黄芪之用，专能补表，肺主皮毛，脾主肌肉，故均入之"，故该方既能走表，又能入里，同时《长沙药解》记载防己入足太阴脾、足太阳膀胱经，泻经络之湿邪，逐脏腑之水气于下焦膀胱。故该方能上能下，白术、甘草入中焦脾胃，生姜、大枣调和营卫，故全方方势乃表、里、上、下，皆可及。

【论方证】

防己黄芪汤主治表虚不固之风水、风湿证。症见汗出恶风，身重微肿，或肢节疼痛，小便不利，舌淡苔白，脉浮。现常用于治疗慢性肾小球肾炎、心源性水肿、风湿性关节炎等属表虚湿盛者。

【识方用】

1. 防己黄芪汤现代处方

防己 10g，黄芪 30g，白术 20g，甘草 10g。

煎药法：每剂药加生姜 4 片，大枣 1 枚，水 300mL，煎出 150mL，去药渣，早晚两次分服。

2. 防己黄芪汤现代适应证

（1）心力衰竭：属"心悸""喘证""水肿"范畴，其临床症状多与水饮有关，其病理特点为标本俱病，虚实夹杂，运用防己黄芪汤治疗能有效改善水肿、心悸、气喘、畏寒等临床症状和心功能，提高 6 分钟步行距离。

（2）肾病综合征：属"水肿""虚劳"等范畴，以肺、脾、肾亏虚为本，寒湿、湿热、瘀血等为标，对于肺脾气虚，寒湿偏盛者，可用防己黄芪汤改善水肿、小便清长、神疲乏力、畏寒喜暖、蛋白尿等症。

（3）骨关节炎：中医称"骨痹"，是一种常见于老年人的关节软骨退行性疾病，临床表现为关节畸形、疼痛、僵硬，病因病机为素体亏虚，营卫不和，导致风、寒、湿邪痹着于骨，因此在治疗上选用防己黄芪汤加牛膝、续断等，祛风除湿，益气固表。

（4）痛风：属"痹证""历节"范畴，为正虚邪实之证，概因正气不足、肝脾肾之亏虚使得风寒湿等多种外邪入侵，导致气血运行不畅，不通则痛，这与防己黄芪汤益气祛风、消肿利水、标本兼顾的配伍特点相符合。

（5）乳腺癌术后：常见患肢肿胀、疼痛，甚至出现反复感染，影响患者的生命质量，属"水肿""脉痹"范畴，由于正气不足，脾虚湿盛所致，临床治疗上常给予防己黄芪汤加减以益气利水，促进患者恢复。

3. 防己黄芪汤加减

若兼喘者，加麻黄以宣肺平喘；腹痛肝脾不和者，加芍药以柔肝理脾；冲气上逆者，加桂枝以平冲降逆；水湿偏盛，腰膝肿者，加茯苓、泽泻以利水退肿。

4. 防己黄芪汤禁忌

阴虚血燥、血虚风燥者慎用。

【学医案】

1. 近现代名医岳美中运用防己黄芪汤医案

傅某，男，40岁，患风水病症，久而不愈，1973年6月25日就诊。患者主诉：下肢沉重，胫部浮肿，累及足跟痛，汗出恶风，切其脉浮虚而数，视其舌质淡白，有齿痕，中医诊为"风水"。尿蛋白（++++），红、白细胞（+），西医诊断属慢性肾炎。下肢沉重，是寒湿下注；浮肿，为水湿停滞；汗出恶风，是卫气虚风伤肌腠；脉浮虚数，是患病日久，体虚表虚脉亦虚的现象，治疗选用防己黄芪汤。处方：汉防己18g，生黄芪24g，白术9g，炙甘草9g，生姜9g，大枣4枚（擘）。水煎服，嘱长期坚持服用。1974年7月3日复诊，患者坚持服前方10个月，检查尿蛋白（+），又持续2个月，蛋白尿基本消失，一切症状痊愈。唯体力未复，可疏补卫阳，护肝阴，兼利水湿，用黄芪30g，白芍12g，桂枝9g，茯苓24g。以巩固疗效，助恢复健康。（选自《岳美中医案》）

按语：本案为表虚不固风水证，此证病理因素为风与水相乘，所以用治风逐水健脾之品，益气健脾，祛风解表，利水消肿。方中防己通行十二经，走而不守，领诸药斡旋于周身，使上行下出，外宣内达，为治风肿水肿之主药；黄芪生用，能强壮肌理，逐肌表之水，兼治风注皮肤；白术燥湿健脾，与黄芪并用止汗，合姜、枣调和营卫，补脾胜湿。方中但温运脾阳，而不用温肾之药，因本病乃积湿下注，导致下肢重而浮肿。若素体肾虚寒重，附子、杜仲亦可加入。

2. 近现代名医胡希恕运用防己黄芪汤医案

姚某，男性，23岁，初诊日期1965年12月11日。患者1965年5月发现肾小球肾炎，服激素治疗未能治愈，近仍乏力，纳差，心悸，双下肢浮肿，口干思饮，汗出恶风，苔白腻，脉细弦滑。尿常规：比重1.020，蛋白（+++），白细胞1~3/HP，红细胞15~20/HP。证属表虚里饮，治以固表利水，予防己黄芪汤：防己10g，生黄芪12g，炙甘草6g，苍术10g，生姜10g，大枣4枚。结果：上药服3剂，小便增多，双下肢肿减，汗出减少。继加减服用1个月，浮肿消除，惟感乏力，查尿常规：尿比重1.016，尿蛋白（+），白细胞0~1/HP，红细胞1~10/HP，再继续随证治之。3个月后查尿蛋白为（±）。（选自《解读张仲景医学》）

按语：本病属中医"风水"范畴，方中防己通行十二经，走而不守，为治风肿水肿之主药；黄芪生用，能益气固表，逐肌表之水，兼治风注皮肤；苍术燥湿健脾，与黄芪并用止汗，合姜、枣调和营卫，补脾胜湿。诸药合用，健脾祛湿，益气健脾，固表祛风，利水消肿。

3. 近现代名医谭日强运用防己黄芪汤医案

王某，女，25 岁。患急性风湿病已月余，肘膝关节肿痛，西医用青霉素、维生素 B_1、阿司匹林等药。药后患者关节肿痛减轻，但汗出不止，身重恶风，舌苔白滑，脉象浮缓。此卫阳不固，汗出太多，风邪虽去，湿气仍在之故。治宜益卫固表，除湿蠲痹，用防己黄芪汤：防己 12g，白术 10g，黄芪 15g，甘草 3g，生姜 3 片，大枣 1 枚，加防风 10g，桂枝 6g，酒芍 10g。服 5 剂，汗出恶风遂止，关节肿痛亦有好转。（选自《金匮要略浅述》）

按语： 本案患者关节肿痛，但恶风汗出，苔滑脉缓，治疗当以固表除湿为大法，正为防己黄芪汤所主治，以防己祛湿，黄芪固表，白术、甘草燥湿健脾，生姜、大枣散寒和胃，主治风湿在表。

【说明书】

名称 防己黄芪汤。

处方 防己 10g，黄芪 30g，白术 20g，甘草 10g。

方性 性微温。

方位 机体表里、阴阳。

方势 可升降出入。

方证 表虚不固之风水、风湿证。

功效 益气健脾，利水消肿，祛风止痛。

主治 风水或风湿。汗出恶风，身重浮肿，关节烦疼，自汗出，腰以下重，小便不利，脉浮。

适应证 本方现代适用于水肿类疾病辨证属气虚湿重者。

煎服法 每剂药加生姜 4 片，大枣 1 枚，水 300mL，煎出 150mL，去药渣，早晚两次分服。

禁忌 阴虚血燥、血虚风燥者慎用。

注意事项 若水湿壅盛，汗不出者，虽有脉浮恶风，亦非本方所宜。风邪在表，自当解外，外不解则邪不去，而湿不消；欲解其外，卫又不固时，不可过发其汗，且须益气固表。

第二十一节
麦门冬汤

【知方源】

麦门冬（七升），半夏（一升），人参（二两），甘草（二两），粳米（三合），大枣（十二枚）。

上六味，以水一斗二升，煮取六升，温服一升，日三夜一服。

《金匮要略》

《金匮要略·肺痿肺痈咳嗽上气病脉证治第七》：火逆上气，咽喉不利，止逆下气者，麦门冬汤主之。

【看方论】

1. 陈无择《三因极一病证方论》："凡遇六甲年，敦阜之纪，岁土太过，雨湿流行，肾水受邪，民病腹痛清厥，意不乐，体重烦冤，甚则肌肉痿，足痿不收，行善瘛，脚下痛，中满食减，四肢不举。为风所复，则反腹胀，溏泄肠鸣；甚则大豀绝者死。"

2. 尤在泾《金匮要略心典》："火热夹饮致逆，为上气，为咽喉不利，与表寒夹饮上逆者悬殊矣。故以麦冬之寒治火逆，半夏之辛治饮气，人参、甘草之甘，以补益中气。盖从外来者，其气多实，故以攻发为急；从内生者，其气多虚，则以补养为主也。"

3. 吴谦《医宗金鉴》："喻昌曰：此方治胃中津液干枯，虚火上炎，治本之良法也。夫用降火之药而火反升，用寒凉之药而热转炽者，徒知与火热相争，弗知补正气以生津液，不惟无益而反害之矣。凡肺病有胃气则生，无胃气则死。胃气者，肺之母气也。本草有知母之名，谓肺藉其清凉，知清凉为肺之母也。又有贝母之名，谓肺藉其豁痰，豁痰为肺之母也。然屡施于火逆上气，咽喉不利之证，而屡不应者，名不称矣。孰知仲景妙法，于麦冬、人参、甘草、大枣、粳米大补中气以生津液队中，又增入半夏辛温之味，以开胃行津而润肺，岂特用其利咽下气哉！顾其利咽下气，非半夏之功，实善用半夏之功也。"

4. 黄元御《长沙药解》："麦冬清凉润泽，凉金泻热，生津除烦，泽枯润燥之上品。然无益中虚肺热之家，率因阳衰土湿，中气不运，胃胆上逆，相火刑金，原非实热之证。盖土湿胃逆，则肺胆不得右降，以土者四象之中气，谷败则轴折，轮辐不转，自然之理。

戊土上壅，浊气填塞，肺胆无下降之路，此相火刑金之原也。金受火刑，失其清肃降敛之性，嗽喘吐衄，于是生焉。但服清润，阴旺湿滋，中气愈败，胃土更逆，上热弥增。是以虚劳淹滞，非无上热，而清金润肺之法，绝不能效，以救其标而伤其本也。此宜金土同医，故仲景用麦冬，必与参、甘同剂。麦冬而得人参，清金益气，生津化水，雾露泛洒，心肺肃凉。洗涤烦躁之法，至为佳妙也。其诸主治，安魂魄，除烦悸，疗喉疮，治肺痿，解消渴，平咳嗽，止吐衄，下痰饮，利水湿，消浮肿，下乳汁，通经水。"

5. 高学山《高注金匮要略》："故以色白补阳液之麦冬为君，而用至七升者，以小水不足以灌溉也。粳米甘温入胃，以之为佐，欲令麦冬之润，独注中州也。然后以甘草托其下泄，大枣提其上蒸，总交于补气而善行津脉之人参，以之为龙，而云行雨施之化普矣，独是大滋胃中之津液。且以甘浮之性，提之上润肺金，恐如水激红炉，气冲灰起，则大逆不更甚乎？故又以降气平胃之半夏安之缉之耳。是此条为肺胃之阴两虚，两虚者宜两补之。故以全汤先补胃液，而次补肺液也，所谓病机之微妙者此也。"

6. 唐容川《血证论》："参、米、甘、枣四味，大建中气，大生津液，胃津上输于肺，肺清而火自平，肺调而气自顺，然未逆未上之火气，此固足以安之，而已逆已上之火气，又不可任其迟留也，故君麦冬以清火，佐半夏以利气，火气降则津液生，津液生而火气自降，又并行而不悖也，用治燥痰咳嗽，最为对症，以其润利肺胃，故亦治隔食。又有冲气上逆，夹痰血而干肺者，皆能治之，盖冲脉起于胞中，下通肝肾，实则隶于阳明，以输阳明之血，下入胞中，阳明之气顺，则冲气亦顺，胞中之血与水，皆返其宅，而不上逆矣，此方与小柴胡合看更明，小柴胡是从胃中引冲气上行，使火不下郁之法，此方是从胃中降冲气下行，使火不上干之法。或去粳米，加蜜，更滋润。"

7. 何廉臣《重订广温热论》："此方大生津液，上输于肺，妙在佐半夏一味以降气，从胃中降冲气下行，使火不上干之法。或去粳米，加白蜜，更滋润。善治燥痰咳嗽及冲气上逆，夹痰血而干肺者，皆效。加乌贼骨丸五钱，能治妇人气竭肝伤，液燥气冲，经闭不通者，屡验。"

【通方解】

方中重用麦冬为君，甘寒清润，既养肺胃之阴，又清肺胃虚热。人参益气生津为臣。佐以甘草、粳米、大枣益气养胃，合人参益胃生津，胃津充足，自能上归于肺，此正"培土生金"之法。肺胃阴虚，虚火上炎，不仅使气机逆上，还进一步灼津为涎，故又佐以半夏降逆下气，化其痰涎，其虽属温燥之品，但用量很轻，与大剂麦门冬配伍，则其燥性减而降逆之用存，且能开胃行津以润肺，又使麦门冬滋而不腻，相反相成。甘草并能润肺利咽，调和诸药，兼作使药。

【析方性】

本方润肺益胃，降逆下气，清肺胃虚热，方性整体为甘平，微寒。本方麦冬用量最重，为君药，入肺、胃、心三经，《神农本草经》记载其"味甘平，主治心腹结气，伤中，伤饱，胃络脉绝，羸瘦，短气"，《雷公炮制药性解》记载其"味甘，性平，微寒，无毒……退肺中隐伏之火，生肺中不足之金。止消渴，阴得其养；补虚劳，热不能侵，去心用""麦门冬阳中微阴，夫阳乃肺药，微阴则去肺中伏火，伏火去，则肺金安而能生水，水盛则能清心而安神矣。故能治血妄行，调经和脉"。臣以人参益胃生津，《神农本草经》言人参"味甘，微寒，主补五脏，安精神，定魂魄，止惊悸，除邪气，明目，开心益智，久服轻身延年"。佐以甘平之甘草、大枣益气养胃，又加半夏降逆下气，化其痰涎，虽属温燥之品，但用量很轻，与大剂量麦冬配伍，其燥性减而降逆之用存，且能开胃行津以润肺，故该方整体方性为甘平，微寒。

【辨方位】

本方所治咽喉不利之证由肺胃阴亏，气火上逆所致，其方位在咽喉与肺胃二脏。《长沙药解》阐释本方："然无益中虚肺热之家，率因阳衰土湿，中气不运，胃胆上逆，相火刑金，原非实热之证。盖土湿胃逆，则肺胆不得右降……戊土上壅，浊气填塞，肺胆无下降之路，此相火刑金之原也。金受火刑，失其清肃降敛之性，嗽喘吐衄，于是生焉。但服清润，阴旺湿滋，中气愈败，胃土更逆，上热弥增。是以虚劳淹滞，非无上热，而清金润肺之法，绝不能效，以救其标而伤其本也。此宜金土同医，故仲景用麦冬，必与参、甘同剂。麦冬而得人参，清金益气，生津化水，雾露泛洒，心肺肃凉。洗涤烦躁之法，至为佳妙也。"咽喉为肺胃之门户，胃主津液，胃津不足，肺之阴津亦亏，肺胃阴伤，津不上承，则咽喉不利，口干咽燥；虚热内盛，故手足心热；胃阴不足，失和气逆则呕吐。故本方方位在咽喉及肺胃，治宜清养肺胃，降逆下气。

【明方势】

本方治疗肺胃阴虚，虚火上炎，气机上逆之证，具体可表现为因胃阴不足导致的呕吐、呃逆、口渴咽干，以及胃津不足，肺体失养导致的咳嗽气喘、咳吐涎沫等虚热肺痿之证。气机上逆，冲出咽喉，病虽在咽喉，其源在胃，故本方方势主入，主降。麦冬、人参、甘草、大枣、粳米入里，补益肺胃阴津，半夏降逆下气，化其痰涎，治疗咳嗽、呕吐等症。

【论方证】

本方有滋养肺胃，降逆和中之功。喻嘉言曰："此胃中津液干枯，虚火上炎，治本之良法也。夫用降火之药而火反升，用寒凉之药而热转炽者，徒知与火热相争，弗知补正气以生津液，不惟无益而反害之矣。凡肺病有胃气则生，无胃气则死。胃气者，肺之母气也。《本草》有知母之名者，谓肺藉其清凉，知清凉为肺之母也……孰知仲景有此妙法，于麦冬、人参、甘草、大枣、粳米大补中气、大生津液队中，增入半夏之辛温一味，以开胃行津而润肺，岂待用其利咽下气哉！顾其利咽下气，非半夏之功，实擅用半夏之功也。"用于肺胃阴伤气逆之肺痿和胃阴不足证。"现该方用于慢性支气管炎、支气管扩张、慢性咽喉炎、硅肺、肺结核等属肺胃阴虚，气火上逆者，亦治胃及十二指肠溃疡、慢性萎缩性胃炎、妊娠呕吐等属胃阴不足、气逆呕吐者。

【识方用】

1.麦门冬汤现代处方

麦冬42g，半夏6g，人参6g，甘草6g，粳米6g，大枣12枚（擘）。

上六味，以水2400mL，煮取1200mL，白天服三次，夜间服用一次。

2.麦门冬汤现代适应证

（1）慢性支气管炎、支气管扩张等所致咳嗽：右脉虚大，色夺形瘦，皮肤干燥少华，咳嗽经年，是津亏气馁，由精劳内损，治疗但理胃阴，不必治咳。选用麦门冬汤。

（2）咳血：咳甚血来，是属动象，阴阳失司，阳乃腾越，阳明络空，随阳气自为升降，拟以柔剂填养胃阴，师《金匮》法，用麦门冬汤加减治之。

（3）胃痛：本方常用于慢性萎缩性胃炎、慢性十二指肠溃疡，表现为胃脘不适，疼痛，口干咽燥，烦热不宁，多饮少食等，用麦门冬汤养阴益胃。

（4）呃逆：气机上逆，冲出咽喉，呃逆连连，病虽在咽喉，其源在胃，用麦门冬汤养阴益胃。

（5）妊娠呕吐：妊娠期恶心、呕吐、食纳欠佳，咽干，妇女受孕以后，阴血聚于冲任以养胎，耗伤大量阴液，容易出现阴液不足，虚热内生，上炎于肺胃，以致胃气上逆出现恶心呕吐，肺气上逆出现咽干，而恶心呕吐、咽干正是本方主症，用之既养阴清热，又降逆下气止呕。

3.麦门冬汤加减

阴伤甚者，可加北沙参、玉竹以养阴液；胃阴不足，胃脘灼热而痛，加白芍、川楝子等；咽喉部痰涎壅盛者，竹茹配法半夏化痰止呕；呕吐、呃逆甚者，加生姜降逆止呕、止呃。

4.麦门冬汤禁忌

虚寒肺痿及孕妇禁用本方。

【学医案】

1.近现代名医程门雪运用麦门冬汤医案

李某，女，32岁。初诊：1958年5月19日。咽梗如梅核气，咽干鼻燥，溲热，胃脘不适，反酸。遵循"火逆上气，咽喉不利，麦门冬汤主之"的治疗原则，拟方：米炒麦冬6g，竹沥半夏6g，炙甘草2.4g，旋覆花6g（包煎），煅代赭石12g（先煎），炙乌梅0.9g，左金丸2.1g（吞），煅瓦楞子12g，枳壳3g，炒竹茹4.5g，绿萼梅3g，姜汁枇杷叶12g（去毛包煎），7剂。二诊：咽梗梅核已见减轻，咽干鼻燥，溲热。再从前方加味。北沙参9g，米炒麦冬9g，竹沥半夏6g，炙甘草2.4g，旋覆花6g（包煎），煅代赭石12g（先煎），炙乌梅0.9g，左金丸2.1g（吞），煅瓦楞子12g，枳壳3g，炒竹茹4.5g，绿萼梅3g，姜汁枇杷叶9g（去毛包煎），福泽泻4.5g，7剂。三诊：患者精神疲乏，心烦胸闷，咽梗又发，饮食不香，运化失常，苔腻，脉弦。再拟平肝调胃。旋覆花6g（包煎），煅代赭石12g（先煎），姜半夏6g，左金丸1.8g（吞），煅瓦楞子12g，广陈皮4.5g，紫苏梗3g，焦白芍4.5g，绿萼梅3g，姜汁枇杷叶9g（去毛包煎），煅白螺蛳壳12g，6剂。四诊：咽梗又减，咽干少津，嗳嗳。再拟麦门冬汤加味。北沙参9g，米炒麦冬6g，竹沥半夏6g，炙甘草2.4g，煅瓦楞子12g，旋覆花6g（包煎），左金丸2.1g（吞），辰茯神9g，煅白螺蛳壳12g，5剂。（选自《程门雪医案》）

按语： 本例病机在于肺胃津液耗损，虚火上炎，津不上承，当以甘寒之剂治疗。患者同时情志郁滞，结成痰结，随气积聚于咽喉，故咳而咽喉不利，咯痰不爽，咽干鼻燥，病位在咽喉，故治以麦门冬汤，清养肺胃。方中重用麦冬，润肺养胃，并清虚火；心烦胸闷，饮食不香，运化失常，故治以左金丸，清肝泻火，降逆止呕。细揣此案，其病机复杂，虚实均有，故以麦门冬汤加减治之。

2. 近现代名医叶橘泉运用麦门冬汤医案

耿某，男性，53岁。1985年5月初诊。患者自诉平时身体很好，一个多月前于综合医院五官科就诊，诊断为早期鼻咽癌。经放射治疗后，鼻咽腔内的肿瘤已全部消失，右颈部的淋巴结也无踪影。但是患者身上发生了不少不良反应，表现为口干咽燥，欲饮冷水，干咳无痰，呕吐频频，不思饮食，患者面色潮红，摸其两手心略发热，舌质偏红，脉细略数，这是被中医称为"热毒"的放射线元素造成的。方选麦门冬汤加减：麦冬30g，西洋参9g，石斛12g，天花粉15g，半夏9g，粳米15g，甘草6g，大枣3枚，水煎服。患者服药两周后，除手脚心仍感发热以外，口干咽燥、欲饮冷水等症均有一定缓解，干咳呕吐等症有所减轻，食欲也基本恢复。经连续服用原方两个多月，患者诸症均有明显好转，已能去单位胜任正常工作。以后患者继续服药，隔日1剂，持续一年多后，不仅所有不适症状均消失，鼻咽癌亦未再复发，达到了基本治愈。（选自《叶橘泉临证直觉诊断学：辨证、辨病、辨体质七十年心得》）

按语： 本例患者面色潮红，两手心略发热，舌质偏红，脉细略数，口干咽燥，欲饮冷，呕吐，不思饮食，以上各证是因放射线之"热毒"抑制了口腔及舌下唾液腺的分泌而造成的。中医辨证属肺胃阴虚，虚火上逆，治以滋养肺胃，降逆和中，以麦门冬汤清养肺胃。方中重用麦冬，润肺养胃，止逆下气，并清虚火；半夏与大量清润药物配伍，化痰降逆而不燥；石斛、甘草、粳米、大枣养胃益气，使胃得养而痛止津生，津液充肺，则虚火自敛，口干咽燥等症自可消失。

3. 现代名医权依经运用麦门冬汤医案

陵某，男，50岁，1980年2月23日初诊。患者七天前突然鼻出血不止，伴轻微咳嗽，素有慢性气管炎和高血压病。住院后血压波动在150/100~120/80mmHg。化验：血红蛋白70g/L，血小板124×10^9/L，凝血时间90s。查体：鼻腔有渗血，无明显出血点。舌红苔薄白，脉关尺滑数有力，寸部无力。用麦门冬汤治之：麦冬21g，党参6g，半夏9g，炙甘草6g，大枣4枚，蜂蜜30g，竹茹30g。水煎去渣入蜜，搅匀服，3剂。二诊：患者服上药 1 剂后血即止，嘱再服 2 剂以巩固疗效。诊脉两寸较前有力。患者要求改治慢性气管炎，故又用二陈汤加杏仁、竹茹治之。（选自《古方新用》）

按语：本病病位在咽喉及肺胃。病机为热迫肺津，肺气不能下降而致鼻衄，属肺胃阴伤气逆之证。用麦门冬汤止逆下气，引血下行，并去留恋热邪之粳米，加蜂蜜以润燥，再加竹茹以清络脉之热也。全方滋养肺络，降逆下气，则诸症自除。

【说明书】

名称 麦门冬汤。

处方 麦门冬 42g，半夏 6g，人参 6g，甘草 6g，粳米 6g，大枣 12 枚（擘）。

方性 甘平，微寒。

方位 咽喉及肺胃。

方势 主入，主降。

方证 肺胃阴伤气逆之肺痿和胃阴不足证。

功效 滋养肺胃，降逆和中。

主治 ①虚热肺痿：咳嗽气喘，咽喉不利，咯痰不爽，或咳唾涎沫，口干咽燥，手足心热，舌红少苔，脉虚数。②胃阴不足证：呕吐，纳少，呃逆，口渴咽干，舌红少苔，脉虚数。

适应证 本方现代适用于慢性呼吸系统疾病辨证属肺胃阴虚、气火上逆者，亦治慢性消化系统疾病辨证属胃阴不足、气逆呕吐者。

煎服法 上六味，以水 2400mL，煮取 1200mL，白天服三次，夜间服一次。

禁忌 虚寒肺痿者不能用本方；孕妇禁用。

注意事项 若服后，脾胃不适、疼痛，甚至便溏者，为脾胃虚寒难以耐受本方，可减少麦冬用量，稍加生姜，以缓解寒性。

第二十二节
吴茱萸汤

【知方源】

吴茱萸一升（洗），生姜六两（切），人参三两，大枣十二枚（擘）。

上四味，以水七升，煮取二升，去滓。温服七合，日三服。

1. 食谷欲呕，属阳明也，吴茱萸汤主之。得汤反剧者，属上焦也。（243条）
2. 少阴病，吐利，手足逆冷，烦躁欲死者，吴茱萸汤主之。（309条）
3. 干呕，吐涎沫，头痛者，吴茱萸汤主之。（378条）

《金匮要略》

1. 《金匮要略·呕吐哕下利病脉证治第十七》：呕而胸满者，茱萸汤主之。
2. 《金匮要略·呕吐哕下利病脉证治第十七》：干呕，吐涎沫，头痛者，茱萸汤主之。

【看方论】

1. 成无己《注解伤寒论》："《内经》曰，'寒淫于内，治以甘热，佐以苦辛'。吴茱萸、生姜之辛以温胃，人参、大枣之甘以缓脾。"

2. 许宏《金镜内台方议》："干呕，吐涎沫，头痛，厥阴之寒气上攻也；吐利，手足逆冷者，寒气内甚也；烦躁欲死者，阳气内争也；食谷欲呕者，胃寒不受食也。此以三者之症共用此方者，以吴茱萸能下三阴之逆气，为君；生姜能散气，为臣；人参、大枣之甘缓，能和调诸气者也，故用之为佐使，以安其中也。"

3. 方有执《伤寒论条辨》："茱萸辛温，散寒暖胃而止呕；人参甘温益阳，固本而补中；大枣助胃益脾；生姜呕家圣药。故四物者，为少阴扶危之所须也。"

4. 罗东逸《古今名医方论》："盖人身厥阴肝木，虽为两阴交尽，而九地一阳之真气，实起其中，此为生阳。此之真气大虚，则三阴浊气直逼中上，不唯本经诸症悉具，将阳明之健运失职，以至少阴之真阳浮露，且吐利厥逆，烦躁欲死，食谷欲呕，种种丛生矣。吴茱萸得东方震气，辛苦大热，能达木郁，又燥气入肝，为能直入厥阴，招其垂绝不升之生阳以达上焦，故必用以为君。"

5. 汪琥《伤寒论辨证广注》："呕为气逆，气逆者必散之。吴茱萸辛苦，味重下泄，治呕为最；兼以生姜又治呕圣药，非若四逆中之干姜守而不走也。武陵陈氏云：其所以致呕之故，因胃中虚生寒，使温而不补，呕终不愈，故用人参补中，合大枣以为和脾之剂焉。"

6. 王子接《绛雪园古方选注·温剂》："吴茱萸汤，厥阴、阳明药也。厥阴为两阴交尽，而一阳生气实寓于中，故仲景治厥阴以护生气为重。生气一亏，则浊阴上干阳明，吐涎沫、食谷欲呕、烦躁欲死，少阴之阳并露矣，故以吴茱萸直入厥阴，招其垂绝之阳，与人参震坤合德，以保生气。仍用姜、枣调其营卫，则参、茱因之以承宣中、下二焦，不治心肺，而涎沫得摄，呕止烦宁。"

【通方解】

本方治证有三：一为阳明寒呕，二为厥阴头痛，三为少阴吐利。其证虽属三经，然病机皆为虚寒之邪上逆犯胃所致。胃以通降为顺，胃受寒邪，失于和降，故见呕吐、不食、食则欲呕或胃脘冷痛。厥阴肝经挟胃上行，上入颠顶，其气主升。若肝寒上犯于胃，则呕吐涎沫；上扰清阳则头痛，且以颠顶痛著。肾为水火之脏，肾经受寒则阳气微，阳气不能达于四末，则手足厥冷；寒邪上逆犯胃，则呕；阳失温煦，寒湿下侵，则利；阴寒内侵，阳气扰争，故烦躁欲死。阳虚寒盛，则舌淡，脉沉弦而细迟。治宜温中补虚，降逆止呕。方中吴茱萸辛热，归肝、脾、胃、肾经，既可温胃暖肝，又可降逆止呕，并能行气止痛，故为君药。重用生姜温中降逆，以助吴茱萸温胃止呕之力，为臣药。人参补气健脾，为佐药。大枣既助人参补脾气，又合生姜调脾胃，还能调和诸药，司佐使之职。四药配伍，肝胃并治，温降兼施，寓补益于温降之中，可使寒邪得去，阳气得复，浊阴得降，而诸症自除。本方配伍特点：肝、肾、胃三经同治，温、降、补三法并施。

【析方性】

吴茱萸辛、苦、热，有小毒，归肝、脾、胃、肾经，其辛散苦降，既能散肝经之寒，又能行肝气，还能降逆止呕，温中散寒。生姜辛、温，归肺、脾、胃经，辛散温通，能发汗解表，祛风散寒，温胃和中，降逆止呕。人参甘、微苦，微温，归脾、肺、心、肾经，有大补元气、复脉固脱、补脾益肺、生津养血、安神益智的作用。大枣甘、温，归脾、胃、心经，甘而能补，温养脾胃，补中益气养血，气血充盈则心神安宁，甘而能缓，还能缓和药性。整方方性偏辛苦、甘温。

【辨方位】

据《伤寒论》和《金匮要略》记载，本方可用于下列 4 种病证：①阳明胃寒，食谷欲呕；②少阴吐利，手足逆冷，烦躁欲死；③厥阴头痛，干呕，吐涎沫；④胸阳不足，阴寒上逆，呕而胸满。故吴茱萸汤整方定位于中焦、厥阴经。

【明方势】

阳明胃肠中有寒邪，不管其成因是由外而来，还是由内而生，胃肠阳气不足是其发病基础，胃失和降，浊阴之气上逆，痰涎随之而升，攻于胃而见干呕、吐涎沫是其病理，故用吴茱萸汤温中散寒、降逆止呕。《伤寒论辨证广注》云："呕为气逆，气逆者必散之。吴茱萸辛苦，味重下泄，治呕为最；兼以生姜，又治呕圣药，非若四逆中之干姜守而不走也。"吴茱萸能下三阴之逆气为君，生姜能散气为臣，整方温胃散寒下气，方势降、散。

【论方证】

吴茱萸汤所治之证为肝胃虚寒，浊气上逆。以呕逆兼见头痛或下利，手足厥冷，烦躁欲死等症为主。临床上以呕吐清涎冷沫，头痛而胀、位在颠顶为辨证要点，同时可伴见胸满，手足逆冷，下利，舌淡苔白滑，脉沉细或沉弦而迟等症。

【识方用】

1. 吴茱萸汤现代处方

吴茱萸 9g，人参 9g，生姜 18g，大枣 12 枚。

上四味，以水 1400mL，煮取 300mL，去滓，温服 100mL，每日服三次。

2. 吴茱萸汤现代适应证

慢性胃炎、妊娠呕吐、原发性高血压、充血性青光眼、神经性呕吐、血管神经性头痛、梅尼埃病等属肝胃虚寒者。

3. 吴茱萸汤加减

呕吐较甚者，加陈皮、半夏、砂仁以增强降逆止呕之力；头痛甚者，加川芎、蔓荆子、细辛以止痛；寒甚者，加附子、干姜以温中祛寒；胃脘疼痛，吞酸嘈杂明显者，加乌贼骨、煅瓦楞以制酸止痛。

4. 吴茱萸汤禁忌

胃热呕吐，阴虚呕吐或肝阳上亢之头痛呕吐者，禁用本方。

【学医案】

1. 近现代名医冉雪峰运用吴茱萸汤医案

武昌周某室，年三十八。体质素弱，曾患血崩，平日常至余处治疗。此次腹部不舒，就近请某医诊治，服药后腹泻，病即陡变，昏厥瞑若已死，如是者半日许，其家已备后事，因族人以其身尚微温，拒入殓，且争执不休，周不获已，托其邻居来我处婉商，请往视以解纠纷，当偕往。患者目瞑齿露，死气沉沉，但以手触体，身冷未僵，扪其胸膈，心下微温，恍惚有跳动意，按其寸口，在若有若无间，此为心体未全静止，脉息未全厥绝之症。族人苦求处方，姑拟参附汤：人参一钱，附子一钱。煎浓汁，以小匙微微灌之，而嘱就榻上加被。越二时许，复来邀诊，见其眼半睁，扪其体微温，按其心部，跳跃较明晰，诊其寸口，脉虽极弱极微，亦较先时明晰。予曰："真怪事，此病可救乎？"及予扶其手自肩部向上诊察时，见其欲以手扪头而不能，因问："患者未昏厥时曾云头痛否？"家人曰："痛甚。"因思仲景云："头痛欲绝者，吴茱萸汤主之。"又思前曾患血崩，此次又腹泻，气血不能上达颠顶，宜温宣冲动，因拟吴茱萸汤一方：吴茱萸三钱，人参一钱五分，生姜三钱，大枣四枚。越日复诊，神识渐清，于前方减吴茱萸之半，加人参至三钱。一周后病大减，用当归内补建中汤、炙甘草汤等收功。（选自《冉雪峰医案》）

按语：厥阴经是阴气将尽、阳气初生的地方。此病例中，患者先前患有血崩，随后又出现腹泻，导致阳气随体液流失，身体根本动摇。头部失去温养则疼痛剧烈，生阳欲绝则引发昏厥。病情十分危急，幸得医术高超的医生救治。治疗首先给予参附汤回阳救逆，待病情有所好转后，及时改用吴茱萸汤温扶生阳。一剂药后，患者神志逐渐清醒。之后采用扶助正气的方法巩固疗效，最终取得成功。

2. 近现代名医曹颖甫运用吴茱萸汤医案

刘右，初诊，九月十六日：始病中脘痛而吐水，自多年六月每日晨泄，有时气从少腹上冲，似有瘕块，气还则绝然不觉。此但肝郁不调，则中气凝滞耳。治宜吴茱萸汤。淡吴茱萸四钱，生潞党参五钱，干姜三钱，炙甘草三钱，生白术五钱，生姜三片，红枣十二枚。二诊，九月十八日：两服吴茱萸合理中汤，酸味减而冲气亦低，且晨泄全痊。唯每值黄昏，吐清水一二口，气从少腹夹瘕上冲者，或见或否。治宜以欲作奔豚例，用桂枝加桂汤，更纳半夏以去水。川桂枝三钱，白芍三钱，生草钱半，桂心钱半，制半夏五钱，生姜五片，红枣七枚。服后痊愈。（选自《经方实验录》）

按语： 在中医理论中，足厥阴肝经与胃紧密相连，贯穿膈肌。患者每日清晨出现腹泻、胃脘疼痛、吐水等症状，且气逆上冲。此症状系因肝寒侵犯胃部所致。为缓解患者痛苦，治疗选用吴茱萸汤，此药具有温肝暖胃、降浊安中的功效，可有效缓解疼痛；同时，辅以理中汤，其专攻温中散寒、健脾祛湿，从而治愈寒泻。经过二次诊断，采用桂枝加桂汤，此药具有温通阳气、平冲降逆的功效，可有效治疗奔豚。为巩固疗效，加入半夏，以和胃化饮。通过这一系列的治疗，患者的病情得到了显著改善。

3. 近现代名医万友生运用吴茱萸汤医案

万某，男，51岁。患高血压数年不愈，血压240/140mmHg，头晕甚而颠顶时痛，并有沉重感，头皮麻木，切以指甲，不知痛痒，两目迎风流泪，四肢麻痹无力，精神疲倦，怯寒甚（遇天寒风大时，即不敢外出），如果受寒则胸脘隐痛，口淡出水，饮食减少而喜热恶冷，时或嗳气吐酸，大便时闭时通，或硬或溏，但溏粪时多而色淡黄，小便有时不利，色多清白，声重而不扬，面色晦暗而浮肿，唇舌之色亦然，脉弦甚而迟。辨证为厥阴阴盛阳虚，木邪侮土，土虚不能制水，浊阴或随阴风冲逆而上泛，或随木郁气滞而内结。治以温降法，方用吴茱萸15g，生姜15g，红枣15g，党参9g，另吞黑锡丹3g。4剂后血压下降，头晕渐减，原方加青木香15g。5剂后头晕续减，颠顶痛除，头皮不甚麻木，血压降至180/110mmHg。改用阴阳兼顾法、济生肾气汤化裁，服后症状又重，大便三日未行，复用吴茱萸汤加旋覆花、代赭石，药后便通神爽，原方加重分量，处方：吴茱萸24g，生姜18g，红枣60g，党参15g，旋覆花24g，代赭石24g。连进12剂，头晕消除，头皮麻木痊愈，面色转明润，浮肿甚微，二便正常，唯血压未降，因此加重代赭石为60g，又进10余剂，诸症全除，血压恢复至140/80mmHg。（选自《江西医药》，1963年第7期）

按语： 此病例以吴茱萸汤为基础治疗高血压病，关键在于针对厥阴经阴盛阳虚、浊阴上逆的病机进行调理。治疗通过改用阴阳兼顾的方法，采用济生肾气汤进行化裁，并根据患者症状变化灵活调整药方。然而，这些调整虽然看似有效，但患者症状仍反复加重。最后，重新采用吴茱萸汤进行加味治疗，并逐渐增加药物剂量，最终取得显著效果。这一过程中，辨证准确的重要性得到了充分体现。同时，案中所用药物剂量较大，是根据患者病情需要而定的，不能视为常规用药剂量。

　　名称　吴茱萸汤。

　　处方　吴茱萸 9g，人参 9g，生姜 18g，大枣 12 枚。

　　方性　辛苦、甘温。

　　方位　中焦。

　　方势　降、散。

　　方证　肝胃虚寒证。

　　功效　温中补虚，降逆止呕。

　　主治　肝胃虚寒，浊阴上逆证。

　　适应证　本方现代适用于消化系统疾病、心脑血管疾病等辨证属肝胃虚寒者。

　　煎服法　以水 1400mL，煮取 300mL，去滓，温服 100mL，每日服三次。

　　禁忌　胃热呕吐，阴虚呕吐，或肝阳上亢之头痛呕吐者，禁用本方。

　　注意事项　大量使用吴茱萸可易引起中毒反应，导致患者出现呕吐、腹泻、腹痛、毛发脱落等症状。在药物配伍方面，吴茱萸不可与甘草同服，因为西医学研究发现吴茱萸内的生物碱会与甘草内的甘草酸成分发生沉淀反应，导致吴茱萸药效降低。

第二十三节
抵当汤

【知方源】

抵当汤

水蛭（熬）、虻虫（去翅足，熬）各三十个，桃仁二十个（去皮尖），大黄三两（酒洗）。

上四味，以水五升，煮取三升，去滓，温服一升。不下，更服。

抵当丸

水蛭二十个（熬），虻虫二十个（去翅足，熬），桃仁二十五个（去皮尖），大黄三两。

上四味，捣分四丸。以水一升煮一丸，取七合服之。晬时当下血，若不下者更服。

《伤寒论》

　　1. 太阳病六七日，表证仍在，脉微而沉，反不结胸，其人发狂者，以热在下焦，少腹当硬满，小便自利者，下血乃愈。所以然者，以太阳随经，瘀热在里故也，抵当汤主

之。(124条)

2.太阳病，身黄，脉沉结，少腹硬，小便不利者，为无血也；小便自利，其人如狂者，血证谛也，抵当汤主之。(125条)

3.阳明证，其人喜忘者，必有蓄血。所以然者，本有久瘀血，故令喜忘；屎虽硬，大便反易，其色必黑者，宜抵当汤下之。(237条)

4.患者无表里证，发热七八日，虽脉浮数者，可下之。假令已下，脉数不解，合热则消谷喜饥，至六七日，不大便者，有瘀血，宜抵当汤。(257条)

5.伤寒有热，少腹满，应小便不利，今反利者，为有血也，当下之，不可余药，宜抵当丸。(126条)

【看方论】

1.成无己《伤寒明理论》："人之所有者，气与血也。气为阳气，流而不行者则易散，以阳病易治故也。血为阴血，蓄而不行者则难散，以阴病难治故也。血蓄于下，非大毒驶剂则不能抵当其甚邪，故治蓄血曰抵当汤。水蛭味咸苦微寒，《内经》曰：'咸胜血'，血蓄于下，胜血者必以咸为主，故以水蛭为君。虻虫味苦微寒，苦走血，血结不行，破血者必以苦为助，是以虻虫为臣。桃仁味苦甘平，肝者血之源，血聚则肝气燥。肝苦急，急食甘以缓之，散血缓急，是以桃仁为佐。大黄味苦寒，湿气在下，以苦泄之。血亦湿类也，荡血逐热，是以大黄为使。四物相合，而方剂成。病与药对，药与病宜，虽苛毒重疾，必获全剂之功矣。"

2.方有执《伤寒论条辨》："抵，至也。水蛭虻虫，攻坚而破瘀，桃仁大黄，润滞而推热。四物者，虽曰比上则为较剧之重剂，然亦至当不易之正法也……名虽丸也，犹煮汤焉。夫汤，荡也；丸，缓也。变汤为丸而犹不离乎汤，其取欲缓不缓，不荡而荡之意欤？"

3.柯韵伯《伤寒来苏集》："蛭，昆虫之饮血者也，而利于水。虻，飞虫之吮血者也，而利于陆。以水陆之善取血者，用以攻膀胱蓄血，使出乎前阴，佐桃仁之苦甘而推陈致新，大黄之苦寒而荡涤邪热，名之曰抵当者，直抵其当攻之处也。"

4.张锡驹《伤寒论直解》："余者，多也，以三分余之汤药而分为四丸，是丸少于汤也，故曰不可余药，言其少也。"

5.尤在泾《伤寒贯珠集》："抵当汤中，水蛭、虻虫食血去瘀之力，倍于芒硝，而又无桂枝之甘辛，甘草之甘缓，视桃仁承气汤为较峻矣。盖血自下者，其血易动，故宜缓剂，以去未尽之邪。瘀热在里者，其血难动，故须峻药以破固结之势也……（抵当丸）此条证治，与前条大同，而变汤为丸，未详何谓。尝考其制，抵当丸中水蛭、虻虫，减汤方三分之一，而所服之数，又居汤方十分之六，是缓急之分，不特在汤丸之故矣。此其人必有不可不攻，而又有不可峻攻之势，如身不发黄，或脉不沉结之类。"

6.王子接《绛雪园古方选注·下剂》："抵当者，至当也。蓄血者，死阴之属，真气运行而不入者也，故草木不能独治其邪，务必以灵动嗜血之虫为向导，飞者走阳络，潜者走阴络，引领桃仁攻血，大黄下热，破无情之血结，诚为至当不易之方，毋惧乎药之险也。"

7. 陈修园《长沙方歌括》："师又立抵当丸方法者，着眼在'有热'二字，以热瘀于里而仍蒸于外，小腹又满，小便应不利而反自利，其证较重，而治之不可急剧，故变汤为丸，以和洽其气味，令其缓达病所。曰不可余药者，谓连滓服下，不可留余，庶少许胜多许，俟晬时下血，病去而正亦无伤也。"

【通方解】

方中水蛭咸苦性平，归肝经，功能破血逐瘀，为君药。虻虫味苦微寒，配合水蛭直入血络，破血逐瘀，为臣药。桃仁活血化瘀，润肠通便，大黄荡涤瘀热，因势利导，二药共为佐使，使瘀血从下而出。诸药配伍，共奏破血逐瘀退黄之效。

【析方性】

水蛭味苦、咸，性平，有毒，入肺、膀胱二经，主治恶血积聚，闭结坚牢，为破血泄结之品。虻虫味苦，性微寒，有毒，归肝经，兼入三焦经，攻血遍行经络，堕胎只在须臾，去寒热与癥瘕，通血脉及九窍，为破血泄结之品。大黄味苦，性寒，归脾、胃、大肠、肝、心包经，具有泻热通肠、凉血解毒、逐瘀通经等功效，用于发谵语、温热瘴疟、下痢赤白、腹痛里急、黄疸水肿、癥瘕积聚、留饮宿食、心腹痞满、二便不通、吐血衄血、血闭血枯、损伤积血等。《本草经》谓："大黄可荡涤胃肠，推陈致新，通利水谷，调中化食，安和五脏。主下瘀血，破癥瘕积聚。"《本草纲目》云："下痢赤白，里急腹痛，小便淋沥，实热燥结，潮热谵语，黄疸，诸火疮。"《本草正义》谓大黄"迅速善走，直达下焦，深入血分，无坚不破，荡涤积垢，有犁庭扫穴之功"。《本草经疏》谓："大黄禀地之阴气独厚，得乎天之寒气亦深，故其味至苦，其气大寒而无毒。"桃仁味苦、甘，性平，归心，肝，大肠经。具有活血祛瘀、润肠通便、止咳平喘的功效。通过对抵当汤中组成药物的性味解读，整方性微寒，味苦。

【辨方位】

柯韵伯《伤寒来苏集》曰："此亦病发于阳，误下热入之证也……此经病传腑，表病传里，气病传血，上焦病而传下焦也。少腹居下焦，为膀胱之室，厥阴经脉所聚，冲任血海所由，瘀血留结，故硬满。然下其血而气自舒，攻其里而表自解矣。"张璐《伤寒缵论》曰："此条之证，较前条更重，且六七日表证仍在，何为不先解其外耶？又何为攻里药中不兼加桂枝耶？以脉微而沉，反不结胸，知邪不在上焦而在下焦也。若少腹硬满，小便自利，则其人之发狂者，为血蓄下焦无疑，故下其血自愈。"本条说"所以然者，以太阳随经，瘀热在里故也"一句，为自注句。"抵当汤主之"应接在"下血乃愈"之后。条文曰太阳病至六七日，为表邪入里之期。若表病尚在，脉当见浮，今脉微而沉，虽有表证，凭脉知邪已陷于里。邪虽陷入，因不在上焦，故反不结胸。太阳在经之邪不解，随经入里，与血相结于下焦。通过对本方的解析，可知本条辨证属下焦蓄血证，病位在下焦、在血分。

【明方势】

抵当汤主下焦瘀血重证，病机为邪热与瘀血搏结，病变主要矛盾在瘀血，邪热居于次要方面，治疗重在活血逐瘀。整方性微寒，味苦，方性趋下。

【论方证】

表证误下，热邪随经入腑，热伤阴血，血结膀胱，故少腹硬满而不结胸，小便自利而不发黄也。血病则知觉昏昧，故发狂。小腹为膀胱之室，瘀血留结，故硬满。小便由于气化，病在血分，故小便自利。病既传里，脉应微沉，用抵当汤直抵当攻之处。误下热入，入于血必结，故小腹硬满。病在血分，故小便自利。非此下血之峻剂不能破其坚垒也。蛭，昆虫之巧于取血者；虻，飞虫之猛于吮血者。佐桃仁以推陈致新，大黄以荡涤邪热。名之曰"抵当"，谓直抵当瘀结当攻之所。

【识方用】

1.抵当汤现代处方

水蛭（熬）5g，虻虫（去翅足，熬）5g，桃仁（去皮尖）9g，大黄（酒洗）9g。

上药四味，以水1000mL，煮取600mL，去滓温服200mL，不下，更服。

2.抵当汤现代适应证

可用于治疗中风后遗症、经闭、下肢深静脉血栓、情志疾病、癥瘕积聚等属血瘀证者。

3.抵当汤加减

下焦蓄血兼血虚者，合当归补血汤；兼心脾两虚者，合归脾汤；兼肾精亏虚者，合左归丸；若失血过多，血虚不荣，虚劳里急而黄疸不退者，可合小建中汤加人参、黄芪等健脾温中，补养气血。

4.抵当汤禁忌

该方为攻逐瘀血峻剂，使用时应中病即止，不可过用伤正。体弱老年男性及脾虚便溏、孕妇慎用，或在方中加入人参等以顾护正气，以免患者不耐攻伐。

【学医案】

1.南宋名医许叔微运用抵当汤医案

仇景莫子仪病伤寒七八日，脉微而沉，身黄发狂，小腹胀满，脐下如冰，小便反利。医见发狂，以为热毒蓄伏心经，以铁粉、牛黄等药，欲止其狂躁。予诊之曰：非其治也，此瘀血证尔。仲景云：阳病身黄，脉沉结，小腹硬，小便不利，为无血；小便自利，其人如狂者，血证也。可用抵当汤。再投，而下血几数升，狂止，得汗而解。（选自《伤寒九十论》）

按语："血在下则狂，在上则忘"，表明瘀血在下会使人狂躁，而瘀血在上则会导致人忘事或者神志不清。太阳膀胱经与水液代谢有关。当瘀血随太阳膀胱经蓄积在膀胱时，会导致脐下胀满，这是因为瘀血影响了水液的正常代谢。同时，瘀血也会从阑门渗入大肠，导致大便颜色变黑，这是瘀血证的典型表现之一。治疗瘀血证需要根据患者的具体情况制订个性化的方案，如果瘀血随经入膀胱，需要采用利尿的方法来促进水液代谢，同时需要使用活血化瘀的药物来消除瘀血。如果瘀血影响到心神，还需要配合养心安神的药物进行治疗。

2. 清代名医陈葆厚运用抵当汤医案

常熟鹿苑钱钦伯之妻，经停九月，腹中有块攻痛，自知非孕。医予三棱、莪术多剂，未应。当延陈葆厚先生诊。先生曰：三棱、莪术仅能治血结之初起者，及其已结，则力不胜矣。吾有药能治之。顾药有反响，受者幸勿骂我也。主人诺。当予抵当丸三钱，开水送下。入夜，病者在床上反复爬行，腹痛不堪，果大骂医者不已。天将旦，随大便，下污物甚多。其色黄白红夹杂不一，痛乃大除。次日复诊，陈先生诘曰：昨夜骂我否？主人不能隐，具以情告。乃予加味四物汤，调理而瘥。（选自《陈葆厚医案》）

曹颖甫曰：痰饮证之有十枣汤，蓄血证之有抵当汤（丸），皆能斩关夺隘，起死回生。近时岐黄家往往畏其猛峻，而不敢用，即偶有用之者，亦必力为阻止，不知其是何居心也。

按语：抵当汤（丸）是中医方剂中的峻剂，具有强烈的药效。对于蓄血证这种严重疾病，使用这些峻剂可以起到关键的治疗作用，能够迅速攻克病邪，挽救患者的生命。然而，由于这些峻剂的药效强烈，也存在一定的风险。因此，在使用时需要谨慎，需要综合考虑患者的体质、病情等因素，确保安全有效。同时，医者应该向患者充分说明治疗的风险和注意事项，让患者自主选择是否接受治疗。

3. 清代医家张意田用抵当汤案

张意田治角江焦姓人。七月间患壮热舌赤，少腹闷满，小便自利，目赤，发狂，已三十余日。初服解散，继则攻下，但得微汗，而病终不解。诊之，脉至沉微，重按疾急。夫表证仍在，脉反沉微者，邪陷入于阴也，重按疾急者，阴不胜其阳，则脉流转疾，并乃狂矣。此随经瘀血，结于少腹也，宜服抵当汤。乃自为制虻虫、水蛭，加桃仁、大黄煎服。服后下血无数。随用熟地黄一味，捣烂煎汁，时时饮之，以救阴液；候其通畅，用人参、附子、炙草，渐渐服之以固真元。共服熟地黄两斤余，人参半斤，附子四两，渐得平复。（选自《续名医类案》）

按语：这则医案的治疗过程确实非常独特，采用了先攻后补的方法，这是在临床实践中根据具体情况灵活变通的治疗思路。首先，医生使用了抵当汤来攻逐瘀血，这是针对患者瘀血证的主要病因进行治疗。抵当汤作为一种峻剂，药效强烈，能够迅速攻克病邪，为后续的治疗打下基础。其次，在瘀血得到一定程度地清除后，医生用熟地黄来救阴液。熟地黄具有滋阴补肾的功效，可以补充患者体内的阴液，帮助调整身体的阴阳平衡。这一步是为了巩固治疗效果，防止病情反复。最后，医生使用人参和附子来固元气。人参和附子都是补益元气的良药，可以帮助机体恢复正常的生理功能，提高身体免疫力。这一步是为了彻底治愈疾病，使机体恢复健康。这种先攻后补的治疗方法并不是张仲景所记载的，而是在临床实践中根据具体情况灵活应用的。这种变通的治疗思路不仅体现了中医治疗疾病的灵活性，也说明了中医治疗需要针对个体差异进行个性化治疗的重要性。通过这样的治疗方法，患者不仅能够迅速缓解症状，还能够从根本上恢复健康。

【说明书】

名称 抵当汤。

处方 水蛭（熬）5g，虻虫（去翅足，熬）5g，桃仁（去皮尖）9g，大黄（酒洗）9g。

方性 苦，微寒。

方位 下焦、血分。

方势 趋下为降。

方证 下焦蓄血证。

功效 破血逐瘀。

主治 身黄，少腹硬满，小便自利，其人如狂，脉沉结。

适应证 本方现代适用于中风后遗症、经闭、下肢深静脉血栓、情志疾病、癥瘕积聚等辨证属于下焦血瘀者。

煎服法 上药四味，以水 1000mL，煮取 600mL，去滓温服 200mL，不下，更服。

禁忌 体弱老年男性及脾虚便溏、孕妇慎用。

注意事项 该方为攻逐瘀血峻剂，使用时应中病即止，不可过用伤正。或在方中加入人参等以顾护正气，以免患者不耐攻伐。

第二十四节
肾气丸

【知方源】

干地黄八两，山药、山茱萸各四两，泽泻、牡丹皮、茯苓各三两，桂枝、附子（炮）各一两。

上方八味末之，炼蜜和丸梧子大，酒下十五味，加至二十五味，日再服。

《金匮要略》

1. 《金匮要略·中风历节病脉证并治第五》：崔氏八味丸治脚气上入，少腹不仁。

2. 《金匮要略·血痹虚劳病脉证并治第六》：虚劳腰痛，少腹拘急，小便不利者，八味肾气丸主之。

3. 《金匮要略·痰饮咳嗽病脉证并治第十二》：夫短气有微饮，当从小便去之，苓桂术甘汤主之，肾气丸亦主之。

4. 《金匮要略·消渴小便利淋病脉证并治第十三》：男子消渴，小便反多，以饮一斗，小便一斗，肾气丸主之。

5. 《金匮要略·妇人杂病脉证并治第二十二》问曰：妇人病，饮食如故，烦热不得卧而反倚息者，何也？师曰：此名转胞，不得溺也，以胞系了戾，故致此病，但利小便则愈，宜肾气丸主之。

【看方论】

1. **王履《医经溯洄集》**："八味丸以地黄为君，而以余药佐之，非止为补血之剂，盖兼补气也。气者，血之母，东垣所谓阳旺则能生阴血者此也。夫其用地黄为君者，大补血虚不足与补肾也；用诸药佐之者，山药之强阴益气；山茱萸之强阴益精而壮元气；白茯苓之补阳长阴而益气；牡丹皮之泻阴火，而治神志不足；泽泻之养五脏，益气力，起阴气，而补虚损五劳，桂、附立补下焦火也。由此观之，则余之所谓兼补气者，非臆说也。"

2. **吴崑《医方考》**："肾间水火俱虚者，此方主之。君子观象于坎，而知肾俱水火之道焉。故曰：七节之旁，中有小心。小心，少火也。又曰：肾为两枚，左为肾，右为命门。命门，相火也，相火即少火耳。夫一阳居于二阴为坎，水火并而为肾，此人生与天地相似也。今人入房盛而阳事愈举者，阴虚火动也；阳事先痿者，命门火衰也。真水竭，则隆冬不寒；真火息，则盛夏不热。故人乐有药饵焉。是方也，熟地、山萸、丹皮、泽泻、山药、茯苓，前之地黄丸也，所以益少阴肾水。肉桂、附子辛热物也，所以益命门相火，水火得其养，则二肾复其天矣。"

3. **高斗魁《医宗己任编》**："此方主治在化元，取润下之性，补下治下制以急。茯苓、泽泻之渗泻，正所以急之，使直达于下也。肾阴失守，炀燎于上，欲纳之复归于宅，非借降泄之势，不能收摄宁静。故用茯苓之淡泄，以降阴中之阳；用泽泻之咸泻，以降阴中之阴，犹之补中益气汤用柴胡以升阳中之阴，用升麻以升阳中阳也。升降者，天地之气交。知仲景之茯苓、泽泻，即东垣之升麻、柴胡，则可与言立方之旨矣。"

4. **罗东逸《古今名医方论》**："命门之火，乃水中之阳。夫水体本静而川流不息者，气之动、火之用也，非指有形者言也。然火少则生气，火壮则食气。故火不可亢，亦不可衰。所云火生土者，即肾家之少火，游行其间，以息相吹耳。若命门火衰，少火几于熄矣。欲暖脾胃之阳，必先温命门之火。此肾气丸纳桂、附于滋阴剂中，是藏心于渊，美厥灵根也。命门有火，则肾有生气矣。故不曰温肾，而曰肾气，斯知肾以气为主，肾得气而土自生也。且形不足者，温之以气，则脾胃因虚寒而致病者固瘳。即虚火不归其部而失血亡阳者，亦纳气而归封蛰之本矣。"

5. 张璐《千金方衍义》："金匮八味肾气丸治虚劳不足、水火不交、下元亏损之首方。专用附桂蒸发津气于上，地黄滋培阴血于下，萸肉涩肝肾之精，山药补黄庭之气，丹皮散不归经之血，茯苓守五脏之气，泽泻通膀胱之气化。原夫此方《金匮》本诸崔氏，而《千金》又本诸南阳，心心相印，世世相承，洵为资生之至宝，固本之神丹、阴阳水火各得其平，而无偏胜之虑也。"

6. 王子接《绛雪园古方选注·内科丸方》："肾气丸者，纳气归肾也。地黄、萸肉、山药补足三阴经，泽泻、丹皮、茯苓补足三阳经。脏者、藏精气而不泄、以填塞浊阴为补；腑者，如府库之出入，以通利清阳为补。复以肉桂从少阳纳气归肝，复以附子从太阳纳气归肾。《金匮》再复以牛膝导引入肝，车前导引入肾，分头导纳，丝丝不乱。独取名肾气者，虽曰乙癸同源，意尤重于肾也。"

7. 吴谦《医宗金鉴·删补名医方论》："《金匮》用崔氏八味丸成方，治脚气上入少腹不仁者。脚气即阴气，少腹不仁，即攻心之渐，故用之以驱逐阴邪也。其虚劳腰痛，少腹拘急，小便不利，则因过劳其肾，阴气逆于少腹，阻遏膀胱之气化，小便自不能通利，故用之以收摄肾气也。其短气有微饮者，饮亦阴类，阻其胸中空旷之阳，自致短气，故用之引饮下出，以安胸中也。乃消渴病饮水一斗，小便亦一斗，而亦用之者何耶？此不但肾气不能摄水，反从小便恣出，源泉有立竭之势，故急用之以逆折其水，不使顺趋也。夫肾水下趋之消，肾气不上腾之渴，舍此曷从治哉！后人谓八味丸为治消渴之圣药，得其旨矣。"

8. 高斗魁《四明心法》："八味地黄丸主用之味为桂附，即坎卦之一阳画也，非此则不成坎矣，附虽三焦命门之药，而辛热纯阳，通行诸经，走而不守。桂为少阴之药，宣通血脉，从下窜发，二者皆难控制，必得六者纯阴厚味润下之品，以为之潴导，而后能纳之九渊，而无震荡之虞。今人不明此义，直以桂附为肾阴之定药，离法任意而杂用之，酷烈中上，烁涸三阴，为祸非鲜也。或曰仲景治少阴伤寒，用附者十之五，非专为保益肾阳耶。曰仲景为阴盛在诸经，非温经不能驱之使出。附子为三焦命门辛热之味，故用以攻诸经之寒邪，意在通行，不在补守，故太阴之理中，厥阴之乌梅，以及至太阳之干姜、附子、芍药、桂枝、甘草，阳明之四逆，无所不通，未尝专泥肾经也。唯八味丸为少阴主方，故亦名肾气，列于《金匮》，不入《伤寒论》中，正唯八味之附，乃补肾也。桂逢阳药，则为汗散；逢血药，即为温行；逢泄药，即为渗利，与肾更疏，亦必八味丸之桂，乃补肾也。故曰当论方，不当论药，当就方以论药，不当执药以论方。"

9. 齐秉惠《齐氏医案》："愚谓八味丸以地黄为君，而以余药佐之。非止为补血之剂，盖兼补气也。若专为补肾而入肾经，则熟地、山萸、茯苓、丹皮皆为肾经之药，固不待泽泻之接引而后至也。其附子乃右命门之药，浮中沉无所不至，又为通行诸经引用之药。肉桂能补下焦相火不足，是亦右肾命门药也。然则桂、附亦不待夫泽泻之接引而后至矣。且泽泻虽曰咸以泻之，乃泻肾邪，非泻肾之本也，故五苓散中用之。白茯苓亦泻肾邪之品也。八味用泽泻者，非但为引经泻邪，盖取其攻邪，即以补正，能养五脏，益气力，起阴气，补虚损五劳之功。寇氏又何疑而去之耶。况泽泻虽能泻肾，然用之大补药中，

四位一体学透经方

即欲泻之而力莫能施矣。其蕴妙岂冒昧所能窥毫末耶？"

10. 唐容川《血证论》："肾为水脏，而其中一点真阳，便是呼吸之母。水足阳秘，则呼吸细而津液调。如真阳不秘，水泛火逆，则用苓、泽以行水饮；用地、萸以滋水阴；用淮药入脾，以输水于肾；用丹皮入心，以清心安肾。得六味以滋肾，而肾水足矣。然水中一点真阳，又恐其不能生化也，故用附子、肉桂以补之。"

11. 张寿颐《小儿药证直诀笺正》："仲师八味，全为肾气不充，不能鼓舞真阳，而小水不利者设法。故以桂、附温煦肾阳，地黄滋养阴液，萸肉收摄耗散，而即以丹皮泄导湿热，茯苓、泽泻渗利膀胱，其用山药者，实脾以堤水也。立方大旨，无一味不从利水着想。方名肾气，所重者在一气字。故桂、附极轻，不过借其和煦，吹嘘肾中真阳，使溺道得以畅遂。"

12. 张璐《千金方衍义》："本方为治虚劳不足，水火不交，下元亏损之首方，专用附、桂蒸发津气于上，地黄滋培阴血于下，茱萸涩肝肾之精，山药补黄庭之气，丹皮散不归经之血、茯苓守五脏之气，泽泻通膀胱之气化。"

13. 蔡陆仙《中国医药汇海·方剂部》："此方以熟地、山药滋肾脏之阴，山萸、附子壮肾脏之阳，桂枝化腑气，茯苓行水道，丹皮、泽泻以排除血液中之毒质，使肾脏之机能健，则小便之多者能少，秘者可通，肾脏之精血充，则虚损可除，而腰痛可止矣。"

【通方解】

方中附子大辛大热，温阳补火；桂枝辛甘而温，温通阳气，二药相合，补肾气，助气化，共为君药。肾为水火之脏，内寄真阴真阳，阳气无阴则不化，"善补阳者，必于阴中求阳，则阳得阴助，而生化无穷"，故重用干地黄滋阴补肾生精，配伍山茱萸、山药补肝养脾益精，阴生则阳长，同为臣药。方中补阳药少而滋阴药多，可见其立方之旨，并非峻补元阳，乃在于微微生火，鼓舞肾气，即取"少火生气"之义。泽泻、茯苓利水渗湿，配桂枝又善温化痰饮，丹皮活血散瘀，伍桂枝则可调血分之滞，此三味寓泻于补，俾邪去而补药得力，并制诸滋阴药碍湿之虞，俱为佐药。诸药合用，助阳之弱以化水，滋阴之虚以生气，使肾气振奋，气化复常，则诸症自除。

【析方性】

附子，《神农本草经》载其"味辛，温"，陈修园誉其"味辛气温，火性迅发，无所不到，故为回阳救逆第一品药"，张志聪在《本草崇原》中载其"具温热之气，以散阴寒"，可知附子为辛热之品，炮制后更具土性，故能补火助阳。桂枝，《神农本草经》载"牡桂，味辛，温……补中益气"，《长沙药解》对桂枝的描述为"桂枝，味甘、辛，气香，性温……通经络而开痹涩"，故桂枝为辛温之品。附、桂二者为君，共具辛温之性。地黄，《神农本草经》云其为甘寒之品。山药，《神农本草经》载薯蓣"味甘，温"，《神农本草经疏》云"薯蓣得土之冲气……甘能益阴气，甘能缓中，甘温平能补肝肾"，可知山药为甘温之品。山茱萸，《神农本草经》载其"味酸，平"，《雷公炮制药性解》云其："味甘酸，微温，无毒，入肝、肾二经"，能"固精髓"。茯苓、泽泻、牡丹皮，《神农本草经》分别载其"味甘，平""味甘，寒""味辛，寒"。后六味乃六味地黄丸之组成，三补三泻，其中补药用量重于"泻药"，是以补为主；肝、脾、肾三阴并补，以补肾阴为主，故方以甘味药为主，寒温药并用，相互牵制，平调阴阳，佐以酸味药收摄肾气。综上所述，全方方性为辛甘并用，寒温相佐，辅以酸收。

【辨方位】

纵观《伤寒杂病论》条文及历代医家解读，本方方位在少阴无疑。具体言之，该方病机为肾气虚还是肾阳虚，医家有不同的阐释。柯韵伯认为肾气丸为少火生气之剂，故认为"不曰温肾而名肾气，斯知肾以气为主，肾得气而土自生也，且形不足者，温之以气"。明代医家薛己、赵献可等人重视温补脾肾之阳，主张肾气丸为补命门相火之药。薛己在《明医杂著》中提到"二尺各有阴阳……右尺脉迟软，或沉细而数欲绝者，是命门之相火不足也，用八味丸"。费伯雄也在《医方论·补养之剂》中讲到"附桂八味为治命肾虚寒之正药，亦导龙归海之妙法"。

通过总结历代医家对条文方证及肾气丸主治功效的分析可以看出，不同医家对其方证病机有肾气虚与肾阳虚的不同认识。少阴为水火之脏，肾气乃肾精化生而成，火性本热，若火中无水，其热必极，热极则亡阴，而万物焦枯矣。水性本寒，若水中无火，其寒必极，寒极则亡阳，而万物寂灭矣。结合肾气丸的命名也不难看出，肾气丸为补肾气而设，如《医宗金鉴·删补名医方论》云："此肾气丸纳桂、附于滋阴剂中十倍之一，意不在补火，而在微微生火，即生肾气也。"

【明方势】

结合本方病因病机及辛甘并用、寒温相佐、辅以酸收的方性，方势可总结为向内、向下，降中寓升。

从药物方面分析，《本草备要》言附子"其性浮而不沉，其用走而不守，通行十二经，无所不至，能引补气药以复散失之元阳，引补血药以滋不足之真阴，引发散药开腠理，以逐在表之风寒，引温暖药达下焦，以祛在里之寒湿"。桂枝，药用部位为枝条，枝条中蕴藏着生机，具有向上、向外伸展的趋势，张锡纯总结桂枝曰："味辛微甘，性温，力善宣通，能升大气，降逆气，散邪气……其花开于中秋，是桂之性原得金气而旺，且又味辛属金，故善抑肝木之盛使不横恣……其宣通之力，又能导引三焦下通膀胱以利小便……桂枝非发汗之品，亦非止汗之品，其宣通表散之力，旋转于表里之间，能和营卫、暖肌肉、活血脉，俾风寒自解，麻痹自开。"二者为君，辛者能散，甘者能补，有补肾助阳的上行之力。六味地黄丸三补三泻，以甘味药为主，寒温药并用，相互牵制，平调阴阳，佐以酸味药收摄肾气，其势向内向下。然肾气充足，则气化有权，故本方在补肾气之余蕴含升发肾气之力，故降中寓升。

【论方证】

肾气丸之证为肾气不足证，其功效为温补肾气，主治证候为腰膝酸软，小便不利或反多，舌淡而胖，尺脉沉弱或沉细而迟。肾位腰部，脉贯脊胫，阳气虚衰，经脉失养，则腰膝酸软，乏力；气虚及阳，不能温养下焦，则半身以下常有冷感。肾与膀胱相表里，肾气不足，不能化气利水，水停于内，则小便不利，少腹拘急不舒，甚则足胫肿，发为水肿、脚气；肾气虚馁，膀胱失于约束，则小便反多，入夜阳消阴长，故夜尿尤频。肾气不足，水液失于蒸化，津不上承，则口渴不已；液聚成痰，则发为痰饮。舌质淡而胖，尺脉沉细或沉弱而迟，皆为肾气虚弱之象。由此可见，肾气不足，气化失司为本证的基本病机。故本方以大量滋阴益精填髓药物为主，同时又配以利水渗湿及活血散瘀之药，寓泻于补，邪去则补药得力，起到补而不滞的目的。用少量温阳补火药物，遵阴阳互根之经旨，并非峻补元阳，旨在阴中求阳，少火生气。本方的配伍功效切合本方肾气不足的病机。如柯韵伯曰："夫水体本静，而川流不息者，气之动，火之用也，非指有形者言也。然少火则生气，火壮则食气，故火不可亢，亦不可衰。所云火生土者，即肾家之少火游行其间，以息相吹耳。若命门火衰，少火几于熄矣。欲暖脾胃之阳，必先温命门之火，此肾气丸纳桂、附于滋阴剂中，十倍之一，意不在补火，而在微微生火，即生肾气也。"

【识方用】

1. 肾气丸现代处方

干地黄 24g，山药 12g，山茱萸 12g，泽泻 9g，牡丹皮 9g，茯苓 9g，桂枝 3g，附子（炮）3g。

研末，炼蜜为丸，每服 9g，日服两次，温开水送下。或作汤剂，水煎服，每日一剂，早晚分温服。

2. 肾气丸现代适应证

（1）泌尿系统疾病：肾炎、肾积水、糖尿病肾病、高血压肾病等。
（2）循环系统疾病：高血压病、心律失常等。
（3）消化系统疾病：肠易激综合征等。
（4）内分泌系统疾病：甲状腺功能减退、肾上腺皮质功能减退等。
（5）呼吸系统疾病：慢性支气管炎、支气管哮喘等。

3. 肾气丸加减

若畏寒肢冷明显者，可将桂枝改为肉桂，并加重桂、附剂量，增温补肾阳之效；兼痰饮咳喘者、加干姜、细辛、半夏等以温肺化饮；夜尿多者，可加巴戟天、益智仁、金樱子、芡实等以助温阳固摄之功。

4. 肾气丸禁忌

阴虚火旺者慎用。

【学医案】

1. 明代名医秦昌遇运用肾气丸医案

一儒沉湎于酒，便滑溺涩，食减胸满，腿足渐肿，六脉沉迟。属脾肾虚寒，少火无焰。中黄不蒸，则阴阳不得分理，清浊安能泌别。惟宜滋坎中之戊，益离中之巳，坎离交媾，诸症自退避三舍。服金匮肾气丸而果愈。（选自《内科摘要》）

按语：本案脾肾阳虚，运化失司，清浊不分而生泄泻，治疗上总以运脾祛湿为主。处方以金匮肾气丸寓泻于补，浊去则补药得力，起到补而不滞的目的。用少量温阳补火药物，遵阴阳互根之经旨，并非峻补元阳，旨在阴中求阳，少火生气。

2. 近现代名医赵守真用肾气丸医案

王女新琼，4岁。病由吐泻而起，先失治理，后又治不适宜，延至1月而吐泻始已。无何尿多而渴，家人不以为意，几至形销骨立，不能起行，奄奄床第，又复多日，始来延治。按脉微细，指纹隐约不见，神志清明，晴光亦好，唇淡白，舌润无苔，语微神疲，口渴尿多，饮后即尿，尿后即饮，不可数计，肢冷恒喜被温，尿清长，无油脂，食可稀粥半盂，大便好。是病由于阴虚阳衰，不能蒸化津液，以致尿多渴饮；又因病久气虚，故神疲肢冷，已属阴阳两虚之极。差幸能食便好，脾胃机能健运，元气几微尚存，此为本病有转机之重大环节。此时滋阴扶阳均极重要，如阳极阴生，火能化水，津液四布，病则自已。因选用金匮肾气丸，借以蒸发肾水，升降阴阳。方中附子、肉桂温阳，熟地、山药滋阴，丹皮清虚热，山茱萸涩精气，茯苓健脾升化，泽泻补肾清利，用以治小儿脾泻而成阴亏阳微之口渴尿多证，将丸改作汤服。同时用蚕茧15g，洋参3.5g，山药30g，蒸作茶饮。服药4剂，渴尿减半，至7剂则诸证悉已。后以五味异功散加补骨脂、益智、巴戟、枸杞等温补脾肾，调养1月而瘳。（选自《治验回忆录》）

按语：本案阴虚阳衰，治以滋阴扶阳。少阴为水火之脏，火性本热，若火中无水，其热必极，热极则亡阴，而万物焦枯矣。水性本寒，若水中无火，其寒必极，寒极则亡阳，而万物寂灭矣。《医宗金鉴·删补名医方论》云："此肾气丸纳桂、附于滋阴剂中十倍之一，意不在补火，而在微微生火，即生肾气也。"肾气丸辛甘并用，寒温相佐，辅以酸收，辛者能散，甘者能补，有补肾助阳的上行之力。寒温并用，相互牵制，平调阴阳，佐以酸味药收摄肾气，肾气充足，则气化有权，疾病乃愈。

3. 近现代名医蒲辅周用肾气丸医案

张某，男，86岁，住某院。1960年4月25日会诊。患者腰背酸痛，足冷，小便短而频，不畅利，大便难，口干口苦，饮水不解，舌淡少津无苔，脉象右洪大无力，左沉细无力。脉证兼参，属阴阳两虚，水火皆不足，治宜温肾阳、滋肾阴，以八味地黄丸加减：熟地9g，云苓6g，怀山药6g，杜仲（盐水炒）9g，泽泻4.5g，熟川附子4.5g，肉桂（去粗皮、盐水炒）1.5g，怀牛膝6g，破故纸9g。水煎服，加蜂蜜30g，兑服，连服3剂。

复诊：服前方，腰背酸痛、口苦口干均减，足冷转温，大便溏，小便如前，舌无变化，原方再服 3 剂。三诊：因卧床日久未活动，腰仍微痛，小便仍频，西医诊断为前列腺肥大，其余无不适，高年腰部疼痛虽减，但仍无力，宜继续健补肾气，以丸剂缓服。熟地 90g，山萸肉 30g，怀山药 60g，泽泻 30g，熟川附片 30g，肉桂 18g，怀牛膝 30g，破故纸 60g，菟丝子 60g，巴戟天 30g。各研细末和匀，炼蜜为丸，每重 9g，每服 1 丸。并每早服桑椹膏一汤匙，开水冲服，连服 2 剂即恢复健康，至五年多未复发。(选自《蒲辅周医案》)

按语： 肾位腰部，脉贯脊胫，阳气虚衰，经脉失养，则腰背酸痛；气虚及阳，不能温养下焦，则足冷；肾与膀胱相表里，肾气不足，不能化气利水，水停于内，则小便不利。肾气不足，水液失于蒸化，津不上承，则口干。舌脉皆为肾气虚弱之象。由此可见，肾气不足，气化失司为本案的基本病机。故本方以大量滋阴益精填髓药物为主，同时又配以利水渗湿及活血散瘀之药，寓泻于补，邪去则补药得力，起到补而不滞的目的。

【说明书】

名称 肾气丸。

处方 干地黄 24g，山药 12g，山茱萸 12g，泽泻 9g，牡丹皮 9g，茯苓 9g，桂枝 3g，附子（炮）3g。

方性 辛甘并用，寒温相佐，辅以酸收。

方位 少阴。

方势 向内，向下，降中寓升。

方证 肾气不足证。

功效 温补肾气。

主治 腰膝酸软，小便不利或反多，舌淡而胖，尺脉沉弱或沉细而迟。

适应证 本方现代适用于多种泌尿系统疾病、循环系统疾病、消化系统疾病、内分泌系统疾病、呼吸系统疾病等辨证属肾气不足者。

煎服法 上方八味末之，炼蜜为丸，每服 9g，每日两次，温开水送下。或作汤剂，水煎服，每日一剂，早晚分温服。

禁忌 阴虚火旺者慎用。

注意事项 调畅情志；禁生冷、五辛、酒酪等物。

第二十五节
炙甘草汤

【知方源】

甘草四两（炙），生姜三两（切），人参二两，生地黄一斤，桂枝三两（去皮），阿胶二两，麦门冬半升（去心），麻仁半升，大枣三十枚（擘）。

上九味，以清酒七升，水八升，先煮八味，取三升，去滓，内胶烊消尽，温服一升，日三服。一名复脉汤。

《伤寒论》

伤寒，脉结代，心动悸，炙甘草汤主之。（177条）

《金匮要略》

1.《金匮要略·血痹虚劳病脉证并治第六》："《千金翼》炙甘草汤，一云复脉汤：治虚劳不足，汗出而闷，脉结悸，行动如常，不出百日，危急者十一日死。"

2.《金匮要略·肺痿肺痈咳嗽上气病脉证并治第七》："《外台》炙甘草汤，治肺痿涎唾多，心中温温液液者。"

【看方论】

1. 尤在泾《伤寒贯珠集》："脉结代者，邪气阻滞而营卫涩少也；心动悸者，神气不振而都城震惊也。是虽有邪气，而攻取之法，无所施矣。故宜人参、姜、桂以益卫气；胶、麦、麻、地、甘、枣以益营气。营卫既充，脉复神完，而后从而取之，则无有不服者矣。此又扩建中之制，为阴阳并调之法如此。"

2. 王子接《绛雪园古方选注·和剂》："仲景治心悸，王焘治肺痿，孙思邈治虚劳，三者皆是津涸燥淫之证。《至真要大论》云：燥淫于内，金气不足，治以甘辛也。第药味不从心肺，而主乎肝脾者，是阳从脾以致津，阴从肝以致液，各从心肺之母以补之也。人参、麻仁之甘以润脾津；生地、阿胶之咸苦以滋肝液。重用地、冬浊味，恐其不能上升，故君以炙甘草之气厚，桂枝之轻扬，载引地、冬上承肺燥；佐以清酒芳香入血，引领地、冬归心复脉；仍使以姜、枣和营卫，则津液悉上供于心肺矣。喻嘉言曰：此仲景伤寒门中之圣方也。仲景方每多通利，于此处特开门户，重用生地，再借用麦冬手经药者，麦冬与地黄、人参气味相合，而脾胃与心经亦受气相交。脉络之病，取重心经，故又名复脉。"

3. 吕震名《伤寒寻源》："脉结代而心动悸，则心悸非水饮搏结之心悸，而为中气虚馁之心悸矣。经文明以结阴代阴，昭揭病因，证津液衰竭，阴气不交于阳，已可概见。君以炙甘草，坐镇中州，而生地、麦冬、麻仁、大枣、人参、阿胶之属，一派甘寒之药，滋阴复液，但阴无阳则不能化气，故复以桂枝、生姜，宣阳化阴，更以清酒通经隧，则脉复而悸自安矣。"

4. 唐容川《血证论》："此方为补血之大剂……姜、枣、参、草中焦取汁，桂枝入心化气，变化而赤；然桂性辛烈能伤血，故重使生地、麦冬、芝麻以清润之，使桂枝雄烈之气变为柔和，生血而不伤血；又得阿胶潜伏血脉，使输于血海，下藏于肝。合观此方，生血之源，导血之流，真补血之第一方，未可轻议加减也。"

5. 王旭高《王旭高医书六种》："此伤寒邪尽之后，气血两虚，故现此证。王叔和《脉经》云，脉来缓时一止复来者，名曰'结'，阴盛则结，脉来动而中止，不能自还，固而复动者，名曰'代'，几动一息亦曰'代'。皆气血两虚，经隧不通，阴阳不交之故。"

【通方解】

本方益气养血滋阴，气血阴阳并补，方中炙甘草益气生血，补脾养心；地黄滋阴补血，充养血脉，二药重用，益气养血以复脉之本，共为君药。人参、大枣补益心脾，合炙甘草则益气复脉，补脾化血之功益著；阿胶、麦冬、麻仁甘润，配地黄则滋阴养血，充血脉之力尤彰；桂枝、生姜辛温走散，温心阳，通血脉，使气血流畅以助脉气接续，同为佐药。原方煎煮时加入清酒，以清酒味辛性温，可行药势，助诸药温通血脉之力。诸药相伍，使阴血足而血脉充，阳气复而心脉通，气血同调，血脉畅通，则悸可定，脉可复。由于炙甘草、人参亦可补肺气，润肺止咳，阿胶、麦冬又善养肺阴，治肺燥，生地黄、麻仁长于滋补肾水，与胶、麦相合而有"金水相生"之功，故可用于虚劳肺痿的治疗。

【析方性】

伤寒者，寒邪入侵为病也，炙甘草汤为寒伤营血，或患者素体内虚，又为寒邪所侵；且条文描述结代脉为"阴也"，因此方证属寒证、虚证。"虚者补之，寒者温之"，故炙甘草汤当为温补之剂。《圣济经》曰："津耗散为枯，五脏痿弱，荣卫涸流，温剂所以润之。麻仁、阿胶、麦门冬、地黄之甘，润经益血，复脉通心也。"亦明言炙甘草汤为甘温之润剂。

炙甘草为本方君药，《神农本草经》云其"味甘平"，《本草备要》云："甘草，味甘。生用气平……炙用气温，补三焦元气而散表寒……入润剂则养阴血。"可见炙甘草为甘温之品，甘草炙用存甘草之用而加气温之性，更有温补心阳、补益阴血之功。人参，《神农本草经》载其"味甘，微寒"，《本草备要》云其"甘补阳，微苦微寒，又能补阴"；地黄，《神农本草经》云其为"甘寒"之品。上二味，甘寒养阴。麦冬"味甘，平"，《神农本草经读》载"麦门冬气味甘平""质性柔润"，阿胶和麻仁，《神农本草经》载其均为"甘平"

之品。上三味，甘平补阴之不足。大枣重用三十枚之多，据《神农本草经》记载，大枣为甘温之品，可补血复脉而缓于上。然本方功固在地黄、麦冬、人参、甘草等一派甘寒纯静之品，但其妙还在姜、桂、清酒。生姜味辛，中焦阳明之宣品也；桂枝性温气辛，枝性在上主行气者也；清酒性微温，可行气活血，通利血脉，以助药力。

药物之性决定方剂之性，结合历代本草论述，炙甘草汤组成药物皆为甘或辛味，甘能补虚，辛可通脉。炙甘草、人参、大枣之甘补不足之气，麻仁、阿胶、麦门冬、地黄之甘复脉通心，清酒、生姜、桂枝之辛通利血脉。本方方性为甘辛并用，寒温同施，有阴阳相佐之妙，正如《医寄伏阴论》所云："盖天地之机，动则始化，静则始成。使诸药不得姜、桂、白酒动荡其间，不能通行内外，补营阴而益卫阳，则津液无以复生，枯槁无以复润，所谓阳以相阴，阴以含阳，阳生于阴，柔生于刚，刚柔相济，则营卫和谐。营卫和则气血化，气血化则津液生，津液生则百虚理，脉之危绝安有不复者乎？"

【辨方位】

结合《伤寒论》第177条原文，炙甘草汤之"位"当在脉。《灵枢·决气》曰："壅遏营气，令无所避，是谓脉。"脉属"五体"之一，既指血脉，或脉道、脉管，是气血运行的通道，也指脉象、脉搏。血液在脉道中正常运行以心气充沛、血液充盈、脉道通利为基础。

心气充沛是心主血脉的重要动力。心性通明，心脉以通畅为本。甘草，《大明本草》云其"通九窍，利百脉"，又加桂枝气温味辛，可行心气，通脉络，二药恰为仲景的桂枝甘草汤，可补助心阳，助心恢复烛照万物的"通明之性"。张锡纯在《医学衷中参西录》中论到，"脉之所以跳动有力者，实赖肾气上升与心气相济"，故方中重用地黄，入肾经，恢复肾主脏腑气化之权，上济心阳。又地黄养阴生津，主络脉绝伤，可荣筋骸，润经脉以复脉。

血液充盈是脉管正常搏动的物质基础。《血证论》言："治血者必治脾为主。"观方中除生姜之外皆为甘药，甘可养脾健胃，故此方以健脾胃之气为本，开血之源。仲景常用人参、甘草固脾胃、充中气，在此方中亦如是，且甘草炙用，补力更著。又重用"脾之果"大枣三十枚之多以安中养脾。桂、甘、姜、枣为桂枝汤去芍药，桂枝汤为和营之首功，但因芍药性敛，有滞阳之弊，故去之。麦冬、生地黄、阿胶、麻仁以滋阴润经，增其脂液。诸药调和，共奏补血之功，故唐容川言"生血之方无过于复脉汤"。

脉道通利是血液运行的基本条件。津液入脉，津液枯则脉道燥结不通，故方中重用柔润之品以滋阴液，通脉道。《金匮要略注》言甘草"大小不齐傍多须络，有若络脉之行地中，资通经络者也"；地黄分数独甲，《神农本草经》言其主络脉绝伤，是用其脂液益水液，润泽经脉，荣养筋骸；《温病条辨》载麦冬"主治心腹结气、伤中、伤饱、胃络脉绝、羸瘦短气，亦系能补能润能通之品"；麻仁亦主续绝份。四味并能复脉，加大枣则可补津营血生化之源。诸药和之，不仅充血脉，还能疗络脉伤，通脉道。

【明方势】

纵观《伤寒论》，炙甘草汤是每日服用剂量最大的一张经方，且煎煮时间最长，非重剂无以起沉疴。《易简方论》云："补药须封固，慢火久煎。"从煎煮方法和证候特点可见炙甘草汤证气血大亏，已成危象。以证测方，该方之势向内向上，能聚能散，聚可滋阴，散则通阳，如此则血脉得复。

炙甘草汤之向内聚收之势作用有二，一者生化血，二者补津液。然炙甘草汤虽为大补之剂，但方中重用清润药，使整方滋而不腻，刚柔相济。麻仁质润多脂，入大肠润肠通便，滋养肠胃，以免火燥血枯，又补津养血，宣阴津于阳分；麦冬为清润之品，滋阴生津，清心养血；阿胶质润，为血肉有情之品，可导血之流，如《伤寒溯源集》言："济为十二经水中之阴水，犹人身之血脉也，故用之以导血脉。"重用地黄益水液，润经脉。诸药和之，润经血，补阴津，通血脉，治络伤。向上温散之势作用有二，一者通阳化阴，二者益气复脉。无阳无以化阴，故在润补的基础上，加桂枝、生姜，以辛甘之味通阳，有云蒸雨施之效。

【论方证】

炙甘草汤出现在《伤寒论》的第177条，证为太阳伤寒，经汗下误治，汗伤荣血且损及心阴心阳，出现了脉结代，心动悸的症状，是大虚之象。"悸者，心忪是也"，宋代成无己在《伤寒明理论》中如是言，"其气虚者，由阳气内弱，心下空虚，正气内动而为悸也"。炙甘草汤的"心动悸"与"脉结代"同见，当属心之阴阳气血俱虚，心失所养，鼓动无力所致，也是仲景"存津液""保胃气"思想的体现。

后代医家亦遵循仲景思想，多用炙甘草汤治疗心系疾病之虚证。孙思邈在《千金翼方》将此方用于治"虚劳不足，汗出而闷，脉结，心悸"的危急病。《卫生宝鉴》用其治阴虚津伤致胃不能顺降之呃逆；《本经疏证》用其治疗肺阴虚内热，津液亏耗所致的"肺痿之心中温温液液，涎唾多"；叶天士在《温热论》中提出"舌淡红无色者，或干而色不荣者……当用炙甘草汤，不可用寒凉药"，舌淡红无色则心脾气血虚，干而色不荣是胃中津气亡之象；《类证治裁》载炙甘草汤加犀角汁治气津两伤而"舌焦而齿煤，唇血燥裂者，火炽血涸"之"风痉"；吴鞠通《温病条辨》中在炙甘草汤基础上加减化裁治疗温病之下焦亡阴病，且将此方广泛运用在下焦津伤之内妇儿杂病中，收效显著；唐容川在《血证论》中评价炙甘草汤"生血之源，导血之流，真补血之第一方"，用以治疗血虚证。炙甘草汤的临床应用，体现了异病同治的思想，如张锡纯言："而其人内亏实甚者，则《伤寒论》中炙甘草汤所主之证是也。"因此，临床上不必拘泥于脉结代、心动悸，凡病机为津枯血燥，阴阳气血虚损证，皆可运用炙甘草汤加减治疗。

【识方用】

1. 炙甘草汤现代处方

炙甘草12g，生姜9g（切），桂枝9g（去皮），人参6g，生地黄50g，阿胶6g，麦冬10g，麻仁10g，大枣10枚（擘）。

上九味，以清酒1400mL，水1600mL，先煮八味，取600mL，去渣，内阿胶烊消尽，温服200mL，每日三次。

2. 炙甘草汤现代适应证

（1）心血管系统疾病：功能性心律不齐、期前收缩、冠心病、风湿性心脏病、病毒性心肌炎、心力衰竭、心肌病、甲状腺功能亢进症等有心悸、气短、脉结代等表现且辨证属阴血不足，心气虚弱者。

（2）呼吸系统疾病：慢性支气管炎、肺结核等属气阴两伤之虚劳干咳证者。

（3）血液系统疾病：缺铁性贫血、再生障碍性贫血、血小板减少症、化疗及放疗引起的骨髓抑制等。

3. 炙甘草汤加减

心悸明显者，可加酸枣仁、柏子仁以增强养心安神定悸之力，或加龙齿、磁石重镇安神；偏于心气不足者，重用炙甘草、人参；偏于阴血虚者重用生地黄、麦冬；心阳偏虚者，易桂枝为肉桂，加附子以增强温心阳之力；阴虚而内热较盛者，易人参为南沙参，并减去桂、姜、枣、酒，酌加知母、黄柏，则滋阴液降虚火之力更强。

4. 炙甘草汤禁忌

阴虚内热者慎用；中焦湿阻，便溏胸痞者慎用。

【学医案】

1. 近现代名医章次公运用炙甘草汤医案

玉器公司陆某，寓城幢庙引线弄，年逾六秩，患下利不止，日二三十行，脉来至止无定数。玉器店王友竹介余往诊。余曰：高年结脉，病已殆矣。因参仲圣之意，用附子理中合炙甘草汤去麻仁，书方与之。凡5剂，脉和利止，行动如常。（选自《近代名医医案医话》）

按语：本案下利为病，有结脉病史，本有阴阳气血虚损之机，处以附子理中合炙甘草汤，补泻兼施，既可温中散寒，又可生气血，补津液。方势能聚能散，聚可滋阴，散则通阳，如此血脉得复。因麻仁质润多脂，入大肠润肠通便，故去之。

2. 近现代名医程门雪运用炙甘草汤医案

诸某，男，14岁。1958年7月7日初诊：心动悸，寒热不清，脉弦，舌红。书云："左乳之下，其动应衣，宗气泄也。"拟炙甘草汤加味。酒洗大生地四钱，潞党参一钱半，阿胶珠二钱，泡麦冬三钱，炙甘草一钱，淮小麦五钱，柏子仁三钱，川桂枝五分，炒白芍一钱半，红枣四枚。二诊：左乳之下，其动应衣，宗气泄也。脉弦，舌红。炙甘草汤加味，续进以治。酒洗大生地八钱，潞党参三钱，阿胶珠三钱，泡麦冬三钱，炙甘草二钱，淮小麦一两，柏子仁三钱，炒牡蛎八钱（先煎），红枣六枚。三诊：虚里穴动，略见轻减，形瘦色萎不华，脉象虚弦。再拟前方出入。酒洗大生地八钱，潞党参三钱，阿胶珠三钱，泡麦冬三钱，炙甘草三钱，淮小麦一两，火麻仁三钱，炒牡蛎八钱（先煎），福泽泻二钱，红枣六枚。四诊：虚里穴动，舌红，脉象虚弦，寒热不清，形瘦色萎。投剂以来，均见轻减。仍用炙甘草汤加桂枝龙牡法，以和营卫。潞党参三钱，酒洗大生地八钱，阿胶珠三钱，泡麦冬三钱，炙甘草三钱，桂枝五分，炒白芍一钱半，火麻仁三钱，煅龙骨八钱（先煎），炒牡蛎八钱（先煎），福泽泻二钱，红枣六枚。（选自《程门雪医案》）

按语：本案为炙甘草汤治疗"心动悸，脉结代"之经典案例，可贵之处在于遵循了仲景用药的法度，生地黄用量大且酒洗。本案中还配伍桂枝加龙牡汤潜镇心阳、甘麦大枣汤养心安神，如此阴阳各归其位，心阴足，心阳复，血脉通。

3. 近现代名医胡翘武运用炙甘草汤医案

李某，男，26岁，干部。患者于1957年患慢性肾小球肾炎，经治年余不效，求治于胡老。观其面色㿠白无华，遍身漫肿，小便短少，呼吸喘急，纳食极差。舌质嫩红、苔白，脉虚数无力。除西医治疗年余外，先后服中药200余剂。检查前方，多为利水消肿之品。患者谓此类药物愈服，非但肿势不减，且体质愈惫。盖久患肿病，过服疏利，正气大亏，脏腑日衰，无力化气以行水。据脉症而断，病属气血两亏，阴阳俱伤，三焦壅塞，水势泛滥，欲再事攻伐利水，正气必溃，救治无期。故借炙甘草汤益气养血，补阴配阳一法，冀其正气归，三焦畅，庶可水消肿退。处方：炙甘草10g，党参、茯苓各15g，熟地18g，桂枝、麦冬、生姜各9g，阿胶7.5g，红枣7枚。本病始终以上方为主，患者坚持服药60余剂，小便通畅，浮肿消退，精力旺盛，体重增加。经化验检查，肾功能已恢复正常。为巩固疗效，又以此方制成蜜丸续服2月彻底治愈，追访册载，一切正常。（选自《陕西中医》1986年第3期）

按语：本案患者服用多剂利水消肿中药无效，辨证不应单单从邪实出发，而应当考虑正虚的因素。炙甘草汤本为"伤寒，脉结代，心动悸"而设，后代医家亦遵循仲景思想，多用于治疗心系疾病之虚证。然细思之，本方益气养血滋阴，气血阴阳并补，临床应用时可遵循异病同治的思想，如张锡纯言："而其人内亏实甚者，则《伤寒论》中炙甘草汤所主之证是也。"因此，临床上不必拘泥于脉结代，心动悸，凡病机为津枯血燥，阴阳气血虚损证，皆可运用炙甘草汤加减治疗。

【说明书】

名称 炙甘草汤。

处方 炙甘草12g，生姜9g（切），桂枝9g（去皮），人参6g，生地黄50g，阿胶6g，麦冬10g，麻仁10g，大枣10枚（擘）。

方性 甘辛并用，寒温同施。

方位 脉。

方势 向内向上，能聚能散。

方证 津枯血燥，阴阳气血虚损证。

功效 益气滋阴，通阳复脉。

主治 ①主证是脉结代，心动悸，虚羸少气，舌红少苔。②虚劳肺痿。咳嗽，涎唾多，形瘦短气，虚烦不眠，脉虚数等。

适应证　本方现代适用于心血管系统疾病有心悸、气短、脉结代等表现且辨证属阴血不足、心气虚弱者，呼吸系统疾病、血液系统疾病辨证属气阴两虚者。

　　煎服法　上九味，以清酒 1400mL，水 1600mL，先煮八味，取 600mL，去渣，内阿胶烊消尽，温服 200mL，每日三次。

　　禁忌　阴虚内热者慎用；中焦湿阻，便溏胸痞者慎用。

　　注意事项　用于复脉定悸，方中炙甘草宜重用；避免进食油腻、生冷、刺激性的食物；畅情志。

第二十六节
茵陈蒿汤

【知方源】

　　茵陈蒿六两，栀子十四枚（擘），大黄二两（去皮）。

　　上三味，以水一斗二升，先煮茵陈，减六升，内二味，煮取三升，去滓，分三服。小便当利，尿如皂荚汁状，色正赤，一宿腹减，黄从小便去也。

《伤寒论》

　　1. 阳明病，发热汗出者，此为热越，不能发黄也。但头汗出，身无汗，剂颈而还，小便不利，渴饮水浆者，此为瘀热在里，身必发黄，茵陈蒿汤主之。（236 条）

　　2. 伤寒七八日，身黄如橘子色，小便不利，腹微满者，茵陈蒿汤主之。（260 条）

《金匮要略》

　　《金匮要略·黄疸病脉证并治第十五》：谷疸之为病，寒热不食，食即头眩，心胸不安，久久发黄，为谷疸，茵陈蒿汤主之。

【看方论】

　　1. 成无己《注解伤寒论》："但头汗出，身无汗，齐颈而还者，热不得越也；小便不利，渴引水浆者，热甚于胃，津液内竭也；胃为土而色黄，胃为热蒸，则色夺于外，必发黄也。与茵陈汤，逐热退黄。""当热甚之时，身黄如橘子色，是热毒发泄于外。《内经》曰：'膀胱者，津液藏焉，气化则能出。'小便不利，小腹满者，热气甚于外而津液不得下行也，与茵陈汤，利小便，退黄逐热。"

2. 柯韵伯《伤寒来苏集》："阳明病，发热汗出，此为热越，不能发黄也；但头汗出，身无汗，剂颈而还，腹满，小便不利，渴饮水浆，此为瘀热在里，身必发黄，茵陈蒿汤主之。阳明多汗，此为里实表虚，反无汗，是表里俱实矣。表实则发黄，里实则腹满。但头汗出，小便不利，与麻黄连翘证同。然彼属太阳，因误下而表邪未散，热虽里而未深，故口不渴、腹不满，仍当汗解。此属阳明，未经汗下，而津液已亡，故腹满、小便不利、渴欲饮水，此瘀热在里，非汗吐所宜矣。身无汗，小便不利，不得用白虎；瘀热发黄，内无津液，不得用五苓。故制茵陈汤以佐栀子、承气之所不及也。但头汗，则身黄而面目不黄；若中风不得汗，则一身及面目悉黄。以见发黄是津液所生病。""伤寒七八日不解，阳气重也。黄色鲜明者，汗在肌肉而不达也。小便不利，内无津液也。腹微满，胃家实也。调和二便，此茵陈之职。""茵陈禀北方之色，经冬不凋，受霜承雪，故能除热邪留结。栀子以通水源，大黄以调胃实，令一身内外之瘀热悉从小便出，腹满自减而津液无伤。此茵陈汤为阳明利水之妙剂也。伤寒发汗已，身目为黄。所以然者，以寒湿在里，不解故也。不可下，于寒湿中求之。发黄有因瘀热者，亦有因寒邪者，有因于燥令者，亦有因于湿化者。则寒湿在里，与瘀热在里不同，是非汗、下、清三法所可治矣。伤寒固宜发汗，发之而身目反黄者，非热不得越，是发汗不如法，热解而寒湿不解也。太阴之上，湿气主之，则身自黄而面不黄，以此知系在太阴，而非阳明病矣。当温中散寒而除湿，于真武、五苓辈求之。"

3. 张锡驹《伤寒论直解》："论阳明为燥热之经，总统气血，故可病于气而亦可病于血也。此言热郁于气分而为茵陈汤证也。阳明位居中土而色发黄，若发热汗出，热从汗泄，发越于外，不郁于中，故不能发黄。若其汗上蒸于头，不能遍达于身，剂颈而还，以致津液不行于下而小便不利，不行于上而渴饮水浆，上下之津液不行而热郁于中，此为郁热在里，土郁色现，身必发黄。茵陈经冬不死，因旧苗而生，能去中外之瘀热，佐以栀子、大黄，则上焦与阳胃之郁热俱从小便而去也。"

4. 尤在泾《金匮要略心典》："谷疸为阳明湿热瘀郁之证。阳明既郁，营卫之源壅而不利，则作寒热。健运之机窒而不用，则为不食。食入则适以助湿热而增逆满，为头眩、心胸不安而已。茵陈、栀子、大黄，苦寒通泄，使湿热从小便出也。"

5. 黄元御《伤寒悬解》："伤寒七八日，表寒郁其里湿，而生内热，湿热瘀蒸，身上发黄如橘子色，小便不利，腹微满者，以土湿木郁，疏泄不行，则小便不利，木郁克土，脾气胀塞，则腹里微急，脾被肝刑，土色外见，则皮肤熏黄，缘木主五色，入土化黄故也。茵陈蒿汤，茵陈利水而除湿，栀子、大黄，泻热而荡瘀也。"《伤寒说意》："凡阳明病，面见赤色，便是阳郁，不能外发。以其胃气之虚，此宜发表，不可攻里，攻之阳败湿滋，必小便不利，发热而身黄也。阳衰湿旺，一得汗溺疏泄，则湿去而土燥。若汗尿不通，湿无去路，心中懊憹，败浊郁蒸，则身必发黄也。若被火熏，不得汗出，但头上微汗，而小便不利，身必发黄也。盖发热汗出，则湿热消散，不能发黄。若但头上汗出，颈下全无，小便不利，渴饮水浆，此缘瘀热在里，故作渴饮水，而汗尿不通，湿热莫泄，则身必发黄。宜茵陈蒿汤，泻热而除湿也。方在太阴。"

6. 张志聪《伤寒论集注》："此承上文言阳明病气不在太阳之肌表，留于中土而瘀热发黄也。阳明病发热汗出者，此为病在肌表；热气发越于外，不涉中土，故不能发黄。

若其汗但上出于头，不周于身，剂颈而还，此热邪内留于中土，土气不能输津于下，是以小便不利；土气不能散津于上，是以渴饮水浆。此阳明合太阳之热留于中土，津液不行则湿热相薯，身必发黄，茵陈蒿汤主之。经云，春三月，此为发陈。茵陈感春生发育之气，因旧本而生，盖能启冬令水阴之气以上行，栀子导君火之气以下降，大黄推荡中土之邪热，此太阳内热之邪，当从小便而出，气化水行则中土之湿热除矣。愚按：此节乃阳明合太阳而逆于中土，故发黄；下节乃阳明合太阳而热入胞中，故下血。""上文言发黄乃寒湿在里，非关阳明为不可下，此则合阳明而成湿热发黄也。伤寒七八日，当太阳阳明主气之期，身黄如橘子色者，太阳阳明之热与太阴脾土之湿相薯成黄，故如橘色之明亮；小便不利者，脾气之不输也；腹微满者，太阴之气逆也，宜茵陈蒿汤导湿热之邪从小便气分而出。愚按：潮热乃脾家实，故当从腐秽而出；燥鞭乃肠胃实，故当从后便而出；湿热成黄乃太阳阳明之热与太阴脾湿相薯，故当从小便而出。"

7. 吴鞠通《温病条辨》："此与上条异者，在口渴、腹满耳。上条口不甚渴，腹不满，胃不甚实，故不可下；此则胃家已实而黄不得退，热不得越，无出表之理，故从事于下趋大小便也。""此纯苦急趋之方也。发黄，外闭也，腹满，内闭也，内外皆闭，其势不可缓，苦性最急，故以纯苦急趋下焦。黄因热结，泻热者必泻小肠，小肠丙火，非苦不通。胜火者莫如水，茵陈得水之精；开郁莫如发陈，茵陈生发最速，高出众草，主治热结黄疸，故以之为君。栀子通水源而利三焦，大黄除实热而减腹满，故以之为佐也。"

8. 曹颖甫《伤寒发微》："阳明病，发潮热而多汗，则湿随汗去，肌肉皮毛，略无壅阻，断然不能发黄，此正与小便利者，不能发黄证情相似。湿邪解于太阳之表，与解于太阳之腑，一也。若但头汗出、身无汗，剂颈而还，则湿邪内壅而不泄，加以小便不利，渴饮水浆，湿热瘀积于三焦，外溢于皮毛肌肉而周身发黄。茵陈蒿汤，茵陈蒿以去湿，生栀子以清热，生大黄以通瘀，而湿热乃从小溲外泄，而诸恙除矣。此证与《太阳篇》阳微结于心下、小便不利、渴而不呕者略同，故皆有但头汗出之证也。"

9. 陈慎吾《伤寒论讲义》："阳明病发热汗出者，若渴，白虎加人参汤证也。不渴者，此有燥屎，承气汤证也。此二证以热发扬于外，故俱不发黄。但头汗出，身无汗，剂颈而还，小便不利，言水无出路也。渴引水浆者，言水热内蓄也。故曰瘀热在里，身必发黄，茵陈蒿汤主之。"

【通方解】

方中茵陈重用为君，清热利湿退黄，为治疗湿热黄疸要药；栀子为臣，清利三焦，使湿热之邪从小便而出；大黄泻热通便，使湿热之邪随大便而下。三药合用，利湿与泻热相伍，使二便通利，前后分消，湿热得行，郁热得下，则黄疸自退。

【析方性】

茵陈蒿汤是治疗湿热黄疸的代表方。方中药物的组成决定了整个方子的方性为味苦性寒。茵陈蒿，《神农本草经》载其"味苦，平，主风湿寒热，邪气，热结黄疸"，风湿寒热邪气即为外邪，《本草崇原》谓"茵陈因旧苗而春生，盖因冬令水寒之气，而具阳春生发之机，主治风湿寒热邪气，得生阳之气，则外邪自散也"。茵陈苦寒，寒能胜热，苦能胜湿，其生发之气能逐内蕴之湿热外出。栀子，《神农本草经》云其"味苦，寒，主五内邪气，胃中热气，面赤，酒皶皻鼻，白癞，赤癞，疮疡"，朱丹溪认为"山栀子仁，大能降火，从小便泄去"，《汤液本草》言"用栀子利小便，实非利小便，清肺也，肺气清而化，膀胱为津液之府，小便得此气化而出也"，可见，栀子通水源，本方中助茵陈清泄郁热，使湿气从小便而去。大黄，《神农本草经》云其"味苦，寒，主下瘀血，血闭，寒热，破癥瘕积聚，留饮宿食，荡涤肠胃，推陈致新，通利水谷，调中化食，安和五脏"。三者均为味苦性寒之品，决定了本方的方性为味苦性寒。

【辨方位】

茵陈蒿汤的方位有三焦、中土（脾胃）之不同。曹颖甫在《伤寒发微》中指出"湿热瘀积于三焦，外溢于皮毛肌肉而周身发黄"，认为其病位在三焦。成无己《注解伤寒论》中提到"胃为土而色黄，胃为热蒸，则色夺于外，必发黄也"，认为其位在阳明胃。《金匮要略心典》描述谷疸为"阳明湿热瘀郁之证"，亦将其病位定于阳明胃。黄元御《伤寒悬解》中记载"脾被肝刑，土色外见，则皮肤熏黄"，故其病位在太阴脾。张志聪言"此热邪内留于中土，土气不能输津于下，是以小便不利；土气不能散津于上，是以渴饮水浆，此阳明合太阳之热留于中土，津液不行则湿热相曙，身必发黄，茵陈蒿汤主之"，认为茵陈蒿汤的作用部位当在"中土"。中土即为脾胃，经曰："中央黄色，入通于脾"，又曰："饮入于胃，游溢精气，上输于脾，脾气散精，上归于肺，通调水道，下输膀胱，水精四布，五经并行"，脾胃为水液代谢的枢纽，阳明热郁于内，与太阴脾湿相合，津液不能输达布散，但头上汗出，颈下全无，小便不利，渴饮水浆，以茵陈蒿汤泻热而除湿也。因此，茵陈蒿汤的病位当属中土脾胃。

【明方势】

每个中药方都有其固有的"方势"，《素问·阴阳应象大论》曰："其高者，因而越之；其下者，引而竭之；中满者，泻之于内；其有邪者，渍形以为汗；其在皮者，汗而发之。"茵陈蒿汤证表现为身热发黄，但头汗出，腹满，小便不利，是邪郁于内，此方清泄郁热、利湿退黄，故侧重于向下的趋势。

从方药组成来看，茵陈、栀子、大黄均为味苦性寒之品，《素问·阴阳应象大论》言"酸苦涌泄"，高士宗注"味酸苦，从中上下，主能涌泄"，可见，味苦或涌或泄，能上能下，三者相合所组方的方势还当分别来看。茵陈，《本草便读》谓其"下通水道，治湿热之黄瘅，上入阳明，味苦寒而无毒，兼能达表，专主分消"，可见茵陈能升能降，通调水道。栀子，《本草崇原》谓其生用"能启寒水之精，清在上之火热，复能导火热之气以下降者"，《药性论》谓其"利五淋，主中恶，通小便"，朱震亨曰其"泻三焦火，清胃脘血，治热厥心痛，解热郁，行结气"，能助茵陈解郁热，使湿热邪气从小便而出。大黄，《名医别录》云其"平胃，下气，除痰实、肠间结热"，《本草备要》言其"荡涤肠胃，下燥结而除瘀热"，为阳明胃家实之主药，此处阳明热结腹满而用之，助茵陈泻热，性偏向下。此外，在茵陈蒿汤的方后注中提到，服用茵陈蒿汤后"小便当利，尿如皂荚汁状，色正赤，一宿腹减，黄从小便去也"，柯韵伯在《伤寒来苏集》中记载仲景治疗发黄时提到"肠胃是阳明之里，当泻之于内"，故茵陈蒿汤是逐秽法，使邪气从下而出。因此，茵陈蒿汤整体药势偏于向内向下。

【论方证】

茵陈蒿汤之证为阳明湿热内郁的黄疸证，又称阳黄证。纵观茵陈蒿汤之条文，其功效为清热、利湿、退黄，主治湿热黄疸，一身面目俱黄，色鲜明如橘子，腹微满，口中渴，小便不利，舌苔黄腻，脉沉实或滑数。阳明病，热不外越而内蕴于中土，脾胃转输失司，水液不得布散，郁于体内，又兼小便不利，湿热交蒸，脾色外现，则周身发黄；本为阳明病，津液内伤，胃中干燥，津液不能上乘，故口渴；"太阳病，身黄，脉沉结，少腹硬，小便不利者，为无血也。小便自利，其人如狂者，血证谛也"，此处证在阳明气分，故小便不利。然而，茵陈蒿汤不仅适用于湿热黄疸，凡属湿热内蕴中土所致的各种病证均可加减用之。

【识方用】

1. 茵陈蒿汤现代处方

茵陈蒿 18g，栀子 9g（擘），大黄 6g（去皮）。

上三味，以水 2400mL，先煮茵陈，减至 1200mL，再加栀子、大黄，煮取 600mL，去药渣，分三次服用。服后观察小便量及颜色变化，黄退去，腹满减，中病即止。

2. 茵陈蒿汤现代适应证

（1）消化系统疾病：乙型肝炎、非酒精性脂肪肝、高胆红素血症、胰腺炎等症见一身面目发黄、色鲜明、口渴、小便不利等湿热内蕴证表现。

（2）呼吸系统疾病：如哮喘、反复呼吸道感染，证属湿热内蕴中土者，症见咳嗽，发热而汗出不畅，但头汗出，周身无汗，小便不利，脉沉或滑数者。

（3）皮肤病：如湿疹、痤疮、荨麻疹等多种皮肤病，若皮肤油脂分泌过多，伴有口渴、尿少、便秘者，舌红苔腻，可用茵陈蒿汤随证加减。

3. 茵陈蒿汤加减

若湿邪偏重，则合并五苓散共用，以行水分；若身目俱黄，黄色晦暗不泽或如烟熏，痞满食少，神疲畏寒，腹胀便溏，口淡不渴，舌淡苔白腻，脉濡缓或沉迟，此属阴黄，当去栀子、大黄，加白术、附子、甘草、干姜、肉桂。

4. 茵陈蒿汤禁忌

脾胃虚寒及血虚、阴虚者禁用。

【学医案】

1.近现代名医刘渡舟运用茵陈蒿汤医案

孙某，男，55岁，1992年4月21日初诊。三年前，患者洗浴之后汗出为多，吃了两个橘子，突感胸腹之中灼热不堪，从此不能吃面食及鸡鸭鱼肉等荤菜，甚则不能饮热水，如有触犯，则胸腹之中顿发灼热，令人烦扰，必须饮进冷水方安，虽属数九隆冬，亦只能饮凉水而不能饮热水。去医院检查，各项指标均未见异常，多方医治无效，专程由东北来京请刘老诊治。经询问，患者素日口干咽燥，腹胀，小便短黄，大便干，数日一行。视其舌质红绛，苔白腻，切其脉弦而滑。据脉证特点，辨为"瘅热"之病，《金匮要略》则谓"谷疸"，乃脾胃湿热蕴郁，影响肝胆疏通代谢之能为病。治法：清热利湿，以通六腑，疏利肝胆，以助疏泄。疏方：柴胡茵陈蒿汤。柴胡15g，黄芩10g，茵陈15g，栀子10g，大黄4g。服药7剂，自觉胃中舒适，大便所下秽浊为多，腹中胀满减半。口渴欲饮冷水，舌红、苔白腻、脉滑数等症未去，此乃湿热交蒸之邪，仍未祛尽，转方用芳香化浊、苦寒清热之法：佩兰12g，黄芩10g，黄连10g，黄柏10g，栀子10g。连服7剂，口渴饮冷已解，舌脉恢复正常，胃开能食，食后不作胸腹灼热和烦闷，瘅病从此而愈。（选自《刘渡舟临证验案精选》）

按语： 本案为"瘅热病"，为脾胃素有湿热，因饮食不节而发。脾湿胃热，湿热交蒸，导致肝胆疏泄不利，进而又影响脾胃的升降纳运，使木土同病，湿热并存。瘅，通"疸"，说明湿热郁蒸日久，小便不利，可发为黄疸。脾脉入腹，属脾络胃，上膈挟咽，连舌本，散舌下。其支者，又复从胃别上膈，注心中，故湿热困脾，则见胸腹灼热、心烦、口干、腹胀、小便短黄、舌苔白腻等症，食后能助长脾胃湿热之气而加重了心胸灼热这些症状，故使人不食，或不敢饮食。"谷疸"当用茵陈蒿汤治疗。刘老结合本案有咽干、脉弦，而加柴胡、黄芩，取小柴胡汤之意，清利湿热而又调达气机。其第二方则以黄连解毒汤清热泻火，火去则湿孤；加佩兰以芳香醒脾化湿而除陈腐，《黄帝内经》对湿热困脾的"脾瘅病"就有"治之以兰，除陈气"之说。

2.日本汉方学家大塚敬节运用茵陈蒿汤医案

患者为三十七岁高个子体格健壮的男性，约一个月前患荨麻疹，使用多种方法治疗无效。初诊是1949年5月30日。患者自出现荨麻疹后，经常恶心欲吐，感觉咽喉部有物梗阻，无法去除。脉浮大，腹诊得心窝部胀满，略有抵抗感。大便硬而黑，小便呈赤褐色。诊断为肝功能障碍，投予了茵陈蒿汤（大黄一日量为0.5g）。服药后的第二天尿量增加，尿色变浅，三天后荨麻疹消失。为防止复发，便又继续服药两周。约1953年，该患者又来诊，诉荨麻疹复发。这次无恶心呕吐等症状，尿澄明，大便正常，有食欲，无心窝部胀满。于是投予十味败毒汤，七天药物尚未服完，荨麻疹即已消失。（选自《汉方诊疗三十年》）

按语： 大塚敬节认为虽然茵陈蒿汤常被认为用作治疗黄疸，但并非一定要见黄疸才可应用，临床上凡是见"瘀热在里"之证如口渴、小便不利、尿色赤褐、便秘、胸内苦闷和腹部膨满等，均可以加减应用。本案患者恶心欲吐、咽喉有物梗阻、脉浮大及心窝部胀满，均提示存在少阳经腑郁结、枢机不利、瘀热内结上犯心胸等病机，故辨为少阳瘀热在里，用茵陈蒿汤而取效。

3. 现代名医叶任高运用茵陈蒿汤医案

叶某，男性，42 岁。1 周来口苦，恶心，纳差，身目发黄，尿黄，大便稍干，舌苔黄腻，脉象弦滑。肝大于肋弓下 2.0cm，且有压痛。诊为"急性传染性肝炎（重型、黄疸型）"。此湿热发黄，遂与茵陈蒿汤加味：茵陈 45g，栀子 10g，大黄 10g，柴胡 10g，黄芩 10g，白芍 12g，枳实 6g，生姜 10g，大枣 4 枚（去核）。每日煎服 1 剂。在门诊治疗服用 16 剂后，患者自觉诸症状消失，血胆红素降至 1.9 毫克 %。TTT 及 S–GPT 等均转为正常，舌苔转滑腻，脉象弦滑，治疗改用茵陈五苓散，服用 20 剂后，患者胆红素降至正常，临床基本治愈。随访 7 年如常。（选自《经方发挥与应用》）

按语：患者身目俱黄，色泽鲜明，苔黄腻，脉弦滑，证属寒热并重型。叶老选用茵陈蒿汤加四逆散疏通肝气、黄芩解少阳之郁热，16 剂后症状消失，然而热去，湿还在，湿性黏滞，缠绵难愈，舌苔转滑腻，此时湿重于热，后改用茵陈五苓散化气利水，清利湿热。

【说明书】

名称　茵陈蒿汤。

处方　茵陈蒿 18g，栀子 9g（擘），大黄 6g（去皮）。

方性　味苦性寒。

方位　中焦。

方势　降。

方证　湿热内郁黄疸证。

功效　清热利湿退黄。

主治　一身面目俱黄，色鲜明如橘子，腹微满，口中渴，小便不利，舌苔黄腻，脉沉实或滑数。

适应证　本方现代适用于消化系统疾病、呼吸系统疾病、皮肤病等辨证属湿热内蕴中焦者。

煎服方法　上三味，以水 2400mL，先煮茵陈，减至 1200mL，再加栀子、大黄，煮取 600mL，去药渣，分三次服用。

禁忌　脾胃虚寒及血虚、阴虚者禁用。

注意事项　服后观察小便量及颜色变化，黄退去，腹满减，中病即止。

第二十七节
茯苓桂枝白术甘草汤

【知方源】

茯苓四两，桂枝三两，白术三两，甘草二两。

上四味，以水六升，煮取三升，去滓，分温三服。

《伤寒论》

伤寒，若吐、若下后，心下逆满，气上冲胸，起则头眩，脉沉紧，发汗则动经，身为振振摇者，茯苓桂枝白术甘草汤主之。(67条)

《金匮要略》

《金匮要略·痰饮咳嗽病脉证并治第十二》：

1. 心下有痰饮，胸胁支满，目眩，苓桂术甘汤主之。

2. 夫短气，有微饮，当从小便去之，苓桂术甘汤主之，肾气丸亦主之。

【看方论】

1. **尤在泾《金匮要略心典》：** "痰饮，阴邪也，为有形，以形碍虚则满，以阴冒阳则眩。苓桂术甘温中去湿，治痰饮之良剂，是即所谓温药也。盖痰饮为结邪，温则易散，内属脾胃，温则能运耳。"

2. **徐彬《金匮要略论注》：** "若心下有痰饮，心下非即胃也，乃胃之上，心之下，上焦所主，唯其气夹寒湿，阴邪冲胸及胁而为支满，支者，撑定不去，如痞状也。阴邪抑遏上升之阳，而目见玄色，故眩。苓桂术甘汤，正所谓温药也，桂、甘之温化气，术之温健脾，苓之平而走下，以消饮气，茯苓独多，任以为君也。"

3. **赵以德《金匮玉函经二注》：** "本草：茯苓能治痰水，伐肾邪。痰，水类也；治水必自小便出之。然其水淡渗，手太阴引入膀胱，故用为君。桂枝乃手少阴经药，能调阳气，开经络，况痰水得温则行，用之为臣；白术除风眩，燥痰水，除胀满，以佐茯苓，然中满勿食甘，用甘草何也？盖桂枝之辛，得甘则佐其发散，和其热而使不僭也；复益土以制土，甘草有茯苓则不支满而反渗泄。《本草》曰，甘草能下气，除烦满也。"

4. **王子接《绛雪园古方选注·和剂》：** "此太阳、太阴方也。膀胱气钝则水蓄，脾不行津液则饮聚。白术、甘草和脾以运津液，茯苓、桂枝利膀胱以布气化。崇上之法，非但治水寒上逆，并治饮邪留结，头身振摇。"

5. 吴谦《医宗金鉴·删补名医方论》："《灵枢》谓心胞络之脉动，则病胸胁支满者，谓痰饮积于心胞，其病则必若是也。目眩者，痰饮阻其胸中之阳，不能布精于上也。茯苓淡渗，遂饮出下窍，因利而去，故用以为君。桂枝通阳，输水走皮毛，从汗而解，故以为臣。白术燥湿，佐茯苓消痰以除支满。甘草补中，佐桂枝建土以制水邪也。"

6. 刘渡舟："以苓、桂为君，白术、炙甘草为臣，茯苓在方中的作用有四个方面，即甘淡利水消饮，宁心安神定惊，行治节之会，利肺气以通调水道，健脾助白术以利水湿；桂枝在方中有三个作用，即通胸阳而消饮，下气降冲，补心阳以制水饮，若无桂则茯苓不能通心阳而降冲逆，无苓则桂枝不能化饮利水。因此，苓、桂配伍，相辅相成，实为通阳降冲，化饮利水之主药。方中更以白术健脾制水，炙甘草助桂以通心阳。苓桂术甘汤实为苓桂剂的代表。"

【通方解】

方中重用甘淡之茯苓为君，健脾利水，渗湿化饮，既能消除已聚之痰饮，又善平饮邪之上逆。饮属阴邪，非温不化，故以桂枝为臣，温阳以化饮，平冲降逆。苓、桂相伍，为温阳化气、利水平冲之常用组合。湿源于脾，脾阳不足，则湿聚为饮，故以白术为佐，健脾燥湿，俾脾气健运，则湿邪去而不复聚，苓、术相须，为健脾祛湿的常用组合，在此体现了治生痰之源以治本之意。使以甘草，一可合桂枝以辛甘化阳，以襄助温补中阳之力；二可合白术益气健脾，崇土以利制水；三可调和诸药，功兼佐使之用。四药合用，温阳健脾以助化饮，淡渗利湿以平冲逆，全方温而不燥，利而不峻，标本兼顾，配伍严谨，为治疗痰饮病之和剂。

【析方性】

茯苓，《雷公炮制药性解》中称其"味淡，微甘，性平，无毒"，苓桂术甘汤重用茯苓四两为君，即取其甘淡之性，由此体现本方健脾阳利水湿的总方向，此药平和，祛标邪与扶本气均善，利水而不伤正。病痰饮者，仲景虽言需"温药和之"，但温热过重有生燥热之嫌，反而不利化痰饮。苓桂术甘汤的配伍，若只顾温阳则水邪反不易散去，因此茯苓等渗湿之药可收"拨云"之功。桂枝为臣药，《本经逢原》称桂枝的性味为"辛，甘，微温，无毒"，该药为张仲景常用的解表药，即取其辛温之性以开太阳。从阴阳属性来看，痰饮属病理之水，为阴邪。《素问·生气通天论》云"阳气者，若天与日"，体现出"重阳"的思想。而桂枝为阳药，能温通阳气，阳气充足则痰饮水邪自除。白术为佐药，《本草备要》认为该药具有"苦、甘，温"之性，是常见的苦温药。苦温作为温性药物的一种，可燥湿并能使水饮"得温而行"。本方中白术的苦温之性，既能助桂枝温运，又可合茯苓燥湿利水。甘草乃使药，有"国老"之称，味甘性平，清代药物学著作《本草从新》称其能"使之不争"，可和诸药。四药相配，甘温之性尽显，温而不燥，标本兼顾，既能消已成之痰，又能杜生痰之源。

【辨方位】

《伤寒杂病论》涉及的苓桂术甘汤条文中，明确了其主要病位。如《伤寒论》第67条中的"心下逆满"，以及《金匮要略·痰饮咳嗽病脉证并治第十二》提到的"心下痰饮"，都指向了"心下"的位置。"心下"指的是"胃脘部"，因此可将苓桂术甘汤的方位定为中焦脾胃之所。

苓桂术甘汤为祛痰饮而立，水湿痰饮与条文所言"心下"关系密切，尤其是脾脏。此点可参照《素问·经脉别论》津液产生的机制来理解："饮入于胃，游溢精气，上输于脾"，生理上脾胃得健，一身之水液代谢正常，若脾胃脏腑功能失调，则会导致痰饮的产生，正所谓"脾为生痰之源"。苓桂术甘汤虽名为渗湿祛痰，实乃调理脾胃之方。诚如《医方集解》中所言，"此足太阴药也"，其中足太阴在经脉中代指脾。水湿内停，痰饮既成，可分为"有形之痰"与"无形之痰"，因为痰饮能随气而行，可无处不到，发病部位亦多不同。虽表现形式有异，但其根源却均不离脾胃，因此苓桂术甘汤是治本之策，中焦脾胃健运，津液代谢即恢复正常。方中茯苓，《神农本草经》称其主"心下结痛"，指明该药可主"心下"胃脘之位。桂枝虽善祛表邪，但能补中益气，即桂枝可对脾胃发挥作用。白术与甘草从归经来看，均入"脾胃经"，亦可直接作用于中焦。从性味言，苓、桂、术、甘4药皆具甘之性，《素问·脏气法时论》在讨论脾病时指出："脾欲缓，急食甘以缓之。"甘为脾之正味，从性味来推，亦可推出该方可正入脾家。综上可知，苓桂术甘汤的作用部位以中焦脾胃为根本之所。

【明方势】

《素问·阴阳应象大论》在论述疾病治则时认为"中满者，泻之于内"，方剂作用于人体的机制是纠偏性以恢复正常的生理状态，参考《素问·经脉别论》中津液在人体的运行方式"脾气散精"和"水精四布"，可得出苓桂术甘汤的趋势是以补固中焦为主的，能"上下四布"，因其可渗湿利水，故侧重向下的趋势。

经方的作用趋势离不开组成该方中各类药物的性质。茯苓、白术为后世常用健脾药对，茯苓，《本草思辨录》云其"禀阳和之性"，对其补益之性较为推崇。茯苓与白术相配，再合益气和中之甘草，使得在利水的同时固补脾胃正气。桂枝具备辛温之性，辛则发散，其向上之力显，本方中取其通阳化气之力，既能温脾胃之阳气，又能发散饮邪。茯苓、白术虽云守中，但并非壅滞于脾胃，而是以"动"来发挥利中焦的功效，茯苓能渗湿利水，使水邪向下，走前阴而利小便。张景岳也认为茯苓作为"治痰之本"，可通过"助药之降"来实现。甘草味甘平和，《汤液本草》称其"甘之味""可上可下，可内可外"，因此不仅能"守中"，还可以上下四布。全方以补为主，能上能下，观《金匮要略》中此方后注，有"小便则利"的补充说明，意在给邪以出路，也可佐证本方兼有"向下"之势。清代名医黄元御在其著作《伤寒说意·太阳经坏病》中将苓桂术甘汤的病机归结为"土败阳虚"，而设此方的原因是其具有"燥土而泄水""疏木而达郁"的功效，简明扼要地阐明了该方之势。

【论方证】

本方所治痰饮乃中阳素虚，脾失健运，气化不利，水湿内停所致。盖脾主中州，职司气化，为气机升降之枢纽，若脾阳不足，健运失职，则湿滞而为痰为饮。痰饮随气升降，无处不到，停于胸胁，则见胸胁支满；阻滞中焦，清阳不升，则见头晕目眩；上凌心肺，则致心悸、短气而咳；舌苔白滑，脉沉滑或沉紧，皆为痰饮内停之征。临床以胸胁支满、目眩心悸、舌苔白滑、脉弦滑或沉紧等为主要表现者均可应用本方，本方还可用于治疗慢性支气管炎、支气管哮喘、心源性水肿、慢性肾小球肾炎水肿、梅尼埃病、神经官能症等属痰饮停于中焦者。

【识方用】

1. 茯苓桂枝白术甘草汤现代处方

茯苓 12g，桂枝 9g，白术 9g，甘草 6g。
以上四味药，用 1200mL 水煮成 600mL，每次温服 200mL，一日三次。

2. 茯苓桂枝白术甘草汤现代适应证

（1）以眩晕为主要表现的内耳性眩晕、梅尼埃病等证属脾虚水停，痰浊交阻证。
（2）脾肾阳虚、痰湿阻滞，水气凌心所致的心力衰竭、冠心病等心血管疾病。
（3）咳嗽、支气管哮喘等证属脾虚痰饮水停的呼吸系统疾病。
（4）胆汁反流性胃炎、慢性胃炎等脾胃虚弱、寒湿内阻的消化系统疾病。
（5）肾小球肾炎、尿潴留、尿路结石等泌尿系统疾病。

3. 茯苓桂枝白术甘草汤加减

脾虚者，加人参；痰多者，加陈皮、半夏；短气不得平卧者，加干姜、细辛、五味子；眩晕甚者，加泽泻；惊悸者，加龙骨、牡蛎。

4. 茯苓桂枝白术甘草汤禁忌

饮邪化热，咳痰黏稠者，忌之；阴虚火旺、湿热阻遏而生痰饮者，不宜应用。

【学医案】

1. 近现代名医刘渡舟运用茯苓桂枝白术甘草汤医案

陆某，男，42 岁。形体肥胖，患有冠心病心肌梗死而住院，抢救两月有余，未见功效。现症：心胸疼痛，心悸气短，多在夜晚发作。每当发作之时，自觉有气上冲咽喉，顿感气息窒塞，有时憋气而周身出冷汗，有死亡来临之感。颈旁之血脉又随气上冲，心悸而胀痛不休。视其舌水滑欲滴，切其脉沉弦，偶见结象。辨为水气凌心，心阳受阻，血脉不利之"水心病"。处方：茯苓 30g，桂枝 12g，白术 10g，炙甘草 10g。此方服 3 剂，气冲得平，心神得安，诸症明显减轻。但脉仍结，犹显露出畏寒肢冷等阳虚见症。乃于上方加附子9g，肉桂6g，以复心肾之气。服3剂，手足转温，而不恶寒，然心悸气短犹未痊愈，再与上方中加党参、五味子各10g，以补心肺脉络之气。连服6剂，诸症皆瘥。（选自《刘渡舟临证验案精选》）

按语：患者冠心病心肌梗死，发作时自觉有气上冲咽喉，舌水滑欲滴，脉沉弦，刘老辨其为水气上冲所致的"水心病"，病机为心、脾、肾阳虚，水停成痰成饮，心阳虚衰，水气上冲则见胸痛、气短、心悸等症，治予苓桂术甘汤温阳健脾以助化饮，淡渗利湿以平冲逆，服3剂，诸症明显减轻。

2. 近现代名医岳美中运用茯苓桂枝白术甘草汤医案

卢老太太，1967年5~6月来诊。身体矮瘦，患心下水饮已数年。平日心下觉寒，稍胀满，西医确诊为幽门狭窄。则头晕呕吐清水，吐尽方休。如此反复数年，愈演愈重，近又犯病而住院，服中西止呕药无效。余虑其胃寒积饮而吐，且心下有时逆满，颇与苓桂术甘汤证相近，此证非温阳涤饮莫治，因久病寒甚，稍加干姜。拟方如下：茯苓30g，桂枝10g，焦白术24g，甘草10g，干姜5g，嘱服3剂，以观后效。时隔10余日，其夫告余：仅服2剂呕吐立止，近2日仅有泛酸感。拟前方量减半并加吴茱萸，水炒黄连少许，牡蛎12g，常服。（选自《江苏医药·中医分册》1979年第1期）

按语：患者头晕呕吐反复发作，呕吐清水不止，考虑为胃寒积饮，心下逆满，气上冲胸所致的痰饮证，治以苓桂术甘汤温阳化饮，利湿平冲，方中重用茯苓健脾利水、渗湿化饮，既消已聚之痰饮，又平上逆之饮邪。桂枝温阳以化饮，平冲降逆，白术健脾燥湿，甘草调和诸药，因患者久病寒甚，医者加重干姜温中散寒燥湿，为治疗痰饮病之和剂。

3. 现代名医姜春华运用茯苓桂枝白术甘草汤医案

魏某，女，55岁，1973年10月22日初诊。患耳源性眩晕病已7年，发作时视物转动，如坐凌空，素患支气管炎，咳嗽痰多白沫，大便溏薄，苔白腻，脉滑大。证属痰饮上泛，宜温化痰饮，用苓桂术甘汤加味：茯苓15g，桂枝9g，白术9g，甘草6g，五味子9g。连服14剂而愈，随访两年未发。（选自《广西中医药》1986年第6期）

按语：患者耳源性眩晕，素咳嗽痰多白沫，大便溏，苔白腻，脉滑大，姜老辨为痰饮上泛，予苓桂术甘汤温阳化饮，健脾利湿。耳源性眩晕，姜老常加五味子，并重用至9g方中加用五味子。

【说明书】

名称 茯苓桂枝白术甘草汤。

处方 茯苓12g，桂枝9g，白术9g，甘草6g。

方性 甘温。

方位 中焦脾胃。

方势 以补为主，能上能下。

方证 中阳不足之痰饮。

功效 温阳化饮，健脾利湿。

主治 胸胁支满，目眩心悸，短气而咳，舌苔白滑，脉弦滑或沉紧。

适应证 本方现代适用于慢性支气管炎、支气管哮喘、心源性水肿、慢性肾小球肾炎水肿、梅尼埃病、神经官能症等属水饮停于中焦者。

煎服法 以上四味药，用1200mL水煮成600mL，每次温服200mL，一日三次。

禁忌 饮邪化热，咳痰黏稠者，忌之；阴虚火旺、湿热阻遏而生痰饮者，不宜应用。

注意事项 注意调整饮食，尽量避免食用油腻辛辣和生冷的食物。

第二十八节
真武汤

【知方源】

茯苓、芍药、生姜（切）各三两，白术二两，附子一枚（炮，去皮，破八片）。

上五味，以水八升，煮取三升，去滓，温服七合，日三服。若咳者，加五味子半升，细辛一两，干姜一两；若小便利者，去茯苓；若下利者，去芍药，加干姜二两；若呕者，去附子，加生姜，足前为半斤。

《伤寒论》

1. 太阳病发汗，汗出不解，其人仍发热，心下悸，头眩，身瞤动，振振欲擗地者，真武汤主之。（82条）

2. 少阴病，二三日不已，至四五日，腹痛，小便不利，四肢沉重疼痛，自下利者，此为有水气，其人或咳，或小便利，或下利，或呕者，真武汤主之。（316条）

【看方论】

1. 成无己《伤寒明理论》："真武，北方水神也，而属肾，用以治水焉。水气在心下，外带表而属阳，必应发散，故治以真武汤。青龙汤主太阳病，真武汤主少阴病。少阴肾水也，此汤可以和之，真武之名得矣。茯苓味甘平，白术味甘温。脾恶湿，腹有水气，则脾不治。脾欲缓，急食甘以缓之，渗水缓脾，必以甘为主。故以茯苓为君，白术为臣。芍药味酸微寒，生姜味辛温。《内经》曰"湿淫所胜，佐以酸辛"，除湿正气，是用芍药、生姜酸辛为佐也。附子味辛热，《内经》曰"寒淫所胜，平以辛热"，温经散湿，是以附子为使也。水气内渍，至于散则所行不一，故有加减之方焉。若咳者，加五味子、细辛、干姜，咳者，水寒射肺也。肺气逆者，以酸收之，五味子酸而收也；肺恶寒，以辛润之，细辛、干姜辛而润也。若小便利者，去茯苓，茯苓专渗泄者也。若下利者，去芍药，加干姜。酸之性泄，去芍药以酸泄也；辛之性散，加干姜以散寒也。呕者去附子，加生姜，气上逆则呕。附子补气，生姜散气，两不相损，气则顺矣。增损之功，非大智孰能贯之。"

2. 吴崑《医方考》："茯苓、白术，补土利水之物也，可以伐肾而疗心悸；生姜、附子，益卫回阳之物也，可以壮火而祛虚邪；芍药之酸，收阴气也，可以和荣而生津液。"

3. 柯韵伯《伤寒来苏集》："真武，主北方水也。坎为水，而一阳居其中，柔中之刚，故名真武。取此名方者，所以治少阴水气为患也。盖水体本静，其动而不息者，火之用耳。若坎宫之火用不宣，则肾家之水体失职，不润下而逆行，故中宫四肢俱病。此腹痛下利，四肢沉重疼痛，小便不利者，由坎中阳虚，下焦有寒不能制水故也。法当壮元阳以消阴翳，培土泄水，以消留垢。故君大热之附子，以奠阴中之阳；佐芍药之酸苦，以收炎上之气；茯苓淡渗，止润下之体；白术甘温，制水邪之溢；生姜辛温，散四肢之水。使少阴之枢机有主，则开阖得宜，小便得利，下利自止，腹中四肢之邪解矣。"

4. 罗东逸《古今名医方论》："真武一方，为北方行水而设。用三白者，以其燥能治水，淡能伐肾邪而利水，酸能泄肝木而疏水故也。附子辛温大热，必用为佐者何居？盖水之所制者脾，水之所行者肾也，肾为胃关，聚水而从其类。倘肾中无阳，则脾之枢机虽运，而肾之关门不开，水虽欲行，孰为之主？故脾家得附子，则火能生土，而水有所归矣；肾中得附子，则坎阳鼓动，而水有所摄矣。更得芍药之酸，以收肝而敛阴气，阴平阳秘矣。若生姜者，并用以散四肢之水气而和胃也。"

5. 汪琥《伤寒论辨证广注·卷上》："真武汤，专治少阴里寒停水，君主之药当是附子一味，为其走肾温经而散寒也。水来侮土，则腹痛下利，故用苓、术、芍药，以渗停水，止腹痛，四肢沉重是湿，疼痛是寒，此略带表邪，故用生姜以散寒邪；或疑芍药酸寒，当减之，极是。然上证是里气虚寒，方中既有姜附之辛，不妨用芍药之酸，以少敛中气。若咳者，水寒射肺既加细辛、干姜以散水寒；不妨加五味子以敛肺，但五味子酸味太厚，不需半升之多也；小便不利者，不得云无伏水，乃下焦虚寒，不能约束水液，其色必白，去茯苓者，恐其泄肾气也；若下利者，里寒者，故去芍药加干姜；呕者，水寒之气，上壅于胸中也，加生姜足前成半斤，以生姜为呕家圣药，若去附子，恐不成真武汤矣。"

6. 王子接《绛雪园古方选注·温剂》："术、苓、芍、姜，脾胃药也。太阳、少阴，水脏也。用崇土法镇摄两经水邪，从气化而出，故名真武。茯苓淡以胜白术之苦，则苦从淡化，便能入肾胜湿；生姜辛以胜白芍之酸，则酸从辛化，便能入膀胱以摄阳。然命名虽因崇土，其出化之机，毕竟重在坎中无阳，假使肾关不利，不由膀胱气化，焉能出诸小便？故从上不宁之水，全赖附子直走下焦以启其阳，则少阴水邪必从阳部注于经而出矣，非但里镇少阴水泛，并可外御太阳亡阳。"

【通方解】

对于本方之君，一般认为附子当仁不让。附子味辛甘，其性热，温壮肾阳，散寒止痛。《古今名医方论》中赵羽皇认为附子为佐药，三白为主药（三白即茯苓、白术与白芍）。也有学者认为：因真武汤加减法中有去附子之条，故而判断附子不是真武汤的君药，且加减法中仅生姜与白术常在，当以姜、术为君药。《金镜内台方议》中许宏则认为真武汤中当以茯苓为君药，白术为臣药，二药入脾经，可利水化湿；芍药为佐药，具有补益脾气的作用；附子、生姜为使药，有温经散寒的作用。结合病机来看，真武汤主证之寒与湿，皆因肾阳虚不足所致，故本方君药当为温阳散寒之附子。

茯苓淡渗利水，生姜温胃散寒行水，二者辅助君药温阳散寒，化气利水，共为臣药。白术健脾燥湿，芍药益阴缓急，兼利小便，且能制附子之辛热燥烈，二者共为佐药。五药相合，缺一不可，动静相合，有温阳利水之功，正如柯韵伯在《伤寒附翼》提到的"真武以五物成方，为少阴治本之剂，去一味便不成真武，故去姜加参，即名附子汤，于此见制方有阴阳动静之别也"。

【析方性】

《伤寒论》中真武汤证的病机为少阴阳虚，水气为患。其作用在于温补肾阳，化气利水。《神农本草经》云附子"味辛，温"，清代陈修园在《神农本草经读》中提到"附子味辛气温，火性迅发，无所不到"，有"回阳救逆第一品药"之誉。《神农本草经》载茯苓"甘平"，徐灵胎在《神农本草经百种录》中提到"茯苓生山谷之中，得松柏之余气，其味极淡"。《神农本草经》分别记载芍药"味苦，平"，白术"味苦，温"，张锡纯《医学衷中参西录》言白术"性温而燥，气不香窜，味苦微甘微辛"。《名医别录》首次将生姜与干姜分别收录，云"生姜味辛，微温"。

从以上分析可知，本方辛、甘、温类药量占比较大，因此方性可由辛、甘、温类药所主导。此外，结合病机及条文，所得症状多由虚寒或水湿弥漫所致，必得辛味药以补之、散之。因此推断真武汤其性为辛甘温。

【辨方位】

"方位"是指经方在人体中发挥作用的部位，亦为正邪交争或邪进正退之处，可包含人体一切脏腑经络等组织器官。第316条"此为有水气"一句明言真武汤用治"有水气"，水气病即人体蒸腾水液气化功能失调的疾病，主要责之于脾与肾，《素问·经脉别论》言"饮入于胃，游溢精气，上输于脾，脾气散精，上归于肺"，描述了"脾主为胃行其津液"的功能，而《素问·水热穴论》云："肾者胃之关也。关闭不利，故聚水而从其类也。"此条说明水液代谢中肾阳的重要性，即脾气运化的功能正常，但肾阳不足，不能制水，亦不能温暖脾土，不能为脾布散水谷精微提供支持，因此可能导致水来侮土，泛溢妄行。由此推测"水气病"的病位主要在肾与脾，真武汤之主治亦在肾与脾。人身之阳气，以心阳与肾阳为重，心为君主之官，心主宰人身所有的生理功能和精神思想活动，心阳统摄一身之阳，故当人身阳气受损时，多会累及于心，因此真武汤之方证有"心下悸"一证，故真武汤作用之"方位"主要在肾与脾，其次在心。

【明方势】

人体摄取水液的过程：水饮经过饮食通道进入胃肠，通过胃肠的吸收与脾的运化作用后，向上布散于肺脏，再经肺的宣发肃降作用，使津液散布于人体各处，亦下输于膀胱与肾系。此水液升降出入的过程，最依赖肾阳的蒸腾气化功能和脾胃运化水谷精微的作用，才能完成"水精四布，五经并行"的正常功能。若人体肾阳不足，阳虚不能将水饮蒸化为水气，就会导致水湿停滞，治宜温肾阳以恢复水液的正常气化状态，利水湿以通壅滞除邪气。故真武汤用辛温附子温少阴之阳，助气化功能恢复；茯苓淡渗利水，使水湿有路可出，淡渗之势偏于下；白术健脾运中，培土则水湿可制；用辛温生姜入中焦，散水湿停滞；芍药酸苦入肝，有调节肝的疏泄及缓解筋脉挛急功能，肝气疏泄得畅，筋脉通畅，则水液下行有路，小便得利。

附子之势温阳可内可外，散水湿之势，偏于发散；生姜又可增强附子之效，温里散湿之势具合于附子；茯苓淡渗利水，白芍利小便，其势皆偏于下，偏于降泄。故真武汤之用在温补脾肾之阳以恢复气化，利水散湿以除邪，其势有升散、降泄两端。

【论方证】

1. 肾阳虚水气内动证

此证出自《伤寒论》第 82 条，因其症状表现侧重水气之"动"，此水气隐于内，如"心下悸，头眩，身瞤动，振振欲擗地"，故名之水气内动证。太阳病汗不得法，导致肾阳虚衰不能制水，水气凌心则心悸，上扰清阳则头眩，水气侵扰经络、肌肉则见身瞤动，振振欲擗地。此水气内动证亦见于第 356 条茯苓甘草汤治"厥而心下悸"，但二者病位层次不同，一者因太阳寒水内侵，故治以桂枝；一者因少阴水气泛溢，故治以附子。

2. 肾阳虚水泛证

此证出自《伤寒论》第 316 条，因其症状侧重水气之"泛"，此水气形于外，如"四肢沉重疼痛，自下利"，故名之阳虚水泛证。因少阴阳虚有寒，寒气客于下焦则腹痛；下焦元阳不足，肾为水脏，膀胱为水腑，肾阳虚致膀胱气化失司，则小便不利；水气不化，泛溢四肢，则四肢沉重疼痛，侵袭胃肠，则清浊不分而自下利。

【识方用】

1. 真武汤现代处方

茯苓 9g，芍药 9g，白术 6g，生姜 9g，附子（炮，去皮）9g。
上五味，以水 1600mL，煮取 600mL，去渣，温服 200mL，每日三次。

2. 真武汤现代适应证

（1）泌尿系统疾病：慢性肾小球肾炎、肾盂积水、肾病综合征、慢性肾功能衰竭等。

（2）循环系统疾病：肺心病、心律失常、心力衰竭、高血压等。

（3）呼吸系统疾病：支气管哮喘、支气管炎、肺炎等。

（4）神经系统疾病：失眠、眩晕病、不宁腿综合征等。

（5）消化系统疾病：肠易激综合征等。

（6）妇科疾病：带下病、月经不调等。

（7）五官科疾病：过敏性鼻炎等。

3. 真武汤加减

若咳者，加五味子、细辛、干姜温肺化饮，敛肺止咳；若小便利者，去茯苓，恐其泄肾也；若下利者，去芍药，加干姜温中；若呕者，去附子，加重生姜用量，生姜为"呕家圣药"，可温胃散寒止呕；咳痰清稀者，可加半夏、细辛、干姜燥湿化痰，温肺化饮；气短、自汗者，加黄芪、党参益气；面足水肿者，加车前子、泽泻以利水消肿；腹胀者，加厚朴、砂仁行气除胀。

4. 真武汤禁忌

湿热内停所致之小便不利、浮肿者忌用。

【学医案】

1. 近代名医张有章运用真武汤医案

罗少逸，以失眠求诊，脉微而弱，主以真武汤治之。罗讶而问曰："不眠，乃阴虚也。胡竟用大辛大热之附子治之？"余告之曰："阴阳之辨，有难形容。况属互根，尤易混淆。岂独君误认乎？且即微弱之脉象，苍白之面色，喘促之呼吸，恍惚之精神而微之。其为阳虚，最为确凿。何独偏听庸医之说，定谓失眠，皆阴虚耶？莫逆之交，故敢相告，疑耶信耶，唯君图之。"罗闻余言，其疑冰释。连服三剂，即大效，又三剂，竟获痊。诣余言谢且问方意，乃以书答之。（选自《伤寒借治论》）

按语： 阳虚失眠临床并不多见，本则医案以脉象作为鉴别，脉有阴阳，如沉紧弦涩迟，此为阴脉，微弱之脉，就是阳虚之脉。濡弱之脉，阴中之阳虚，也就是肝脾之阳虚，再参面色及呼吸，诊断阳虚无疑。总结少阴病真武汤所治失眠，大多为内寒格阳，阳气升泄之类型。有下寒、有湿盛、有水气，以致阳气升泄而失归也。阳泄失归，则废眠卧也。

2. 近现代名医刘渡舟运用真武汤医案

吕某，男，28岁。症见头痛，每到夜间则发作，剧烈时必以拳击头或以头撞壁始能缓解。伴有心悸气短，烦躁等证，望视面色黑，二目无神采，舌胖大，苔水滑，脉来沉弦而无力。附子12g，茯苓24g，白术6g，生姜9g，白芍9g，桂枝9g，炙草6g，泽泻12g。服至四剂，头痛不发，心悸亦减，又服两剂痊愈。（选自《经方应用》）

按语： 本案患者主诉头痛，头为清阳之府，诸阳之会，今阳虚阴盛，水邪上泛，抑其清阳，则头痛发作，夜间阴盛助邪以上冲，故而发作，拳击、撞动则振动阳气，活跃血气，而能缓解。患者脉沉弦而无力，沉脉主里、主水邪、主阴寒，弦脉主痛、主饮气，脉无力主正虚，面黑主水邪，目无神采主阳虚阴盛，舌苔水滑、舌体胖大主阳虚阴盛而有水。治疗当益火消阴，扶阳利水，故以真武汤获愈。

3. 现代名医赵明锐运用真武汤医案

赵某，男，49岁。周身浮肿两年多，服消肿、利尿之中西药，浮肿即好转或消失，但时隔不久，仍然复发，而且肿势越来越重，再服消肿利尿之剂则作用不大，经内外科多次及多方面检查，找不出致病原因。患者重度水肿，腹大如釜，小便点滴不利，稍进饮食即感胸下宿痞不适。脉沉迟无力，舌淡而胖，薄白苔。诊断为脾肾阳虚，不能化水，而致水湿潴留。当以温阳之法，缓缓图之。以真武汤为主，连服十数剂，浮肿基本消退，后以此方配制丸药，服三个多月，再未发作。（选自《经方发挥》）

按语： 本案患者为高度水肿，症见舌淡胖，脉沉迟无力，沉为太阴之阴盛，迟为少阴之脏寒。湿盛木郁，小便不利，水无泄路而内停也，水气外溢，所以浮肿。水停胃中，阻甲木不降，所以胸下痞。腰以下肿，当利小便，方选真武汤，利小便以泄水，温脏寒以扶阳。

【说明书】

名称 真武汤。

处方 茯苓 9g，芍药 9g，白术 6g，生姜 9g，附子（炮，去皮）9g。

方性 辛甘温。

方位 肾与脾，其次在心。

方势 升散，降泄。

方证 肾阳虚水气内动证、肾阳虚水泛证。

功效 温阳利水。

主治 小便不利，肢体沉重或浮肿，苔白不渴，脉沉。

适应证 本方现代适用于泌尿系统疾病、循环系统疾病、呼吸系统疾病、神经系统疾病、消化系统疾病、妇科疾病、五官科疾病等辨证属肾阳虚水泛者。

煎服法 上五味，以水 1600mL，煮取 600mL，去渣，温服 200mL，每日三次。

禁忌 湿热内停所致之小便不利、浮肿者忌用。

注意事项 避风寒；禁生冷。

第二十九节
桂枝汤

【知方源】

桂枝三两（去皮），芍药三两，甘草二两（炙），生姜三两（切），大枣十二枚（擘）。

上五味，㕮咀三味，以水七升，微火煮取三升，去滓，适寒温，服一升。

服已须臾，啜热稀粥一升余，以助药力，温覆令一时许，遍身漐漐微似有汗者益佳，不可令如水流漓，病必不除。若一服汗出病瘥，停后服，不必尽剂。若不汗，更服依前法。又不汗，后服小促其间，半日许令三服尽。若病重者，一日一夜服，周时观之。服一剂尽，病证犹在者，更作服。若不汗出，乃服至二三剂。

禁生冷、黏滑、肉面、五辛、酒酪、臭恶等物。

《伤寒论》

桂枝汤主之

1. 太阳中风，阳浮而阴弱，阳浮者，热自发，阴弱者，汗自出。啬啬恶寒，淅淅恶风，翕翕发热，鼻鸣干呕者，桂枝汤主之。（12条）

2. 太阳病，头痛，发热，汗出，恶风，桂枝汤主之。（13条）

宜桂枝汤

3. 太阳病，下之后，其气上冲者，可与桂枝汤，方用前法。若不上冲者，不得与之。（15条）

4. 太阳病，外证未解，脉浮弱者，当以汗解，宜桂枝汤。（42条）

5. 太阳病，外证未解，不可下也，下之为逆，欲解外者，宜桂枝汤。（44条）

6. 太阳病，先发汗不解，而复下之，脉浮者不愈。浮为在外，而反下之，故令不愈，今脉浮，故在外，当须解外则愈，宜桂枝汤。（45条）

7. 病常自汗出者，此为荣气和。荣气和者，外不谐，以卫气不共荣气谐和故尔。以荣行脉中，卫行脉外，复发其汗，荣卫和则愈，宜桂枝汤。（53条）

8. 患者脏无他病，时发热自汗出而不愈者，此卫气不和也，先其时发汗则愈，宜桂枝汤。（54条）

9. 伤寒不大便六七日，头痛有热者，与承气汤，其小便清者，知不在里，仍在表也，当须发汗；若头痛者，必衄，宜桂枝汤。（56条）

10. 伤寒发汗已解，半日许复烦，脉浮数者，可更发汗，宜桂枝汤。(57条)

11. 伤寒，医下之，续得下利，清谷不止，身疼痛者，急当救里。后身疼痛，清便自调者，急当救表。救里宜四逆汤，救表宜桂枝汤。(91条)

12. 太阳病，发热汗出者，此为荣弱卫强，故使汗出，欲救邪风者，宜桂枝汤。(95条)

13. 伤寒大下后，复发汗，心下痞，恶寒者，表未解也。不可攻痞，当先解表，表解乃可攻痞。解表宜桂枝汤，攻痞宜大黄黄连泻心汤。(164条)

14. 阳明病，脉迟，汗出多，微恶寒者，表未解也，可发汗，宜桂枝汤。(234条)

15. 患者烦热，汗出则解，又如疟状，日晡所发热者，属阳明也。脉实者，宜下之；脉浮虚者，宜发汗。下之与大承气汤；发汗宜桂枝汤。(240条)

16. 太阴病，脉浮者，可发汗，宜桂枝汤。(276条)

17. 下利腹胀满，身体疼痛者，先温其里，乃攻其表，温里宜四逆汤，攻表宜桂枝汤。(372条)

18. 吐利止，而身痛不休者，当消息和解其外，宜桂枝汤小和之。(387条)

服桂枝汤后

19. 太阳病，初服桂枝汤，反烦不解者，先刺风池、风府，却与桂枝汤则愈。(24条)

20. 服桂枝汤，大汗出，脉洪大者，与桂枝汤，如前法。若形似疟，一日再发者，汗出必解，宜桂枝二麻黄一汤。(25条)

21. 服桂枝汤，大汗出后，大烦渴不解，脉洪大者，白虎加人参汤主之。(26条)

22. 服桂枝汤，或下之，仍头项强痛，翕翕发热，无汗，心下满，微痛，小便不利者，桂枝去桂加茯苓白术汤主之。(28条)

禁忌

23. 伤寒脉浮，自汗出，小便数，心烦，微恶寒，脚挛急，反与桂枝，欲攻其表，此误也。得之便厥，咽中干，烦躁吐逆者，作甘草干姜汤与之，以复其阳；若厥愈足温者，更作芍药甘草汤与之，其脚即伸；若胃气不和，谵语者，少与调胃承气汤；若烦躁，复加烧针者，四逆汤主之。(29条)

24. 桂枝本为解肌，若其人脉浮紧，发热，汗不出者，不可与之也，常须识此，勿令误也。(16条)

25. 若酒客病，不可与桂枝汤，得之则呕，以酒客不喜甘故也。(17条)

26. 凡服桂枝汤吐者，其后必吐脓血也。(19条)

27. 发汗后，不可更行桂枝汤，汗出而喘，无大热者，可与麻黄杏仁甘草石膏汤。(63条)

28. 下后，不可更行桂枝汤，若汗出而喘，无大热者，可与麻黄杏仁甘草石膏汤。(162条)

29. 太阳病，下之后，其气上冲者，可与桂枝汤，方用前法。若不上冲者，不得与之。(15条)

《金匮要略》

1. 《金匮要略·呕吐哕下利病脉证治第十七》："下利腹胀满，身体疼痛者，先温其里，乃攻其表。温里宜四逆汤，攻表宜桂枝汤。"

2.《金匮要略·妇人妊娠病脉证并治第二十》:"师曰:妇人得平脉,阴脉小弱,其人渴,不能食,无寒热,名妊娠,桂枝汤主之。"

3.《金匮要略·妇人产后病脉证治第二十一》:"产后风,续之数十日不解,头微痛,恶寒,时时有热,心下闷,干呕,汗出,虽久,阳旦证续在耳,可与阳旦汤。"

【看方论】

1. 吴崑《医方考·五疸门》:"客者除之,故用桂枝之辛甘,以解肌表之邪;泄者收之,故用芍药之酸寒,以敛营中之液;虚以受邪,故用黄芪之甘温,以实在表之气;辛甘发散为阳,故生姜、甘草可为桂枝之佐;乃大枣者,和脾益胃之物也。"

2. 喻嘉言《医门法律》:"用桂枝全方,啜热粥助其得汗,加黄芪固卫。以其发热,且兼自汗、盗汗,发热故用桂枝,多汗故加黄芪也。其发汗已仍发热,邪去不尽,势必从表解之。汗出辄轻,身不重也;久久身瞤胸中痛,又以过汗而伤其卫外之阳,并胸中之阳也;腰以上有汗,腰以下无汗,阳通而阴不通也,上下痞隔,更宜黄芪固阳,桂枝通阴矣。"

3. 周扬俊《金匮玉函经二注》:"用桂加入桂枝汤中,一以外解风邪,一以内泄阴气也。各灸核上者,因寒而肿,惟灸消之也。""盖内有虚寒,故下利腹胀满。表邪未解,故身体疼痛。以下利为重,先治其里,后治其表者,若《伤寒论》太阳证,以医下之,续得下利清谷,身疼痛者,当先以四逆治其里,清便自调,然后以桂枝救其表,即此意。"

4. 张璐《张氏医通》:"黄汗皆由营气不和,水气乘虚袭人,所以有发热汗出,身体重痛,皮肤甲错,肌肉瞤动等证。至于胫冷髋弛,腰下无汗,《内经》所谓身半以下,湿中之也。脉沉迟者,水湿之气渗于经脉,而显迟滞不行之状,证虽多歧,观其所治,咸以桂、芍和营救邪,即兼黄芪司开合之权,杜邪气复入之路也。按:仲景于瘀热壅滞之候,每云甲错,即肌若鱼鳞之状,故发热不止则瘀热溃腐而为恶疮。每言身瞤乃经脉动惕之兆,故发汗不已,则营气内乏,而胸中痛也。"

5. 魏荔彤《金匮要略方论本义·奔豚气病脉证治》:"灸后与桂枝加桂汤主之,意取升阳散邪,固卫补中,所以为汗后感寒,阳衰阴乘之奔豚立法也。与前条心动气驰,气结热聚之奔豚,源流大别也。"

6. 尤在泾《金匮要略心典》:"此肾气乘外寒而动,发为奔豚者。发汗后,烧针复汗,阳气重伤,于是外寒从针孔而入通于肾,肾气乘外寒而上冲于心,故须灸其核上,以杜再入之邪,而以桂枝汤外解寒邪,加桂内泄肾气也。""产后中风,至数十日之久,而头疼寒热等证不解,是未可卜度其虚,而不与解之散之也。阳旦汤治伤寒太阳中风夹热者,此风久而热续在者,亦宜以此治之。夫审证用药,不拘日数,表里既分,汗下斯判。"

7. 吴谦《医宗金鉴·奔豚气病脉证并治》:"烧针,既温针也,烧针取汗,亦汗法也。针处宜当避寒,若不知谨,外被寒袭,火郁脉中,血不流行,所以有结核肿赤之患也。夫温针取汗,其法亦为迅烈矣,既针而营不奉行作解,必其人素寒阴盛也。故虽有温针之火,但发核赤,又被寒侵,故不但不解,反召阴邪,而加针之时,心既惊虚,所以肾水阴邪,得上凌心阳而发奔豚也,奔豚者,肾水阴邪之气,从少腹上冲于心,若豚之奔也。先炙核上各一壮者，外祛其寒邪，继与桂枝加桂汤者，内伐其肾邪也。"

【通方解】

君药桂枝解肌发表散邪，发汗而力不峻；臣药芍药敛阴益营，兼顾受损之营阴。两药配合，发表而不伤营阴，敛阴而不敛邪，共奏调和营卫之效。

另配伍生姜、大枣，散寒益阴，鼓舞中焦胃气，也可以调和营卫。

炙甘草调和药性，同时配合桂枝、生姜辛甘化阳，配合芍药酸甘化阴，共奏滋阴和阳之效。

【析方性】

左季云指出，桂枝汤为"滋阴和阳，调和营卫，解肌达表之温方"，并明言桂枝汤禁用于温病，因"桂枝汤主温里，为温邪里热之大忌，故叔和谓桂枝下咽，阳盛则毙"，故桂枝汤之性为辛甘而温。《伤寒论》中桂枝汤应用三禁也能反映出其性为温，之所以禁用，大体系因桂枝汤的温中补虚之功。

桂枝汤方内有桂枝、生姜，桂枝首见于《伤寒杂病论》，《神农本草经》无"桂枝"之名，称"牡桂"，"牡"指植物的雄株，雄属阳，体现了桂枝的阳热之性，"牡桂，味辛，温，主上气咳逆，结气喉痹，吐吸，利关节，补中益气"，故桂枝具有降气、利关节、补中益气之功。《新修本草》云："桂，味甘、辛，大热，有毒，利肝肺气，心腹寒热"，桂枝的性味在辛的基础上增加了甘味，温性变成了大热。左季云认为，"桂枝为阳药"，桂枝色赤而味辛甘温，为纯阳之品。《神农本草经》言生姜"味辛，温""生者尤良，久服去臭气，通神明"，生姜之辛，可助桂枝增强解肌之功效，又可化生阳气，且心主神明，生姜"通神明"，可使心阳温通，故桂枝与生姜配伍可补真阳。

【辨方位】

《伤寒论》第91条"救表，宜桂枝汤"，第164条"解表，宜桂枝汤"，第234条"阳明病，脉迟，汗出多，微恶寒者，表未解也，可发汗，宜桂枝汤"，可知桂枝汤之"位"当在肌表。

太阳主一身之表，李克绍把太阳经的功能概括为营、卫的功能。《灵枢·营卫生会》曰："谷入于胃，以传于肺，五脏六腑皆以受气，其清者为营，浊者为卫，营在脉中，卫在脉外，营周不休……阴阳相贯，如环无端。"营卫之气来源于中焦，营气具有化生血液、营养周身的作用，与血并行于脉中，卫气具有"温分肉、充皮肤、肥腠理、司开合"（《灵枢·本脏》）的作用，故营卫之气根于中焦，畅达肌腠。《伤寒本旨》曰："（桂枝汤）立法，从脾胃以达营卫，周行一身。营表里，调阴阳，和气血，通经脉，非攻伐，非补助，而能使窒者通，逆者顺，格者和。是故无论内伤外感，皆可取法以治之，要在因宜制裁。"《金匮要略心典》曰："桂枝汤，外证得之，为解肌和营卫；内证得之，为化气和阴阳。"郑钦安提到，"桂枝汤方，原不仅治一伤风证，凡属太阳经地面之病，皆可用得"，并列举了诸如"脑后生疮""周身皮肤作痒，时而恶风"等适用病证。现代研究者通过收集以桂枝汤为主方的近代医案1035则，分析了桂枝汤的辨治要点，指出桂枝汤原方具有解肌发汗、调和营卫、滋阴益阳、调和阴阳的基本功效，主治病证以表证为主，病位以肌表居多，病性也主要属虚属寒，且多为脾胃虚寒。由上可以看出，桂枝汤之方位确在肌表，因营卫运行周身，桂枝汤调和营卫，故后世医家将桂枝汤的方位大大地扩展至机体上下、表里、阴阳。

【明方势】

桂枝汤证表未闭，有汗出，是解肌肉层次里的营卫不和，所以叫"解肌"。"解肌"非"发汗"，二者不能混为一谈，《本草纲目》言："麻黄遍彻皮毛，故专于发汗而寒邪散，肺主皮毛，辛走肺也。桂枝透达营卫，故能解肌而风邪去。"张仲景亦强调："桂枝本为解肌，若其人脉浮紧，发热汗不出者，不可与服之。常须识此，勿令误也。"

从药物方面分析，桂枝汤中君药桂枝，是取其枝条，枝条中蕴藏着生机，具有向上、向外伸展的趋势，张锡纯总结桂枝曰："味辛微甘，性温，力善宣通，能升大气，降逆气，散邪气……其花开于中秋，是桂之性原得金气而旺，且又味辛属金，故善抑肝木之盛使不横恣……其宣通之力，又能导引三焦下通膀胱以利小便……桂枝非发汗之品，亦非止汗之品，其宣通表散之力，旋转于表里之间，能和营卫、暖肌肉、活血脉，俾风寒自解，麻痹自开，因其味辛而且甘，辛者能散，甘者能补，其功用在于半散半补之间也。"白芍，味酸苦，性平微寒，《药性赋》记载"可升可降"，《景岳全书》谓其"气薄于味，敛降多而升散少"。芍药以根部入药，有收敛之效。桂枝发散可充卫气，白芍收敛可益营阴，二者一散一收，生中有敛，敛中有生。

桂枝汤服药方法上的特殊要求，也能反映其方势所在。解肌之剂，若用于解表就必然要借谷气与温覆"以助药力"，方可汗出病愈。徐灵胎《伤寒论类方》中云："桂枝本不能发汗，故须助以热粥，《内经》云'谷入于胃，以传于肺'，肺主皮毛，汗所以出，啜粥充胃气以达于肺也。"

故桂枝汤根于中焦，畅达肌腠，有辛散之性，桂枝汤之势乃上、下、内、外、表、里、阴、阳。郑钦安曰："桂枝汤一方，乃调和阴阳，彻上彻下，能内能外之方。"正因为桂枝汤能上能下，能内能外，调和阴阳，故其临床应用不仅可以用于治疗外感疾病，还可广泛用于内伤杂病。

【论方证】

桂枝汤之证为太阳中风证，又称桂枝汤证、营卫失和证、表虚证。纵观桂枝汤之条文，其功效为解肌祛风，调和营卫，主治证候为发热，汗出，恶风，头痛，鼻鸣，干呕，脉浮缓。风邪袭表，卫外失职则恶寒、恶风；卫阳外浮，与邪搏争于表，则见发热；卫气不固，营阴外泄，则汗出；太阳经脉由头下项，风邪外袭，经气不利则头痛；表气失和，影响里气，肺气失宣则鼻鸣，胃气上逆则干呕；汗出腠理疏松，故脉浮缓。

桂枝汤不仅适用于太阳中风证，凡属营卫失调所致的"时发热自汗出""病常自汗出"等杂病皆可用之。营卫不和可分卫强营弱、卫弱营和、营卫俱弱和卫强营郁四种情况。卫强营郁为麻黄汤证，暂且不论。《伤寒论》第95条曰："太阳病，发热、汗出者，此为荣弱卫强，故使汗出。欲救邪风者，宜桂枝汤。"卫强指外邪袭表，卫气抗邪见发热而言；营弱指由于风邪较重，风性疏泄，腠理不固，营阴不能内守而外泄见汗出。本条乃卫阳被外邪所引而外浮，但开不合，导致卫气病理性亢奋，失去固外之职，营阴虽未受邪，但因卫开太过，营不内守而外泄，为"卫强营弱"。《伤寒论》第53条曰："病常自汗出者，此为荣气和，荣气和者，外不谐，以卫气不共荣气谐和故也。以荣行脉中，卫行脉外，复发其汗，荣卫和则愈，宜桂枝汤。"第54条曰："患者脏无他病，时发热、自汗出而不愈者，此卫气不和也。先其时发汗则愈，宜桂枝汤。"以上两条系因卫气不和，不耐邪侵，使得邪气越卫扰营，因卫病而致营伤，为"卫弱营和"。《伤寒论》第42条曰："太阳病，外证未解，脉浮弱者，当以汗解，宜桂枝汤。"此条桂枝汤病机被解释为"营卫俱弱"，张志聪《伤寒论集注》云"浮为气虚，弱为血弱。脉浮弱者，充肤热肉之血气两虚，宜桂枝汤以助肌腠之血气而为汗"，认为体质素亏，正气受损，致卫气、营气俱不足而成营卫不和。其脉多见浮弱或浮虚，治疗虽应发汗解表，但营卫俱弱，不宜峻汗，宜用桂枝汤，使营卫气血得以调和充实，则外邪得解。

【识方用】

1.桂枝汤现代处方

桂枝（去皮）、芍药、生姜、大枣（切）各9g，甘草（炙）6g。

以上五味药，用1400mL水大火煮成600mL。每次温服200mL。服完药后再喝一碗热稀饭，以帮助药力。喝完微微流汗最好，出了汗就不用再喝；切记不可使患者流太多汗。流汗后须擦干，不要当风或靠火炉；如果没有发汗，2~3小时后再喝200mL发汗。再不出汗，每1~1.5小时再服200mL……依此类推。半日内可喝完。若是病情比较严重，可以早晚各服用一帖药（共1200mL）。医师或家人要在旁观察患者病情的变化，若是病状有改善，但仍未消除，可以继续服用桂枝汤。或是汗一直不出，可以连续服用到3剂药。

2.桂枝汤现代适应证

（1）感冒、流感：普通感冒、流行性感冒及上呼吸道感染，症见头痛，发热，汗出，恶风寒。

（2）低热症：低热症，尤其是长期低热者，证属营卫不和，症见乍寒乍热或恶风，汗出，乏力，脉细小等，治以调和营卫，用桂枝汤。

（3）自汗症：桂枝汤能治疗卫气失和，营卫不调而无外感风寒表证的常自汗出、多汗或时有发热汗出者。

（4）产后发热：产后之人属虚人，产后发热属虚人发热，症见发热恶寒，汗出头痛，精神不振，少气乏力，胃纳不佳，舌淡润，苔薄白，脉缓或沉弱等，予桂枝汤治疗。

（5）过敏性鼻炎：属中医"鼽嚏"范围，虚证为肺气不足，卫气失调，贼风乘虚侵入所致，可用桂枝汤加减为治。

（6）皮肤病：湿疹、荨麻疹、皮炎、冻疮、蛇皮癣等多种皮肤病，若冬季或遇冷发作，暖则缓解，舌苔薄白，脉浮滑或濡滑缓，可用桂枝汤随证加减。

（7）头痛：在太阳穴通常是外感头痛，脉浮，小便清。依证用桂枝汤、麻黄汤系列。临床上，治疗头痛麻黄汤不如桂枝汤，因为此头痛是热气上冲。后脑勺痛可用桂枝汤加羌活，因羌活长于治后脑痛。

（8）斜视：风邪侵袭太阳经脉所致的斜视，症见目向内斜视，也可出现复视，可用桂枝加葛根汤以散风邪、疏通经脉，因太阳经脉起于目内眦之故。新病可服三至五剂，病久者应多服。

（9）舌㖞斜：风邪为患所致的舌㖞斜，症见舌㖞斜，言语不清。舌为心之苗，治疗时本应从心经施治；但心为脏，恐藏邪而不出，所以可从心之表太阳经施治，以引邪外出，用桂枝汤。

3. 桂枝汤加减

若桂枝汤证加气喘咳嗽，加厚朴（降气）、杏仁（滋润肺的津液）；若桂枝汤证加发汗不止，加炮附子（固汗固表）；如果患者肠胃虚寒、素体虚寒，生姜要改成干姜；平常中焦湿热较盛的人（比较胖的人），去掉大枣，中湿里虚的人可以加一些白术、茯苓；阳不足加重桂枝、阴不足加重白芍；桂枝汤证患者舌苔白厚，知其中焦素有湿气，一定要加白术、茯苓，否则一发就会变成五苓散证；偏侧太阳穴痛，桂枝汤加钩藤、川芎，眉棱骨或眼眶同时痛，加当归。

4. 桂枝汤禁忌

脉浮紧，汗不出；汗吐下，温针不解；酒客病。

【学医案】

1. 明代名医李中梓运用桂枝汤医案

治吴君明，伤寒六日，语狂笑，头痛有汗，大便不通，小便自利。众议承气汤下之。士材（李中梓）诊其脉浮而大，因思仲景曰："伤寒不大便六七日，头痛有热，小便清者，知不在里，仍在表也。"方今仲冬，宜与桂枝汤。众皆咋舌，以谵语狂笑为阳盛，桂枝入口必毙矣。李曰：汗多神昏，故发论妄，虽不大便，腹无所苦，和其营卫，必自愈耳。遂违众用之，及夜而笑语皆止，明日大便自通。故病多端，不可胶执，向使狐疑而用下药，其可活乎？（选自《医宗必读》）

按语： 本案为桂枝汤变证。患者伤寒六日，表里兼病，究竟宜汗宜下，这是辨证的关键。众医议承气下之，以为不大便六七日，谵语狂笑，里症急，故宜下也。独李中梓以为不大便六七日，头痛，有热，小便清者，知不在里，仍在表也，当以汗解。脉症合参，患者脉浮而大，虽不大便六七日，而腹无胀满之苦，仍头痛有热，自汗，小便不黄，表证仍在，应以桂枝汤调和营卫，解肌发汗，故药后及夜而谵语狂笑皆止，次日大便自通，承气证为假象，一剂而兼愈。所以治病无他秘诀，秘诀在于辨证，尤其在于辨证辨得准。

2.清代名医叶天士运用桂枝汤医案

顾氏，进护阳方法，诸疟已减，寒热未止。乃久病阳虚，脉络未充，尚宜通补为法。人参、生鹿茸、当归、紫石英、茯苓、炙草、煨姜、大枣。又，经邪不尽，寒热未止。缘疟久营卫气伤，脉络中空乏。屡进补法，仅能填塞络中空隙，不能驱除蕴伏之邪。拟进养营法，取其养正邪自却之意。人参、当归、杞子、生白芍、茯神、桂心、炙草、远志、煨姜、南枣。（选自《临证指南医案》）

按语： 本案曾进护阳法，诸疟已减，而寒热未止。此久病伤阳，络虚奇经受损。拟通补奇经法，以人参、生鹿茸、当归、紫石英、茯苓、炙甘草、煨姜、大枣，通补奇经，调和营卫。再诊仍寒热未止，叶天士从疟久营卫气伤，脉络中空乏立论，方用桂心、生白芍、炙甘草、煨姜、南枣，为桂枝汤法，调和营卫，外解寒热；用人参、当归、枸杞子、茯神、远志，为通补奇经阳明法，扶正祛邪。

3.清代名医张志聪运用桂枝汤医案

治一少年，伤寒三四日，头痛发热，胸痛不可忍。病家曰，三日前因食面而致病。张曰，不然面食粮食，何日不食，盖因风寒外感，以致内停饮食，非因食面而头痛发热也。故凡停食感寒，只宜解表，不可推食，如里气一松，外邪即陷入矣。且食停于内，在胸下脘间，按之而痛；今胸上痛不可按，此必误下而成结胸。病家云，昨延某师，告以食面，故用消食之药，以致胸中大痛。因诊其症尚在，仍用桂枝汤加减，一服而愈。（选自《侣山堂类辩》）

按语： 本案亦为桂枝汤之变证，患者为外感伤寒，故头痛发热，食面非其主因。医者误听病家之言，忽于审证求因，盲目认为食面成积所致，妄用消食之剂以推食，以致胸中之痛，而成结胸之证。消法为下法之轻者缓者，用之不当，亦损伤正气，引邪内陷，变生他病。此病患者表证，虽经消法之误用，幸表邪尚未全陷，表证仍在，病势仍有外出之机，宜乘势使用汗法，使之外解，故仍以桂枝汤加减治之，一服而愈。本案辨证要点有二：一为表证仍在，仍须发表；二为食停于内，在胸下胃脘，按之而痛，今胸上痛不可按，为误下而成结胸，非食积也。故治病必求其本也。

【说明书】

名称 桂枝汤。

处方 桂枝（去皮）、芍药、生姜、大枣（切）各9g，甘草（炙）6g。

方性 辛甘而温。

方位 肌表。

方势 上、下、内、外、表、里、阴、阳。

方证 营卫失和证、表虚证。

功效 解肌祛风，调和营卫。

主治 主症是发热、汗出、恶风、头痛、鼻鸣、干呕、脉浮缓；定时发热而汗出；肺卫失调诸证。

适应证　本方现代适用于多种呼吸系统疾病、发热类疾病、出汗类疾病、过敏性疾病等辨证属营卫不和者。

　　煎服法　上五味，咬咀三味，以水1400mL，微火煮取600mL，去滓，适寒温，服200mL。服已须臾，啜热稀粥200mL，以助药力。若一服汗出病差，停服后，不必尽剂。若不汗，更服依前法。又不汗，后服小促其间，半日许令三服尽。若病重者，一日一夜服，周时观之，服一剂尽，病证犹在者，更作服。若不汗出，乃服至二三剂。

　　禁忌　脉浮紧，汗不出；汗吐下，温针不解；酒客病。

　　注意事项　不可令如水流漓，病必不除；禁生冷、黏滑、肉面、五辛、酒酪、臭恶等物。

第三十节
桂枝茯苓丸

【知方源】

　　桂枝、茯苓、牡丹（去心）、桃仁（去皮尖，熬）、芍药各等份。

　　上五味，末之，炼蜜和丸，如兔屎大，每日食前服一丸。不知，加至三丸。

《金匮要略》

　　《金匮要略·妇人妊娠病脉证并治第二十》：妇人宿有癥病，经断未及三月，而得漏下不止，胎动在脐上者，为癥痼害。妊娠六月动者，前三月经水利时，胎也。下血者，后断三月衃也。所以血不止者，其癥不去故也，当下其癥，桂枝茯苓丸主之。

【看方论】

　　1. 徐彬《金匮要略论注》："药用桂枝茯苓汤者，桂枝、芍药，一阳一阴；茯苓、丹皮，一气一血，调其寒温，扶其正气。桃仁以破恶血、消癥癖，而不嫌伤胎血者，所谓有病则病当之也。且癥之初，必因寒，桂能化气而消其本寒。癥之成，必夹湿热为窠囊，苓渗湿气，丹清血热。芍药敛肝血而扶脾，使能统血，则养正即所以去邪耳……每服甚少而频，更巧，要知癥不碍胎，其结原微，故以渐磨之。"

　　2. 赵以德《金匮方论衍义》："宿有癥痼内结，及至血聚成胎，而癥病发动，气淫于冲任，由是养胚之血，不得停留，逐漏不止。癥痼下迫其胎，动于脐上，故曰癥痼害也。凡成胎妊者，一月血始聚，二月始胚，三月始胎，胎成始能动。今六月动者，前三月经水利时，胎（也）；下血者，未成也。后断三月，始胚以成，胎方能动。若血下不止者，为癥未去故也，必当去其癥。《内经》曰，有故无殒，亦无殒也。去则胎安也。桂枝、桃仁、丹皮、芍药能去恶血，茯苓亦利腰脐间血，虽是破血，然有散有缓，有收有渗，结者散以桂枝之辛；肝藏血，血畜者肝急，缓以桃仁、丹皮之甘；阴气之发动者，收以芍药之酸；恶血既破，佐以茯苓之淡渗，利而行之。"

3. 张璐《张氏医通》："癥病妇人恒有之，或不碍子宫，则仍行经而受孕。虽得血聚成胎，胎成三月而经始断，断未三月而癥病复动，遂漏下不止。癥在下，迫其胎，故曰癥痼害。胎以脐上升动不安，洵为真胎无疑，若是鬼胎，即属阴气结聚，断无动于阳位之理。今动在于脐上，是胎已六月，知前三月经水虽利而胎已成，后三月经断而血积成瘕，是以血下不止。故用桂心、茯苓、丹皮、桃仁以散其瘕，芍药以护其营，则血方止而胎得安。世本作桂枝茯苓丸，乃传写之误。详桂枝气味俱薄，仅堪走表，必取肉桂之心，方有去癥之功。安常所谓桂不伤胎，勿疑有碍于妊。观下条子脏开用附子汤，转胞用肾气丸，俱用桂、附，《内经》所谓有故无殒是也。"

4. 徐彬《金匮要略论注》："桂枝、芍药，一阳一阴，茯苓、丹皮，一气一血，调其寒温，扶其正气。桃仁以破恶血，消癥瘕，而不嫌伤胎血者，所谓有病则病当之也。且癥之初，必因寒，桂能化气而消其本寒。癥之成，必夹湿热为窠囊，苓渗湿气，丹清血热，芍药敛肝血而扶脾，使能统血，则养正即所以去邪耳。然消癥方甚多，一举两得，莫有若此方之巧矣。每服甚少而频，更巧，要知癥不碍胎，其结原微，故以渐磨之。"

5. 曹颖甫《金匮发微》："仲师设立桂枝茯苓丸，以缓而下之。盖癥之所由成，起于寒湿，故用桂枝以通阳，茯苓以泄湿，丹皮、桃仁、赤芍，则攻瘀而疏达之。"

【通方解】

本方属缓消之剂，妇人素有癥块，导致妊娠胎动不安，漏下不止，方中桂枝温通血脉而行瘀滞，茯苓渗湿利下以助瘀血下行，益脾气而安胎元，此二药相合可化湿行气而降浊，共为君药。桃仁、牡丹皮化瘀活血，兼清瘀热，共为臣药。芍药为佐，养血和营，使瘀血得除又不伤新血。白蜜为使，共为丸，可以缓和诸药去瘀破泄之力，以达到缓消缓补的目的。

【析方性】

《神农本草经》无"桂枝"之名，称"牡桂"，"牡"指植物的雄株，雄属阳，体现了桂的阳热之性，"牡桂，味辛，温，主上气咳逆"。《新修本草》云："桂，味甘、辛，大热，有毒，利肝肺气，心腹寒热"，左季云也认为，"桂枝为阳药"，桂枝色赤而味辛甘，性温，为纯阳之品。《本经疏证》描述桂枝的功用为"其用之道有六：曰和营，曰通阳，曰利水，曰下气，曰行瘀，曰补中"，其辛温善通血中寒滞，如有血瘀不行者，则加入桃仁等活血之品；茯苓，《神农本草经》载其"味甘，平"，黄元御在《长沙药解》也指出其药性"味甘，气平"，故作用平和；桃仁、牡丹皮，《神农本草经》分别载其"味苦，平""味辛，寒"；芍药，《神农本草经》云其"味苦，平"，清代陈修园在《神农本草经读》中载"芍药气平，是夏花而禀燥金之气，味苦，是得少阴君火之味"，可知芍药为苦平之品。白蜜，《神农本草经》载其"味甘，平"，故能"安五脏诸不足，益气，补中"。方中桂枝、茯苓为君药，统领全方辛甘温之性，桃仁、牡丹皮为臣，再添苦寒之性，佐以芍药苦平之品，白蜜为使，甘平以调和药性，因此其方性可总结为寒温并用，合以辛苦，佐以甘调。

【辨方位】

桂枝茯苓丸最早出现于《金匮要略》，用于治疗癥病、体内恶血及胎动不安，其方位主要在胞宫。据考证，宋朝以前有关桂枝茯苓丸所涉病证基本与《金匮要略》中的内容接近。南宋时期，陈自明的《妇人大全良方》中，首次出现了该方治疗小产、胎死腹中、胎漏、胎气上逆。此后，桂枝茯苓丸治疗涉及的病名逐渐增多，虽然在其主治病中增加了妊娠腹痛、胞衣不下、难产等疾病，但一直是作为治疗妇科疾病的方剂。清代黄元御《四圣心源》中明确提出本方治疗内科腹痛，此后近现代医家更是大大拓展了本方的适用范围。胡希恕临床善于应用大柴胡汤合桂枝茯苓丸治疗哮喘。治疗多囊卵巢综合征经验中，有以本方为主方者，若体质壮实，多加麻黄、大黄，或者合葛根汤，也有加虫类药者。

结合文献记载及本方证病机，本方方位主要在胞宫，因本方有活血消癥之功，故方位已拓展至各种包块类，如癥瘕、干血、脓肿等，甚至有称本方为"全身血液循环的改善剂"者，认为血瘀相关病证皆可考虑应用本方。

【明方势】

从药物方面分析，本方以桂枝、茯苓为君，具辛甘温之性，可温可散，温通血脉而散瘀滞，故有向外发散的趋势，且茯苓淡渗利下，有向下泄浊之功。桃仁味苦能开泄，有外散之势，故徐灵胎曰："桃得三月春和之气以生，而花色鲜明似血，故凡血郁血结之疾，不能调和畅达者，此能入于其中而和之、散之……味苦又能开泄，故能逐旧而不伤新也。"牡丹皮为臣，《神农本草经》载其"除癥坚，瘀血留舍肠胃"，且牡丹皮入血分，性寒清热，有凉血之效。芍药，《神农本草经》明言其"除血痹，破坚积，寒热，疝瘕，止痛"，固有苦平通泄之功。白蜜为使，甘味能缓，缓即舒也，缓和诸药去瘀破泄之力，以达到缓消缓补的目的。因此，结合本方寒温并用，合以辛苦，佐以甘调的方性，本方方势主要为降泄，外散。

【论方证】

桂枝茯苓丸证为瘀血留滞胞宫，妊娠胎动不安，漏下不止之证。其功效在于活血化瘀，缓消癥块。主治证候为下血色紫黑晦暗或腹痛拒按等。因胞宫素有癥块，复又妊娠，经脉运行不畅，故而漏下不止，腹痛拒按，胎失所养，故而胎动不安。

后世广其应用，使桂枝茯苓丸不仅仅局限于瘀滞胞宫、结而为患的病证，凡属瘀血阻滞的疾病皆可用之。

【识方用】

1. 桂枝茯苓丸现代处方

桂枝 15g，茯苓 15g，桃仁 15g，丹皮 15g，芍药 15g。

以上五味，可以等量研末，炼蜜为丸，每丸 3 克，每日饭前服 1 丸，效果不明显可加至 3 丸。亦可改为汤药口服，以水 1400mL，煎至 600mL，饭前服用 200mL。

2. 桂枝茯苓丸现代适应证

（1）妇科疾病：子宫肌瘤、卵巢囊肿、子宫内膜异位症、慢性盆腔炎、产后尿潴留、输卵管积水、痛经、闭经、崩漏、不孕症等。

（2）胃肠道疾病：胃痛、慢性阑尾炎、粘连性肠梗阻等。

（3）肝胆系统疾病：肝囊肿、慢性肝炎、慢性胆囊炎等。

（4）呼吸系统疾病：肺栓塞、结核性渗出性胸膜炎和慢性肺心病等。

（5）泌尿系统疾病：慢性肾炎、多囊肾等。

（6）心脑血管疾病：冠心病、椎基底动脉供血不足等。

（7）五官科疾病：老年性白内障术后黄斑囊样水肿、慢性咽炎、慢性鼻炎等。

3. 桂枝茯苓丸加减

气滞血瘀者，可加香附、延胡索、青皮、当归、益母草；疼痛剧烈者，加蒲黄、五灵脂、乳香、没药；腹部包块坚硬，加三棱、莪术；阳虚明显者，可加附子；肾虚者，加枸杞子、川续断、桑寄生。

4. 桂枝茯苓丸禁忌

孕妇慎用；年老体弱者慎用。

【学医案】

1. 近现代名医岳美中运用桂枝茯苓丸医案

赵某，女，47 岁，1961 年 4 月 3 日初诊。患者于四年前发现下腹部有一鸡蛋大肿物，未予介意。后肿物逐渐增大，四年后使腹围增至 97cm，较前增加 17cm，如怀胎状。患者两天前突发下腹剧痛，冷汗淋漓。经某某医院诊为"子宫肌瘤"，并要立即手术治疗，患者未允。乃请岳老诊治。诊见形体瘦弱，面色萎黄，下腹肿物按之坚硬，压痛明显，舌质暗，少苔，脉沉细而涩。经水 2~3 月一行，量少色暗，夹有血块。证属癥积瘀血，治以疏肝健脾，破瘀消癥。处方：桂枝 9g，茯苓 9g，川芎 9g，丹皮 9g，桃仁 9g，白芍 21g，当归 9g，泽泻 21g，白术 12g。服药 10 剂后，患者腹痛明显减轻，乃将原方改为散剂，每服 9g，日服 2 次。服用两个月，下腹肿物日渐变小，症状大见好转。服药半年，下腹肿物消失，经水正常，诸症悉除。七年以后，患者复因处境不顺，情志不舒，下腹肿物又起，逐渐增大，症状同前。经岳老诊治，仍继服原方散剂，三个月后，又获痊愈。

（选自《岳美中医案》）

按语： 此案系瘀滞胞宫、结而为患的病证。方以当归芍药散合桂枝茯苓丸以疏肝健脾，活血消癥。本方寒温并用，合以辛苦，佐以甘调，辛散苦通，甘味调和，从而发挥通泄、外散之功。桂枝茯苓丸证虽为瘀血留滞胞宫，妊娠胎动不安，漏下不止而设，但后世广其应用，凡属瘀血阻滞的疾病皆可用之。

2. 近现代名医蒲辅周运用桂枝茯苓丸医案

陈某，女，已婚，1963 年 5 月 7 日初诊。患者自本年 3 月底足月初产后，至今 4 旬恶露未尽，量不多，色淡红，有时有紫色小血块。并从产后起腰酸痛，周身按之痛，下半身尤甚，有时左小腹痛，左腰至大腿上三分之一处有静脉曲张，食欲欠佳，大便溏，小便黄，睡眠尚可，面色不泽，脉上盛下不足，右关弦迟，左关弦大，寸尺俱沉涩，舌淡红无苔。病由产后调理失宜，以致营卫不和，气血紊乱，恶露不化。治宜调和营卫，和血消瘀。处方：桂枝 4.5g，白芍 6g，茯苓 9g，炒丹皮 3g，桃仁 3g（去皮），炮姜 2.4g，大枣 4 枚。服 5 剂。5 月 16 日复诊：患者服药后恶露已净，小腹及腰腿痛均消失，食欲好转，二便正常，脉沉弦微数，舌淡无苔。瘀滞已消，宜气血双补，治以十全大补丸 40 丸，每日早晚各服 1 丸，服后恢复正常。（选自《蒲辅周医案》）

按语： 对于产后恶露不净的治疗，治疗应以补虚和祛瘀为主要原则，补虚以补益气血为主，祛瘀当配合理气化瘀药，取气行则血行之意。本方不仅应用于胎时，亦可应用于产后病治疗，只要辨证得法即可应用。方中桂枝温通血脉而行瘀滞，茯苓渗湿利下以助瘀血下行，此二药相合可化湿行气而降浊，共为君药。桃仁、牡丹皮化瘀活血，兼清瘀热，共为臣药。芍药为佐，养血和营，使瘀血得除又不伤新血，最后以白蜜为使为丸，可以缓和诸药去瘀破泄之力，以达到缓消缓补的目的。恶露去，气血虚，故蒲老最后以气血双补之十全大补丸收功。

3. 日本汉方学家矢数道明运用桂枝茯苓丸医案

马某，37 岁，主妇，初诊 1961 年 5 月 2 日。因外感治疗不及时，两周前甲状腺肿如鸡卵大，咽喉不利，心悸，脉数，易惊。体格、营养、面色一般。甲状腺纵径 5cm，横径 3cm，血压 170/90mmHg。少腹有瘀血征，故投予桂枝茯苓丸，嘱病家需服 3 个月。药后三日，咽喉不利锐减，甲状腺肿物开始缩小，10 日后来诊，肿块已消尽，血压 140/80mmHg。共服药 40 天痊愈。3 个月后复查，未再发。（选自《汉方医疗百话·第二集》）

按语： 本案患者病位不在胞宫，而在颈前，但总为痰积肿块之证，用桂枝茯苓丸有良好疗效。患者瘿瘤，咽喉不利，心悸，脉数，易惊，且伴有血压升高，机制均为气血不通，桂枝茯苓丸用于癥病，攻坚破结不伤正，通滞祛瘀而不伤阴，以理血为优势，应用时不应拘泥于一方治专病。本病临床还可酌加化痰软坚之品。

【说明书】

名称 桂枝茯苓丸。

处方 桂枝 15g，茯苓 15g，桃仁 15g，丹皮 15g，芍药 15g。

方性 寒温并用，合以辛苦，佐以甘调。

方位 胞宫。

方势 降泄，外散。

方证 瘀血留滞胞宫，妊娠胎动不安，漏下不止。

功效 活血化瘀，缓消癥块。

主治 下血色紫黑晦暗，或腹痛拒按等。

适应证 本方现代适用于多种妇科疾病、消化系统疾病、呼吸系统疾病、泌尿系统疾病、心脑血管疾病、五官科疾病等辨证属于瘀阻下焦者。

煎服法 上五味，等量为末，炼蜜为丸，每丸 3g，每日饭前 1 丸，效果不明显可加至 3 丸；亦可水煎服，每日一剂，早晚分温服。

禁忌 孕妇慎用；年老体弱者应慎用。

注意事项 孕妇忌用；忌酒、生冷、油腻及辛辣刺激之物；年老体弱者应慎用。

第三十一节
栝楼薤白半夏汤

【知方源】

栝楼实（一枚，捣），薤白（三两），半夏（半斤），白酒（一斗）。

上四味，同煮取四升，去滓，温服一升，日三服。

《金匮要略》

《金匮要略·胸痹心痛短气病脉证治第九》：胸痹不得卧，心痛彻背者，栝楼薤白半夏汤主之。

【看方论】

1. 汪昂《医方集解》："喻嘉言曰：'胸中阳气如离照当空，旷然无外。设地气一上，则窒塞有加。故知胸痹者，阴气上逆之候也。'仲景微则用薤白、白酒以益其阳，甚则用附子、干姜以消其阴。世医不知胸痹为何病，习用豆蔻、木香、诃子、三棱、神曲、麦芽等药，坐耗其胸中之阳，亦相悬矣。（薤叶光滑，露亦难贮，故曰薤露，其性滑泄，能通气滞，故胸痹下重并用之）。本方加半夏，名栝蒌薤白半夏汤。"

2. 吴谦《医宗金鉴》："魏荔彤曰：同半夏之苦，以开郁行气，痛甚则结甚，故减薤白之湿，用半夏之燥，更能使胶腻之物，随汤而荡涤也。日三服，亦从上治者，应徐取频服也。"

3. 黄元御《长沙药解》："治胸痹不得卧，心痛彻背者。以胸膈痹塞，气无降路，逼迫宫城，故心痛彻背。背者，胸之腑也，气不前降于腹，胸膈莫容，是以逆冲于脊背。薤白、白酒、半夏，破壅而降逆，瓜蒌清涤其郁烦也。"

4. 黄元御《金匮悬解》："胸痹不得眠卧，心痛彻背者，是阴邪上填，冲逼心宫，而胸膈痹塞，气无前降之路，膈上莫容，是以后冲于脊背也。栝蒌薤白半夏汤，栝蒌涤瘀而清烦，薤白、白酒、半夏，破壅而降逆也。"

【通方解】

栝楼薤白半夏汤较栝楼薤白白酒汤多增加半夏一味，化痰之力更强，治疗胸痹痰浊较盛者。方中栝楼清热化痰，宽胸散结；薤白辛温通阳，豁痰下气，理气宽胸；半夏辛散消痞，化痰散结。栝楼配半夏，化痰消痞，二药相配，相辅相成。白酒通阳，可助药势。

【析方性】

仲景归纳胸痹病机为"阳微阴弦"，即上焦阳气不足，下焦阴寒偏盛，乃本虚标实之证，故本方方性总体为辛温。本方通阳散结，祛痰宽胸，重用栝楼，《长沙药解》云其"味甘、微苦、微寒，入手太阴肺经。清心润肺，洗垢除烦，开胸膈之痹结，涤涎沫之胶黏，最洗瘀浊，善解懊侬"，配伍辛温之半夏，共奏祛痰宽胸之功。薤白一味，《长沙药解》记载其"味辛，气温，入手太阴肺、手阳明大肠经。开胸痹而降逆，除后重而升陷，最消痞痛，善止滑泄"，能通阳散结，行气导滞，药性偏温。白酒性大热，能"开胸膈之痞塞，通经络之凝瘀"。诸药合用，辛温通阳。

【辨方位】

本方主治胸阳不振，气滞痰阻之胸中痹痛，故作用部位为胸膺部。原文述胸痹之证、心痛彻背，即西医学中冠状动脉粥样硬化性心脏病的放射痛，疼痛可放射至背部、肩部、左臂、颈部、咽部、牙齿等部位。故病位在胸膺部及肩、背、臂等部位。

【明方势】

从药物方面分析，本方薤白直达胸膺部，辛开行滞，苦泄痰浊，能上能下，宣散阴寒气滞；栝楼微苦，气寒，主降，最能下气涤秽，散伤寒结胸，其势甚猛；《本草经解要》谓半夏"辛平，辛则能开，平则能降……半夏辛平消痰""主伤寒寒热心下坚"；白酒苦辛，大热，入十二经，开胸膈之痹塞，通经络之凝瘀。故栝楼薤白半夏汤直达胸膺部，畅达胸中气机，振奋胸阳，涤痰下气，有辛散之性，其"势"乃可升可降，以散为主。

【论方证】

喻嘉言曰："胸中如太空，其阳气所过，如离照当空，旷然无外，设地气一上，则窒塞有加。"故产生痰凝等病理变化，治当温通祛痰。该方治疗寒痰痹阻胸痹证，症见胸中满痛彻背，背痛彻胸，不能安卧，短气，痰多黏而白，舌质暗，苔白腻，脉沉滑。治者行气解郁，通阳散结，祛痰宽胸。

【识方用】

1. 栝楼薤白半夏汤现代处方

栝楼 24g，薤白 9g，半夏 24g，白酒 2000mL。
以上四味药，煮出 800mL，去药渣，早晚两次分服。

2. 栝楼薤白半夏汤现代适应证

（1）冠心病、心绞痛：发作时胸中满闷，心痛彻背，甚至上气喘急，呼吸困难，咳吐白痰，脉象沉滑，舌苔白腻，予栝楼薤白半夏汤通阳泄浊。

（2）心动过缓：阳主动，阴主静，阴盛阳虚是心动过缓的主要病机，寒痰瘀阻心脉，发为心动过缓，给予栝楼薤白半夏汤通阳散结，祛痰宽胸，鼓舞气血运行；

（3）慢性阻塞性肺疾病、慢性支气管炎等所致喘息、咳痰：本病属中医"咳嗽""喘证"范畴。因久病损伤肺络，胸中阳气不振，津液不得输布，津停痰聚，阻碍气机，故胸部闷痛，甚则胸痛彻背；痰阻气滞，肺失宣降，则见喘息，咳唾，给予栝楼薤白半夏汤涤痰宽胸，宣肺平喘。

（4）胃痛：慢性胃炎等所致胃痛，脘腹胀闷、纳呆，证属痰浊阻胃，患者平素脾胃虚寒，饮食不节则痰浊内生，痰阻气滞则胃痛，给予栝楼薤白半夏汤通阳散结，行气祛痰。

3. 栝楼薤白半夏汤加减

若伴有胸中刺痛、舌苔暗紫等血瘀症状，加丹参、红花活血化瘀；若伴有善叹息、呃逆等气滞症状，加枳壳、柴胡行气宽中；若患者畏寒、四肢末端凉明显，加桂枝、附子温阳散寒；若患者胸痹疼痛较著者，酌配沉香、荜茇、檀香、三七粉理气活血止痛。

4. 栝楼薤白半夏汤禁忌

素体虚弱、脾胃虚弱者慎用；孕妇、哺乳期妇女禁用。

【学医案】

1. 清代名医王孟英运用栝楼薤白半夏汤医案

王氏治鲍继仲发冷，喘汗欲绝一案："忽然发冷，而喘汗欲厥，速孟英视之。脉沉弦而软滑带数，是素患痰饮，必误服温补所致也。家人始述：去冬服胡某肾气汤，颇若相安，至今久不吐痰矣。孟英曰：病在肺，肺气展布，痰始能行，虽属久病，与少阴水泛迥殊，辨证不明，何可妄治？初服颇若相安者，方中附、桂刚猛，直往无前，痰亦不得不为之辟易；又得地黄等厚浊下趋之品，回护其跋扈跳梁之性。然暴戾之气久而必露，柔腻之质，反阻枢机，治节不伸，二便涩少，痰无出路，愈伏愈多，一朝卒发，遂壅塞于清阳升降之路，是以危险如斯，须知与少阴虚喘，判分霄壤，切勿畏虚妄补。投以薤、

蒌、枳、杏、旋、赭、半、菀、茹、芦根、蛤粉、雪羹之剂而平。继与肃清肺气而涤留痰，匝月始愈。"（选自《回春录》）

按语： 本例患者为寒痰郁肺之证，既往服用肾气丸，吐痰明显减少，是因肾气丸中桂枝、附子药性峻猛，使寒痰避之，但未得肃清，王氏深谙仲景之道，运用温化的半夏类方治疗痰阻喘厥。栝楼薤白半夏汤原方治疗寒凝胸痹，方中薤白之温通可伸展气机，配伍半夏、栝楼可行气开化痰浊，用次方通阳宽胸，消痰散结，效如桴鼓。

2.近现代名医胡希恕运用栝楼薤白半夏汤医案

安某，女，74 岁。初诊日期 1965 年 6 月 14 日。患心绞痛 1 年多，常胸前剧痛，每发作则不能平卧，呼吸困难，经常服用硝酸甘油、氨茶碱等，症见大汗出，口干不思饮，四肢凉，大便干，舌苔白厚，脉弦细。证属痰饮阻胸，瘀血阻络。治以化痰通阳，祛瘀通脉，予以栝楼薤白半夏汤加味：栝楼 45g，薤白 27g，半夏 75g，白酒 60mL，桂枝 9g，枳实 9g，桃仁 9g，陈皮 30g，白芍 12g。上药服 3 剂，痛减，但小劳则发心区痛。上方加茯苓 12g，继服 6 剂，胸痛时作时休，仍以上方加减，服 1 个月后，胸痛不再发作。（选自《中国百年百名中医临床丛书·胡希恕》）

按语： 四肢发凉、胸闷气短、面色苍白、疲乏无力等，中医辨证当属阳虚，但其舌苔白厚，证实其阳虚是标，而痰饮瘀血阻滞是本，胸阳被阻，阳气失运，即此种冠心病也是邪实之证，故给予栝楼薤白半夏汤化痰通阳，祛瘀通脉。

3.近现代名医刘渡舟运用栝楼薤白半夏汤医案

杨某，女，70 岁。初诊日期 1994 年 1 月 31 日。诉胸部闷胀 2 个月。现病史：患者两月前因冠心病大面积心肌梗死入某医院抢救。出院后因气候转凉，感胸闷、气短、心前区隐隐作痛、两胁持续疼痛不休、左手臂胀麻，伴有咳吐白浓痰、腹胀、大便干燥等，患者精神紧张，夜寐易发惊悸，舌苔白腻、脉沉弦而滑。脉证合参，辨为心阳痹阻，痰浊凝聚，心胸脉络不通则痛。治宜宣痹通阳，豁痰通络止痛。处方：栝楼 20g，薤白 6g，半夏 15g，旋覆花 10g，红花 10g，茜草 10g，桂枝 10g，丹参 20g，郁金 10g，木香 10g，降香 10g。二诊：患者胸闷胸痛大为缓解，咳痰减少，夜已能寐，又续服 5 剂，诸症皆安。（选自《刘渡舟伤寒临证带教笔记》）

按语： 本案患者心肌梗死，病属中医痹症范围，辨证为心阳虚衰，寒痰痹阻。治当通阳宽胸，消痰散结。方中全栝楼、薤白、半夏辛温，能化痰散结，行气宽胸，为治胸闷憋气之要药；红花、丹参、降香行气活血化瘀，为心脑血管疾病常用药；旋覆花消痰降气，缓解胁胀、腹胀不适。诸药合用，标本兼顾，证症结合，收效良好。

【说明书】

名称 栝楼薤白半夏汤。

处方 栝楼 24g，薤白 9g，半夏 24g，白酒 2000mL。

方性 辛温。

方位 胸膺部。

方势 可升可降，以散为主。

方证 寒痰痹阻胸痹证。

功效 通阳宽胸，消痰散结。

主治 胸闷胸痛，咳吐白痰，短气，畏寒，舌暗苔白腻，脉沉滑。

适应证 本方现代适用于心血管系统疾病、呼吸系统疾病、消化系统疾病辨证属寒痰痹阻胸阳者。

煎服法 以上四味药，煮出 800mL，去药渣，早晚两次分服。

禁忌 舌体瘦小，苔薄少津等阴虚体质者禁用；酒精过敏者禁用。

注意事项 本方中病即止，心痛缓解后，不可一味涤痰宽胸，应进一步辨证论治，调整用药；对酒精不耐受者，应慎用该方。

第三十二节
桃核承气汤

【知方源】

桃仁（去皮尖），五十个，大黄四两，桂枝（去皮），二两，甘草（炙），二两，芒硝二两。

上五味，以水七升，煮取二升半，去滓，内芒硝，更上火微沸，下火，先食温服五合，日三服，当微利。

《伤寒论》

太阳病不解，热结膀胱，其人如狂，血自下，下者愈。其外不解者，尚未可攻，当先解其外。外解已，但少腹急结者，乃可攻之。宜桃核承气汤。（106 条）

【看方论】

1. 成无己《注解伤寒论》："甘以缓之，辛以散之。少腹急结，缓以桃仁之甘；下焦畜血，散以桂枝辛热之气，寒以取之。热甚搏血，故加二物于调胃承气汤中也。"

2. 许宏《金镜内台方议》："以桃仁为君，能破血结，而缓其急。以桂枝为臣，辛热之气，而温散下焦蓄血。以调胃承气汤中品味为佐为使，以缓其下者也。此方乃调胃承气汤中加桃仁、桂枝二味，以散其结血也。"

3. **方有执《伤寒论条辨》**："然则五物者，太阳随经入腑之轻剂也。先食，谓先服汤，而饮食则续进也。"

4. 柯韵伯《伤寒来苏集》："治病必求其本，气留不行，故君大黄之走而不守者，以行其逆气。甘草之甘平者，以调和其正气。血结而不行，故用芒硝之咸以软之，桂枝之辛以散之，桃仁之苦以泄之。气行血濡，则小腹自舒，神气自安矣，此又承气之变剂也。此方治女子月事不调，先期作痛，与经闭不行者最佳。"

5. 汪琥《伤寒论辨证广注》："或问桃仁承气汤中用桂枝之义。余答云，喻嘉言有云，太阳随经之余邪，非桂枝不解，所以仲景用桃仁，增入承气以达血所，仍加桂枝分解外邪，正恐其邪少有未解，则壅热愈甚，血愈蓄积，不能即下，故桃仁承气汤中用桂枝解外，与大柴胡汤中用柴胡解外，其义实相仿也。"

6. 张锡驹《伤寒论直解》："桃为肺之果，其核在肝，为厥阴血分之药，故能破瘀；大黄推陈致新而下血；芒硝上清气分之热，以推血分之瘀；甘草所以调中；桂枝辛能走气，血随气行也。微利者，利其大便也。"

7. 尤在泾《伤寒贯珠集》："此即调胃承气汤加桃仁、桂枝，为破瘀逐血之剂。缘此证热与血结，故以大黄之苦寒，荡实除热为君，芒硝之咸寒，入血软坚为臣，桂枝之辛温，桃仁之辛润，擅逐血散邪之长为使；甘草之甘，缓诸药之势，俾去邪而不伤正为佐也。"

8. 陈修园《长沙方歌括》："桃得阳春之生气，其仁微苦而涌泄，为行血之缓药，得大黄以推陈致新，得芒硝以清热消瘀，得甘草以主持于中，俾诸药遂其左宜右有之势，桂枝用至二两者，注家以为兼解外邪，而不知辛能行气，气行而血乃行也。"

9. 戈颂平《伤寒指归》："桂树得子水之阳气而冬荣，其枝色紫赤，气味辛温。辛，之言新也，得子水之阳化而日日新也。取其枝象经络之形，表里经络之阴不利，非此不能通。大黄色黄而臭香，得土之正气正色，合桃核散其血结，使木达土疏，阳气外浮，阴土气坚。取芒硝味咸，化阴土之坚。佐甘草极甘，培在中不足之土气，以生木也。上五味，五，土数也，象阳气阴液从中土生；以水七升，象阳数得阴复于七；煮取二升半，象二阴偶阳，和半表半里也；去滓，纳芒硝，更上火，微沸，下火，先食，温服五合，日三服，象一阳阳气合五行从中土来复半表，回还表半里从子上承也。病在半里下，故在未食之前服也。"

10. 李培生《柯氏伤寒附翼笺正》："用桃核承气汤，以活血解凝，泻热去实，并导瘀热下行，是蓄血轻证的治法。桃核承气汤即调胃承气汤加桃仁、桂枝。柯氏列于阳明篇，颇有见地。但硝黄与桃仁并用，重在活血化瘀，泻热解结，而不在于通利大便。故此方芒硝用量，实较调胃承气汤为轻。愚遇阳明温病，气分及血，引起神识失常，如狂发狂；或杂病中神识失常之病，属于阳热偏盛者，常使用本方。或取《温病条辨》桃仁承气汤方意，将本方去桂枝、甘草，加归尾、赤芍、丹皮，加强活血清热的作用，都有一定的效果。"

【通方解】

太阳病表邪不解，化热入里，与血结于下焦。血蓄下焦，故少腹急结；心主血脉，并主神明，邪热与瘀血互结，上扰心神，故其人如狂。对本证的治疗，其表证不解者，当先解表，不可先攻逐瘀血；外邪已解，只有蓄血证的表现，即可用桃核承气汤攻下瘀热。方中桃仁活血破瘀；大黄下瘀泻热，两者同用，瘀热并治，共为君药。芒硝泻热通腑，助大黄下瘀泻热；桂枝温通血脉，助桃仁活血祛瘀，又可防硝、黄寒凉凝血之弊，同为臣药。其中，桂枝得硝、黄则温通而不助热；硝、黄得桂枝则寒下又不凉遏。炙甘草护胃和中，并缓诸药峻烈之性，为佐使药。诸药配合，共奏破血下瘀泄热之功。

【析方性】

本方又名桃仁承气汤，由调胃承气汤减芒硝之量，加桃仁、桂枝而成。《伤寒论》原治邪在太阳不解，随经入腑化热，与血相搏结于下焦之蓄血证。桃仁味苦、甘，性平，归心、肝、大肠经，能活血化瘀，润燥滑肠，善泄血滞，为治疗瘀血内阻如闭经、痛经、产后瘀滞腹痛、跌打损伤、肠燥便秘等症的常用药物。《珍珠囊》记载："治血结，血秘，血燥，通润大便，破蓄血。"《本草纲目》曰："主血滞风痹，骨蒸，肝疟寒热，鬼疰疼痛，产后血病。"大黄味苦，性寒，归脾、胃、大肠、肝、心包经。本品苦寒沉降，功能泻下攻积，祛瘀通经，清热解毒，利湿退黄，《本草正义》谓大黄"迅速善走，直达下焦，深入血分，无坚不破，荡涤积垢，有犁庭扫穴之功"。芒硝味辛、苦，大寒，主五藏积聚，久热胃闭，除邪气，破留血，腹中痰实结搏，通经脉，利大小便及月水，破五淋，推陈致新。缪希雍《神农本草经疏》："芒硝禀天地至阴极寒之气所生，故味苦辛，性大寒。乃太阴之精，以消物为性，故能消五金八石，况乎五脏之积聚，其能比之金石之坚哉？"桂枝味辛、甘，性温，具有发汗解肌、温通经脉、助阳化气之功效。《本草汇言》曰："桂枝，散风寒，逐表邪，发邪汗，止咳嗽，去肢节间风痛之药也。"桂枝性温热，故证涉阴虚或火旺者应慎用。又桂枝味辛能发散，可治风寒表证，但味甘能缓能补，其发汗力和缓，其药性特点是有汗能止，无汗能发，故主治风寒表虚之有汗证。炙甘草药性微温，具有补中益气、润肺的作用。本方寒下与逐瘀同用，瘀热并治；在大队寒凉之品中少佐桂枝，既可活血，又防寒凉凝血之弊。本方整体方性偏寒，味偏苦甘。

【辨方位】

张锡驹《伤寒论直解》："此言太阳之气循经而自入于腑也……太阳病不解，承上文之不解而言也，病不解，当从胸而结于胁下，今从背而入，循经而入于本腑，则谓之热结膀胱，膀胱在少腹之间，而少腹为血海之所，热干于胞中之血分，则阴不胜其阳，故其人如狂也。"本方主治太阳病邪随经入里化热，与瘀血互结于下焦的蓄血证，故其方位在下焦。

【明方势】

汪琥《伤寒论辨证广注》："太阳病邪热不解，随经入腑，结于膀胱。太阳为多血之经，腑有结热，则经中之血与热相搏，蓄于下焦，其人如狂……血自下者，邪热随血而出，故云愈也。若其人外不解，外即表也。表邪不解，里虽蓄血，尚未可攻，谓当先解其外，外得解已，但少腹急结者，此可验膀胱热结，下焦蓄血也，乃可竟用药以攻之。"桃核承气汤活血化瘀，治疗下焦蓄血证，方中大黄、桃仁活血化瘀，药性偏降；桂枝解肌发表，方势偏散。故本方整体方势呈降、呈散。

【论方证】

太阳病郁热在经，不但能从上部致衄，又因太阳的经脉络肾属膀胱，所以也能血溢下焦而形成蓄血证。血溢下焦，则阴气从下，阳气尽在于上，如《素问·调经论》所说："血并于阴，气并于阳，故为惊狂。"血未凝固的，小腹只是拘急不适，按之不甚硬满，其人精神不安，出现如狂状态。其血既未凝固，所以有时血可自下。血下之后，太阳的经热亦随之而出，这和邪从衄解是一个道理。若不能自下，就必须用桃核承气汤攻之。桃核承气汤是调胃承气汤加桃仁、桂枝而成。桃仁、桂枝行停蓄之血，调胃承气汤泻内陷之热，血下热除，病即痊愈。

【识方用】

1. 桃核承气汤现代处方

桃仁 12g，大黄 12g，桂枝 6g，炙甘草 12g，芒硝 6g。

作汤剂，以 1400mL 水煎前四味，煎取 500mL，去药渣，芒硝冲服，分早中晚三次温服。

2. 桃核承气汤现代适应证

（1）精神神经系统疾病：如精神分裂症；
（2）循环系统疾病：如脑外伤后遗症、中风等；
（3）泌尿系统疾病：如反复发作的慢性肾盂肾炎、流行性出血热等；
（4）妇科疾病：如急性盆腔炎，产后阴道血肿、恶露不尽、胎盘残留、痛经、子宫肌瘤等，以下腹部急结硬痛及小便月经异常为主要证候。

仲景以本方治疗太阳病邪随经入里化热，与瘀血互结于下焦的蓄血证。无论内伤外感，只要辨证为热邪与瘀血互结者，均可酌情使用本方。

3. 桃核承气汤加减

若治经闭、痛经及恶露不下者，常配合四物汤同用；兼气滞者，加香附、乌药、枳实、青皮、木香等以理气止痛；跌打损伤，疼痛不已者，加赤芍、当归尾、红花、苏木、三七等以活血祛瘀止痛；对于火旺而血郁于上之吐血、衄血，可借本方釜底抽薪，引血下行，并酌加生地黄、丹皮、栀子等以清热凉血。

4. 桃核承气汤禁忌

本方为破血下瘀之剂，故孕妇禁用。

【学医案】

1. 明代名医孙一奎运用桃核承气汤医案

孙文垣治董龙山夫人，年三十五，病便血，日二三下，腹不痛，诸医治三年不效。孙诊之，左脉沉涩，右脉漏出关外。诊不应病，谓血既久下，且当益其气而升提之，以探其病。乃用补中益气加阿胶、地榆、侧柏叶，服八剂。血不下者半月。偶因劳血复下，再索前药，乃谓之曰：夫人之病，必有瘀血，积于经隧。前药因脉难凭，故以升提兼补兼涩者，以探虚实耳。今得病情，法当下以除其根。董曰：便血三年，虽二三下而月汛不爽，且至五日。如此尚有瘀血停蓄耶？孙曰：以此而知必有瘀血也。经曰：不塞不流，不行不止。今之瘀，实由塞之故也。行则不塞。古人治痢必先下之，亦此意也。用桃仁承气汤加丹皮、五灵脂、荷叶蒂。水煎夜服之。五更下黑瘀半桶。复索下药。曰：姑以理脾药养之。病根已动。五日再下未晚，至期复用下剂。又去黑瘀如前者半。继以补中益气汤、参苓白术散调理痊愈。（选自《孙文垣医案》）

按语： 这则医案中患者便血日久，经过多次治疗无效，医家孙一奎初诊根据常规的益气方法进行治疗，但仅能缓解症状约半个月。然后，由于患者劳倦再次发作，医家孙一奎再次诊断，确认患者确实存在瘀血留蓄的问题。根据《黄帝内经》中"不塞不流、不行不止"的原则，医家孙一奎决定采用桃仁承气汤来下瘀血，为了增强破血祛瘀的效果，还加入了丹皮和五灵脂，荷叶蒂则用于止血中兼以升阳。这些药物用水煎煮后，在夜晚服用，利用少阳正旺的时机来提高药效。值得注意的是，逐瘀血的治疗应该中病则止，因为患者出血已经三年，病情较为顽固，医家孙一奎认为不能一下子完全去除瘀血，否则恐怕会出现病虽然治好了，但患者的身体也垮了的情况。因此，后续治疗采用了补中益气汤和参苓白术散来补益脾气、升清阳，以巩固治疗效果。

2. 近代名医曹颖甫运用桃核承气汤医案

曹右，住林荫路。初诊：10月22日。经事六七月不来，鼻衄时作，腹中有块，却不拒按，所以然者，鼻衄宣泄于上故也。阙上痛，周身骨节烘热而咳，此病欲作干血，以其体实，宜桃核承气汤加味，上者下之也。川桂枝6g，制川军9g，枳实6g，桃仁泥12g，生甘草4.5g，牛膝6g，全当归6g，大白芍6g。二诊：10月23日。患者骨节烘热已减，咳嗽亦除，癥块已能移动，不如向之占据一方矣。服药半日，见效如此，非经方孰能致之？（选自《经方实验录》）

按语： 本案患者经事六七月不来，腹中有块，却不拒按，这是瘀血内停的表现。同时，患者还有鼻衄时作、阙上痛、周身骨节烘热而咳等症状。根据患者的症状和体征，曹颖甫认为这是瘀血欲作干血的征兆，因此采用桃核承气汤进行加减治疗。方中中药的配伍能够加强破血下瘀、调经止痛的作用，还可以缓解患者鼻衄、咳嗽等症状。在二诊中，患者骨节烘热已减，咳嗽亦除，癥块已能移动，这说明桃核承气汤加减治疗已经取得了初步的效果。

3.清代名医朱增籍运用桃核承气汤医案

房镜堂客游省垣,抱病归,神识不清,言语善恶不避亲疏,登高而呼,弃衣而走,治经旬日不应。细审之,每当少腹硬满难耐时,其证更甚,乃知蓄血发狂也。外用熨法,内服桃核承气汤。是夜小便下血一瓶,狂少定。服近二十剂,小便渐次清白,病乃痊愈。(选自《疫证治例》)

按语: 本案患者属于蓄血发狂,这种病在中医中属于瘀血证的一种表现。由于瘀血内停,导致气血运行不畅,脏腑功能失调,从而引发神志不清、言语善恶不避亲疏、登高而呼、弃衣而走等症状。在本案中,患者的病已经持续了很长时间,并且经过了多次治疗都没有效果。治疗采用桃核承气汤进行加减治疗,以促进气血运行,消散瘀血。服用桃核承气汤后,患者的小便中出现了大量的血块,这是瘀血排出的表现。随着小便逐渐清白,患者的病情也逐渐好转,最终痊愈。

【说明书】

名称 桃核承气汤。

处方 桃仁 12g,大黄 12g,桂枝 6g,炙甘草 12g,芒硝 6g。

方性 性寒,味苦甘。

方位 下焦。

方势 入、降、散。

方证 里证、瘀证、热证。

功效 活血逐瘀,清热导下。

主治 下焦蓄血证。

适应证 本方现代适用于精神神经系统疾病、循环系统疾病、泌尿系统及妇科疾病等辨证属阳明瘀热、下焦蓄血者。

煎服法 作汤剂,以 1400mL 水煎前四味,煎取 500mL,去药渣,芒硝冲服,分早中晚三次温服。

禁忌 本方为破血下瘀之剂,故孕妇禁用。

注意事项 先食温服,使药力下行。服后得"微利",则邪有出路。

第三十三节
柴胡加龙骨牡蛎汤

【知方源】

柴胡四两，龙骨、黄芩、生姜（切）、铅丹、人参、桂枝（去皮）、茯苓各一两半，半夏（洗）二合半，大黄二两，牡蛎（熬）一两半，大枣（擘）六枚。

上十二味，以水八升，煮取四升；内大黄，切如棋子，更煮一两沸，去滓，温服一升。

《伤寒论》

伤寒八九日，下之，胸满烦惊，小便不利，谵语，一身尽重，不可转侧者，柴胡加龙骨牡蛎汤主之。（107条）

【看方论】

1. 吴谦《医宗金鉴》："是证也，为刚阳错杂之邪。是方也，亦攻补错杂之药。柴、桂解未尽之表邪；大黄攻已陷之里热；人参、姜、枣补虚而和胃；茯苓、半夏利水而降逆；龙骨、牡蛎、铅丹之涩重，镇惊收心而安神明，斯为以错杂之药，而治错杂之病也。"

2. 喜多村直宽《伤寒论疏义》："此小柴胡汤以除胸满而烦，加龙骨、牡蛎、铅丹以镇肝胆之怯，加茯苓以行津液利小便，加大黄以逐胃热止谵语，加桂枝以行阳气而解身重，且除去甘草者，盖与大柴胡汤同义，于是表里虚实泛应曲当，而错杂之邪庶几尽解耳。"

3. 左季云《伤寒论类方汇参》："此妄下后，正气虚耗入里，而复外扰三阳。为制和解镇固，攻补兼施之杂疗方也……《别录》：铅丹即黄丹，生于铅，出蜀郡平泽，气味辛，微寒无毒。主治惊痫癫疾，除热下气，久服通神明。"

4. 陆渊雷《伤寒论今释》："此方取小柴胡汤之半，而去甘草加龙骨、铅丹、桂枝、茯苓、大黄、牡蛎也。今人谓龙骨、牡蛎、铅丹，能收敛浮越之正气，镇惊坠痰。吉益氏《药征》，谓龙骨主治脐下动，旁治烦惊失精，牡蛎主治胸腹动，旁治惊狂烦躁。今验惊狂癫痫失精诸患者，有正气浮越之象者，其胸腹往往有动，是二说，可以并行不悖也。惟此方既有龙骨、牡蛎之收涩，复有大黄、茯苓之通利，既有大黄之攻，复有人参之补，方意杂糅，颇有疑其不可用者，然按证施治，得效者多。"

【通方解】

本方是小柴胡汤减半量，去甘草，加龙骨、牡蛎、桂枝、茯苓、铅丹、大黄组成。以小柴胡汤和解少阳，宣畅枢机，清疏胆火；因有热与水结，故去甘草之甘缓，加桂枝通阳化气行水；加大黄釜底抽薪，泻热除烦；加龙骨、牡蛎、铅丹重镇安神；加茯苓利三焦之水，宁心安神。诸药合用，和解少阳，清泄胆火，除烦镇惊，安神定志。

【析方性】

方中黄芩、大黄性味苦寒，清热泻火，通结导滞；桂枝、生姜性味辛温，温中散寒；人参、红枣性味甘温，健脾补气；柴胡味辛苦，性微寒，升提举陷，发散邪气；清半夏辛温，可降浊气；茯苓健脾利水，宁心安神，补益心气；龙骨、牡蛎、铅丹性微寒，收敛心气，镇肝安魂。全方寒热并用，补泻同施，解内外之邪热，调畅肝胆之气机。

【辨方位】

伤寒八九日不解，太阳表证仍在，应汗解，误用下法，易致气机逆乱。邪传少阳则见胸胁痞满，胆热上扰于心，心烦不宁，惊恐，谵语；下之动伤阳气，脾土虚陷，水湿潴留，小便不利，湿渍肌腠，则身不能转侧。治宜柴胡加龙骨牡蛎汤，和解化气，镇惊除烦。故本证病位在少阳与三焦，故用柴胡加龙骨牡蛎汤和解少阳，通阳泻热，疏通三焦，镇惊安神。

【明方势】

本方是小柴胡汤去甘草，加降冲的桂枝，利水的茯苓，泻下的大黄，镇静安神的龙骨、牡蛎、铅丹而成，全方寒热、补泻、升降、敛散并用：黄芩、大黄清热泻火，桂枝、生姜温中散寒；人参、红枣健脾补气，大黄通结导滞；柴胡升提举陷，清半夏、铅丹降浊气；龙骨、牡蛎收敛心气，柴胡发散邪气。方中柴胡、大黄，《神农本草经》谓推陈致新，喻嘉言《尚论后篇》云："柴胡、大黄之药，升降同剂，正见仲景处方之妙，柴胡升而散外邪，大黄降而泄内实，使病者热退气和而自愈。"

《伤寒悬解》："大枣、参、苓，补土而泻湿，大黄、柴胡、桂枝，泻火而疏木，生姜、半夏，下冲而降浊，龙骨、牡蛎、铅丹，敛魂而镇逆也。"全方药物相互制约，相辅相成，为调治肝胆逆乱之有效方剂。本方升降相伍，在和解少阳的基础之上，使三焦通利，气化以行，里热得清，神明而安。

【论方证】

本方证的病机是伤寒八九日，误用攻下，伤及正气，病陷少阳，枢机不利，表里俱病，虚实夹杂。误下后邪陷少阳，气机郁滞，枢机不利则胸满；胆火上炎，胃热上蒸，心神被扰，则心烦、谵语；少阳枢机不利，胆火内郁，决断失职，心神逆乱，故惊惕、恐惧；三焦决渎失职，水道不畅，则小便不利；邪气郁于半表半里，内外气机阻滞，阳气内郁而不得宣达，则一身尽重而不可转侧。《伤寒悬解》："下伤中气，胃逆而为胸满。胆木拔根，而为烦惊。心神扰乱，而为谵语。乙木郁遏，疏泄不行，则小便不利。己土湿动，机关壅滞，则一身尽重，不可转侧。"本方主治伤寒邪陷少阳，枢机不利，表里俱病，虚实夹杂之证，临床以胸满、烦躁、谵语、身重为辨证要点。

【识方用】

1. 柴胡加龙骨牡蛎汤现代处方

柴胡 12g，龙骨、黄芩、生姜、人参、桂枝（去皮）、茯苓各 4.5g，铅丹 1.5g，半夏 6g（洗），大黄 6g（切），牡蛎 4.5g（熬），大枣 6 枚（擘）。

上药十二味，除大黄外，以水 1600mL，煮取 800mL，再纳大黄，更煮一二沸，去滓，每次温服 200mL。

2. 柴胡加龙骨牡蛎汤现代适应证

（1）神经精神系统疾病：癔症、神经官能症、抑郁症、癫痫、精神分裂症、阿尔茨海默病、帕金森综合征、小舞蹈病等。

（2）心律失常、梅尼埃病、耳聋耳鸣、高血压病、甲状腺功能亢进症、阳痿、失眠等邪陷少阳，枢机不利，表里俱病，虚实夹杂之证。

3. 柴胡加龙骨牡蛎汤加减

精神分裂症，去铅丹、人参，配胆南星、生铁落、石菖蒲、远志、钩藤；神经官能症，去铅丹，加炒枣仁、百合、生地黄、合欢皮；更年期综合征，去铅丹，加丹皮、当归、白芍、巴戟天。

4. 柴胡加龙骨牡蛎汤禁忌

神志失常，无胸满烦惊，二便通利者，不宜。

【学医案】

1. 近现代名医刘渡舟运用柴胡加龙骨牡蛎汤医案

尹某，男，34 岁。因惊恐而患癫痫病。发作时惊叫，四肢抽搐，口吐白沫，汗出。胸胁发满，夜睡呓语不休，且乱梦纷纭，精神不安，大便不爽。视其人神情呆滞，面色发青，舌质红，舌苔黄白相兼，脉象沉弦。辨为肝胆气郁，兼有阳明腑热，痰火内发而上扰心神，心肝神魂不得潜敛之故。治宜疏肝泻胃，涤痰清火，镇惊安神。处方：柴胡 12g，黄芩 9g，半夏 9g，党参 10g，生姜 9g，龙骨 15g，牡蛎 15g，大黄 6g（后下），铅丹 3g（布包），茯神 9g，桂枝 5g，大枣 6 枚。服 1 剂则大便通畅，胸胁之满与呓语皆除，精神安定，唯见欲吐不吐，胃中嘈杂为甚，上方加竹茹 16g，陈皮 10g 服之而愈。（选自《伤寒名医验案精选》）

按语：患者因惊恐等情志因素诱发癫痫，刘老诊其面色发青，舌质红，舌苔黄白相兼，脉沉弦，辨为肝胆气郁，兼阳明腑热，痰火内发而上扰心神，治以柴胡加龙骨牡蛎汤疏肝泻胃，涤痰清火，镇惊安神，服 1 剂则大便通畅，精神安定，取得疗效。

2. 现代名医赵守真运用柴胡加龙骨牡蛎汤医案

许某，年三旬，余妇人也。1946 年冬顿失所偶，今秋又殇长子，不幸迭遭，悲感逾恒，兼之田畴欠收，以此抑郁寡欢，渐而饮食减少，夜不安眠，甚至达旦不寐，久乃神志失守，时清时昧。然所服药，多作癫痫治，其实非是。其阿翁姜老迎往诊视，患者蓬头垢面，骨瘦如柴，虫虫向人苦笑，或歌或哭，对人有礼貌，而大失常态。诊脉弦细，两目微红，舌苔黄腻，梦中有时乱语，大便数日一行，小便黄短。今从所见分析，是肝郁气滞，胃气失调。肝郁则气逆神乱，胃滞则内热蒸熏，土木相乘，气血悖逆，神不守舍，谵妄由生，证虽类癫痫而实非癫痫也。其治固以安神定志、清郁调肝为主，但寒热错综，虚实互见，证杂而药当繁，殊不可以常规范之。遂处以柴胡龙骨牡蛎汤去参、桂，加生地黄、石菖蒲、香附、郁金，日进二剂，四日人渐安宁。再三剂，内热已清，神志稍明，仍不时吐清痰，胸痞，间亦噫气，改进调气祛痰之加味温胆汤（柴胡、香附、党参、黄连、甘草、陈皮、枳实、大枣、生姜），实与前方相仿佛，不过有轻重之别耳。服此六剂，志定神宁，痰少气顺，人事清楚，肌肉渐生，后用补血益气、清胃安神之养血安神汤（当归、芍药、地黄、川芎、陈皮、茯苓、白术、甘草、黄连、柏子仁、枣仁），调理期月复常。（选自《治验回忆录》）

按语： 患者因悲伤过度致神志失守，医者诊其脉弦细，两目微红，舌苔黄腻，辨为肝郁气滞，胃气失调所致神不守舍，实非癫痫，治以柴胡加龙骨牡蛎汤加减以安神定志，清郁调肝，去参、桂等补气温阳之品，加生地黄清热凉血养阴，石菖蒲、郁金、香附开窍解郁。患者神志改善后，再予加味温胆汤调气祛痰。患者志定神宁后以养血安神汤善后。

3. 近现代医家周连三运用柴胡加龙骨牡蛎汤医案

彭某，男，32 岁，1963 年 11 月 27 日诊治。患者在 1959 年因受刺激，导致精神失常，狂躁妄动，打人骂人，久治不愈，住精神病院多方治疗无效，请周老师会诊。症见面红目赤，狂躁妄动，打人骂人，毁坏器物，撕衣裸体，目光炯炯，少睡少食，哭笑无常，舌质红，苔黄腻，脉洪数。症属肝郁化火，痰火上扰。治宜疏肝利胆，祛痰泻火。处方：柴胡、黄芩各 24g，半夏 21g，生姜 15g，茯苓、龙骨、牡蛎各 30g，桂枝 9g，铅丹 6g，大枣 12 枚，大黄 18g。服上方后，患者涌吐痰涎二碗余，泻下风沫，夜能安睡，诸症减轻。后减铅丹为 3g、大黄为 9g，连续服用 4 剂，继以他药调治而愈。（选自《伤寒名医验案精选》）

按语： 患者因情志刺激致精神失常，医者诊其面红目赤，舌质红，苔黄腻，脉洪数，辨为肝郁化火，痰火上扰，治以柴胡加龙骨牡蛎汤以疏利肝胆，祛痰泻火，重镇安神。方中以小柴胡汤去人参以和解少阳，宣畅枢机，清疏胆火，去甘草之甘缓，加桂枝通阳化气行水，大黄釜底抽薪，泻热除烦，龙骨、牡蛎、铅丹重镇安神，茯苓利水安神。患者服用后涌吐痰涎二碗余，诸症减轻，效果显著。

【说明书】

名称 柴胡加龙骨牡蛎汤。

处方 柴胡 12g，龙骨、黄芩、生姜、人参、桂枝（去皮）、茯苓各 4.5g，铅丹 1.5g，半夏 6g（洗），大黄 6g（切），牡蛎 4.5g（熬），大枣 6 枚（擘）。

方性 寒热并用。

方位 少阳与三焦。

方势 升降相伍，开中寓合。

方证 伤寒邪陷少阳，枢机不利，表里俱病，虚实夹杂之证。

功效 和解少阳，通阳化湿，重镇安神。

主治 伤寒误下后，神态失常，胸满烦惊，谵语，身重，小便不利者。

适应证 本方现代适用于神经系统疾病、心律失常、梅尼埃病、耳聋耳鸣、高血压病、甲状腺功能亢进、阳痿、失眠等辨证属邪陷少阳、枢机不利者。

煎服法 上药十二味，除大黄外，以水 1600mL，煮取 800mL，再纳大黄，更煮一二沸，去滓，每次温服 200mL。

禁忌 神志失常，无胸满烦惊，二便通利者，不宜。

注意事项 按历代中医临床应用此方经验，在实际运用时，因铅丹有毒，一般不用，效果也不错，或者用磁石、生铁落或代赭石代替。人参可以用党参代替。桂枝可以用肉桂代替或者桂枝、肉桂二者同用。用不用大黄可以看有无便秘。

第三十四节
柴胡桂枝干姜汤

【知方源】

柴胡半斤，桂枝三两（去皮），干姜三两，栝楼根四两，黄芩三两，牡蛎二两（熬），甘草二两（炙）。

上七味，以水一斗二升，煮取六升，去滓，再煎，取三升，温服一升，日三服。初服微烦，复服汗出，便愈。

《伤寒论》

伤寒五六日，已发汗而复下之，胸胁满，微结，小便不利，渴而不呕，但头汗出，

往来寒热心烦者，此为未解也，柴胡桂枝干姜汤主之。(147条)

【看方论】

1. 柯韵伯《伤寒附翼》："伤寒五六日，发汗不解，尚在太阳界，反下之，胸胁满微结，是系在少阳矣。此微结与阳微结不同：阳微结对纯阴结言，是指结实在胃；此微结对大结胸言，是指胸胁痞硬。小便不利者，因下后下焦津液不足也。头为三阳之会，阳气不得降，故但头汗出；半表半里之寒邪未解，上下二焦之邪热已甚，故往来寒热心烦耳。此方全从柴胡加减。心烦不呕不渴，故去半夏之辛温，加栝蒌根以生津。胸胁满而微结，故减大枣之甘满，加牡蛎之咸以软之。小便不利而心下不悸，是无水可利，故不去黄芩，不加茯苓。虽渴而太阳之余邪不解，故不用参而加桂。生姜之辛，易干姜之温苦，所以散胸胁之满结也。初服烦即微者，黄芩、瓜蒌之效；继服汗出周身，内外全愈者，姜、桂之功。小柴胡加减之妙，若无定法，而实有定局矣。更其名曰柴胡桂枝干姜，以柴胡证具，而太阳之表犹未解，里已微结，须此桂枝解表，干姜解结，以佐柴胡之不及耳。"

2. 汪琥《伤寒论辨证广注》："成注引《内经》曰：热淫于内，以苦发之，柴胡黄芩之苦，以解传里之邪。辛甘发散为阳，桂枝甘草之辛甘，以散在表之邪。咸以软之，牡蛎之咸，以消胸胁之满。辛以润之，干姜之辛，以固阳虚之汗。津液不足而为渴，苦以坚之，栝蒌之苦，以生津液。"

3. 秦之桢《伤寒大白》："时寒时热证，世俗皆以小柴胡和解少阳，然未见效。余今进求精切，因知发热恶寒，皆太阳表证，时寒者，表邪欲发未伸也。时热者，邪热暂时外现也。时寒时热者，邪热欲发未能，邪正分争，表邪未越，表汗未彻也；岂小柴胡和解一法得以治之！夫似疟证，每发必汗出身凉，专务散邪主治，忌用寒凉抑遏，恐明日至其时，尚有恶寒表证耳，况寒热不凉者乎！理肺发表汤、平胃发表汤，治时寒时热最效，方见身痛。"

4. 吴谦《医宗金鉴》："少阳表里未解，故以柴胡桂枝合剂而主之，即小柴胡汤之变法也。去人参者，因其正气不虚；减半夏者，以其不呕，恐助燥也。加栝蒌根，以其能止渴兼生津液也；倍柴胡加桂枝，以主少阳之表；加牡蛎，以奚少阳之结。干姜佐桂枝，以散往来之寒；黄芩佐柴胡，以除往来之热，且可制干姜不益心烦也。诸药寒温不一，必需甘草以和之。初服微烦，药力未及；复服汗出即愈者，可知此证非汗出不解也。"

5. 陈修园《长沙方歌括》："张令韶曰：伤寒五六日，厥阴主气之期也，厥阴之上，中见少阳，已发汗而复下之，则逆其少阳之枢。不得外出，故胸胁满微结；不得下行，故小便不利；少阳之上，火气治之，故渴；无枢转外出之机，故不呕；但头汗出者，太阳之津液不能旁达惟上蒸于头也，少气欲枢转而不能，故有往来寒热之象也。厥阴内属心包而主脉络，故心烦。此病在太阳而涉厥阴之气，不得少阳之枢以外出，故曰此为未解也，用柴胡、桂枝、黄芩，转少阳之枢而达太阳之气。牡蛎启厥阴之气以解胸胁之结，蒌根引水液之上升而止烦渴，汗下后中气虚矣，故用干姜。"

6. 王旭高《退思集类方歌注》："柴胡桂枝干姜汤，花粉芩甘牡蛎藏。邪在三阳阳气结，从枢转出易通阳。揭出三阳经药以太阳余邪，干姜开阳明痞结之气，使以花粉佐牡蛎，入阴分升津液，以救三阳之热，重用柴、芩少，甘加花粉。疟发寒多微有热，风、寒、湿痹于肌表，阳气郁伏于营血之中，故疟发寒多，或但寒无热阴；用柴胡和少阳之阳，即用黄芩和里；用桂枝和太阳之阳，即用牡蛎和里；用干姜和阳明之阳，即用花粉和里；使以甘草，调和阴阳，和之得其当，故一剂便效。"

【通方解】

柴胡和解少阳为君，配伍臣药黄芩外疏内清，和解少阳邪热；佐以桂枝、干姜味辛发散，振奋中阳，温化寒饮；栝楼根甘寒润燥生津止渴，牡蛎味咸软坚，二者相合，能生津清热，逐饮散结；炙甘草调和诸药。

【析方性】

柴胡桂枝干姜汤中柴胡用量独重，《神农本草经》记载柴胡"味苦，平"，《名医别录》言其"微寒，无毒。主除伤寒，心下烦热"，《本草经疏》曰"柴胡禀仲春之气以生，兼得地之辛味"，姚球在《本草经解要》中记载："柴胡气平，禀天中正之气。味苦无毒，得地炎上之火味。"结合历代本草记载，可见柴胡为味苦、辛，性微寒之品。《神农本草经》言黄芩"味苦，平"，《本草崇原》曰"黄芩色黄内空，能清肠胃之热，外肌皮而性寒，能清肌表之热"，姚球在《本草经解要》中曰黄芩"苦平清心肺"，可知黄芩味苦平，性寒。柴胡和黄芩共为君药，其配伍乃是和解少阳、运转枢机的典范，对方性的贡献最大。《神农本草经》言牡桂"味辛，温"，《本草崇原》认为《本经》有牡桂、菌桂之别，今但以桂摄之。桂木臭香，性温，其味辛甘"，可知桂枝味辛甘，性温。《神农本草经》言干姜"味辛，温"，《名医别录》曰其"大热，无毒，主治寒冷腹痛"，桂枝、干姜为臣，辛甘而温，温化痰饮。《神农本草经》记载栝楼根"味苦，寒，主消渴，身热，烦满，大热"，《长沙药解》曰"味甘、微苦，微寒，清肺生津……舒痉病之挛急"，可见栝楼根性微寒，味甘，微苦。《神农本草经》中记载牡蛎"味咸，平，主伤寒寒热"，《本草纲目》述其味咸能"化痰软坚"。栝楼根、牡蛎咸寒为佐，为生津化痰而设。甘草为佐使药，《神农本草经》记载甘草"味甘，平"，陈修园在《神农本草经读》中有"物之味甘者，至甘草为极"之说，其味甘，健运中土，与桂枝、干姜配伍，温通阳气，调和药性。全方柴胡、黄芩为君药，统领全方辛苦寒之性，桂枝、干姜为臣，再添辛甘温之性，佐以栝楼根、牡蛎咸寒之品，甘草为佐使以调和药性，因此其方性可总结为寒热并用，合以辛苦，佐以甘调。刘渡舟评论其"寒热并用，肝脾同治，既清肝胆之热，又温脾胃之寒"，参以方性，临床应用于寒热错杂疾病的治疗，效果显著。

【辨方位】

关于柴胡桂枝干姜汤的方位，有"厥阴之说""少阳太阳同病说""少阳太阴同病说"等不同观点。金代成无己在《注解伤寒论》提到"邪气尤在半表半里之间"，认为其位在少阳。清代柯韵伯在《伤寒来苏集》中记载，"小柴胡加减之妙，若无定法，而实有定局矣……以柴胡证具，而太阳之表犹未解，里已微结，须此桂枝解表，干姜解结"，认为少阳邪结兼太阳表邪未解，病位在少阳、太阳。王子接《绛雪园古方选注》认为其位在三阳，故有"用柴胡和少阳之阳……用桂枝和太阳之阳……用干姜和阳明之阳"的说法。刘渡舟基于陈慎吾"少阳病有阴证机转"之说,认为其方位在少阳和太阴。胡希恕认为方位为"半表半里"的"阴证",当属厥阴病范畴。后世医家广《伤寒论》之义,其应用范围已拓展。综合各家之言,其少阳枢机不利兼有痰饮内结的认识具有普遍性,少阳病多有兼夹,部分医家片面结合其"渴而不呕""小便不利""心烦"等辨证要点即立论其方位,有以偏概全之嫌疑,出其方之本义。万变不离其宗,故柴胡桂枝干姜汤之位总属少阳半表半里的枢机之位。

【明方势】

柴胡桂枝干姜汤为君臣佐使的有制之师,配伍得当,药物直达病所。结合其寒热并用,合以辛苦,佐以甘调的方性,其方势为上下、内外、表里皆可及。从药物分析来看,柴胡、黄芩为君药,奠定了全方辛苦寒之调,亦决定了全方之方势。《本草新编》认为柴胡"气味俱轻,升而不降,阳中阴也",故柴胡能宣散少阳半表之邪。《本草纲目》言:"(柴胡)行手足少阳,以黄芩为佐。"黄芩味苦,清泄少阳半里之热,二者外透内清,且并行手足少阳,疏畅经气之郁滞。《本草汇言》记载:"清肌退热,柴胡最佳,然无黄芩不能凉肌达表……此盖诸科半表半里之首剂也。"由此可知,柴胡黄芩配伍之方势可达上下、内外。桂枝、干姜辛甘而温,《医学衷中参西录》记载桂枝"力善宣通,能升大气,降逆气散邪气",干姜增其辛之性,《本草纲目》认为"干姜,能引血药入血分,气药入气分",故桂枝合干姜辛散温通,温阳化饮,助柴胡有上行之势。栝楼根、牡蛎咸寒之品,有助黄芩下达之功。方后注明言,取去滓再煎之法,使气味醇和,药性纯合,寒热同调,上下内外兼施。因为其能上能下,能内能外之势,服药后初期"微烦",后期郁结得以宣通,阳气通达,表里调和,可汗出而解。

【论方证】

历代医家对柴胡桂枝干姜汤的方证解读甚多,众说纷纭,莫衷一是。清代医家唐容川认为柴胡桂枝干姜汤适用于治疗少阳病兼水饮内结,《伤寒论浅注补正·少阳篇》言:"已发汗,则阳气外泄矣。又复下之,则阳气下陷,水饮内动。"陈慎吾指出"柴胡桂枝干姜汤治疗少阳病而又兼见阴证机转者,用之最恰",刘渡舟认为其适用于半表半里的阴证。编者认为,对于柴胡桂枝干姜汤不必拘于一个角度认识,从六经角度分析为少阳病兼气郁、痰结、津伤之证,从脏腑角度分析为胆热脾寒之证,从八纲角度分析属寒热错杂之证,符合本方证的病机皆可应用。总之,柴胡桂枝干姜汤临床应用广泛,其证为少阳枢机不利,痰饮内结,用于往来寒热,胸胁满微结,但头汗出,小便不利,渴而不呕,心烦,或大便溏泄等症。

【识方用】

1.柴胡桂枝干姜汤现代处方

柴胡24g,黄芩9g,桂枝9g,干姜6g,天花粉12g,牡蛎6g,炙甘草6g。

以上七味药，用1200mL水大火烧开，转文火煮半小时，去药渣，再用大火煮，得到600mL药液。每次温服200mL，一日喝三次。喝完微微流汗最好，意味着疾病向愈。

2. 柴胡桂枝干姜汤现代适应证

（1）消化系统疾病：如胃十二指肠溃疡、胃下垂、慢性胃炎、肠易激综合征、慢性结肠炎、胆囊炎、胆道感染、急慢性肝炎、肝炎后综合征、肝硬化、食管癌、亚急性腹膜炎等，中医属胃病、腹痛、胁痛、黄疸、泄泻等范畴。

（2）泌尿系统疾病：急慢性肾炎、肾病综合征、尿毒症、尿闭症、输尿管结石，中医属水肿、臌胀、癃闭、关格等范畴。

（3）内分泌与代谢系统疾病：甲状腺肿大、甲状腺功能减退引起的黏液性水肿、甲状腺瘤、糖尿病、高脂血症，中医属瘿气、水肿、消渴、痰饮等范畴。

（4）风湿系统疾病：风湿热、类风湿关节炎等，中医属痹证、历节等范畴。

（5）神经系统疾病：如神经衰弱、癔症、癫痫，中医属心悸、不寐、脏躁等范畴。

3. 柴胡桂枝干姜汤加减

上腹胀满或畏寒、肠鸣、便溏等脾虚寒证明显者，可加桂枝用量，再加白术、吴茱萸、茯苓；全身乏力、食欲不振以脾气虚证明显者，加黄芪、党参；口苦，苔黄，湿热证明显者，黄芩加量，再加茵陈、金钱草，桂枝、干姜减量；有瘀血症状者，加丹参、姜黄、三七粉。

4. 柴胡桂枝干姜汤禁忌

阴虚火旺者、脾虚者、阳热者慎用。

【学医案】

1. 近现代名医刘渡舟运用柴胡桂枝干姜汤医案一

刘某，男，35岁。缘患肝炎住某传染病医院，突出的症状是腹胀殊甚，尤以午后为重，坐卧不安，无法可解，遂请吾会诊。切其脉弦缓而软，视其舌质淡嫩而苔白滑。问其大便情况，则每日两三行，溏薄而不成形，小便反少，且有口渴之症。辨证：肝病及脾，中气虚寒，故大便虽溏，而腹反胀。此病单纯治肝，治脾则无效。治法：疏利肝胆，兼温脾寒。处方：柴胡10g，黄芩6g，桂枝6g，炙甘草6g，干姜6g，天花粉12g，牡蛎12g。连服5剂而腹胀痊愈，大便亦转正常，后用调肝和胃之药而善后。（选自《经方临证指南》）

按语：*本案患者既往有肝病病史，脉弦，同时兼有腹胀、大便溏薄、舌质淡嫩、苔白滑等脾胃虚寒表现。治疗当"寒热并用，肝脾同治，既清肝胆之热，又温脾胃之寒"，参以方性，临床应用于柴胡桂枝干姜汤治疗该病，效果显著。*

2. 近现代名医刘渡舟运用柴胡桂枝干姜汤医案二

刘某，男，54岁。患乙型肝炎，然其身体平稳而无所苦。最近突发腹胀，午后与夜间必定发作。发时坐卧不安，痛苦万分。诊之，患者一手指其腹曰：夜晚腹胀，气聚于腹，不噫不出，憋人欲死。问其治疗，则称中西药服之无数，皆无效可言。问其大便，则称溏薄不成形，每日两三行，凡大便频数，则夜晚腹胀必然加剧，小便短少，右胁作痛，控引肩背酸楚不堪。切其脉弦而缓，视其舌淡嫩而苔白滑。处方：柴胡16g，桂枝10g，干姜12g，牡蛎30g（先煎），天花粉10g，黄芩4g，炙甘草10g。此方仅服1剂，则夜间腹胀减半，3剂后腹胀全消，而下利亦止。（选自《刘渡舟临证验案精选》）

按语： 刘老认为，仲景谓"太阴之为病，腹满，食不下，自利益甚"。故凡下利腹满不渴者，属太阴也。夜晚阴气盛，故夜晚发作。脉缓属太阴，而脉弦又属肝胆。胆脉行于两侧，故见胁痛控肩背也。然太阴病之腹满，临床不鲜见之，而如此证之严重，不仅太阴寒盛所致，且因肝胆气机疏不利，六腑升降失司。刘老审证严密，肝脾兼顾并治，选用《伤寒论》柴胡桂枝干姜汤，疏利肝胆，温中健脾，效如桴鼓。

3. 现代名医司国民运用柴胡桂枝干姜汤医案

胡某，女，48岁，2017年10月8号初诊。主诉：失眠3月余。患者3个月前因情志不畅出现失眠，后逐渐加重，口服阿普唑仑片方可入睡。现症见入睡困难，易惊醒，健忘，思虑多，心烦易怒，晨起口苦口干，两胁偶有不适，食欲不振，纳可，大小便正常。舌淡红，脉细。六经辨证：少阳病。治法：疏解少阳，益阴安神。处方：柴胡12g，桂枝12g，干姜6g，黄芩10g，生龙骨20g，生牡蛎20g，夜交藤20g，合欢皮20g，知母15g，浮小麦20g，沙参15g，炒酸枣仁20g，甘草6g。7剂，水煎服，每日一剂。2017年10月15日复诊，患者睡眠较前好转，口苦减轻，仍口干、心烦，两胁未有不适。初诊方去干姜，改桂枝为6g，加郁金15g。7剂，水煎服，每日一剂，经治4周，患者失眠症状基本消失。（选自《世界最新医学信息文摘》2018年第18卷第76期）

按语： 李克绍认为，少阳之气，以三焦为主要通路，充斥于表里之间，周行全身，生机活泼，不亢不烈，犹如旭日初升，故又名"少火"，它的特点是流通畅达，于一身通行自在，不郁不结，升降自如。该患者少阳被郁，郁则化火，火性炎上，上寻出窍，最常表现为口苦、口干等症，少阳经循行区域（两胁）郁滞不畅，故表现为两胁不适。木气郁滞不达，心火不降，出现心烦易怒、失眠。郁火伤阴，表现为口干、脉细。阴虚日久，阴不敛阳，故夜不能寐。《伤寒论》第147条"伤寒五六日，已发汗而复下之，胸胁满微结，小便不利……心烦者，此为未解也，柴胡桂枝干姜汤主之。"方中柴胡、黄芩疏解少阳郁热。干姜与桂枝兼顾中焦与外周的气化。牡蛎为少阳枢药，收敛固涩，配合龙骨潜镇心火。知母甘寒入阳明，清热除烦。夜交藤味甘、微苦，性平，养心安神，祛风，通络；合欢皮味甘，性平，入心、肝经，《神农本草经》载其"主安五脏，和心志，令人欢乐无忧"；炒酸枣仁味甘、酸，性平，补肝宁心，敛汗生津。三药共奏养血开郁安神之功。浮小麦甘凉入心，能益心气，敛心液。沙参味苦，微寒，益阴安神，《名医别录》载其"主治胃痹，心腹痛，结热，邪气，头痛，皮间邪热，安五脏，补中"，合甘草、大枣养心安神，和中缓急，治疗脏躁。

【说明书】

名称　柴胡桂枝干姜汤。

处方　柴胡 24g，黄芩 9g，桂枝 9g，干姜 6g，天花粉 12g，牡蛎 6g，炙甘草 6g。

方性　寒热并用，合以辛苦，佐以甘调。

方位　少阳半表半里的枢机之位。

方势　上下、内外、表里皆可及。

方证　少阳枢机不利、痰饮内结之证。

功效　疏利肝胆，温中健脾。

主治　少阳病兼气郁、痰结、津伤之证；胆热脾寒之证。

适应证　本方现代适用于消化系统疾病、风湿系统疾病、神经系统疾病等辨证属少阳枢机不利、痰饮内结者。

煎服法　以上七味药，用 1200mL 水大火烧开，转文火煮半小时，去药渣，再用大火煮，得到 600mL 药液。每次温服 200mL，一日喝三次。喝完微微流汗最好，意味着疾病向愈。

禁忌　阴虚火旺者、脾虚者、阳热者慎用。

注意事项　治疗发热性疾病，宜趁热服用，并避免吹风；服用本方后患者常解褐色稀便，此为正常表现。

第三十五节
柴胡桂枝汤

【知方源】

桂枝（去皮）、黄芩各一两半，芍药一两半，人参一两半，甘草一两（炙），半夏二合半（洗），大枣六枚（擘），生姜一两半（切），柴胡四两。

上九味，以水七升，煮取三升，去滓，温服一升。本云人参汤，作如桂枝法，加半夏、柴胡、黄芩；复如柴胡法，今用人参作半剂。

《伤寒论》

伤寒六七日，发热，微恶寒，支节烦疼，微呕，心下支结，外证未去者，柴胡桂枝

汤主之。(146 条)

《金匮要略》

1.《金匮要略·辨发汗后病脉证并治第十七》：发汗多，亡阳谵语者，不可下，与柴胡桂枝汤，和其荣卫，以通津液，后自愈。

2.《金匮要略·腹满寒疝宿食病脉证第十》：《外台》柴胡桂枝汤方治心腹卒中痛者。

【看方论】

1. 柯韵伯《伤寒来苏集》："伤寒至六七日，正寒热当退之时，反见发热恶寒症，此表证而兼心下支结之里证，表里未解也。然恶寒微，则发热亦微。但肢节烦疼，则一身骨节不烦疼可知。支如木之支，即微结之谓也。表证微，故取桂枝之半；内证微，故取柴胡之半。此因内外俱虚，故以此轻剂和解之也。""微恶寒，便是寒少。烦疼，只在四肢骨节间，比身疼腰痛稍轻。此外症将解而未去之时也。微呕是喜呕之兆，支结是痞满之始，即阳微结之谓，是半在表半在里也。外证微，故取桂枝之半；内证微，故取柴胡之半。虽不及脉，而微弱可知；发热而烦，则热多可知。仲景制此轻剂以和解，便见无阳不可发汗，用麻黄石膏之谬矣。"

2. 张锡驹《伤寒论直解》："此言病太阳之气化，而结于经脉之支别也。伤寒六七日，一经已周，又当太阳主气之期也。发热恶寒者，病太阳之气化也。支者，经脉之支也；节也，骨节之交也。太阳之气，不能从胸而出入，结于经脉之支、骨节之交，故支节烦疼；经气欲疏，故微呕；不结于经脉之正络，而结于支络，故心下支结；以有寒热，故外症未去。用桂枝以解外，柴胡以达太阳之气而解支节之结。"

3. 黄元御《伤寒悬解》："太阳病，发热恶寒，骨节疼痛，此发热恶寒，肢节烦痛者，以太阳之外证未去，而相火旺于半表，故恶寒不甚，甲木侵克戊土，土主四肢，故痛在四肢。《素问·太阴阳明论》四肢皆禀气于胃，胃与四肢气脉流通，则疼痛不作，胃病而气不四达，四肢经络，壅滞不行，是以痛生。节者，四肢之溪谷，经气郁遏，溪谷填塞，故痛在骨节。相火郁发，是以烦生也。少阳经自胃口旁下胁肋，故心下支结（支结者，旁支偏结也）。经病多而腑病少，故微呕不甚。此皆少阳之病，而微见恶寒，则太阳之外证未去也，宜柴胡合桂枝，双解太少之经邪也。小柴胡加减，外有微热者，加桂枝，此微恶寒，即外有微热之互文。少阳以相火化气，寒往则纯是发热，若但热无寒，则发热更剧，无发热而兼恶寒者。微有恶寒，或外热轻微，便是太阳外证未去，故与桂枝汤合用。伤寒而不用麻黄者，以其恶寒之微也。"

4. 张志聪《伤寒论集注》："此言病厥阴、太阳之气于支节间，结于内而病于外也。伤寒六七日，乃从厥阴而来复于太阳之期也；发热微恶寒者，太阳之气化也；支节烦疼者，厥阴太阳经脉之为病也。盖厥阴心包主脉络而通贯于支节，太阳合心主之神而游行于支节，病则不能通贯游行，故烦疼也。微呕者，胃络之气不和也，心下支节者，亦厥阴之愆于历络，而太阳之滞于出入也。夫结于内而病于外，外证未去者，柴胡桂枝汤主之。柴胡汤达太阳之气，桂枝汤达厥阴之气，脉络内通而外证自去矣。"

5. 曹颖甫《伤寒发微》："伤寒六七日，已尽一候之期，太阳本病为发热恶寒，为骨节疼痛，今发热微恶寒、肢节烦疼，特标热较甚耳，太阳外证，固未去也。微呕而心下支结者，胃中湿热闭阻，太阳阳热欲达不得之状，此即太阳病机系在太阴之证，发在里之湿邪，作在表之汗液，柴胡桂枝汤其主方也。然则病本伤寒，何不用麻黄而用桂枝？曰伤寒化热，则病阻于肌，故伤寒亦用桂枝。本书伤寒五六日，发汗复下之变证，用柴胡桂枝干姜汤，其明证也。设中风未化热则病犹在表，故中风亦间用麻黄。本书大青龙汤，及《金匮》风湿用麻黄加术，用麻黄杏仁甘草薏苡，其明证也。"

6. 陈慎吾《伤寒论讲义》："伤寒六七日，属传变之期，发热微恶寒，肢节烦疼，表证未解也。微呕而心下支结，邪犯胸膈，少阳证见也。重申外证未去者，恐医专治少阳也。太少并病，应以柴胡桂枝汤主治之。"

【通方解】

本方为小柴胡汤与桂枝汤的合方，桂枝汤调和营卫，解肌辛散，以治太阳之表，小柴胡汤和解少阳，宣展枢机，以治半表半里。从药物组成来看，方中重用柴胡为君药，疏解少阳之邪。黄芩清泄少阳之热，与柴胡配伍，一散一清，清透少阳之郁热；桂枝解肌发表，除太阳的风寒邪气；芍药，固护营阴，与桂枝配伍发表不伤营，敛阴而不敛邪，共同调和营卫。以上四者共为臣药。半夏、生姜和胃降逆止呕，去中焦之水饮；人参、大枣、甘草扶正祛邪，使邪无向内之机，助正祛邪。以上共为佐药。

【析方性】

方中柴胡，《神农本草经》谓其"味苦，平，主心腹，去肠胃中结气，饮食积聚，寒热邪气，推陈致新"，《本草备要》记载其"苦平微寒，味薄气升为阳。主阳气下陷，能引清气上行，而平少阳、厥阴之邪热"，《雷公炮制药性解》也谓之"味苦，性微寒，无毒……主伤寒心中烦热痰实、肠胃中结气积聚、寒热邪气、两胁下痛，疏通肝木，推陈致新"，在苦平的基础上加上了性"微寒"。黄芩，《神农本草经》记载其"味苦，平"，而《名医别录》直接谓其"大寒，无毒，主治痰热，胃中热"，《汤液本草》亦记载其"气寒，味微苦，苦而甘"，二者合用，疏泄少阳郁火。桂枝，《神农本草经》称为"牡桂"，言其"味辛，温，主上气逆，结气喉痹，吐吸，利关节，补中益气"，《本经逢原》谓其"辛甘微温"；白芍，《神农本草经》谓其"味苦，平，微寒，主治邪气腹痛，除血痹，破坚积，寒热，疝瘕"，与桂枝相伍，一破营阴之结，一通卫阳，使其入于阴，以此调和营卫；半夏，《神农本草经》谓其"味辛，平，主伤寒寒热，心下坚，下气，喉咽肿痛，头眩胸胀，咳逆，肠鸣，止汗"，《本草经解要》谓其"气平，禀天秋燥之金气"，《得配本草》在此基础上记载半夏"辛，温……利窍和胃，而通阴阳，为除湿化痰、开郁止呕之圣药"，配辛温之生姜，降逆止呕。人参、甘草、大枣味甘，补中益气。柴胡桂枝汤实为小柴胡汤与桂枝汤的合方，方中寒温并用，辛苦同调，双解太阳、少阳两经之邪。

【辨方位】

黄元御认为，柴胡桂枝汤为"少阳之病，而微见恶寒，则太阳之外证未去也，宜柴胡合桂枝，双解太少之经邪也"，可见本方的方位在少阳、太阳两经。本方虽为小柴胡汤与桂枝汤的原方，但从原文描述看，方位偏于半表半里。"发热，微恶寒"表明外证虽未去，但太阳经证已经轻微，用半剂桂枝汤调和营卫；"支节烦疼，微呕，心下支结"表明里证虽然已经出现，但尚未达里，因此用半量小柴胡汤和解少阳半表半里，解郁利枢。

【明方势】

本方为小柴胡汤和桂枝汤合方。小柴胡汤为疏解少阳之代表方，张志聪认为"太阳之气运行于皮表，从胸膈而出入，若逆于三阴三阳之内，不能从胸膈以出入，须藉少阳之枢转而外出。盖胸乃太阳出入之部，胁为少阳所主之枢，小柴胡汤从枢转而达太阳之气于外者也"，可见，小柴胡汤方势从内向外枢转太阳之气。此外，小柴胡汤是"和"法之祖方，所谓"和"法，《伤寒明理论》提及"伤寒邪在表者，必渍形以为汗；邪气在里者，必荡涤以为利；其于不外不内，半表半里，即非发汗之所宜，又非吐下之所对，是当和解则可矣"，小柴胡汤和解，即体现于调和表里，因营卫根于中焦，"血弱气尽腠理开，邪气因入"，小柴胡汤内补中焦之虚，外达营卫之郁，又体现在调和上下，小柴胡主治既有口苦、咽干、目眩在上之症，又有心烦喜呕在下之症，因此小柴胡汤上、下、内、外皆可达。桂枝汤为太阳中风之主方，柯韵伯谓桂枝汤"为仲景群方之冠，乃滋阴和阳，调和营卫，解肌发汗之总方"，《伤寒论类方汇参》曰："桂枝汤乃调和阴阳，彻上彻下，能内能外之方。"两方相合，共奏通调内外、畅达三焦、调肝益脾、平衡阴阳之功效。

【论方证】

柴胡桂枝汤为桂枝汤与小柴胡汤的组方，其所主之证为太阳少阳合病。所谓"合病"，即两经或三经同时出现。太阳中风症见发热、汗出、恶风、头痛、鼻鸣、干呕，少阳病症见口苦、咽干、目眩、往来寒热、心烦喜呕、默默不欲饮食、胸胁苦满、心下支结等。因此，临床二经同病出现发热微恶寒、支节烦痛、微呕、心下支结、头痛、鼻鸣、汗出、脉浮缓或弦等，即可应用本方。

然而，柴胡桂枝汤的应用范围不拘于太少合病的条文见症。刘渡舟先生认为"少阳多郁，郁则气机升降出入之机失于活泼"，少阳主手少阳三焦经、足少阳胆经，《难经》记载"三焦者，原气之别使也，主通行三气，经历五脏六腑"，《素问》曰"三焦者，决渎之官，水道出焉"，可见，三焦既为气机升降出入的通路，又为水液代谢的通路；而"凡十一脏，皆取决于胆也"，胆气调达，十一脏气机条畅有度，国医大师张志远认为"柴胡桂枝汤和解少阳，调和营卫，转运枢机，通利三焦，宣通上下内外，使阴阳得和。气化有度，六郁自解"，因此，柴胡桂枝汤既可解表和里，治外感伤寒太阳、少阳两感之病，又能通调内外，平衡阴阳，治内外杂病营卫气血经脉不通之病。

【识方用】

1. 柴胡桂枝汤的现代处方

桂枝（去皮）6g，黄芩6g，芍药6g，人参6g，炙甘草3g，半夏9g，大枣6枚，生姜6g，柴胡12g。

上九味，以水 1400mL，煮取 600mL，去药渣，温服 200mL。服完药后再喝一碗热稀饭，以帮助药力。喝完微微流汗最好，出了汗就不用再喝。流汗后须擦干，不要当风或靠火炉；如果没有发汗，2~3 小时后再喝 200mL 发汗。再不出汗，每 1~1.5 小时再服 200mL……依此类推。半日内可喝完三碗。若是病情比较严重，可以早晚各服用 600mL（共 1200mL）。医师或家人要在旁观察患者病情的变化，若是病状有改善，但仍未消除，可以继续服用。若汗一直不出，可以连续服用两三剂药。

2. 柴胡桂枝汤现代适应证

（1）感冒：流行性感冒或普通感冒，症见：发热微恶寒，喷嚏，汗出，纳差，心下痞满，心烦，脉浮缓或弦者，可与柴胡桂枝汤。

（2）恶性肿瘤：恶性肿瘤的发生，有医家认为实者以"毒、郁、痰、瘀"为主，虚者以脏腑虚损为要。柴胡桂枝汤通调内外，平衡阴阳，对于恶性肿瘤周身麻木不适、心烦、喜呕、乏力、纳差等少阳枢机不利见症者均可加减应用。

（3）消化系统疾病：如十二指肠溃疡、慢性腹泻等，症见心下满痛、胸胁苦满、不欲饮食、腹痛腹泻、口苦等。

（4）更年期综合征："妇人治病，因虚，因冷，结气"，结气之病多因少阳不和，此外，女子"六七，三阳脉衰于上，面皆焦，发始白"，因此，更年期综合征即为女子三阳脉衰的过程，症见寒热往来，心烦，少气，精神不振，脉弦细或浮缓，可用本方加减治疗。

（5）失眠：少阳为表里之枢，六经营卫皆由少阳转枢，因此，卫气入于阴必然要行经少阳，对于心烦，默默不欲饮食，胸胁苦满，同时伴有失眠者，可加减应用本方。

3. 柴胡桂枝汤加减

若柴胡桂枝汤证，兼见后颈、两肩等太少循行处酸胀不适者，可加用葛根、姜黄等舒筋通络；若阴虚阳亢，夜寐不安者，合用龙骨、牡蛎镇静安神；若兼见肝木乘脾，腹痛腹泻者，可合用痛泻要方抑木扶土。

4. 柴胡桂枝汤禁忌

脾虚湿胜，太阴寒湿者禁用。

【学医案】

1. 现代名医赵守真运用柴胡桂枝汤医案

农民谢荆生，年 25 岁。先病感冒未解，又大便不利多日，但腹痛不胀。诸医偏听主诉之言，皆斤斤于里证是务，频用大小承气汤，大黄用之半斤，芒硝达乎四两，且有投备急丸者，愈下而愈不通，病则日加剧矣，病家惧，因征及余。诊脉浮而略弦，问答不乱，声音正常。据云口苦胁痛，多日未食，最苦者两便不通耳。细询左右，则谓："患者日有寒热，寒时欲加被，热则呼去之，两月来未曾一见汗。头身时痛，常闻呻吟，是外邪尚未尽也？”吾闻之恍然有悟。是病始由外感未解而便闭，屡下未行。乃因正气足以祛邪，邪不内陷，尚有外出之势，故下愈频而气愈闭，便愈不通，此由邪正之相持也。如医者果能缜密审辨，不难见病知源。从其腹不胀不痛，即知内无燥结，况发热恶寒之表证始终存在，岂可舍表以言里。假使因误下而表邪内陷，仍不免于结胸，或酿成其他之变证，为害易可胜言。幸其人体力健，抗力强，苟免如此。今当依据现有病情，犹以发汗解表为急，表去未有里不和者。症见脉弦口苦，胸胁胀满，病属少阳，当用柴胡和解；头身痛疼，寒热无汗，病属太阳，又宜防、桂解表。因拟柴胡桂枝汤加防风。服后温覆汗出，病证减轻。再剂两便通畅，是即外疏通内畅遂之义。遂尔进食起行，略事培补，日渐复元。（选自《治验回忆录》）

按语：本方为伤寒误下而不通，医乃囿于患者两便不通之苦，详悉病情而知为外感未解而便闭，正气尚充，足以祛邪，邪不内陷，尚有外出之势，邪正相持，发热恶寒，表证仍在，又见口苦、胸胁胀满，病属少阳，故用柴胡桂枝汤解表和里。

2. 近现代名医刘渡舟运用柴胡桂枝汤医案

于某，男，43岁，1993年11月29日初诊。左侧肩背疼痛酸胀，左臂不能抬举，身体不可转侧，痛甚之时难以行走，服西药"强痛定"可暂止痛片刻，旋即痛又发作，查心电图无异常。某医院诊为"肩周炎"，患者异常痛苦。诊时自诉胸胁发满，口苦，时叹息，纳谷不香，有时汗出，背部发紧，二便尚调。视舌质淡，舌苔薄白，切其脉弦。辨为太阳少阳两经之气郁滞不通，不通则痛也。治当并去太少两经之邪，和少阳，调营卫。方选柴胡桂枝汤加片姜：柴胡16g，黄芩10g，半夏10g，生姜10g，党参8g，炙甘草8g，桂枝12g，白芍12g，大枣12g，片姜黄12g。服3剂，背痛大减，手举自如，身转灵活，胸胁舒畅。续服3剂，诸症霍然而痊。（选自《刘渡舟临证验案精选》）

按语：刘老治疗肩背痛紧扣太阳、少阳、督脉三经。肩部为少阳经，背部为太阳经、督脉。久痛入络者，其血必结，故以柴胡桂枝汤做底方，可加片姜黄、桃仁、红花、川芎等药活血通络止痛。若背痛连及腰部，头身困重而苔白腻，妇女兼见白带量多者，常用羌活胜湿汤而取效。

3. 近现代名医胡希恕运用柴胡桂枝汤医案

岩某，女，34岁。1961年1月26日初诊。3天前感冒经水适来，以西药治疗不效而求中医会诊。现寒热往来，身体疼痛，口苦咽干，微呕，微恶风寒，苔薄白，脉弦细。证属太少合病，治以和解少阳，兼以解表，与柴胡桂枝汤：柴胡12g，桂枝10g，白芍10g，生姜10g，半夏10g，黄芩10g，大枣4枚，党参10g，炙甘草6g。结果：上药服三剂，诸症已，月经已净。（选自《中医临证经验与方药》）

按语：柴胡桂枝汤证由太阳表证和少阳半表半里证两部分症状组成。辨证要点：身体疼痛，微呕，微恶风寒，苔薄白，脉弦细。柴胡桂枝汤是一张不用补药的保健良方。

【说明书】

名称 柴胡桂枝汤。

处方 桂枝(去皮)6g，黄芩6g，芍药6g，人参6g，炙甘草3g，半夏9g，大枣6枚，生姜6g，柴胡12g。

方性 寒温并用，辛苦通调。

方位 肺、脾、肾。

方势 开而出。

方证 伤寒太少感之证、营卫气血经脉不通之证。

功效 通调内外，畅达三焦，调肝益脾，平衡阴阳。

主治 发热微恶寒，支节烦痛，微呕，心下支结，头痛，鼻鸣，汗出，脉浮缓或弦。

适应证 本方现代适用于呼吸系统疾病、消化系统疾病、更年期综合征、失眠等辨证属营卫气血经脉不通者。

煎服法 上九味，以水1400mL，煮取600mL，去药渣，温服200mL。服完药后再喝一碗热稀饭，以帮助药力。喝完微微流汗最好，出了汗就不用再喝。流汗后须擦干，不要当风或靠火炉；如果没有发汗，2~3小时后再喝200mL发汗。再不出汗，每1~1.5小时再服200mL……依此类推。半日内可喝完1剂。若是病情比较严重，可以早晚各服用1剂药（共1200mL）。

禁忌 脾虚湿胜，太阴寒湿者禁用。

注意事项 服药过程医师或家人要在旁观察患者病情的变化。若是病状有改善，但仍未消除，可以继续服用桂枝汤。或是汗一直不出，可以连续服用2~3剂药。避风寒，调畅情志，禁辛辣、臭恶、寒凉、甜腻及难以消化的食物。

第三十六节
射干麻黄汤

【知方源】

射干十三枚（一云三两），麻黄四两，生姜四两，细辛三两，紫菀三两，款冬花三两，五味子半斤，大枣七枚，半夏大者八枚（洗）（一法半升）。

上九味，以水一斗二升，先煮麻黄两沸，去上沫，内诸药，煮取三升，分温三服。

《金匮要略》

《金匮要略·肺痿肺痈咳嗽上气病脉证治第七》：咳而上气，喉中水鸡声，射干麻黄汤主之。

【看方论】

1. 尤在泾《金匮要略心典》："咳而上气，肺有邪，则气不降而反逆也。肺中寒饮，上入喉间，为呼吸之气所激，则作声如水鸡。射干、紫菀、款冬降逆气，麻黄、细辛、生姜发邪气，半夏消饮气，而以大枣安中，五味敛肺，恐劫散之药，并伤及其正气也。"

2. 张志聪《金匮要略注》："经云，所谓呕咳上气喘者，阴气在下，阳气在上，诸阳气浮，无所依从故也。夫肺居高而主天，脾属阴而主地，肾为水而居下。然在天之阳气，又由地水之所生，是以地气不能上交于天者，宜越婢汤以发越之。盖越婢者，越脾也，以发越其脾土之气而上交也。如水阴之生气不升者，宜小青龙汤以升起之。盖龙为东方之神，乃水中之生阳，而能上升者也。是以射干、厚朴、泽漆诸汤，皆以越婢、青龙，随脉证而加减者也。夫气者，呼吸出入，上下循环，咳而上气，是阳气惟上，阴气不升，上下天地之气不交，金水字母之气不续。喉乃呼吸之门，金水之声，而反闻于喉也。用小青龙之麻黄、细辛、半夏、味子，升泄水中之生阳。用越婢汤之麻黄、生姜、大枣，以发越其土气。冬至射干生，能升一阳之气，赤黑相间曰紫，能启坎中之阳。款冬冬至而花，不固水雪，能发水中之生气。地水之阴气上升，则金天之上气下降，阴阳和而上下交，则上气平而咳自止矣。"

3. 胡希恕《六经八纲读懂金匮要略》："水鸡，即青蛙，喉中痰鸣如青蛙叫声，本证为外寒内饮之证，外邪闭塞皮表，上气激动里饮，则咳而痰鸣，射干麻黄汤主之，若兼微热，可加石膏。方中麻黄解表，射干、紫菀、款冬花、五味子均治咳逆上气，其中射干微寒，去热清咽化痰力强，半夏、细辛、生姜祛饮降逆，细辛芳香通窍而祛水，后人因其味辛麻舌而言其有毒，实误也，细辛于《神农本草经》中列于上品，可久服，用量可至四钱，但不可用于真正之热证。"

【通方解】

方中麻黄宣肺散寒，射干开结消痰，并为君药，生姜散寒行水，半夏降逆化饮，共为臣药，紫菀、款冬花温润除痰，下气止咳，五味子收敛耗散之肺气，均为佐药；大枣益脾养胃，为使药。诸药相配，共奏宣肺散寒、化饮止咳之功。

【析方性】

方中麻黄，《神农本草经》谓其"味苦，温，主中风伤寒头痛，温疟，发表，出汗，去邪热气，止咳逆上气，除寒热，破癥坚积聚"，《本草备要》又言其"辛温微苦"，增加了辛味，辛者能散，故发汗解肌，散在表之寒。射干，《神农本草经》言其"味苦，平，主咳逆上气，喉痹咽痛，不得消息，散结气，腹中邪逆，食饮大热"，与麻黄配伍，一者辛散，一者苦降，使表邪外解，里阴下达。半夏，《神农本草经》谓其"辛，平，主伤寒寒热，心下坚，下气，喉咽肿痛，头眩胸胀，咳逆，肠鸣，止汗"，《本草备要》谓其"辛温"，性偏燥；生姜，《本草备要》谓其"能散逆气，呕家圣药"，既能助麻黄辛温发散，又能助半夏温肺降逆化饮，解半夏毒。款冬花，《神农本草经》谓其"味辛，温，主咳逆上气，善喘，喉痹，诸惊痫，寒热邪气"。紫菀，《本草正义》谓其"苦辛而温……转能开泄肺郁"。五味子，《本草经解要》谓其"气温，味酸"，酸敛耗散之肺气。大枣，《本草崇原》谓其"气味甘平，脾之果也……谓大枣安中，凡邪气上干于心，下干于腹，皆可治也"。综上所述，射干麻黄汤方性当为味辛、苦，性温。

【辨方位】

张志聪认为"所谓呕咳上气喘者，阴气在下，阳气在上，诸阳气浮，无所依从故也。夫肺居高而主天，脾属阴而主地，肾为水而居下……夫气者，呼吸出入，上下循环，咳而上气，是阳气惟上，阴气不升，上下天地之气不交，金水子母之气不续。喉乃呼吸之门，金水之声，而反闻于喉也……冬至射干生，能升一阳之气，赤黑相间曰紫，能启坎中之阳，款冬冬至而花，不顾水雪，能发水中之生气。地水之阴气上升，而金天之上气下降，阴阳和而上下交，则上气平而咳自止矣"，提出射干麻黄汤启下焦肾水中阳气，使肾水上济、上焦肺中阳气下降，同时散中焦脾中之阴邪，以利中焦斡旋气机之功，因此病位在肺、脾、肾三脏。盖肺为华盖，居体腔中最高位，为水之上源，又主一身之表，外合皮毛，开窍于鼻，与天气直接相通，为脏腑之外卫，外感风寒之邪易犯于肺而致肺气郁闭，肺气不降；脾居中焦，为水液代谢之枢纽，素体脾虚，水液上下输布失常，则水饮内生；肾居下焦，主水而纳气，藏真阴而寓元阳。肺气不降，阳气不得下入于肾阴，肾所藏阳气不足以启阴气而上交，加之中焦脾斡旋无力，水饮内生，以致上下气不交，金水子母之气不续，气乱于中，痰饮上逆，故见咳嗽上气，喉中有水鸡声。从方药分析，方中射干、麻黄、款冬花、紫菀辛开苦降，外散寒邪，下启肾中之阳，上降上逆之肺气，交续金水之气；半夏、生姜辛温，散中焦脾之水饮；大枣补益脾气以增强中焦斡旋之力；五味子，酸收敛耗散之肺气。由此可见，射干麻黄汤方位为肺、脾、肾。

【明方势】

从上述方位分析可见，射干麻黄汤方势偏于向外、向下。麻黄，《本草正义》谓其"轻清上浮，专疏肺郁，宣泄气机，是为治感第一要药，虽曰解表，实为开肺，虽曰散寒，实为泄邪，风寒固得之而外散，即温热亦无不赖之以宣通"，《汤液本草》言其"气温，味苦而甘辛，气味俱薄，阳也，升也"，因此，麻黄辛散温通，宣达皮毛，开肺之郁闭；射干，《本草经疏》云其"苦能下泄，故善降；兼辛，故善散"，《本经逢原》言"其性善降"，《长沙药解》载其"降逆开结，善利肺气"；半夏，《本草蒙筌》谓其"生寒熟温。沉而降，阴中阳也"；生姜，辛温性散，《药性论》言其"主痰水气满，下气"；紫菀，《本草求真》载其"辛苦而温，色赤，虽入至高之脏，仍兼下降"。以上药物辛开苦降，向外向下，宣达向外使邪气从外而解，沉降向下使肺气得降，同时宣散中焦寒热结气，除痰饮，使中焦气机上下通畅；五味子，《本草经解要》谓其"气温，禀天春升之木气，入足少阳胆经；味酸无毒，得地东方之木味，入足厥阴肝经，气升味降，阴也"，酸敛耗散之肺气，又可补虚。由此可见，射干麻黄汤整个方势为向外、向下。

【论方证】

射干麻黄汤之证为寒痰郁肺，肺气上逆，《医门法律》谓"上气而作水鸡声，乃是痰碍其气，气触其痰，风寒入肺之一验耳。发表、下气、润燥、开痰，四法萃于一方，用以分解其邪，不使之合"，其功效为温肺化饮，下气祛痰，主治证候为咳嗽，气喘，喉间痰鸣似水鸡声，或胸中似水鸣音，或胸膈满闷，或吐痰涎，苔白腻，脉弦紧或沉紧。寒饮郁肺，浊气上逆，则咳嗽，气喘；痰气搏结于咽，则喉间痰鸣似水鸡声；浊气与寒饮相结于胸，则胸中似水鸣音；浊气不降而逆乱胸中，则胸膈满闷；痰饮随寒气而上冲，则吐痰涎；苔白腻，脉弦紧或沉紧，皆为寒饮郁肺结喉之征。正如《长沙药解》所述"表邪外解而里阴下达，停痰宿水，积湿凝寒，皆从水道注泄而下，根株斩灭矣。"

【识方用】

1. 射干麻黄汤的现代处方

射干9g，麻黄12g，生姜12g，细辛3g，紫菀9g，款冬花9g，五味子12g，大枣7枚，半夏9g。

以上九味，以水2400mL，先煮麻黄两沸，去上沫，再放入其他药物，煮取600mL，每日三次，早、中、晚饭后半小时温服。

2. 射干麻黄汤的现代适应证

射干麻黄汤目前主要应用于呼吸系统疾病，如咳嗽变异性哮喘、放射性肺炎、支气管哮喘、过敏性鼻炎、支气管哮喘急性发作，症见咳嗽，气喘，喉间痰鸣似水鸡声，或胸中似水鸣音，或胸膈满闷，或吐痰涎，苔白腻，脉弦紧或沉紧等。

3. 射干麻黄汤加减

若肺气虚者，加人参、黄芪，以补肺气；若胸满者，加陈皮、厚朴，以行气宽中化痰；若饮邪重者，加桂枝、百部，以温阳化饮；若气喘重者，加苏子、葶苈子，以降泄肺气。

4. 射干麻黄汤禁忌

痰热证者禁用。

【学医案】

1. 近代名医曹颖甫运用射干麻黄汤医案

冯仕觉（七月廿一日）自去年初冬始病咳逆，倚息，吐涎沫，自以为痰饮。今诊得两脉浮弦而大，舌苔腻，喘息时胸部间作水鸣之声。肺气不得疏畅，当无可疑。昔人以麻黄为定喘要药，今拟用射干麻黄汤：射干四钱，净麻黄三钱，款冬花三钱，紫菀三钱，北细辛二钱，制半夏三钱，五味子二钱，生姜三片，红枣七枚，生远志四钱，桔梗五钱。拙巢注：愈。（选自《经方实验录》）

按语：本案患者冬季得病，咳而上气，喉中水鸣声，外寒内饮，寒饮伏肺是其病机所在，《方函口诀》云："此方用于后世所谓哮喘，水鸣声，形容哮喘之呼吸也。"因此咳嗽气逆喘促，喉中痰声辘辘是方证识别关键。

2. 近现代名医胡希恕运用射干麻黄汤医案

王某，女，62岁，初诊日期1979年5月4日。肺炎后患咳喘10余年，每于秋冬发作，春夏缓解，但本次自去年冬发至今未缓解，上月底感冒后，哮喘加重。现在症状：哮喘甚，夜不得平卧，喉中痰鸣，伴咳嗽吐白痰量多，恶寒背冷，口中和，大便溏泄，日二三行，舌苔白微腻，脉弦细，两肺满哮鸣音，左肺散在湿啰音。据证予射干麻黄汤加减：射干9g，麻黄9g，桑白皮9g，生姜9g，桂枝6g，炙甘草6g，五味子9g，款冬花9g，紫菀9g，半夏9g，杏仁9g。上药服3剂，喘平，咳嗽吐白痰仍多，左肺偶闻干鸣音，未闻湿啰音。上方继服。（选自《中国百年百名中医临床家丛书·胡希恕》）

按语：本案患者感寒而发，又见咳喘喉中痰鸣，不得平卧，恶寒背冷，寒饮郁肺之征甚明，直投射干麻黄汤，果霍然而解。

3. 近现代名医刘渡舟运用射干麻黄汤医案

周某，男，47岁。咳喘多年，至深秋及冬令之时发作。发作时咳吐白色泡沫痰，喉中气鸣作响，甚则不能平卧，面色黑，舌苔白滑，脉沉弦。处方：射干10g，麻黄10g，紫菀6g，款冬花6g，半夏12g，生姜12g，五味子3g，细辛6g，大枣7枚。服六剂，咳喘大减。改服小青龙汤三剂，药后周身微似汗出，气机调畅，诸症悉除。（选自《经方临证指南》）

按语：射干麻黄汤善治水寒上闭之喘咳，是治疗寒饮郁肺，咳而上气，喉中水鸡声的主方。本方与小青龙汤皆为治疗寒饮咳喘而设，用药同有麻黄、细辛、五味子、半夏，从临床上观察，两方主治症状都可见到咳逆倚息不得卧，咳唾清稀泡沫样痰，而有水斑，舌苔白润或水滑等，但小青龙汤证是外寒内饮俱重，而射干麻黄汤则以内有寒饮为重；前者以水饮为主，故能随气机之升降而变动不居，后者以痰饮为主，故能郁闭肺气，阻塞气道。小青龙汤证可有明显的风寒表证，如发热、恶寒、身疼痛等；而射干麻黄汤则以喉中水鸡声为特征性表现。前者加桂枝以助表，用干姜以化寒饮；后者用射干以开闭利气，加紫菀、款冬花以化痰利喉。尽管有如此种种不同，但在临床运用时还应互相取法。

【说明书】

名称 射干麻黄汤。

处方 射干9g，麻黄12g，生姜12g，细辛3g，紫菀9g，款冬花9g，五味子12g，大枣7枚，半夏9g。

方性 味辛、苦，性温。

方位 肺、脾、肾。

方势 外散向下。

方证 寒痰郁肺，肺气上逆。

功效 温肺化饮，下气祛痰。

主治 咳嗽，气喘，喉间痰鸣似水鸡声，或胸中似水鸣音，或胸膈满闷，或吐痰涎，苔白腻，脉弦紧或沉紧。

适应证 本方现代适用于呼吸系统疾病如咳嗽变异性哮喘、放射性肺炎、支气管哮喘、过敏性鼻炎等辨证属寒痰郁肺、肺气上逆者。

煎服法 以上九味，以水2400mL，先煮麻黄两沸，去上沫，再放入其他药物，煮取600mL，分三次，早、中、晚饭后半小时温服。

禁忌 痰热证者禁用。

注意事项 避风寒，调畅情志，禁辛辣、臭恶、寒凉、甜腻及难以消化的食物。

第三十七节
胶艾汤

【知方源】

川芎二两，阿胶二两，甘草二两，艾叶三两，当归三两，芍药四两，干地黄六两。

以水五升，清酒三升，合煮，取三升，去滓，内胶令消尽，温服一升，日三服。不瘥更作。

《金匮要略》

《金匮要略·妇人妊娠病脉证并治第二十》：师曰：妇人有漏下者，有半产后因续下血都不绝者，有妊娠下血者，假令妊娠腹中痛，为胞阻，胶艾汤主之。

【看方论】

1. 吴崐《医方考》："孕妇漏胎不安者，此方主之。漏胎者，怀胎而点滴下血也，此是阴虚不足以济火，气虚不足以固血，故有此证。是方也，阿胶、熟地黄、当归、川芎，益血药也；黄芪、甘草、艾叶，固气药也，血以养之，气以固之，止漏安胎之道毕矣。"

2. 汪昂《医方集解》："此足太阴、厥阴药也，四物以养其血，阿胶以益其阴，艾叶以补其阳，和以甘草，行以酒势，使血能循经养胎，则无漏下之患矣。"

3. 周扬俊《金匮玉函经二注》："芎、归宣通其阳血；芍、地宣通其阴血；阿胶血肉之质，同类者以养之；甘草和阴阳，通血脉，缓中解急，开利阴血之结而通于阳。调经止崩，安胎养血，妙理无出此方。然加减又必从宜，若脉迟缓，阴胜于阳，则加姜桂；或见数大，阳胜于阴，则加黄芩，可不言而喻矣。"

4. **尤在泾《金匮要略心典》**："妇人经水淋沥及胎产前后下血不止者，皆冲任脉虚，而阴气不能内守也，是惟胶艾汤为能补而固之，中有芎、归能于血中行气，艾叶利阴气，止痛安胎。故亦治妊娠胞阻。胞阻者，胞脉阻滞，血少而气不行也。"

5. **陈修园《金匮方歌括》**："芎、归、芍、地，补血之药也，然血不自生，生于阳明水谷，故以甘草补之；阿胶滋血海，为胎产百病之要药；艾叶暖子宫，为调经安胎之专品。合之为厥阴、少阴、阳明及冲任兼治之神剂也。后人去甘草、阿胶、艾叶，名为四物汤，则板实而不灵矣。"

6. **费伯雄《医方论·经产之剂》**："有四物以补血，而又加胶、艾以和阴阳，故为止崩漏、腹痛之良法。"

7. **曹颖甫《金匮发微》**："胶艾汤方，地黄、阿胶以养血，川芎、艾叶以升陷而温寒，炙草以扶统血之脾，归、芍以行瘀而止痛，而下血腹痛愈矣。"

【通方解】

本方为治崩漏及安胎的要方，临床表现既以出血为主症，自以止血为当务之急。证属冲任虚损，血虚偏寒，治当养血止血，调经安胎，微寓温宫，达以"养"为"塞"之目的。方中阿胶甘平，养血止血；艾叶苦辛性温，温经止血安胎，二味皆为调经安胎，治崩止漏要药。但出血仅是现象，冲任虚损才是导致出血的本质，故于止血之外，宜补血固冲，标本并图，才是两全之法。当归、白芍、生地黄、川芎，为后世从本方衍化出的四物汤，养血调肝，同时阿胶配甘草善于止血，白芍配甘草，尤能缓急止痛。加入清酒同煮者，可引药入血脉并增强温通之力。本方以补为主，补中寓活，以养为基，标本兼顾。

【析方性】

阿胶甘、平，归肺、肝、肾经，为血肉有情之品，其味甘主补，药性平和，入肝经而补血止血，乃补血、止血之良药，其性滋润，下入肾经以滋阴，上入肺经以润燥。艾叶辛、苦，性温，归肝、脾、肾经，能暖气血而温经脉，主归肝经，为温经止血之要药。川芎味辛，性温，归肝、胆、心包经，辛散温通，既能活血化瘀，又能行气止痛，为"血中之气药"，具通达气血之功，善"下调经水，中开郁结"。熟地黄味甘，微温，归肝、肾经，甘主补，性微温，质地柔润，滋补肝肾阴血，故为补血滋阴要药，其味甘厚，入肾经，有益精填髓之效。当归味甘、辛，性温，归肝、心、脾经，本品味甘而重，专补血；其气轻而辛，入心、肝经，走血脉，又能活血，并善调经，补中有行，行中能补，补而不滞，既是补血要药，又为妇科调经的要药。白芍味苦、酸，性微寒，归肝、脾经，味酸能敛，味苦入阴，走肝脾经，入营血分，能养血敛阴调经，为肝家要药，既能补肝血、养肝阴、敛肝阴，又能调肝气、缓肝急、平肝阳。甘草味甘，性平，归心、肺、脾、胃经，味甘能补，入心能补益心气，益气复脉，入脾能补气健脾，入肺能润肺化痰止咳，甘而能缓，还能缓急止痛，缓和药性，甘而能和，还能调和药性。整方方性辛、甘、温，加入清酒同煮，可增强方剂温热、发散之性，温通冲任的效果更加明显。

【辨方位】

本条论述妇人三种下血的证治：一是月经淋漓不断的漏下；二是半产以后下血不止；三是妊娠胞阻下血而不因于癥积者。"胞阻"谓妇人怀孕期间，仍下血并伴有腹痛，是血液下漏不能入胞以养胎儿，阻碍其正常发育，所以又称"胞漏"或"漏胞"。这三种妇人下血病因虽有不同，但其病机皆属冲任脉虚，阴血不能内守所致，均当调补冲任，固经止血。方中地、芍、归、芎养血和血，阿胶养阴止血，艾叶温经暖胞，甘草调和诸药，清酒以行药势，合而用之，可以和血止血暖宫调经。

【明方势】

胶艾汤标本兼顾，以"养"为"塞"，用阿胶、艾叶止血以治标，四物调肝养血以治本。同时补中寓温，寓活于养。养血止血之中配性温暖宫的艾叶，使补中寓温；方中配以当归、川芎，妙在防"塞"留瘀，寓破于养。胶艾汤偏于温补，可缓解冲任虚寒从而达到改善症状的目的。胶艾汤方性属辛、甘、温，因此方势属入属聚。

【论方证】

胶艾汤证乃因冲任虚损所致，冲为血海，任主胞胎，冲任虚损，阴血不能内守，则崩漏下血、月经过多、产后或流产下血不绝；任脉虚损，胎无所主，则妊娠下血（胎漏）、胎动不安、腹中疼痛。治当养血止血，调经安胎。本方主治妇女冲任虚损所致崩漏下血，月经过多，淋漓不止，产后或流产损伤冲任、下血不绝，或妊娠下血、腹中疼痛者。

【识方用】

1. 胶艾汤现代处方

川芎6g，阿胶6g，甘草6g，艾叶9g，当归9g，芍药12g，干地黄18g。

以1000mL水，入清酒600mL，煎取600mL，去滓，烊化入阿胶，每服200mL，日三服。

2. 胶艾汤现代适应证

妇人血虚证、经期延长、崩漏、功能性子宫出血、先兆流产、习惯性流产、防治药物流产不全、药物流产后所致出血不止、胎位不正、特发性镜下血尿、过敏性紫癜。

3. 胶艾汤加减

气虚者，加黄芪、党参，以补气摄血；肾虚腰痛者，加杜仲、续断、桑寄生；胎漏腰痛者，去川芎，加苎麻根、桑寄生；血多者，当归宜减量，加贯众炭、地榆炭、棕榈炭。

4.胶艾汤禁忌

本方所治属于血虚兼寒之证，如月经过多、崩中漏下因血热妄行所致者，忌用。

【学医案】

1.近现代名医冉雪峰运用胶艾汤医案

宦某之爱人，体素薄弱，经事不调，赤白带下，饮食精汁不变气血而化秽浊，由来者久，近年加剧。崩漏频频，暴下如注，色黑成块，肌肉瘦削，皮肤反浮肿，足腿面部肿尤显著，色夭不泽，唇口惨白，喘气矢气，四末清冷，脊膂腰髀酸楚，俨近下痿。抗日战争时期，住重庆某医院治疗，时历半载，所费不资，后虽小愈，尚不了了。胜利后回汉，病又复作，鉴于前此迁延，心殊惧惧，来我处商治。问：中医能疗此病乎？答：带下崩漏，乃妇科常有病，不过此病延久，病重，渐近痨瘵，五液俱涸，八脉不固，精竭髓枯，下元败坏，阴病及阳，气不统血，不仅虚证，且为虚证之甚者，中法当可治愈。诊脉沉迟细弱，血脱气泄，阴阳俱竭，诸虚百不足，拟方重味填补，升固八脉，不刚不腻，半调半摄，方用：当归四钱，杭芍四钱，茯神五钱，杜仲三钱，鹿角霜三钱，桑螵蛸三钱，蒲黄炒半黑三钱，广木香一钱，升麻一钱五分，甘草一钱。三剂略安，精神较好。二诊，去蒲黄加蕲艾炭三钱，又三剂，崩减，气渐平调。三诊，加炮姜炭一钱，侧柏炭三钱，四剂崩止。四诊，去姜炭、艾炭、鹿角霜、升麻，加枸杞子、覆盆子、女贞子各三钱，守服两周，漏下亦愈。治疗历程共计不过一月，后以复脉汤加桑螵蛸、龟甲胶、鹿角胶、紫河车，膏剂收功。（选自《冉雪峰医案》）

按语：此医案中，患者崩漏之证，需要特殊的用药和治疗方法。对于此病的治疗，应当避免使用某些过于刚烈或呆滞的药物，因为这些药物可能不适用于奇经（女性生殖系统）的治疗。本病治疗时，虽然不是直接使用胶艾汤的原方，但却是借鉴了胶艾汤的思路，并灵活变通使用。这表明，对于某些疾病，我们并不一定非要用原方，而是可以借鉴其治疗原则，结合实际情况进行变通。胶艾汤主要用于治疗各种出血症状，尤其是下半身的出血。其适用于寒证、贫血、有瘀血倾向的患者。由于胶艾汤具有养血止血、补血安胎的作用，因此被视为妊娠期漏下的重要方剂，对于病情偏虚寒的患者最为适宜。但对于因血热妄行或癥瘕妨碍胎位导致胎动出血的情况，则不宜使用此方。此外，对于病理性的妊娠下血（如葡萄胎、泡状胎等），治疗重点应放在堕胎上，而不是使用胶艾汤。

2.近现代名医程门雪运用胶艾汤医案

蒋某，女，48岁，初诊：1955年3月17日。经事淋漓多日，近反多见，腹胀隐痛，腰酸，拟用归脾、胶艾合方为治。炒潞党参一钱半，炙黄芪三钱，炒冬术一钱半，炙黑甘草八分，归身炭一钱，炮茯神三钱，炙远志一钱，炒冬仁三钱，生地炭四钱，炒大白芍二钱，蛤粉炒阿胶珠二钱，条芩炭一钱半，炮姜炭三分，藕节炭四枚。二诊：经冲如崩，腹中隐痛未尽，拟补中益气法进步治之。炒潞党参三钱，炙黄芪四钱，炒冬术一钱半，炙黑甘草八分，炙黑升麻四分，生地炭四钱，蛤粉炒阿胶珠三钱，炮姜炭五分，条芩炭一钱半，归身炭一钱半，酒炒大白芍二钱，藕节炭四枚，陈棕炭三钱，红枣四枚。三诊：经事如崩已见减轻，腹痛犹未尽，胃纳不香，再以原方出入，续进为治。炒潞党参一钱半，炙黄芪三钱，炒冬术一钱半，炙黑甘草八分，生地炭四钱，蛤粉炒阿胶珠二钱，炮姜炭五分，条芩炭一钱半，酒洗当归身一钱半，酒炒大白芍二钱，炙黑升麻四分，藕节炭四枚，陈广皮一钱半，炒香谷芽四钱，春砂壳八分。四诊：经已净，头胀不清，纳不香，寐欠酣，再拟调理肝脾。炒大白芍一钱半，炒杭菊二钱，薄荷炭八分，白蒺藜三钱，云茯苓三钱，制半夏一钱半，淮小麦四钱，炒香谷芽四钱，荷叶边一圈。（选自《程门雪医案》）

按语：本案中，首诊采用归脾法，旨在统血止漏。然而，次日经量反而增多如崩，这说明中气下陷，气不摄血，归脾法力所不及。因此，急改用补中益气法，以健脾和肝，举中气，治疗方法有了进一步的调整，调理非常及时，在原方基础上，加入了胶艾四物汤，并用炮姜代替艾炭。同时，加用了黄芩炭，在温摄之中加入凉药以止血，这体现了反佐的思路。这种治疗思路在古代妇科方剂中也有所体现，如《备急千金要方》白薇丸中的姜、桂与白薇的组合，《金匮》温经汤中的桂枝与丹皮的搭配，《证治准绳》中奇效四物汤中艾叶与黄芩的合用等。程老经常运用这些方法，得心应手。经过三次诊治后，疗效开始显现。四诊针对经净后的余症，采用平肝和胃法以收全功。这里运用了仲景的话："妇人腹中诸疾痛，当归芍药散主之。"程老将归、芍与姜配伍，效果更佳。

3.近现代医家王足明运用胶艾汤医案

张某，女，53岁，湖南日报报社工人，初诊：1964年5月22日。年已五十三，尚未断经，每次经来量多，时间延长。此次来潮，势如山崩，色淡红，夹血块，二十余日未尽。头晕纳减，面色淡黄，眼睑苍白，精神疲惫，腰骶酸痛等。舌质淡红，舌苔薄白，脉来细涩。某医院诊断为"更年期子宫功能性出血"，经中、西药治疗，迄今未效，登门求医。此系冲任脉虚之崩症，治宜大补冲任，拟加减胶艾四物汤。力参（蒸兑）5g，黄芪12g，阿胶（蒸兑）10g，当归10g，熟地黄12g，白芍12g，艾叶炭6g，仙鹤草12g，侧柏炭10g，炙甘草6g，蒲黄炭（包）10g。服6剂。二诊：1964年6月4日。血崩全止，自为痊愈，停诊半月。次日下午，阴道又流血不止，色淡红无块，但量较前减少，余如前述。此停药太早，病愈未得巩固，仍疏原方9剂。三诊：1964年6月14日。上药服完，血崩又止，症见头晕纳少，面黄肌瘦，少气懒言，四肢倦怠。舌质淡，舌苔薄白，脉细缓。治宜补益心脾，引血归脾。红参（蒸兑）5g，黄芪15g，当归10g，炒白术10g，酸枣仁10g，茯苓12g，远志6g，广木香5g，龙眼肉10g，白芍12g，大枣4枚，炙甘草5g。共服10剂，血崩停止，逐渐康复。追访半年，未见复发。（选自《王足明疑难病证治验》）

按语：《素问·上古天真论》中提道："（女子）七七，任脉虚，太冲脉衰少，天癸竭，地道不通，故形坏而无子。"这说明女性在五十岁左右，月经停止是正常的生理现象。若超过五十岁月经仍未停止，则是异常情况。这种异常出血并非来自胞宫，而是由于冲、任脉的异常导致的。冲脉和任脉是阴脉之海，统领全身的阴经；同时冲脉又被称为"血海"，汇聚全身的阴血。全身各脏腑经络之气血都流注于冲、任脉，一旦冲、任脉虚损，阴血无法守于内，便会发生崩漏。本例患者月经应绝而未绝，且血量极大，显然是由冲、任脉虚损，不能固摄血液所致。因此，治疗采用自拟加减四物汤。胶艾四物汤具有大补冲、任的作用，方中去掉川芎以防其辛散窜行，加入黄芪和力参以补气摄血，同时佐以仙鹤草、侧柏炭和蒲黄炭来祛瘀止血。这种治疗思路是将补虚摄血与祛瘀法相结合，仅服用 6 剂后崩漏即止。然而由于中途停药，崩漏复发。这说明患者未能理解年老体衰、崩漏难以迅速恢复的道理，这是医者和病家都应吸取的教训。随后再次投以原方，血方得止。最后，用归脾汤加味来调理巩固。归脾汤主要用于治疗心脾两虚、气血不足的证候，加入益气摄血的药物后，对于本例患者更为适宜。

【说明书】

名称 胶艾汤。

处方 川芎 6g，阿胶 6g，甘草 6g，艾叶 9g，当归 9g，芍药 12g，干地黄 18g。

方性 辛、甘、温。

方位 冲任。

方势 属入属聚。

方证 冲任虚损，血虚偏寒。

功效 温补冲任，固经止血。

主治 妇女冲任虚损所致崩漏下血，月经过多，淋漓不止，产后或流产损伤冲任、下血不绝，或妊娠下血、腹中疼痛者。

适应证 本方现代适用于多种妇科疾病、特发性镜下血尿、过敏性紫癜等辨证属冲任虚损、血虚偏寒者。

煎服法 以 1000mL 水，入清酒 600mL，煎取 600mL，去滓，烊化入阿胶，每服 200mL，日三服。

禁忌 本方宜于血虚兼寒者，如血热妄行之月经过多、崩中漏下等均宜忌用。

注意事项 应用本方时须对妊娠性质加以鉴别。对于生理性妊娠符合本方证者，当予本方安胎止血；若属病理性妊娠（如葡萄胎、泡状胎等），则以堕胎为要。

第三十八节
理中丸

【知方源】

人参、干姜、甘草（炙）、白术各三两。

上四味，捣筛。蜜和为丸，如鸡子黄许大。以沸汤数合，和一丸，研碎，温服之，日三四、夜二服。腹中未热，益至三四丸，然不及汤。汤法：以四物依两数切，用水八升，煮取三升，去滓，温服一升，日三服。若脐上筑者，肾气动也，去术，加桂四两；吐多者，去术，加生姜三两；下多者，还用术；悸者，加茯苓二两；渴欲得水者，加术，足前成四两半；腹中痛者，加人参，足前成四两半；寒者，加干姜，足前成四两半；腹满者，去术，加附子一枚。服汤后如食顷，饮热粥一升许，微自温，勿发揭衣被。

《伤寒论》

理中丸主之

1. 霍乱，头痛，发热，身疼痛，热多，欲饮水者，五苓散主之；寒多，不用水者，理中丸主之。（386条）

宜理中丸

2. 大病瘥后，喜唾，久不了了，胸上有寒，当以丸药温之，宜理中丸。（396条）

《金匮要略》

《金匮要略·胸痹心痛短气病脉证治第九》："胸痹，心中痞气，理气结在胸，胸满，胁下逆抢心，枳实薤白桂枝汤主之；人参汤（理中丸）亦主之。"

【看方论】

1. 成无己《伤寒明理论》："心肺在膈上为阳，肾肝在膈下为阴，此上下脏也。脾胃应土，处在中州，在五脏曰孤脏，属三焦，曰中焦。自三焦独治在中，一有不调，此丸专治，故名曰理中丸。人参味甘温，《内经》曰'脾欲缓，急食甘以缓之'，缓中益脾，必以甘为主，是以人参为君；白术味甘温，《内经》曰'脾恶湿，甘胜湿'，温中胜湿，必以甘为助，是以白术为臣；甘草味甘平，《内经》曰'五味所入，甘先入脾'，脾不足者，以甘补之，补中助脾，必先甘剂，是以甘草为佐；干姜味辛热，喜温而恶寒者，胃也，胃寒则中焦不治，《内经》曰'寒淫所胜，平以辛热'，散寒温胃，必先辛剂，是以干姜为使……《内经》曰'热者寒之，寒者热之'，此之谓也。"

2. 汪机《伤寒选录》："心肺在膈上，为阳；肾肝在膈下，为阴；脾胃应土，处居中州，在五脏曰孤脏，属三焦曰中焦，在三焦曰中焦。此丸独治在中，故名曰理中丸。《内经》曰'脾欲缓，急食甘以缓之'，缓中益脾，必以甘为主，是以人参为君。《内经》曰'脾恶湿'，甘胜湿。温中胜湿，必以甘为助，是以白术甘温为臣。《内经》曰'五味所入，甘先入脾'，脾不足者，以甘补之，补中助脾，必先甘剂，是以甘草为佐。胃者喜温恶寒，胃寒则中焦不治。《内经》曰'寒淫所胜，平以辛热'，散寒温胃，必先辛剂，是以干姜辛热为使。脾胃居中，病则邪气上下左右无不受病，故又有诸加减焉。若脐下筑，肾气动也，气壅不泄则筑而动。白术味甘补气，去术则气易散。肾气动者，欲作奔豚也，必辛以散之，故加桂以散肾气。经曰：辛入肾，能泄奔豚气故也。吐多者，肾气上逆也。术甘而壅，非气逆所宜，故去术而加生姜。生姜，呕家圣药。生姜辛散，故吐多用之。气泄而不收，则下多。术甘壅补，使正气收而不泄也。或曰：湿胜则濡。术专除湿，是于辛多者加之。悸者，欲聚则悸。茯苓渗泄伏水，故宜加也。渴欲得水者，津液不足也，加术以补津液。腹中痛者，虚也，加人参。《本草》曰：补可去弱，人参、羊肉之属是也。寒多者，加干姜，辛能散也。腹满者，去白术，加附子。《内经》曰'甘者令人中满'，术甘壅补，故去之。气壅郁则腹满，加附子以热胜寒，以辛散满也。"

3. 方有执《伤寒论条辨》："热多欲饮水者，阳邪胜也。寒多不用水者，阴邪胜也。五苓散者，水行则热泄，是亦两解之谓也。理，治也，料理之谓。中，里也，里阴之谓。参术之甘，温里也。甘草甘平，和中也。干姜辛热，散寒也。"

4. 李中梓《伤寒括要》："中州陆沉，吐利交作，其象为乱，故病名霍乱。汤名理中，理者，治也，治其乱而粹宁之也。白术、甘草自是脾家要剂，干姜祛太阴之寒，无他药可代者。寒则必本于虚，故以人参益气。"

5. 程应旄《伤寒论后条辨直解》："阳之动，始于温，温气得而谷精运，谷气升而中气赡，故名曰理中，实以燮理之功，予中焦之阳也。盖谓阳虚即中气失守，膻中无发宣之用，六腑无洒陈之功，犹如釜薪失焰，故下利清谷，上失滋味，五脏凌夺，诸证所由来也。参、术、炙甘草所以守中州，干姜辛以温中，必假之以燃釜薪而腾阳气，是以谷入于阴，长气于阳，上输华盖，下摄州都，五脏六腑皆受气矣，此理中之旨也。"

6. 汪琥《伤寒论辨证广注》："（理中丸）乃治脾胃虚寒药也，使脾胃虚而不至于寒，则干姜在所当减，况敢加桂附等药乎？使脾胃寒而不至于虚，则参术又在所当减矣，医者不可不知。又上证言喜唾者，乃吐涎沫也。倘其人恶心欲作呕吐之状，方中宜去甘草，又用干姜，不若多用生姜之为妥矣。"

7. 尤在泾《伤寒贯珠集》："霍乱该吐下而言，头痛发热，身疼痛，则霍乱之表证也，而有热多寒多之分，以中焦为阴阳之交，故或从阳而多热，或从阴而多寒也。热多则渴欲饮水，故与五苓散，去水而泄热；寒多则不能胜水而不欲饮，故与理中丸，燠土以胜水。"

8. 王子接《绛雪园古方选注》："理中者，理中焦之气以交于阴阳也，上焦属阳，下焦属阴，而中焦则为阴阳相偶之处，仲景立论，中焦热则主五苓以治太阳；中焦寒则主理中以治太阴。治阳用散，治阴用丸，皆不及于汤。恐汤性易输易化，无留恋之能，少致和之功耳。人参、甘草，甘以和阴也，白术、干姜，辛以和阳也；辛甘相辅以处中，则阴阳自然和顺矣。"

9. 刘昆湘《伤寒杂病论义疏》："此示纯寒霍乱之例。冠霍乱，则病情瞀乱，不言可知；外无寒热，脉又濡弱，脾寒之为病明甚。理中者，理中焦。参、术、姜、草，温运脾阳，升转大气之妙剂也。升降后则吐利止，而霍乱愈矣。"

【通方解】

方中干姜大辛大热，专温中阳散寒气，温运中焦，以散寒邪为君；人参味甘微苦温，补中健脾益气，协助干姜以振奋脾阳为臣；佐以白术苦甘温，健脾除湿，以促进脾阳健运；使以炙甘草和中补虚，调和诸药，而兼补脾和中。四味相合，中阳振奋，寒气云散，脾气健旺，湿气自除；中焦脾胃调和，升降有序，清阳得升，浊阴得降，吐利自止。

【析方性】

人参具有大补元气、益气固脱、生津和安神益智等功效，《神农本草经》记载人参"补五脏，安精神，定魂魄，止惊悸，除邪气，明目，开心益智"，张景岳在《景岳全书·新方八阵》中说，"欲补命门之阳，非加人参不能捷效"，《本草新编》谓之"补气之圣药，活人之灵苗"。所以临床见肾阳亏虚、肾气不足者，应考虑使用人参。理中汤以人参为君，该方主治脾胃虚寒证。干姜辛，热，归脾、胃、肾、心、肺经，《珍珠囊》曰："干姜其用有四。通心阳，一也；去脏腑沉寒痼冷，二也；发诸经之寒气，三也；治感寒腹痛，四也。"《本草求真》云："干姜，大热无毒，守而不走，凡胃中虚冷，元阳欲绝，合以附子同投，则能回阳立效，故书有'附子无姜不热'之句。"白术，味甘，性温，无毒，归脾、胃经，具有健脾益气、燥湿利水、止汗安胎的功效。白术功效有九：一温中；二去脾胃湿；三除脾胃热；四强脾胃，进饮食；五和脾胃，生津液；六去肌热；七治四肢困倦，目不欲开，急嗜卧，不思饮食；八止渴；九安胎。阴虚内热或津亏燥渴者忌服。炙甘草的炮制方法为炼蜜置锅内，加开水少许沸腾后，加入甘草片，拌匀，稍闷，至蜜全部吸收，倾入筛内。用火烤至外面老黄色，不粘手为度，取出冷却即得。蜜炙之后，药性变微温，增强了补中益气、润肺的作用。本方中药物组成均偏温、偏补，故理中丸的药性为辛甘而温。

【辨方位】

成无己："脾胃应土，处在中州，在五脏曰孤脏，属三焦，曰中焦，自三焦独治在中，一有不调，此丸专治，故名曰理中丸。"理中丸（汤）是太阴虚寒证的主方，因有温运中阳、调理中焦的功效，所以方名"理中"，《伤寒论》第159条所谓"理中者，理中焦"，即指此方可祛寒温中，化水饮，调理中焦之意。故理中丸主治病证为里证，病位在中焦，病性也主要属虚属寒，且多为脾胃虚寒。

【明方势】

理中丸（汤）又名人参汤，由人参、白术、干姜、炙甘草四味药组成。方中人参大补元气，与助阳药相伍，具有益气助阳之功；白术甘温培土和中而燥湿；炙甘草甘平益气，和中补脾。三药皆为甘温补脾气之品，脾气虚得此则能健运。干姜辛热，为温暖中宫之主药，中焦脾虚脏寒者得此温煦之品，脏寒则能消除。诸药配伍，深得辛甘化阳之意，使阳气振奋，阴寒消除，脾气得以恢复，故为治疗脾气虚而偏于阳虚有寒的有效方剂。脾虚一则清阳不升而下利不止；一则浊阴不降，反停于胸中，而致"胸上有寒"的喜唾症及痰涎阻滞、"气结在胸，胸满"之胸痹证。其中"寒多不用水""胸上有寒"皆属寒象，为脾气虚而偏阳虚之候。用理中丸（汤）助阳益气，以恢复脾气之健运，则清阳得以上升，浊阴得以下降，上使痞结散，下使泻利止。

【论方证】

（1）脾胃阳虚寒湿证：胃或腹疼痛或胀满，自觉时有寒气直袭胃脘部，遇寒则增剧，按之则缓解，大便溏或初硬后溏，饮食欠佳，或有呕吐，舌淡，苔白，脉弱或迟。

（2）寒湿霍乱证：呕吐频繁，其物清稀无臭，下利益增而无肛门灼热，头痛，身疼痛，恶寒，甚则手足逆冷，口不渴，舌淡，苔白，脉微弱。

（3）虚寒性胸痹证，胸痛，胸闷，短气不足以息，动则益甚，或咳，或喘，四肢无力，舌淡或紫，苔白而滑，脉细弱无力或结。

（4）病瘥后胸阳虚证：胸部畏寒，喜唾，清稀涎水多，或背部怕冷，舌淡，苔薄，脉弱或缓。

（5）阳虚失血证：恶寒，肢冷，或便血，或吐血，或小便下血，或肌肤紫斑，脉弱。

【识方用】

1. 理中丸改汤现代处方

人参 9g，白术 9g，炙甘草 9g，干姜 9g。

以水 1600mL，煮取 600mL，去滓，每次温服 200mL，日三服。服汤药后，需要等待一段时间再进食，可以额外饮用 200mL 热粥来温暖身体，注意保暖，避免过于激烈的运动或衣着过少。

2. 理中丸现代适应证

理中丸既是主治脾胃虚寒证的基础方，又是主治胸阳虚证、虚寒胸痹证、虚寒霍乱证的基础方，而主治阳虚出血证、小儿慢惊风为其临床扩大应用。本方可用于治疗肠胃炎、胃及十二指肠溃疡、胃痉挛、胃下垂、胃扩张、慢性结肠炎，慢性菌痢、上消化道出血、冠心病、风湿性心脏病、慢性肝炎、慢性胆囊炎、肠伤寒、霍乱、肠结核等属脾胃虚寒者。

3. 理中丸加减

若脐上有跳动感，去白术，加桂枝；若呕吐症状明显，去白术，加生姜；若下利明显，白术加量；若心下悸者，加茯苓利水去饮；若渴欲得水者，是脾不健运，水津不能上承口窍，所以加大白术用量以健脾化湿，运化津液；若腹痛喜按者，乃中虚失养，故加大人参用量；腹中冷痛者，则是中焦虚寒较甚，加大干姜用量；若腹中胀满，是阳虚寒凝，气滞不行，去白术，加附子通阳散寒。

4. 理中丸禁忌

湿热内蕴中焦或脾胃阴虚者禁用。

【学医案】

1. 明代名医李中梓运用理中丸医案

休宁吴文哉，伤寒，烦躁面赤，昏乱闷绝，时索冷水，其弟曰休乞余决死期。手扬足掷，难以候脉，五六人制之，方得就诊，洪大无伦，按之如丝。余曰：浮大沉小，阴证似阳也，与附子理中汤，当有生理。曰休骇曰：医者十辈至，不曰柴胡承气，则曰竹叶石膏，今反与热剂，乌乎敢？余曰：温剂犹生，凉剂立毙矣！曰休卜之吉，遂用理中汤加人参四钱、附子二钱，煎成入井，冰冷与饮。甫及一时，狂躁定矣。再剂而神爽，服参至五斤而安。文哉遗以书曰：弟为俗子所误，既登鬼录矣，而兄翁拯全之，大奇亦大幸也。方弟躁热之时，医以三黄汤入牛黄服之，转加闷绝，举室哀号，惟是治终具，候目瞑而已。不意兄翁毅然以为可活，参附一投，阴霾见晛，荆妻稚子，含泪欢呼，一日即醒，经年乃复。呜呼！父母生之，兄翁再生之，昊天罔极，莫可云喻。敢志巅末，乞附案帙，俾天下万世，知药不可浪投，命不可轻弃，何莫非大仁人回春之泽哉！（选自《医宗必读》）

按语： 李中梓在《医宗必读》中详细阐述了四诊合参的重要性，即通过望、闻、问、切四种诊断方法相互参照，以更准确地判断病情。在李中梓的诊疗实践中，切脉占据着至关重要的地位。他深入研究脉象，以求洞悉其中的微妙变化，因此，在诊断过程中，他特别注重切脉的技巧，善于透过表象探究疾病的本质，当脉象呈现"洪大无伦，按之如丝"时，他指出这是"阴证似阳"的假象，以阴证治之，果然见效。

2. 清代名医王孟英运用理中丸医案

己丑五月，天气骤热，孟英母，陡患霍乱，肢冷，自汗，脉微，苔白，腹大痛，欲重按。是中虚有素，因热而受寒侵也。进大剂理中汤加桂枝、白芍，覆杯而愈，此所谓舍时从证也。（选自《王氏医案绎注》）

按语： 从症状上来看，患者脉象微弱，舌苔发白，腹痛喜重按，证属中虚感寒。在这种情况下，王孟英选择使用大剂量的理中汤进行治疗，在此基础上，还加入了桂枝和白芍这两味中药。桂枝具有温通经脉、散寒止痛的功效，白芍则可以养血柔肝、缓急止痛。

这两味药的加入，增强了理中汤的治疗效果。

3.清代名医马元仪运用理中丸医案

马元仪治葛怀，年六旬外，下痢，呃逆，两足微冷，或以痢治之，转剧。诊之两脉虚微，此中气夹寒下痢，当大剂温补，以恢复元气。时有言下痢多由湿热在胃，不行清理而反温补，恐未合。曰：湿热伤者，其脉必实，其腹结痛，且无呃逆足冷之症。此由年高气弱，火衰于下，气虚于中，因之升降失常而输泄无度，温补非治痢也，阳回则痢自止耳。若必俟痢止而后补之，晚矣！遂与人参四两，合附桂理中汤，连投四大剂而瘥。（选自《续名医类案》）

按语： 马元仪治疗葛怀的病案，患者年纪较大，出现下痢、呃逆、两足微冷等症状。经过诊断，马元仪认为这是中气夹寒导致的下痢，需要用大剂量的温补药物来恢复元气。患者脉象虚微，这是气虚的表现，同时患者年事已高，火气虚弱于下，因此升降失常而排泄无度。在这种情况下，马元仪采用人参合附桂理中汤进行治疗，连续服用四剂后病愈。他解释说，温补不是为了治疗痢疾，而是为了使阳气恢复，这样痢疾自然就会停止。如果不进行温补，而是等到痢疾停止后再进行补益，那就太晚了。这个案例告诉我们，对于病情深重、年事已高的患者，应该采用温补药物来恢复元气，而不是仅仅针对表面症状进行治疗。这样可以调整患者的内部环境，恢复正常的生理功能，从而达到治愈疾病的目的。同时，我们也要注意到，在治疗过程中，要根据患者的具体情况和体质来制定个性化的治疗方案，以达到最佳的治疗效果。

【说明书】

名称 理中丸。

处方 人参 9g，白术 9g，炙甘草 9g，干姜 9g。

方性 辛甘而温。

方位 中焦。

方势 入而聚。

方证 里证、虚证、寒证。

功效 温中祛寒，补气健脾。

主治 ①脾胃虚寒证。脘腹绵绵作痛，喜温喜按，呕吐，大便稀溏，脘痞食少，畏寒肢冷，口不渴，舌淡苔白润，脉沉细或沉迟无力。②阳虚失血证。便血、吐血、衄血或崩漏等，血色暗淡，质清稀。③脾胃虚寒所致的胸痹，或病后多涎唾，或小儿慢惊等。④寒湿霍乱证。呕吐频繁，其物清稀无臭，下利益增而无肛门灼热，头痛，身疼痛，恶寒，甚则手足逆冷，口不渴，舌淡，苔白，脉微弱。

适应证 本方现代适用于多种慢性消化系统疾病辨证属脾胃虚寒者。

煎服法 以水 1600mL，煮取 600mL，去滓，每次温服 200mL，日三服。服汤药后，需要等待一段时间再进食，可以额外饮用 200mL 热粥来温暖身体，注意保暖，避免过于激烈的运动或衣着过少。

禁忌 湿热内蕴中焦或脾胃阴虚者禁用。

注意事项　禁生冷、黏滑、肉面、五辛、酒酪、臭恶等物。

第三十九节
黄芪建中汤

【知方源】

黄芪一两半，桂枝三两（去皮），甘草二两（炙），大枣十二枚（擘），芍药六两，生姜三两（切），胶饴一升。

原方七味，以水七升，煮取三升，去滓，纳胶饴，更上微火消解，温服一升，日三服。

《金匮要略》

《金匮要略·血痹虚劳病脉证并治第六》：虚劳里急，诸不足，黄芪建中汤主之。

【看方论】

1. 吴崑《医方考·伤寒门第二》："汗后身痛者，此由汗多耗损阴气，不能荣养筋骨，故令身痛。阳虚，故令脉迟；汗后，故令脉弱。黄芪、甘草之甘，补中气也，然桂中有辛，同用之足以益卫气而实表。芍药之酸，收阴气也，桂中有热，同用之足以利荣血而补虚。此方以建中名者，建立中气，使其生育荣卫，通行津液，则表不虚而身痛自愈矣。"

2. 尤在泾《金匮要略心典》："里急者，里虚脉急，腹中当引痛也；诸不足者，阴阳诸脉并俱不足，而眩、悸、喘、渴、失精、亡血等证，相因而致也，急者缓之必以甘，不足者补之必以温，而充虚塞空，则黄芪尤有专长也。"

3. 陈修园《金医方歌括》："虚劳里急者，里虚脉急也；诸不足者，五脏阴精阳气皆不足也。经云，阴阳俱不足，补阴则阳脱，泻阳则阴竭，如是者当调以甘药。又云，针药所莫及，调以甘药。故用小建中汤，君以饴糖、甘草，本稼穑作甘之味，以建立中气，即《内经》所谓'精不足者，补之以味是也'；又有桂、姜、枣之辛甘，以宣上焦阳气，即《内经》所谓'辛甘发散为阳'是也。夫气血生于中焦，中土虚则木邪肆，故用芍药之苦泄，于土中泻木，使土木无忤，而精气以渐而复，虚劳诸不足者，可以应手而得耳。加黄芪者，以其补虚塞空，实腠通络，尤有专长也。"

4. 吴谦《删补名医方论一卷》："黄芪建中汤治虚劳里急，悸、衄，腹中痛，夜梦失精，四肢酸痛，手足烦热，咽干口燥，诸不足诸证。"

【通方解】

黄芪，味甘，微温，入脾、肺二经，为益气生血、补虚固表之要药；饴糖甘温入脾，温补中焦，缓急止痛；桂枝辛甘，温阳气，祛寒邪；芍药酸甘，养血敛阴，缓急止痛；大枣甘温，补脾益气；生姜温中散寒；甘草补脾益气，调和诸药。其中黄芪合桂枝益气温阳，和营固表；饴糖合桂枝辛甘化阳，温中补虚；饴糖、甘草合芍药甘酸化阴，调肝缓急而补脾生血；生姜走表而助卫阳，大枣入脾而益营阴。本方为益气和营、补虚生血、和里缓急之剂。

【析方性】

黄芪味甘性温，归肺、脾经，《汤液本草》云："黄芪治气虚盗汗并自汗，即皮表之药。又治肤痛，则表药可知。又治咯血，柔脾胃，是为中州药也。又治伤寒尺脉不至，又补肾脏元气，为里药。是上、中、下、内、外、三焦之药。"饴糖，味甘性温，入脾、胃、肺经，黄元御《长沙药解》云："功专扶土，力可建中，入太阴而补脾精，走阳明而化胃气……善缓里急，最止腹痛。"益脾气而养脾阴，温补中焦，兼可缓肝之急，润肺之燥。白芍酸苦寒凉，归肝经，《本草经疏》云其为"手、足太阴引经药，入肝、脾血分"，酸能收敛、固涩，苦有泄和燥的作用，故芍药补，力专于养营血，敛津液，收阴气而泻邪热，在本方中有养血柔肝、缓中止痛、敛阴收汗之功。桂枝性味辛、甘，性温，归心、肺、膀胱经，邹澍《本经疏正》云："其用之道有六：曰和营，曰通阳，曰利水，曰下气，曰行水，曰补中"，辛能发散、行气、活血，甘可补益、和中、缓急，桂枝在本方中有解肌祛风、温通血脉之功。炙甘草性味甘性平，归心、肺、脾、胃经，以益气复脉，补脾和胃。大枣味甘性温，归脾、胃经，补中益气，养血安神。生姜性味辛，微温，归肺、脾、胃经，解表散寒、温中止呕。可知黄芪建中汤为甘温之剂，甘可缓急，温能补虚。

【辨方位】

本方主治阴阳气血俱不足之虚劳证，"里急"指里虚，腹中急痛，"诸不足"是阴阳气血俱虚。《灵枢·邪气脏腑病形》云："阴阳形气俱不足，勿取以针，而调以甘药也。"《素问·至真要大论》提出"劳者温之""损者益之""急者缓之"。方中黄芪、甘草之甘以固卫，桂枝之辛以调和营卫，芍药之酸以养阴，建立中气，荣养气血，平衡阴阳。《证治准绳·杂病》云："脾者土也，应中央，处四脏之中州，治中焦……必以此汤温中益脾，是以建中名之焉。"黄芪建中汤为小建中汤基础上加黄芪，名为"建中"，说明其作用部位主要在中焦脾胃。

【明方势】

黄芪建中汤方中黄芪甘温补虚，是上、中、下、内、外、三焦之药；桂枝、生姜辛温，其有向上、向外发散的趋势，且桂枝用量小于芍药，不走表而走里，通里阳，振奋脾阳，促脾升清以利运化；芍药酸苦微寒，有向内收敛之势，养营阴，调阴血，生脾阴，柔肝止痛，缓急止痛；饴糖,《本草约言》称其为"阳中之阴，可升可降"，可补脾之精气，化生胃气，运化中焦脾胃，缓急止痛，温中补虚；甘温之大枣、甘草健运脾气，促进中焦脾胃气机的运转。黄芪建中汤整体之势在于使脾胃气机升降有序，脾胃气机正常运转，则中焦健运、阴阳相和、气血调畅。

【论方证】

本方证因中焦虚寒，肝木乘土而见里急腹痛，喜温喜按。脾胃为气血生化之源，中焦虚寒，化源匮乏，气血俱虚，症见心悸气短，面色无华，自汗盗汗，舌淡苔白，脉细弱。因虚致病，因病成劳，或因病致虚，久虚不复成劳，而其病性，主要为气、血、阴、阳的虚损。本方由小建中汤加黄芪而成，虚的程度比小建中汤更甚。方中黄芪、甘草之甘补中气，桂枝益卫气以实表；芍药酸敛，收阴气，合桂枝利营血而补虚。脾胃为后天之本，以甘药调之以建中气，使其调和营卫而固表，脾胃健运，通行津液，五脏六腑、四肢百骸方能得到滋养。

【识方用】

1. 黄芪建中汤现代处方

黄芪 5g，桂枝 9g，甘草 6g，大枣 6 枚（擘），芍药 18g，生姜 9g，胶饴 30g。

以上七味药，用 1400mL 水煮成 600mL，去滓，加入饴糖，文火加热溶化，每次温服 200mL，一天三次。

2. 黄芪建中汤现代适应证

（1）以腹痛为主要症状的消化系统疾病：如慢性胃炎、消化系统溃疡、肠易激综合征等疾病，表现为腹痛，喜温喜按。

（2）血液系统疾病：贫血、血小板减少等，症见乏力，面色无华，气短。

（3）心悸、失眠、痛经、自汗、久病消瘦等，伴有乏力、气短、怕冷，可考虑应用本方。

3. 黄芪建中汤加减

胃脘痛伴泛吐清水者，可加陈皮、茯苓、半夏；中焦寒重者，可加干姜、肉桂、附子等；泛酸者可加海螵蛸、煅瓦楞、黄连、吴茱萸等；腹泻可加茯苓、白术健脾燥湿止泻；面色萎黄，神疲短气者，可加人参、黄芪、当归补气养血。

4. 黄芪建中汤禁忌

阴虚火旺之人；湿热阻滞中焦引起的呕吐或中满。

【学医案】

1. 清代名医叶天士运用黄芪建中汤医案

许某，27岁，久嗽不已，则三焦受之。患者一年来病咳而气急，脉得虚数。不是外寒束肺内热迫肺之喘急矣。盖馁弱无以自立，短气少气，皆气机不相接续。既曰虚症，虚则补其母。黄芪建中汤。(选自《临证指南医案》)

按语： 患者久咳气急，脉虚数，医者辨其非外寒束肺之麻黄汤证，亦非内热迫肺之麻杏石甘汤证，考虑患者久咳虚损，短气少气，予黄芪建中汤，方中黄芪、甘草之甘补中气，桂枝益卫气以实表；芍药酸敛，收阴气，合桂枝利营血而补虚，以甘药建中气，培土生金，用"虚则补其母"之法。

2. 近现代名医蒲辅周运用黄芪建中汤医案

邹某，男，60岁，1958年8月23日初诊。患者形瘦体弱，素易感冒，近因疲劳受凉，头项强痛，畏风，动则汗出，轻微咳嗽，消化不好，肠鸣，纳差，精神不振。脉左寸微浮，右寸微，两关弦虚，两尺沉弱，舌正苔薄白黏腻。由体虚卫阳不固，复感新凉之气所致。治宜调营卫，建中气。处方：党参6g，桂枝4.5g，白芍6g，炙甘草4.5g，生黄芪9g，法半夏6g，陈皮3g，茯苓6g，生姜2片，大枣2枚。2剂，慢火煎两次，取300mL，加饴糖30g。和匀，分2~3次温服。8月25日复诊，患者药后两小时微烦，继而汗出，畏风消失，头痛亦解，饮食略增，睡眠不好。脉两寸同，两关弦缓，两尺沉迟。营卫初和，治宜和脾柔肝，兼滋心肾。处方：党参6g，白术6g，茯苓9g，炙甘草3g，半夏4.5g，橘红4.5g，五味子(打)20粒，酸枣仁9g，肥知母1.5g，川芎1.5g，大枣4枚。水煎温服，2剂。(选自《蒲辅周医疗经验》)

按语： 患者平素脾胃虚弱，营卫不固，体虚易感，营卫之气始于脾胃水谷精微化生，营为"水谷之清气"，卫为"水谷之悍气"，蒲老辨其外感的根源为中气不足，则卫阳不固，故治疗予以建中汤以建中气，方中黄芪、甘草之甘补中气，桂枝益卫气以实表；芍药酸敛，收阴气，桂枝利营血而补虚，黄芪益气固表，配陈皮、半夏、茯苓健脾化湿。脾胃为后天之本，以甘药调之以建中气，使其调和营卫而固表，脾胃健运，则中气立，卫气壮，而邪气自退。

3. 现代名医颜德馨运用黄芪建中汤医案

于某，男，43岁。患者胃脘痛历20余年，反复发作，食糯米而痛减，夜半不能平卧，起坐稍缓，微寒喜暖，面白神疲，纳少便溏，舌淡苔薄，脉虚弦。X线钡餐检查：十二指肠球部溃疡、变形、伴有激惹现象。久痛必虚，脾阳失运，黄芪建中汤加味主之。生黄芪30g，桂枝4.5g，杭白芍12g，生姜2片，九香虫2.4g，大枣4枚，炙甘草45g，饴糖30g(冲)，茯苓9g。5剂，每日1剂，水煎服。患者药后胃脘痛大减，夜得安卧，精神亦振，大便已实，守方连服，随访年余未作。(选自《国医大师经方验案精选》)

按语： 患者胃脘痛20余年，喜暖，面白神疲，纳少便溏，舌淡苔薄，脉虚弦，颜老辨为脾胃虚寒之胃脘痛，治予黄芪建中汤，方中黄芪益气生血，补虚固表；饴糖温补中焦，缓急止痛；桂枝温阳气，祛寒邪；芍药养血敛阴，缓急止痛；大枣甘温，补脾益气；生姜温中散寒；甘草补脾益气，调和诸药；茯苓健脾祛湿。诸药合用，以达益气和营、补虚生血、和里缓急之功。

【说明书】

名称 黄芪建中汤。

处方 黄芪 5g，桂枝 9g，甘草 6g，大枣 6 枚（擘），芍药 18g，生姜 9g，胶饴 30g。

方性 辛甘而温。

方位 中焦。

方势 入而聚。

方证 阴阳气血俱不足之虚劳证。

功效 温中补气，和里缓急。

主治 里急腹痛，喜温喜按，形体羸瘦，面色无华，心悸气短，自汗盗汗，舌淡苔白，脉沉细。

适应证 本方现代适用于慢性消化系统疾病、贫血、血小板减少、心悸、失眠等属中焦虚寒、气血不足者。

煎服法 以上七味药，以 1400mL 水煎至 600mL，去滓，加入饴糖，文火加热溶化，每次温服 200mL，一天三次。

禁忌 阴虚火旺之人；湿热阻滞中焦引起的呕吐或中满。

注意事项 应用本方时，一要注重剂量调配，二要先煮六味，然后纳入胶饴，微火消解。服药期间忌生冷之物，适寒温，慎防寒邪外侵。

第四十节
黄芪桂枝五物汤

【知方源】

黄芪三两，芍药三两，桂枝三两，生姜六两，大枣十二枚。

上五味，以水六升，煮取二升，温服七合，日三服。

《金匮要略》

《金匮要略·血痹虚劳病脉证并治第六》：血痹阴阳俱微，寸口关上微，尺中小紧，外证身体不仁，如风痹状，黄芪桂枝五物汤主之。

【看方论】

1. 徐彬《金匮要略论注》："然此由全体风湿血相搏，痹其阳气，使之不仁。故以桂枝壮气行阳，芍药和阴，姜、枣以和上焦荣卫，协力驱风，则病原拔，而所入微邪，亦为强弩之末矣。此即桂枝汤去草加芪也。立法之意，重在引阳，故嫌甘草之缓小，若黄芪之强有力耳。"

2. 周扬俊《金匮玉函经二注》："此申上条，既痹之后，未能针引以愈，遂令寸口微者。今则阴阳俱微，且寸关俱微矣，且尺中小紧矣。夫小紧既见于尺，则邪之入也愈深而愈不得出，何也？正虚之处，便是容邪之处也。脉经内外，谓之阴阳；上下亦谓之阴阳。今尺既小紧，则微属内外也明矣。若言证以不仁概之，盖身为我身，则体为我体。而或为疼痛，或为麻木，每与我相阻，其为不仁甚矣。故以风痹象之，非真风痹也。经曰：风、寒、湿三者合而成痹。然何以单言风痹也？邪有兼中。人之受者必有所偏，如多于风者，则其痛流行不常，淫于四末。盖血以养筋，血不通行，则筋节为之阻塞。且血藏于肝，肝为肾子，肾既受邪，则血无不壅滞。于是以黄芪固卫，芍药养荣，桂枝调和荣卫，托实表里，驱邪外出，佐以生姜宣胃，大枣益脾。"

3. 魏荔彤《金匮要略方论本义》："黄芪桂枝五物汤在风痹可治，在血痹亦可治也。以黄芪为主固表补中，佐以大枣；以桂枝助卫升阳，佐以生姜；以芍药入荣理血，共成厥美，五物而荣卫兼理，且表荣卫、里胃阳亦兼理矣。推之中风于皮肤肌肉者，亦兼理矣，故不必多求他法也。"

4. 尤在泾《金匮要略心典》："阴阳俱微，该人迎、趺阳、太溪而言。寸口关上微，尺中小紧，即阳不足而阴为痹之象，不仁者，肌体顽痹，痛痒不觉，如风痹状，而实非风也。黄芪桂枝五物，和营之滞，助卫之行，亦针引阳气之意。以脉阴阳俱微，故不可针而可药，经所谓阴阳形气俱不足者，勿刺以针而调以甘药也。"

5. 陈修园《金匮方歌括》："此即桂枝汤去甘草之缓，加黄芪之有力者，于气分中调其血，更妙倍用生姜以宣发其气，气行则血不滞而痹除。"

【通方解】

本方黄芪为君，大补脾肺之气，固表实卫，外可御邪且内可护营。桂枝发汗解表，且能温经通脉除痹。黄芪得桂枝，固表不留邪，桂枝得黄芪，散邪而不伤正，更增温阳通脉之用。芍药益阴和营，且除血痹，与桂枝相配，调和营卫，共为臣药。倍用生姜，辛温而散，助桂枝以散外邪，加强散寒之力，配伍大枣，一则助芍药以和营阴，二则助黄芪益气，三则姜枣相合，可调和脾胃，生姜、大枣共为佐使。全方五药相合，使卫阳得复，营卫和调，如此则风寒之邪得解，气血运行，经脉通利，肌肤得养，则麻木、疼痛诸症可除。

【析方性】

黄芪桂枝五物汤属桂枝汤类方，是在原来桂枝汤底方的基础上，去掉甘草，再加黄芪三两、生姜三两化裁而来，原方为黄芪三两、芍药三两、桂枝三两、生姜六两、大枣十二枚。其中黄芪为君药，对方性起主导作用，《神农本草经》载"黄芪，味甘，微温……补虚"，《名医别录》载"黄芪，无毒……益气，利阴气"，《本草经解要》载"黄芪气微温，禀天春生少阳之气……味甘无毒，禀地和平之土味……气味俱升，阳也"，可见黄芪味甘性温，并对全方之药性起了主导作用，使全方方性以甘温为主。辛温之桂枝与酸敛苦平之芍药合用，调营卫而和表里，共同作为方中臣药。《神农本草经》分别记载"牡桂，味辛，温……补中益气""芍药，味苦，平"，《长沙药解》对桂枝的描述为"桂枝，味甘、辛，气香，性温……通经络而开痹涩"，两臣药增黄芪温补之性，同时起和营卫之功。生姜辛温，大枣甘温，共为佐使药，共起和营卫调诸药之功。《名医别录》言"生姜味辛，微温"，《神农本草经》载"大枣，味甘，平"。方中黄芪为君药，统领全方甘温之性，桂枝、芍药为臣，生姜、大枣为佐使，药物之间相辅相成，桂枝、生姜为全方再添辛味，故而全方之方性为辛甘温。

【辨方位】

《金匮要略·血痹虚劳病脉证并治第六》言："血痹阴阳俱微……如风痹状，黄芪桂枝五物汤主之。"阴阳俱微具体指皮肤脉络空虚，阴血阳气俱不足。外证身体不仁，便是指气虚血痹而致的肌肤失荣，具体表现为肌肤不觉痛痒。基于方证对应的原则，可推测黄芪桂枝五物汤在人体的作用部位就包含着肌肤。条文中又言"如风痹状"，风痹中风一类也是黄芪桂枝五物汤的主治病证之一，《金匮要略·中风历节病脉证并治第五》载："夫风之为病……此为痹。脉微而数，中风使然。"因经脉闭阻，筋脉失养而致的半身不遂，或者较轻的单纯手臂不遂，亦是黄芪桂枝五物汤的主治证候之一。可见黄芪桂枝五物汤进入人体后所作用的部位包含肌肤、经络、四肢。后世医家又进一步加深了黄芪桂枝五物汤的治疗层次，《金匮要略心典》载："黄芪桂枝五物汤和营之滞，助卫之行，亦针引阳气之意。"再有黄芪桂枝五物汤为桂枝汤类方，由桂枝汤加减而来，起和营卫之功，故而黄芪桂枝五物汤的方位可归纳为营卫（桂枝汤）、肌肤、经络、四肢。

【明方势】

黄芪桂枝五物汤的功效为益气温经，和血通脉。黄元御在《长沙药解》中记载黄芪"味甘，气平……入肺胃而补气，走经络而益营……历节肿痛最效……善达皮腠，专通肌表"。其言在于黄芪可以由内达外，在外而益营卫而固表，其势在补、在固、在通。黄芪桂枝五物汤为桂枝汤基础上去甘草、加用黄芪而成。桂枝汤之势内外上下皆可，而黄芪之势偏于外、偏于上，同时生姜用量增加，亦加重其外行之势，二者又都可补内虚，故能表里兼顾，内外同行。桂枝、芍药相伍，走营卫，桂枝辛温，为植物枝的部分，其势在散；芍药酸敛，为植物根的部分，其势在聚，两者相和，一散一聚，辅助黄芪，同黄芪一并在肌腠间理肌表，通经络，实四肢。故而黄芪桂枝五物汤之势可概括为通、补、固，通筋脉经络，补营卫之气，固肌表腠理。

【论方证】

黄芪桂枝五物汤所治之血痹是为气虚血瘀，经络瘀阻所致，其功效为益气温经，和营通痹，主治证候为肌肤麻木不仁，肢节疼痛，或汗出恶风，脉微。《金匮要略·血痹虚劳病脉证并治第六》首条言："问曰：血痹病从何得之？……但以脉自微涩，在寸口、关上小紧，宜针引阳气，令脉和，紧去则愈。"此条言血痹"宜针引阳气"而治之，然血痹重症取黄芪桂枝五物汤，而不取针法之因在于其为"阴阳俱虚"。《灵枢·邪气脏腑病形》有言："阴阳形气俱不足，勿取以针，而调以甘药也。"因此黄芪桂枝五物汤所对应之证便是阴阳气血俱虚之证。清末医家曹颖甫在《金匮发微》中提到血痹为"阴血不充，阳气郁塞之脉证也……此证治法，以宣达脾阳，俾风邪从肌肉外泄为主，故用解肌祛风之桂枝汤"，黄芪桂枝五物汤为桂枝汤加减而来，在原来方子的基础上倍用生姜，去甘草，加黄芪三两。倍用生姜以助桂枝通阳行卫，留芍药和营以除"血痹"，加甘温黄芪补卫外之气。全方共奏和营行滞、益气通阳之功效。

黄芪桂枝五物汤在临床有广泛的用途，除血痹外，凡是阴阳气血不足，气虚兼寒凝或血瘀的病证均可用其来治疗。

【识方用】

1. 黄芪桂枝五物汤现代处方

黄芪 9g，桂枝 9g，芍药 9g，生姜 18g，大枣 12 枚。
以 1200mL 水煎，煎取 600mL，温服 200mL，日三服。

2. 黄芪桂枝五物汤现代适应证

（1）神经系统疾病：如糖尿病周围神经病变、面神经麻痹属营卫不足、寒客血脉者。
（2）肢体经脉病证：如颈椎病、腰椎病、骨关节炎、风湿性关节炎、卒中后遗肢体活动不利等辨证属营气不足，兼寒凝或血瘀者。
（3）妇人产后疾病：如产后身痛。
（4）汗证、发热：因表里不和，气血亏损而致者。
（5）皮肤系统疾病：素有血虚，兼营卫不和，又因外感风邪所致者。

3. 黄芪桂枝五物汤加减

本方祛风散邪之力较弱，若风邪重而麻木甚者，可加防风；血行不畅而兼疼痛者，可加桃仁、红花、鸡血藤；日久不愈，邪深入络者，可加地龙、蕲蛇。中风后脉络瘀阻而半身不遂，手足无力，肢体不仁者，可加当归、鸡血藤；若左半身不遂，则加当归以补血；右半身不遂，则倍黄芪以补气；手软，倍桂枝；元气虚，加人参；阳气虚，加附子；肝肾不足而筋骨痿软者，可加杜仲、牛膝。兼阳虚畏寒者，可加附子。

4.黄芪桂枝五物汤禁忌

血痹属热者；阴阳气血不足，气虚血瘀兼有内热者。

【学医案】

1.近代名医易巨荪运用黄芪桂枝五物汤医案

陈伟卿世伯，旧友陈德邻宿学之父也。年六十，精神矍铄，忽一日，头目眩晕，手足瘛疭，眩晕略定，则一手一足软痹无力，举动不能。延予相商。予曰：此血痹也。拟黄芪桂枝五物汤，黄芪用至两（此处原文剂量缺失），桂枝用至五两。十余日大效，三十日收工。（选自《集思医案》）

按语： 黄芪桂枝五物汤所治之血痹为气虚血瘀，经络瘀阻所致，其功效为益气温经，和营通痹。《金匮要略·血痹虚劳病脉证并治》言："血痹阴阳俱微……如风痹状，黄芪桂枝五物汤主之。"本案血痹患者，因气虚络阻，肢体失于濡养，故手足软痹无力，清阳不升，头目眩晕。本方重用桂枝通阳行卫，全方相合，共奏和营行滞、益气通阳之功。

2.近现代名医胡希恕运用黄芪桂枝五物汤医案

马某，女，65岁。初诊日期1965年10月31日。右上下肢关节痛、两手麻木3个月。今年8月1日不慎跌倒，四肢不能活动，十几天后虽能活动，但出现右肩关节、右下肢痛，两手麻木不能紧握，汗出恶风，舌苔白，脉弦细。此血痹之病，属太阳表虚黄芪桂枝五物汤加苓术防己方证：生黄芪15g，桂枝9g，白芍9g，生姜9g，苍术9g，茯苓9g，防己9g，大枣4枚。结果：11月6日复诊，上药服6剂，汗出减少，右上肢痛减，两手麻木皆减轻，但仍握拳不紧，右臂时感刺痛。仍继服上方，生黄芪增为24g。11月20日三诊，患者汗出已很少，两手麻木明显减轻，左手已能正常握拳，右手仍不能紧握，右臂外侧刺痛减轻，仍继服上方2剂，诸症已。（选自《胡希恕伤寒论方证辨证》）

按语： 本案仍为血痹之病，处以黄芪桂枝五物汤加苓术防己方。黄元御在《长沙药解》中记载黄芪"味甘，气平……入肺胃而补气，走经络而益营……历节肿痛最效……善达皮腠，专通肌表"。黄芪可由内达外，在外益营卫而固表，其势在补、在固、在通。黄芪之势偏于外、上，同时生姜用量增加，亦加重其外行之势，黄芪又都可补内虚，故能表里兼顾，内外同行。本方益气和营，活血通络，合苓术防己方健脾利湿，攻补兼施。

3.现代名医司国民运用黄芪桂枝五物汤医案

李某，男，58岁，2019年11月10日初诊。患者1个月前无明显诱因左侧肢体突发瘫痪。经医院检查，确诊脑梗死，病情稳定后出院，现仍有部分症状，具体为左上肢抬举、精细活动不利，左下肢行走困难，承重能力差，伴左侧肢体麻木，口舌歪斜，言语不清。舌淡苔薄白，脉弦细涩。辨证：气虚血瘀，血脉痹阻。治法：补气活血，化瘀通络。方用黄芪桂枝五物汤加减：黄芪50g，白芍30g，赤芍15g，川芎15g，当归15g，大枣10g，桃仁10g，桂枝10g，桑枝12g，炒地龙12g，水蛭6g，川牛膝12g，红花6g，生姜 3 片，大枣 5 枚。15 剂后患者症状缓解，左侧肢体活动能力改善，麻木感减轻，言语表达较前清楚。上方加减续服 30 剂，患者左侧肢体基本恢复活动能力，麻木感基本消失，语言功能恢复，获得基本生活能力，能够自理。（选自《山东中医药大学学报》2022 年 11 月第 46 卷第 6 期）

按语： 患者因气虚血瘀，血脉痹阻，经脉肌肤不得濡养而致肢体活动不利，故见肢体麻木、口舌歪斜等症状。黄芪桂枝五物汤方性为辛甘温，侧重于经络四肢。方中重用黄芪以补气；配白芍、桂枝、桑枝温经通脉，调和营卫；赤芍、川芎、当归、桃仁、红花化瘀通络，养血兼顾活血；水蛭、炒地龙破血化瘀，二药为血肉有情之品，可强化祛邪通络之功；川牛膝祛瘀通脉，引血下行；生姜、大枣散风养血。诸药调和，共奏通筋脉经络、补营卫、固肌表腠理之功。

【说明书】

名称 黄芪桂枝五物汤。

处方 黄芪 9g，桂枝 9g，芍药 9g，生姜 18g，大枣 12 枚。

方性 辛甘温。

方位 营卫，肌肤，经络，四肢皆可及。

方势 聚中寓散。

方证 血痹证，阴阳气血不足，气虚或兼寒凝或血瘀证。

功效 益气温经，和营通痹。

主治 ①肌肤麻木不仁，肢节疼痛，或汗出恶风，脉微。②阴阳气血不足，气虚或兼寒凝或血瘀证。

适应证 本方现代适用于神经系统疾病、肢体经络病证、妇人产后疾病、皮肤病辨证属表里不和、气血亏损者。

煎服法 以 1200mL 水煎，煎取 600mL，温服 200mL，日三服。

禁忌 血痹属热者；阴阳气血不足，气虚血瘀兼有内热者。

注意事项 禁生冷，避风寒，畅情志。

第四十一节
黄连阿胶汤

【知方源】

黄连四两，黄芩二两，芍药二两，鸡子黄二枚，阿胶三两（一云三挺）。

上五味，以水六升，先煮三物，取二升，去滓，内胶烊尽，小冷，内鸡子黄，搅令相得，温服七合，日三服。

《伤寒论》

少阴病，得之二三日以上，心中烦，不得卧，黄连阿胶汤主之。（303条）

【看方论】

1. 吴谦《医宗金鉴》："柯琴曰，'病在少阴而心中烦不得卧者，既不得用参、甘以助阳，亦不得用大黄以伤胃矣。故用芩连直折心火，用阿胶以补肾阴，鸡子黄佐芩连，于泻心中补心血，芍药佐阿胶，于补阴中敛阴气，斯则心肾交合，水升火降，是以扶阴泻心之方，而变为滋阴和阳之剂也。是则少阴之火，各归其部，心中之烦不得卧可除矣。'"

2. 徐大椿《医略六书》："芩连以直折心火，佐芍药以收敛神明……非得气血之属交合心肾，苦寒之味，安能使水火升降，阴火终不归则少阴之热不除。鸡子黄入通于心，滋离宫之火，黑驴皮入通于肾，益坎宫之精，与阿井水相融成胶，配合作煎，是降火归原之剂，为心虚火不降之专方。"

3. 吴仪洛《伤寒分经·诸方全篇》："此汤本治少阴温热之证，以其阳邪暴虐，伤犯真阴，故二、三日以上，便见心烦不得卧，所以始病之际，即用芩、连大寒之药、兼芍药、阿胶、鸡子黄，以滋养阴血也。然伤寒六七日后，热传少阴，伤其阴血者，亦可取用，与阳明腑实用承气汤，法虽虚实补泻悬殊，而祛热救阴之意则一耳。"

4. 吴鞠通《温病条辨》："以黄芩从黄连，外泻壮火而内坚真阴；以芍药从阿胶，内护真阴而外捍元阳；名黄连阿胶汤者，取一刚以御外侮，一柔以护内主之义也。"

【通方解】

黄连阿胶汤由黄连、阿胶、黄芩、白芍、鸡子黄5味药物组成，功能育阴清热，方中黄连、黄芩除烦热，清心火，阿胶、白芍、鸡子黄滋肾阴，安神养血，阴虚阳亢、心肾失交而致心烦不寐、口干咽燥、头目眩晕、舌红绛少苔等症，用之多能收效。仲景在论中云："少阴病，得之二三日以上，心中烦，不得卧，黄连阿胶汤主之"，指出了本方证的辨证要点为"心中烦，不得卧"。本方与四逆汤证皆有烦躁，四逆汤证为阴盛格阳，本方证为阴虚阳亢。

【析方性】

黄连大苦大寒，归心，脾、胃、胆、大肠经，长于泻火解毒，清中焦湿热，尤擅泻心、胃火。黄芩苦、寒，归肺、胆、脾、胃、大肠经，清热燥湿，泻火解毒，长于清中、上焦湿热，泻肺火及胆火，又可入血分，能凉血止血，清热安胎。白芍苦、酸，微寒，归肝、脾经，味酸能敛，味苦入阴，走肝脾经，入营血分，能养血敛阴调经，为肝家要药，既能补肝血、养肝阴、敛肝阴，又能调肝气、缓肝急、平肝阳。阿胶甘、平，归肺、肝、肾经，为血肉有情之品，其味甘主补，药性平和，入肝经而补血止血，乃补血、止血之良药，其性滋润，下入肾经以滋阴，上入肺经以润燥。鸡子黄味甘主补，药性平和，入心、肺、肾经，能通心气以滋阴，润泽血枯，分解血热。整方以芩、连清心火，以胶、芍、鸡子黄滋肾水，待水火既济，心肾相交，诸症可愈，方性偏甘、苦、寒。

【辨方位】

少阴病之病机，有阴阳俱衰者，有阳虚从寒化而表现阳虚寒盛证候者，有阴虚从热化而表现阴虚热盛证候者。本方证是以肾阴亏虚、心火亢盛、心肾不得相交为主要病机的病证，症见心烦不眠，口燥咽干，手足心热，舌红或红绛少津，苔少或薄黄，脉细数等。黄连阿胶汤滋阴养血而清心火，为治少阴热化之剂，故本方方位在心、肾。

【明方势】

黄连阿胶汤主治少阴病阴虚火旺证。方中黄连、黄芩清心泻火；阿胶滋肾阴；鸡子黄上通心气，下达肾气，上补心，下补肾；芍药、阿胶滋阴养血。诸药相配，使心肾相交，水升火降，心神得安，心烦不寐自愈，故本方方势为升、降。

【论方证】

平素阴虚之人，邪入少阴，易从阳热化，肾阴不足，加之热灼真阴，则肾水不能上济于心，于是心火亢于上，肾水亏于下，故心中烦，不得卧。此外，临床上还可伴见咽干口燥，舌红少苔，脉沉细数等症。阴虚火旺之候，治宜补其不足之阴，泻其有余之阳，采用养阴清热双管齐下之法，才能使阴阳恢复生理上的相对平衡。方中黄连、黄芩清心火，除烦热；阿胶、白芍滋补阴血；鸡子黄滋阴清热，两相兼顾。诸药共用，使水不亏，火不炽，则心烦不眠等症皆愈。本方为治疗心火炽盛、肾水耗伤失眠之常用有效方剂。

【识方用】

1.黄连阿胶汤现代处方

黄连 12g，黄芩 6g，白芍 6g，阿胶 9g，鸡子黄 1 枚。

以水 1200mL 煎前 3 药，取 400mL 去药渣，化入阿胶，稍冷却后入鸡子黄搅匀，分早中晚三次服用。

2.黄连阿胶汤现代适应证

黄连阿胶汤在现代广泛用于急性热性疾患中、后期，各种出血症，伴有内热、心胸烦闷、烦躁、兴奋不得眠，以及高血压、神经症、精神分裂症、肠炎下利、血尿等属阴虚火旺者。

3.黄连阿胶汤加减

腰膝酸软疼痛较重者，可酌加杜仲、女贞子、枸杞子、墨旱莲；尿血较多者，加大蓟、小蓟、藕节、蒲黄等凉血止血；颧红潮热者，加地骨皮、白薇清退虚热；若虚火上炎，咽干口燥者，加玄参、生地黄、麦门冬；入眠后易惊醒者，加龙齿、珍珠母；寐而不深者，加炒酸枣仁、夜交藤等。

4.黄连阿胶汤禁忌

虚证见阴阳欲绝者禁用；心火亢盛或有表证者忌用。

【学医案】

1.清代名医叶天士运用黄连阿胶医案

治一人，夏月进酸苦泄热，和胃通隧，为阳明厥阴治甚安，入秋凉爽，天人渐有收肃下降之理。缘有年下亏，木少水涵，相火内风旋转，熏灼胃脘，冲逆为呕，舌络被熏，则绛赤如火，消渴便阻，犹剩事耳。凡此仍属中厥根萌，当加慎静养为宜。生鸡子黄一枚，阿胶一钱半，生白芍三钱，生地三钱，天冬一钱（去心），川芎一分。（选自《临证指南医案》）

按语： 患者夏季服用酸苦泄热的药物后，症状得到缓解。但入秋后，因年老体衰，肝木少水涵养，相火之风旋转，熏灼胃脘，导致冲逆为呕，舌络被熏，绛赤如火，消渴，便阻等。根据中医理论，秋季对应五行中的金，具有收敛、沉降的特性。因此，秋季治疗应注重养阴、收敛、降逆。对于该患者的情况，应采用滋阴养血、润燥降逆的方法进行治疗。方中生鸡子黄和阿胶滋阴养血，润燥降逆；生白芍和生地黄滋阴养血；天冬养阴清热，润燥生津。此外，川芎的使用也有其特殊意义。川芎在方中用量较少，但它是血中气药，能够活血行气，有助于气血的流通和病邪的祛除。

2.近现代名医吴佩衡运用黄连阿胶汤医案

吴某，昆明人，住昆明市绣衣街。有长子年15岁，于1921年3月患病，延余诊视，发热不退已11日，面红唇赤而焦，舌红苔黄而无津，虚烦不得卧。食物不进，渴喜冷饮，小便短赤，大便不解，脉来沉细而数。查其先前所服之方，始而九味羌活汤，继则服黄连、栀子、连翘、黄芩、银花、桑叶、薄荷等未效。此系春温病误以辛温发散，又复苦燥清热，耗伤真阴，邪热内蕴，转为少阴阴虚热化证。拟黄连阿胶汤治之。黄连10g，黄芩12g，杭芍24g，阿胶10g（烊化兑入），鸡子黄2枚。先煎芩、连、芍药为汤，稍凉，兑入已烊化之阿胶，再搅入生鸡子黄2枚，和匀而服。服1剂后即得安静，烦渴已止，唇舌转润，脉静身凉。继以生脉散加生地、玄参、黄连治疗。上方连进2剂而愈。（选自《吴佩衡医案》）

按语： 患者初为春温，因误治而转属少阴温病，症见真阴欲竭，壮火复炽，心中烦，不得卧。对于这种情况，单纯的甘寒滋润或苦寒直折并不适用。此时应采用黄连阿胶汤进行治疗。该方剂适用于少阴病、心中烦、不得卧等症状的治疗。黄连阿胶汤滋阴泻热，可以保护真阴，缓解壮火复炽，从而改善患者的心烦、不得卧等症状。在治疗过程中，医家灵活运用了中医理论，针对患者个体差异和病情发展情况进行了调整用药。生鸡子黄可以滋阴养血，润燥降逆；生白芍和生地黄可以滋阴养血；天冬可以养阴清热，润燥生津；川芎可以活血行气，有助于气血流通和病邪祛除。这些药物的配合使用，旨在全面调理患者的身体状况，缓解其症状。

3.近现代名医章次公运用黄连阿胶汤案

雷女（患者雷某，女），夜晚难以入睡，服安眠药亦无济于事，偶尔入睡，则乱梦纷纭，因而白昼疲惫不堪，每晚饭后其精神特别兴奋。此属虚火。川连3g，黄芩6g，生白芍18g，阿胶30g（分冲），枣仁18g，茯神18g，鸡子黄2枚（分冲）。二诊：连服5剂，患者失眠情况已有显著改善，晚上精神不如前之兴奋，头胀，有时昏沉。枣仁30g，川芎9g，知母12g，茯神18g，远志9g，清炙草3g。另用归脾丸120g，每睡前服9g。（选自《章次公医案》）

按语： 本医案患者主诉为夜晚难以入睡、乱梦纷纭、白天疲惫，以及晚饭后精神特别兴奋。经过中医辨证，判断为虚火扰心所致。治疗过程中，首诊采用黄连阿胶汤加减，旨在滋阴降火，养心安神。二诊时，根据患者症状的改善及新出现的症状，对处方进行相应调整，并配合归脾丸进行调理。

【说明书】

名称 黄连阿胶汤。

处方 黄连12g，黄芩6g，白芍6g，阿胶9g，鸡子黄1枚。

方性 甘、苦、寒。

方位 心、肾。

方势 可升可降。

方证　少阴病阴虚火旺证。

功效　滋阴降火，除烦安神。

主治　少阴病阴虚火旺证。

适应证　本方现代适用于急性热病中后期、各种出血证、高血压病、精神分裂症、肠炎下利等辨证属阴虚火旺者。

煎服法　以水1200mL煎前3药，取400mL去药渣，化入阿胶，稍冷却后入鸡子黄搅匀，分早中晚三次服用。

禁忌　虚证见阴阳欲绝者禁用；心火亢盛或有表证者忌用。

注意事项　运用本方时，要注意煎服方法：一是阿胶烊化后入汤药中；二是鸡子黄不可与药同煎，待药汁稍凉时纳入汤中，搅合相得令服。

第四十二节
猪苓汤

【知方源】

猪苓（去皮）、茯苓、阿胶、滑石（碎）、泽泻各一两。

上五味，以水四升，先煮四味，取二升，去滓，内下阿胶烊消，温服七合，日三服。

《伤寒论》

1.若脉浮发热，渴欲饮水，小便不利者，猪苓汤主之。（223条）

2.少阴病，下利六七日，小便不利，咳而呕渴，心烦不得眠者，猪苓汤主之。（319条）

【看方论】

1.**汪琥《伤寒论辨证广注》**："成注云，甘甚而反淡，淡味渗泄为阳。猪苓、茯苓之甘，以行小便。咸味涌泻为阴，泽泻之咸，以泄伏水，滑利窍。阿胶滑石之滑，以利水道。琥按上成注云，甘甚而反淡，以二苓之味，虽云甘而实淡故也。猪苓汤专于利水，则是上文云脉浮发热，非关表证明矣。后条辩云猪苓汤之治，与太阳五苓散颇同，在太阳为寒水气化，不避桂、术者，从寒也；在阳明为燥金气化，改桂、术为滑石、阿胶者，从燥也。同是小便不利，而在太阳则从寒，在阳明则从燥，病机之际，各有气宜，医者可漫焉施。治乎哉，或问小便不利，其水亦蓄在膀胱中否。余答云，不然，太阳病小便不利，其水当蓄在膀胱之中，以膀胱为太阳之府也。五苓散中有桂枝之热以通之，以桂枝为太阳经药也，兹者阳明病，小便不利，其水当积在胃下脘，以胃为阳明之府也。故猪苓散中有滑石之寒以利之，以滑石为阳明经药也。"

2. 费伯雄《医方论·利湿之剂》："五苓散治湿浊不化，故用术、桂，以通阳而化浊；猪苓汤治阳邪入里，故用滑石、阿胶，以降热而存津。至于统治少阴下利，六七日，咳而呕渴，心烦不得眠，乃借泻膀胱以清肾脏，是活用之法，而非正治也。"

【通方解】

本方育阴清热利水，是治疗水热内结伤阴证的代表方剂。方中猪苓、茯苓渗湿利水，为君药，滑石、泽泻通利小便，泻热于下，为臣药，两者相配，分消水气，疏泄热邪，使水热不致互结；更佐以阿胶滋阴，滋养内亏之阴液。诸药合用，利水而不伤阴，滋阴而不恋邪，使水气去，邪热清，阴液复而诸症自除。若内热盛，阴津大亏者忌用。

【析方性】

从该方药物组成分析方性，本方君药为猪苓、茯苓，《雷公炮制药性解》记载猪苓"味淡，性平，无毒，入膀胱经。主利便除湿，消肿通淋，去黑皮用。""猪苓味淡，五脏无归，专入膀胱利水"，黄元御言茯苓"味甘，气平，入足阳明胃、足太阴脾、足少阴肾、足太阳膀胱经。利水燥土，泻饮消痰，善安悸动，最豁郁满"，两者均性味甘平，能利水渗湿。臣药滑石，李中梓言其"味甘淡，性寒无毒，入胃、膀胱二经，主利水道，实大肠，化食毒，行积滞，逐凝血，解燥渴，导乳汁，补脾胃，降妄火"。《雷公炮制药性解》言泽泻"味甘咸，性寒，无毒，入膀胱、肾、三焦、小肠四经，主去胞垢，退阴汗，治小便淋涩仙药，疗水病湿肿灵丹"。滑石配伍泽泻，通利水道，泻热于下。阿胶甘平养阴。诸药合用，该方方性甘平微寒。

【辨方位】

猪苓汤证治为伤寒之邪传入阳明或少阴，化而为热，与水相搏，水热互结，津液失布，故小便不利，口渴身热；热邪伤阴，阴虚热扰，故心烦不寐。若水气上逆于肺，则为咳逆；中攻于胃，则为呕恶；下渗于大肠，则为下利。猪苓、茯苓入阳明胃经、少阴肾经、太阳膀胱经利水渗湿，滑石、泽泻入胃、膀胱、肾、三焦、小肠经利湿泻热，故猪苓汤方位在里。

【明方势】

该方为伤寒之邪传入阳明或少阴，化而为热，与水相搏，水热互结而致小便不利，口渴身热，咳而呕渴等症，治宜清热利水，使水液及热邪自下焦随小便而去，故该方具向下的方势。

【论方证】

本方利水养阴清热，主治水热互结而兼阴虚之证。临床以小便不利，口渴，身热，心烦不寐，咳或呕吐，舌红，脉细数为辨证要点。本方可用于泌尿系感染、肾结石、肾炎等引起的小便不利、热淋、血淋、尿血之水热互结而兼阴虚者。

【识方用】

1. 猪苓汤现代处方

猪苓 9g，茯苓 9g，泽泻 9g，滑石 9g，阿胶 9g。

以 800mL 水煎服，先煮除阿胶外的 4 味药，煮取 400mL 药汁后，去滓，趁热放入打碎的阿胶烊化。搅拌均匀后服下，每日三次分服。

2. 猪苓汤现代适应证

（1）急性膀胱炎：症见小便淋涩，尿道刺痛，少腹坠胀，口渴，舌红苦薄，舌体瘦小，脉浮弦，乃水热蕴蓄下焦，阴虚有热。宜养阴清热通淋，治予猪苓汤加减。

（2）急性、慢性肾炎：患者胫跗俱肿，腰酸体疲，心烦不安，午后两颧潮红，口渴，小便短少，舌微红。治予猪苓汤育阴清热，通利小便。

（3）肾结石导致的石淋、血淋等：症见双侧小腹部隐痛，腰骶部酸痛，尿黄，小便不利，排尿过程中断，甚至有血丝、血块，舌质红，苔薄黄，脉弦细，治予猪苓汤加减清热通淋，排石止痛。

（4）产后水热癃闭：症见妇人产后阴虚血少，心烦口渴，小便不利，舌质红，舌体瘦，苔薄脉浮细，给予猪苓汤加减养阴利水清热。

（5）小儿急性腹泻：患儿急性泄泻，大便稀水样，腹部持续隐痛，腰痛，眠差，口干，小便不利，舌红苔剥或者无苔，脉弦数或者弦细，给予猪苓汤加减养阴清热，收涩止泻。

3. 猪苓汤加减

用治热淋，可加栀子、车前子，以清热利水通淋；用治血淋、尿血，可加白茅根、大蓟、小蓟以凉血止血；有血瘀者，可加丹皮、赤芍、川芎活血化瘀。

4. 猪苓汤禁忌

若内热盛、阴津大亏者，忌用；水湿内滞而无阴虚征象者忌用，防阿胶滋腻以助湿留邪；阳明病，汗出多而渴者，不可与猪苓汤。

【学医案】

1. 清代名医曹存心运用猪苓汤医案

夏间伏暑，直至秋末而发，亦云晚矣。晚则其道远，其气深，横连于膜原，外发于阳明。所以初发之时，仅见蒸热，难得汗泄，而不能解。今已二十日矣，曾经化火，发渴发干，阴分必伤。伤阴化燥，本属暑邪见症，而况阳明中土万物所归，尤易化火伤津者乎？然阳明化火伤津，不过清之养之而已，尚可有为。无如所患之症，火内夹饮食之积，结而不开，盘踞小肠，上升则口糜，下注则便泄，泄还不已，转而为痢，其色黄而带灰白，便则多痛，以昭邪盛则实之意焉。设使胃家气旺，肾脏不虚，而用攻克之剂，尚可以胜其任者，原为幸事然，而饮食不思，神情困倦，面白带青，肌肉暗削，小便不多，少阳阳明两经之正气索然，津液先涸，须急补助，已恐鞭长莫及也，岂能再用攻克？诊得右脉弦数，左脉细小。细小为虚，弦数为实，虚中有实。法补实则碍虚，补虚又碍实，用药实为两难。惟有猪苓汤一法，最为瘀后伤阴所合。然下焦可治，而中焦之结者、肝阴之亏者，仍未得以兼治，参入六一散方，佐以芍药甘草汤，为一方而三法备焉之计，以冀弋获。否则悠悠而脱矣。候诸高明先生政之。猪苓、阿胶、赤苓、泽泻、红曲、甘草、芍药、滑石，取荠菜花一两，荸荠四个，海蜇一两，煎汤代水。又，进猪苓汤后，所见下痢已减其半，所化之邪亦减其半。所以唇之肿者能消，齿之垢者能清，以及右脉之弦数者能缓能和，似属佳兆。然左脉细小，按之仍属无神，且兼关部带弦。弦主乎肝，细小无神又主乎真阴不足。惟以不足之真阴，难以涵养肝木，肝木顺乘土中，尤为易事。如土中尚属有权，往往于病邪消化之后，胃口渐开，生机可望。此乃胃中之津液早被热气所伤，又为下痢所劫，一伤一劫杳不思谷，干呕恶心，所为津劫病至，津竭祸来，此等症是也。若论上肠盘踞之邪，痛势仍然，按之未减，而其位置则已近于小腹，而不连于胁部，势欲下行，还未归并大肠。即使贻患将来，不过为痈为血，尚可徐图。惟此虚态百出，变生眉眼，能无惧乎？然则不得不宗七虚七实、扶正为先之训，回元气于无何有之乡，再图侥幸。候政。人参、五味子、麦冬、银花、甘草、荸荠、海蜇、白芍、青皮、丹皮、川贝、橘白、牡蛎、花粉、人中白，取炒香谷芽五钱，煎汤代水。（选自《曹仁伯医案论》）

按语： 患者从夏季至秋末发病，病情初期表现为蒸热，难以出汗，后因积热转化为内火，出现口渴、干燥、腹泻等症状，进一步发展为痢疾。病因主要为暑热深入体内，阳明经化火伤津，兼有饮食积滞，导致脾胃虚弱，阴液耗竭。脉象显示患者虚实夹杂，治法上要在补虚与攻实之间取得平衡，以猪苓汤清热养阴，结合六一散和芍药甘草汤来综合治疗，旨在扶正祛邪，缓解病症。

2.近现代名医刘赤选运用猪苓汤医案

崔某，男，14岁，学生，自诉患慢性肾炎。刻诊所见：眼睑及面部微肿，胫跗俱肿，腰酸体疲，下午两颧潮红，小便短少，舌微红。尿常规检查：尿蛋白（++），红细胞（+），白细胞（+）。予服猪苓汤9剂，症状好转，尿蛋白、红细胞均消失。停药7天后，病又复发，尿蛋白（+），再予猪苓汤：猪苓、泽泻各12g，滑石24g，阿胶（烊化）12g，清水煎服，6剂，痊愈。随访2年，未有复发。（选自《新中医》1972年第1期）

按语： 患者患慢性肾炎，胫跗俱肿，每至下午两颧潮红，小便短少，舌微红。按此病例辨证，属肾阴虚损，水道不利，用猪苓汤利水养阴清热。若尿中红细胞多者可加白芍、旱莲草；白细胞多者加黄柏；血压高者加牛膝、杜仲、白芍。

3.近现代名医刘渡舟运用猪苓汤医案

患者为德国男性青年，有慢性肾炎病史。近3个月屡发头痛，或轻或重，伴小便不利，舌质红，苔滑腻，脉沉。此下焦水热上冒清阳。欲解其上，当利其下，猪苓15g，茯

苓 30g，泽泻 15g，滑石 15g，阿胶 10g，前后共服十余剂，小便畅利而头痛止。(选自《经方临证指南》)

按语：此案患者有慢性肾炎病史，小便不利，头痛，舌质红，苔滑腻，脉沉，为水热互结，上犯清阳所致，猪苓汤证治为伤寒之邪传入阳明或少阴，化而为热，与水相搏，水热互结，津液失布，故出现小便不利，口渴身热；热邪伤阴，阴虚热扰，故见心烦不寐、头痛等症。用此方利水养阴清热，小便畅利则头痛自止。

【说明书】

名称　猪苓汤。

处方　猪苓 9g，茯苓 9g，泽泻 9g，滑石 9g，阿胶 9g。

方性　甘平微寒。

方位　在里。

方势　向下。

方证　水热互结而兼阴虚之证。

功效　利水养阴清热。

主治　水热互结阴虚证。症见小便不利，口渴，身热，心烦不寐，咳或呕吐，舌红，脉细数。

适应证　本方现代适用于泌尿系统感染、消化系统疾病等辨证属水热互结伤阴者。

煎服法　以 800mL 水煎服，先煮除阿胶之外的 4 味药，煮取 400mL 药汁后，去渣，趁热放入打碎的阿胶烊化。搅拌均匀后服下，每日三次分服。

禁忌　若内热盛、阴津大亏者，忌用；水湿内滞而无阴虚征象者忌用，防阿胶滋腻以助湿留邪；阳明病，汗出多而渴者，不可与猪苓汤。

注意事项　注意观察患者汗出情况，汗出较多者，慎用该方。

第四十三节
麻子仁丸

【知方源】

麻子仁二升，芍药半斤，枳实半斤(炙)，大黄一斤(去皮)，厚朴一尺(炙，去皮)，杏仁一升(去皮尖，熬，别作脂)。

蜜丸，梧桐子大，每服十丸，日三次。

<h2 style="text-align:center">《伤寒论》</h2>

趺阳脉浮而涩，浮则胃气强，涩则小便数，浮涩相搏，大便则硬，其脾为约，麻子仁丸主之。（247 条）

【看方论】

1. **成无己《注解伤寒论》**："《内经》曰，'脾欲缓，急食甘以缓之'，麻子、杏仁之甘，缓脾而润燥。津液不足，以酸收之，芍药之酸以敛津液。肠燥胃强，以苦泄之，枳实、厚朴、大黄之苦，下燥结而泄胃强也。"

2. **成无己《伤寒明理论》**："约者，结约之约，又约束之约也。《内经》曰，'饮入于胃，游溢精气，上输于脾，脾气散精，上归于肺，通调水道，下输膀胱，水精四布，五经并行'，是脾主为胃行其津液者也。今胃强脾弱，约束津液，不得四布，但输膀胱，致小便数而大便硬，故曰其脾为约。麻仁味甘平，杏仁味甘温，《内经》曰，'脾欲缓，急食甘以缓之'，麻仁、杏仁，润物也，《本草》曰：润可去枯。脾胃干燥，必以甘润之物为之主，是以麻仁为君，杏仁为臣。枳实味苦寒，厚朴味苦温，润燥者必以甘，甘以润之；破结者必以苦，苦以泄之。枳实、厚朴为佐，以散脾之结约。芍药味酸微寒，大黄味苦寒，酸苦涌泄为阴，芍药、大黄为使，以下脾之结燥。肠润结化，津液还入胃中，则大便利、小便少而愈矣。"

3. **方有执《伤寒论条辨》**："麻子、杏仁能润干燥之坚，枳实、厚朴能导固结之滞，芍药敛液以辅润，大黄推陈以致新，脾虽为约，此可疏矣。"

4. **柯韵伯《伤寒来苏集》**："凡胃家之实，多因于阳明之热结，而亦有因太阴之不开者，是脾不能为胃行其津液，故名为脾约也。承气诸剂，只能清胃，不能扶脾。如病在仓卒，胃阳实而脾阴不虚，用之则胃气通而大便之开阖如故。若无恶热、自汗、烦躁、谵语、潮热等症，饮食小便如常，而大便常自坚硬，或数日不行，或出之不利，是谓之孤阳独行。此太阳之病不开，而秽污之不去，乃平素之蓄积使然也。慢而不治，则饮食不能为肌肉，必至消瘦而死。然腑病为客，脏病为主，治客须急，治主须缓。病在太阴，不可荡涤以取效，必久服而始和，盖阴无骤补之法，亦无骤攻之法。故取麻仁之甘平入脾，润而多脂者为君；杏仁之降气利窍，大黄之走而不守者为臣；芍药之滋阴敛液，与枳、朴之消导除积者为佐。炼蜜为丸，少服而渐加焉，以和为度。此调脾承气，推陈致新之和剂也。使脾胃更虚更实，而受盛传道之官各得其职，津液相成，精血相生，神气以清，内外安和，形体不敝矣。"

5. **尤在泾《伤寒贯珠集》**："大黄、枳实、厚朴，所以泻令胃弱；麻仁、杏仁、芍药，所以滋令脾厚。用蜜丸者，恐速下而伤其脾也。盖即取前条润导之意，而少加之力，亦伤寒下药之变法也。"

6. **王子接《绛雪园古方选注·下剂》**："下法不曰承气，而曰麻仁者，明指脾约为脾土过燥，胃液日亡，故以麻、杏润脾燥，白芍安脾阴，而后以枳、朴、大黄承气法胜之，则下不亡阴。法中用丸渐加者，脾燥宜用缓法，以遂脾欲，非比胃实当急下也。"

7. 吴仪洛《吴仪洛方论》："此治素惯脾约之人，复感外邪，预防燥结之法。方中用麻杏二仁以润肠燥，芍药以养阴血，枳实大黄以泄实热，厚朴以破滞气也。然必因客邪加热者，用之为合辙。后世以此概治老人津枯血燥之闭结，但取一时之通利，不顾愈伤其真气，得不速其咎耶。"

8. 陈修园《长沙方歌括》："脾为胃行其津液也，今胃热而津液枯，脾无所行而为穷约，故取麻仁、杏仁多脂之物以润燥，大黄、芍药苦泄之药以破结，枳实、厚朴顺气之药以行滞。以蜜为丸者，治在脾而取缓，欲脾不下泄其津液，而小便数已还津液于胃中，而大便难已也。"

【通方解】

本方所治，是由胃有燥热、脾阴不足所致的大便秘结证，胃强脾弱，约束津液，只走膀胱，不行大肠，所以小便频而大便结，称作脾约证，本方也因此谓之脾约丸、脾约麻仁丸。方中麻子仁润肠通便为君；大黄通腑泻热，杏仁降气润肠，白芍养阴活血，为臣；枳实、厚朴宽中下气，行滞破积，以增加君臣药通便作用，蜂蜜润滑肠道，共为佐使。诸药合用为丸，共奏缓下积滞、润肠泻热、行气通便之效。方由小承气汤加味而成，实即大承气汤之复方，不用芒硝之软坚，而用诸增液养阴之润肠，主治病证也随之而异。

【析方性】

火麻仁味甘性平，归脾、胃、大肠经，善润燥滑肠通便，作用缓和，兼具补虚之功。大黄味苦性寒，归脾、胃、大肠、肝、心包经，苦寒降泄，入胃肠能泻下热结，荡涤大肠积滞，通腑清热，可降上炎之火，并有凉血解毒的功效。杏仁味苦性微温，有小毒，归肺、大肠经，味苦降泄，善降泄肺气而止咳平喘，其质润多脂，故又能润肠通便。白芍味苦、酸，微寒，归肝、脾经，味酸能敛，味苦入阴，走肝脾经，入营血分，能养血敛阴，调经，为肝家要药，既能补肝血、养肝阴、敛肝阴，又能调肝气、缓肝急、平肝阳。枳实味苦、辛、酸，性温，归脾、胃、大肠经，辛行苦降，有较强的行气作用，能破气除痞、消积导滞而除胀止痛。厚朴味苦、辛、性温，归脾、胃、肺、大肠经，辛散苦燥，既能燥湿，又能降气除胀满，为消除胀满的要药。诸药合而为方，整方方性为辛、甘、酸、苦、寒。

【辨方位】

本方治证《伤寒论》称为"脾约"，乃由于肠胃燥热、脾津不足所致便秘证，以大便秘、小便数为其特征。约者，约束之意。脾为胃行其津液，今胃中燥热，脾受约束，津液不得四布，但输膀胱，故小便数；燥热津伤，肠失濡润，故大便硬。因为这种大便硬是脾受胃热制约，津液不得输布而成，故称"脾约"。本方所治为肠胃燥热，方位在阳明腑证。

【明方势】

麻子仁丸所治为肠胃燥热、津液不足之便秘证。根据"燥者濡之""其实者，散而泻之"的治疗原则，采用润肠药与泻下药配伍组方。整方方性为辛、甘、酸、苦、寒，酸甘化阴，苦可坚阴，濡润肠道；辛则散，苦则沉降，则可下气通便；热则寒之，本方可缓解胃肠燥热。整方方势为向下。

【论方证】

本方即小承气汤加麻仁、杏仁、芍药而成，虽亦用小承气汤泻肠胃燥热积滞，但实际服量较小，更取质润多脂之麻仁、杏仁、蜂蜜，一则益阴增液以润肠通便，使腑气通、津液行，二则甘润，可减缓小承气汤攻伐之力，使下不伤正。且原方只服十丸，以次渐加，都说明本方意在润肠通便，仍属缓下之剂。对于肠中燥、有积滞的便秘最为适合；此外，凡年老体虚、亡血、产后之便秘，以及痔疮、肛裂而大便偏燥者，亦可归属本证。

【识方用】

1. 麻子仁丸现代处方

麻子仁 500g，芍药 250g，枳实 250g，大黄 500g，厚朴 250g，杏仁 250g。

上药为末，炼蜜为丸，每次 9g，每日 1~2 次，温开水送服。亦可按原方用量比例酌减，改汤剂煎服。

2. 麻子仁丸现代适应证

麻子仁丸在现代广泛用来治疗虚人及老人肠燥便秘、习惯性便秘、产后便秘、痔疮术后便秘等属胃肠燥热者。

3. 麻子仁丸加减

若津液耗伤者，加生地黄、玄参、麦冬增液通便；肠燥较甚者，加柏子仁、瓜蒌仁、郁李仁等润肠通便；如热结较重者，重用大黄，或加芒硝；如用于小儿蛔虫性肠梗阻者，可加乌梅、苦楝根皮、槟榔以驱蛔；若痔疮便血者，加地榆、槐米以清肠止血。

4. 麻子仁丸禁忌

本方对于年老或体虚便秘，由血虚津亏所致者，不宜使用；本方内含大黄、枳实等荡涤之品，对孕妇及习惯性流产的患者，应慎重使用。

【学医案】

1. 南宋医家许叔微运用麻子仁丸医案

一豪子郭氏，得伤寒数日，身热头疼恶风，大便不通，脐腹膨胀，易数医，一医欲用大承气，一医欲用大柴胡，一医欲用蜜导。病家相知凡三五人，各主其说，纷然不定，最后请予至。问小便如何？病家云：小便频数。乃诊六脉，下及趺阳脉浮且涩。予曰：脾约证也。此属太阳阳明。仲景云：太阳阳明者，脾约也。仲景又曰：趺阳脉浮而涩，浮则胃气强，涩则小便数，浮涩相搏，大便则硬，其脾为约者，大承气、大柴胡恐不当。仲景法中，麻仁丸不可易也。主病亲戚尚尔纷纷。予曰：若不相信，恐别生他证，请辞，无庸召我。坐有一人，乃弟也，逡巡曰：诸君不须纷争，既有仲景证法相当，不同此说何据？某虽愚昧，请终其说，诸医若何，各请叙述，众医默默，纷争始定。予以麻仁丸百粒，分三服，食顷间尽，是夕大便通，中汗而解。（选自《伤寒九十论》）

按语： 本案患者郭氏，伤寒数日，表现出身热、头疼、恶风等症状。医者通过询问小便情况及诊脉，判断患者为脾约证，属于太阳阳明合病。根据《伤寒论》的描述，脾约证是由于胃热炽盛，脾受约束而不能为胃行津液的一种病证。其特点是大便秘结、小便频数、口干燥渴。针对此病证，医者选择麻仁丸进行治疗，方证对应，一剂而效。

2. 元代名医罗天益运用麻子仁丸医案

丁巳，予从军至开州，下月，有千户高国用谓予曰：父亲七十有三，于去岁七月间，因内伤饮食，又值霖雨，泻利暴下数行。医以药止之，不数日，又伤又泻，止而复伤，伤而复泻。至十月间，肢体瘦弱，四肢倦怠，饮食减少，腹痛肠鸣。又易李医，治以养脏汤，数日泻止，复添呕吐。又易王医，用丁香、人参、藿香、橘红、甘草，同为细末，生姜煎，数服而呕吐止。延至今正月间，饮食不进，扶而后起。又数日，不见大便，问何以治之。医曰：老人年过七旬，气血俱衰弱，又况泻利半载，脾胃久虚，津液耗少，以麻仁丸润之可也。（选自《续名医类案》）

按语： 本案患者为七旬老者，因内伤饮食导致暴泻不止，提示脾气虚弱。治疗过程中，虽然使用固涩药暂时止住了腹泻，但随后出现气闭；又用温燥药后，呕吐虽止，但阴津受损。考虑患者的年龄、病史及前医用药情况，医者认为患者系脾气虚弱，不能为胃行其津液，导致津液耗少，胃肠燥热，肠道失润，大便难行。根据中医经典《伤寒论》中的脾约证描述，本案病机与该病机一致。脾约证是指由于胃热炽盛，脾受约束而不能为胃行津液的一种病证。其主要表现为大便秘结、小便频数、口干燥渴等症状。因此，本案选用麻子仁丸进行治疗是合适的。

3. 近现代名医刘渡舟运用麻子仁丸医案

刘某，男，28岁。大便燥结，五六日一行。每次大便困难异常，往往因用力太过而汗出如雨。口唇发干，以舌津舐之则起厚皮如痂，撕则唇破血出。其脉沉滑，舌苔黄。辨证属胃强脾弱之脾约证。因脾荣在唇，故脾阴不足，则唇燥干裂。处以麻仁丸一料，服之而愈。（选自《伤寒十四讲》）

按语： 张仲景把便秘称为"脾约"，并开创了麻子仁丸治疗"脾约"之先河，同时根据脉证，把便秘分为"阳结""阴结"，有火的是阳结，无火的是阴结，《景岳全书·秘结》："盖阳结者，邪有余，宜攻宜泻者也。"脾约证仍属阳明腑实证之一，但是这种大便难有以下特点：经常性和习惯性的大便秘结，其粪块异常干硬，虽然数日不大便，但无腹满、腹痛、潮热、谵语等症，所以不属于承气汤的治疗范围，治疗应该用麻子仁丸润下通便。

【说明书】

名称　麻子仁丸。

处方　麻子仁 500g，芍药 250g，枳实 250g，大黄 500g，厚朴 250g，杏仁 250g。

方性　辛、甘、酸、苦、寒。

方位　阳明腑。

方势　向下。

方证　脾约证。

功效　润肠泻热，行气通便。

主治　大便艰涩干结难出，小便频数。

适应证　本方现代适用于虚人及老人肠燥便秘、习惯性便秘、产后便秘、痔疮术后便秘等属胃肠燥热者。

煎服法　上药为末，炼蜜为丸，每次 9g，每日 1~2 次，温开水送服。亦可按原方用量比例酌减，改汤剂煎服。

禁忌　本方对于年老或体虚便秘，由血虚津亏所致者，不宜使用；本方内含大黄、枳实等荡涤之品，孕妇及习惯性流产的患者应慎重使用。

注意事项　本方为泻下之剂，只可暂用，不可久服。

第四十四节
麻黄汤

【知方源】

麻黄三两（去节），桂枝二两（去皮），甘草一两（炙），杏仁七十个（去皮尖）。

上四味，以水九升，先煮麻黄，减二升，去上沫，内诸药，煮取二升半，去滓，温服八合。覆取微似汗，不须啜粥。余如桂枝法将息。

《伤寒论》

1. 太阳病，头痛，发热，身疼，腰痛，骨节疼痛，恶风，无汗而喘者，麻黄汤主之。（35 条）

2. 太阳与阳明合病，喘而胸满者，不可下，宜麻黄汤。（36 条）

3. 太阳病，十日以去，脉浮细而嗜卧者，外已解也。设胸满胁痛者，与小柴胡汤，

脉但浮者，与麻黄汤。(37条)

4.太阳病，脉浮紧，无汗，发热，身疼痛，八九日不解，表证仍在，此当发其汗。服药已微除，其人发烦目瞑，剧者必衄，衄乃解。所以然者，阳气重故也。麻黄汤主之。(46条)

5.脉浮者，病在表，可发汗，宜麻黄汤。(51条)

6.脉浮数者，可发汗，宜麻黄汤。(52条)

7.伤寒脉浮紧，不发汗，因致衄者，麻黄汤主之。(55条)

8.脉但浮，无余证者，与麻黄汤。若不尿，腹满加哕者，不治。(232条)

9.阳明病，脉浮，无汗而喘者，发汗则愈，宜麻黄汤。(235条)

《金匮要略》

《金匮要略·呕吐哕下利病脉证治第十七》：下利，腹胀满，身体疼痛者，先温其里，乃攻其表。温里宜四逆汤，攻表宜桂枝汤。

【看方论】

1.柯韵伯《伤寒来苏集》："此为开表逐邪发汗之峻剂也。古人用药用法象之义，麻黄中空外直，宛如毛窍骨节，故能去骨节之风寒，从毛窍而出，为卫分发散风寒之品。桂枝枝条纵横，宛如经脉系络，能入心化液，通经络而出汗，为营分散解风寒之品，杏仁为心果，温能助心散寒，苦能清肺下气，为上焦逐邪定喘之品。甘草甘平，外拒风寒，内和气血，为中宫安内攘外之品。此汤入胃，行气于玄府，输精于皮毛，斯毛脉合精而溱溱汗出，在表之邪，其尽去而不留，痛止喘平，寒热顿解，不烦啜粥而籍汗于谷也。"

2.李时珍《本草纲目》："麻黄乃肺经专药，故治肺病多用之。张仲景治伤寒无汗用麻黄，有汗用桂枝。历代名医解释，皆随文傅会，未有究其精微者。时珍常释思之，似有一得，与昔人所解不同云。津液为汗，汗即血也。在营则为血，在卫则为汗。夫寒伤营，营血内涩，不能外通于卫，卫气闭固，津液不行，故无汗发热而憎寒。夫风伤卫，卫气外泄，不能内护于营，营气虚弱，津液不固，故有汗发热而恶风。然风寒之邪，皆由皮毛而入。皮毛者，肺之合也。肺主卫气，包罗一身，天之象也。是证虽属乎太阳，而肺实受邪气。其证时兼面赤怫郁，咳嗽有痰，喘而胸满诸证者，非肺病乎？盖皮毛外闭，则邪热内攻，而肺气膹郁。故用麻黄、甘草同桂枝，引出营分之邪，达之肌表，佐以杏仁泄肺而利气。"

3.尤在泾《伤寒贯珠集》："脉浮紧，无汗发热，身疼痛，太阳麻黄汤证也。至八九日之久而不解，表证仍在者，仍宜以麻黄汤发之，所谓治伤寒，不可拘于日数，但见表证脉浮者，虽数日，犹宜汗之是也。乃服药已，病虽微除，而其人发烦目瞑者，卫中之邪得解，而营中之热未除也。剧者，血为热搏，势必成衄，衄则营中之热亦除，而病乃解。所以然者，阳气太重，营卫俱实，故须汗血并出而后邪气乃解耳。阳气，阳中之邪气也。郭白云云：'麻黄汤主之五字，当在此当发其汗下是。'"

4.曹颖甫《伤寒发微》："太阳病而脉见浮紧，为伤寒本脉。无汗身疼痛，无论发热与否，俱为伤寒本病。虽过经一二日，虽发热而脉证未变，其为麻黄汤证，确然无可疑者。惟太阳伤寒，始病则起于皮毛，卫阳为表寒所困，水气不能外达，因而无汗。肌肉中血热与之相抗，血热战胜，因而发热，但血分之热度高低不等。设令血中热度，仅足与表寒相抵，则服麻黄汤后，热当随汗而解。设血中热度太高，虽服麻黄汤后，表证略轻，然以阳热太甚之人，骤得麻黄升发之力，郁热必上冲于心而发烦，上冲于脑而目为之瞑，甚为颅骨为开，血从骨缝中溢出，从巅上下走鼻孔，是为衄，衄后其病方解。所以然者，血热太胜，不能悉从皮毛外散故也。至如血之热度最高者，虽不服麻黄汤，亦能自衄而愈。所以然者，血与汗同源而异物，故夺血者不可发汗，疮家不可发汗，有金创者不可发汗，以血去液少故也。近日医家以血为红汗，意即本此。"

【通方解】

方中麻黄微苦辛温，归肺与膀胱经，善开腠发汗，祛在表之风寒，又善宣肺平喘，开郁闭之肺气，为本方之君药。桂枝辛甘温，善透营达卫，解肌祛风，温通经脉，既助麻黄解表，使发汗之力倍增，又畅行营阴，使疼痛之症得解，为臣药。麻黄、桂枝二药常合用，为辛温发汗的常用组合。杏仁宣肺降气，助麻黄平喘，为佐药，一宣一降，以恢复肺气之宣降。麻黄与杏仁为宣降肺气的常用组合。炙甘草味甘微温，一者调和诸药，二者可缓麻、桂之性，防过汗伤正。全方为辛温发汗之峻剂，四药配伍，表寒得散，营卫相通，肺气得宣，则诸症可愈。

【析方性】

柯韵伯指出："此为开表逐邪发汗之峻剂也。"方中麻黄味苦辛性温，发汗解表，宣肺平喘。桂枝味辛甘性温，助麻黄发汗解表。君臣二药均为纯阳之品。杏仁味苦性甘温，宣降肺气，与麻黄相伍，一宣一降。炙甘草味甘性温，缓和麻、桂相合之峻烈。综上四味药，麻黄汤的方性为辛甘而温。

【辨方位】

风寒束表，营卫首当其冲，寒性收引凝滞，致卫阳被遏，营阴郁滞，腠理闭塞，经脉不通，故恶寒，发热，无汗，头身疼痛；肺主气，合皮毛，毛窍闭塞，肺气不能宣通，则上逆为咳喘。由上可以看出，麻黄汤之方位在表，以皮毛为主，病位较浅。

【明方势】

《本草纲目》言："麻黄遍彻皮毛，故专于发汗而寒邪散，肺主皮毛，辛走肺也。桂枝透达营卫，故能解肌而风邪去。"麻黄苦辛性温，发散卫分风寒；桂枝枝条纵横，宛如经脉系统，能入心化液，通经络而出汗，解营分风寒；杏仁为心果，温能助心散寒，苦能清肺下气，为上焦逐邪定喘之品；甘草甘平，外拒风寒，内和气血。此汤入胃，行气于玄府，输精于皮毛，腠理开泄，溱溱汗出，在表之邪尽去。故本方其辛散之性，畅达皮毛，方势以外散为主，临床主要用于外感风寒表实证。

【论方证】

麻黄汤之证为太阳伤寒证，功效为发汗解表，宣肺平喘，主治恶寒发热，头身疼痛，无汗而喘，舌苔薄白，脉浮紧。风寒束表，营卫首当其冲，寒性收引凝滞，致卫阳被遏，营阴郁滞，腠理闭塞，经脉不通，故恶寒，发热，无汗，头身疼痛；肺主气，合皮毛，寒邪外束于表，影响肺气宣通，则上逆为咳喘；风寒袭表则见舌苔薄白，脉浮紧。治当发汗宣肺，以解在表之寒邪，开泄闭郁之肺气。

【识方用】

1.麻黄汤现代处方

麻黄 9g，桂枝 6g，炙甘草 3g，杏仁 15g。

以上四味药，以水 1800mL，先煮麻黄，等水量减少 400mL，捞去浮在上层的白沫，再放入其他药材，煮成 600mL。去滓，每次温服 200mL。汗出停后服。和桂枝汤不同处是使用麻黄汤时，不需要喝稀饭助药力。喝完药后以全身微微出汗为最佳。切记不可使患者流太多汗。汗出后须擦干，避免吹风受凉。

2.麻黄汤现代适应证

现常用于普通感冒、流行性感冒、病毒性感冒、急性支气管炎、支气管哮喘等，症见头痛、发热、身体疼痛、腰痛、骨关节疼痛、恶风、无汗气喘，证属风寒表实证者。

3.麻黄汤加减

风寒闭肺之支气管哮喘，加细辛、干姜、苏子、五味子、地龙；痰饮弥肺之咳喘，加半夏、葶苈子、白芥子、苏子；坐骨神经痛，加独活、桑寄生、怀牛膝、地龙、秦艽、木瓜；鼻渊，加辛夷、白芷、细辛、苍耳子、川芎。

4.麻黄汤禁忌

体虚外感、表虚自汗者；"疮家""淋家""衄家""亡血家"；外感表虚自汗、血虚而脉兼"尺中迟"者；误下而见"身重心悸"者。

【学医案】

1.清代名医吴鞠通运用麻黄汤医案

丁亥十一月十一日，某四十岁。头项强痛而恶寒，脉浮而紧，无汗，乃系伤寒，法当发汗，何得妄为冬温而恣用凉药？麻黄（去节）六钱，杏仁四钱，甘草四钱，桂枝三钱。煮三盃，先服一盃，覆被，令微汗周身佳；得汗，止后服，不汗再服。尽剂而汗始至足。十二日，伤寒与麻黄汤，头项强痛已解，脉不浮紧，胃亦开，但受伤太重，阳虚体痛畏寒。桂枝六钱，白芍四钱，甘草三钱，防己一钱，杏仁泥三钱，生姜五片，广皮四钱，熟附子三钱，大枣（去核）二枚。煮三盉，分三次服。十三日，脉证仍旧，阳未全复，服前方加附子，再服一帖，服药后，不须啜粥。十四日，痹症身痛大减，惟足痛甚，湿伤于下，仍归于下也，仍以温通太阳经络。云苓皮六钱，桂枝六钱，熟附子五钱，生苡仁六钱，防己四钱，生姜三钱，杏仁泥四钱，甘草三钱，海桐皮三钱。煮四盉，分早、中、晚、夜四次服。十五日，诸症向安，惟六脉阳微之极，仍以补阳为要，但去痹未远，宜通不宜守，候三四日后毫无遗症，再议守补。云苓皮三钱，桂枝六钱，生苡仁二钱，熟附片三钱，草薢三钱，炙甘草三钱。煮三盉，分三次服，二帖。十七日，脉沉细，背脊仍有畏寒之意，舌白滑，苔颇厚，寒湿未清，犹未敢呆补。云苓皮五钱，桂枝八钱，川草薢四钱，生苡仁五钱，防己二钱，白通草一钱，姜半夏四钱，广皮二钱，炙甘草三钱，熟附片四钱。煮三盉，分三次服。（选自《吴鞠通医案》）

按语：患者素体阳虚，新感寒邪，初头项强痛而恶寒，脉浮而紧，无汗，辨为太阳伤寒证。若虚人外感，应助阳解表，表里同治，或先里后表，但若里虚不甚，表证为急、为主，就不必拘泥。本案患者阳虚不甚，外感表证为急，医者先予麻黄汤解表。服用3剂后汗出表解，头项强痛缓解，脉不浮紧。但患者素体阳虚，寒湿痹痛，仍体痛畏寒，先以桂枝加附子汤加减以调和营卫，温经复阳，再加用祛风胜湿之品。

2.近代名医张锡纯运用麻黄汤医案

人亦年近四旬，初得外感，经医甫治愈，即出门做事，又重受外感，内外俱觉寒凉，头痛气息微喘，周身微形寒战，诊其脉六部皆无，重按亦不见，愚不禁骇然，问其心中除觉寒凉外，别无所苦，知犹可治，不至有意外之虑，遂于麻黄汤原方中加生黄芪一两，服药后六脉皆出，周身得微汗，病遂愈。（选自《医学衷中参西录》）

按语：患者重复感寒，正气损伤，卫阳被遏，营阴郁滞，加之肾阳虚损，内外阳气皆不足，故觉寒凉，周身微形寒战；太阳经主一身之表，风寒袭表，营血运行不畅，筋脉拘急，则头痛；风寒束表，肺气不宣则喘；正气损伤，重复感寒，肺气虚弱则息微；寒邪致血脉凝滞，气虚又无力举脉则六脉皆无。医者辨为太阳伤寒兼气虚脉不出证，治以解表通阳、益气复脉，予麻黄汤加黄芪治疗，周身微汗而解。

3.近代名医曹颖甫运用麻黄汤医案

予友沈镜芙之房客某君，十二月起，即患伤寒。因贫无力延医，延至一月之久。沈先生伤其遇，乃代延余义务诊治。察其脉浮紧，头痛，恶寒，发热不甚，据云初得病时即如是。因予麻黄二钱，桂枝二钱，杏仁三钱，甘草一钱。又因其病久胃气弱也，嘱自加生姜三片，红枣两枚，急煎热服，盖被而卧，果一刻后，其疾若失。按：每年冬季气候严寒之日，患伤寒者特多，我率以麻黄汤一剂愈之，谁说江南无正伤寒哉？（选自《经方实验录》）

按语：患者伤寒延治一月，脉浮紧，头痛，恶寒发热，医者见其表证仍在，故予麻黄汤发其汗，方中麻黄开腠发汗，祛在表之风寒，开郁闭之肺气；桂枝透营达卫，解肌祛风，温通经脉，助麻黄解表，又畅行营阴；杏仁宣肺降气；炙甘草缓麻桂之性，防过汗伤正。全方共奏发汗解表、宣肺平喘之功。本案可见伤寒不拘泥于发病时日，但见表证脉浮者犹可发汗。因患者病久，故加入姜、枣以调其营卫，助正达邪。

【说明书】

名称 麻黄汤。

处方 麻黄 9g，桂枝 6g，炙甘草 3g，杏仁 15g。

方性 辛甘而温。

方位 病位在表，以皮毛为主。

方势 向外。

方证 外感风寒表实证。

功效 发汗解表，宣肺平喘。

主治 恶寒发热，头身疼痛，无汗而喘，舌苔薄白，脉浮紧。

适应证 本方现代适用于多种呼吸系统疾病、各种杂症辨证属风寒表实者。

煎服法 以上四味药，以水 1800mL，先煮麻黄，等水量减少 400mL，捞去浮在上层的白沫，再放入其他药材，煮成 600mL。去滓，每次温服 200mL。汗出停后服。和桂枝汤不同处是使用麻黄汤时，不需要喝稀饭助药力。喝完药后以全身微微出汗为最佳。切记不可使患者流太多汗。汗出后须擦干，避免吹风受凉。

禁忌 体虚外感、表虚自汗者；"疮家""淋家""衄家""亡血家"；外感表虚自汗、血虚而脉兼"尺中迟"者；误下而见"身重心悸"者。

注意事项 麻黄汤具有较强的发汗作用，所以运用时一定要根据汗出的情况来斟酌给药的剂量与时间，以温覆后汗出症减为度。未汗，服至汗出。但不要令汗出体虚、心慌、肢冷。本方可用于一些慢性疾病如鼻炎、风湿性关节炎、肩周炎、腰椎间盘突出及各种疼痛性疾病时，不必一定要待其汗出。

第四十五节
麻黄杏仁甘草石膏汤

【知方源】

麻黄四两（去节），杏仁五十个（去皮尖），甘草二两（炙），石膏半斤（碎，绵裹）。

上四味，以水七升，先煮麻黄，减二升，去上沫，内诸药，煮取二升，去滓，温服一升。

1. 发汗后，不可更行桂枝汤。汗出而喘，无大热者，可与麻黄杏仁甘草石膏汤。(63 条)
2. 下后，不可更行桂枝汤。汗出而喘，无大热者，可与麻黄杏子甘草石膏汤。(162 条)

【看方论】

1. 成无己《注解伤寒论》："发汗后，不可更行桂枝汤。汗出而喘，无大热者，为与此证治法同。汗下虽殊，既不当损正气则一，邪气所传既同，遂用一法治之。经所谓若发汗、若下、若吐后是矣。"

2. 方有执《伤寒论条辨·辨太阳病脉证并治中篇第二》："更行，犹言再用，不可再用桂枝汤，则是已经用过所以禁止也。盖伤寒当发汗，不当用桂枝，桂枝固卫，寒不得泄，而气转上逆，所以喘益甚也。无大热者，郁伏而不显见也。以伤寒之表犹在，故用麻黄以发之，杏仁下气定喘，甘草退热和中，本麻黄正治之佐使也。石膏有撤热之功，尤能助下喘之用，故易桂枝以石膏，为麻黄汤之变制，而太阳伤寒，误汗转喘之主治，所以必四物者而后可行也。"

3. 喻嘉言《尚论篇》："盖太阳中风与太阳伤寒，一从桂枝，一从麻黄，分途异治。由中风之误下而喘者，用厚朴、杏仁加入桂枝汤中观之，则伤寒之误下而喘者，用石膏加入麻黄汤中，乃天造地设，两不移易之定法。仲景所以谆谆告戒者，正恐人以伤寒已得汗之证，认为伤风有汗，而误用桂枝，故特出误汗、误下两条，示以同归麻黄一治之要，益见营卫分途，而成法不可混施矣。"

4. 柯韵伯《伤寒来苏集》："石膏为清火重剂，青龙、白虎，皆赖以建功，然用之谨甚。故青龙以恶寒脉紧，兼用姜、桂以扶卫外之阳；白虎以汗后烦渴，兼用参、米以保胃脘之阳也。此但热无寒，佐姜、桂则脉流薄疾，斑黄狂乱作矣。此但热不虚，加参、米则食入于阴，气长于阳，谵语腹胀矣。凡外感之汗下后，汗出而喘为实，重在存阴者，不必虑其亡阳也。然此为解表之剂，若无喘鼾语言难出等症，则又白虎汤之证治矣。此方治温病表里之实，白虎加参、米，治温病表里之虚，相须相济者也。若葛根黄连黄芩汤，则治利而不治喘。要知温病下后，无利不止证，葛根、黄连之燥，非治温药。且麻黄专于外达，与葛根之和中发表不同；石膏甘润，与黄连之苦燥悬殊。"

5. 尤在泾《伤寒贯珠集》："发汗后汗出而喘，无大热者，其邪不在肌腠，而入肺中。缘邪气外闭之时，肺中已自蕴热。发汗之后，其邪不从汗出之表者，必从内而并于肺耳。故以麻黄、杏仁之辛而入肺者，利肺气，散邪气。甘草之甘平，石膏之甘辛而寒者，益肺气，除热气。而桂枝不可更行矣，盖肺中之邪，非麻黄、杏仁不能发，而寒郁之热，非石膏不能除，甘草不特救肺气之困，抑以缓石膏之悍也。"

6. 吴谦《医宗金鉴》："此详上条，受病两途，同乎一治之法也。又有下后身无大热，汗出而喘者，知邪亦不在表而在肺，故亦不可更行桂枝汤，可与麻黄杏仁甘草石膏汤以治肺也。彼之汗后喘，此之下后喘，虽其致病之因不同，而其所见之证不异，所以从其证，不从其因，均用此汤，亦喘家急则治其标之法也。"

7. 黄元御《伤寒悬解》："下后表寒未解，郁其肺气，肺郁生热，蒸发皮毛，而不能透泄，故汗出而喘。表寒里热，宜麻杏甘石双解之可也。下后不可更行桂枝，亦大概言之。他如伤寒，医下之，续得下利清谷章，救表宜桂枝汤，又伤寒，大下后复汗，心下痞章，解表宜桂枝汤，太阳病，先发汗不解，而复下之，脉浮者，不愈章，当须解外则愈，桂枝汤主之，未尝必禁桂枝也。"

【通方解】

本方君药麻黄宣肺开表使里热外达，蕴含"火郁发之"之义；臣药石膏清泄肺胃，兼以生津。君臣相合，寒温相制约，宣肺而不助热，清热而不碍畅达，共奏宣清之功。杏仁为佐，降利肺气，止咳平喘；炙甘草益气兼和中，使麻黄宣散之中无耗气之虞，石膏清热而无伤中之虑。

【析方性】

麻黄为君，《神农本草经》记载其药性"味苦，温"，清代陈修园《神农本草经读》言其"气温，禀春气而入肝；味苦无毒，得火味而入心"，故谓其"发汗上药""系阴寒之气凝聚于阴分之中"。清代黄元御在《长沙药解》中也提到，"麻黄，味苦、辛、气温……入肺家而行气分，开毛孔而达皮部，善泄卫郁，专发寒邪"，结合历代本草记载，可见麻黄为味苦、辛，性温之品。石膏在方中用量最大，《神农本草经》载其"味辛，微寒"，清代张志聪在《本草崇原》提到"石膏质坚色白，气辛味淡……为阳明胃腑之凉剂、宣剂也……质重性寒，清肃阳明之热气"，张锡纯《医学衷中参西录》认为石膏性微寒，结合《神农本草经》记载可知其"性非大寒"，同时他认为"石膏之质甚重，七八钱不过一大撮耳，以微寒之药，欲用一大撮扑灭寒温燎原之热，又何能有大效"，综上所述，石膏为味辛、性微寒之品。杏仁，《神农本草经》曰其"味甘，温"，清代张志聪在《本草崇原》中认为"杏仁气味甘苦，其实苦重于甘，其性带温"，清代黄元御在《长沙药解》中直言其"味甘、苦"，可知杏仁为甘苦温之品。甘草，《神农本草经》载其"味甘，平"，陈修园在《神农本草经读》中有"物之味甘者，至甘草为极"之说，故而甘草药性为甘平。

本方石膏用量独重，对全方方性贡献较大，麻黄与石膏，君臣配伍，统领全方，寒温并用，合以苦辛，杏仁和甘草的加入，更添全方甘平之性，因此其方性可总结为寒温并用，合以苦辛，佐以甘调。

【辨方位】

关于麻杏甘石汤的方位，历代医家颇有争议。根据《伤寒论》第 63 条、第 162 条"汗出而喘"，可知病位在里无疑。然则究竟是否有表证争议颇多。柯韵伯在《伤寒来苏集》中指出本方为"温病发汗逐邪之主剂也"，故于"麻黄汤去桂枝之辛热，易石膏之甘寒，以解表里俱热之证"。方有执在《伤寒论条辨·辨太阳病脉证并治中篇》也提出"以伤寒之表犹在，故用麻黄以发之，杏仁下气定喘，甘草退热和中，本麻黄正治之佐使也"。黄元御在《伤寒悬解·太阳经中篇》云："下后表未解，郁其肺气，肺郁生热，蒸发皮毛而不能透泄，故汗出而喘。表寒里热，宜麻杏甘石双解之可也。"吴谦在《医宗金鉴》中则看法不同，他认为麻杏甘石汤专属于清里之剂，认为"汗出而喘，既无大热，又不恶寒，是邪独在太阴肺经，故不可更行桂枝汤，可与麻黄杏子甘草石膏汤，发散肺邪，而汗喘自止矣"。麻黄乃开宣肺气而设，不为发汗之用。仲景在《伤寒论》第 63 条和第 163 条中明确指出"发汗后，不可更行桂枝汤"，是知发汗后已无恶寒等表证，今汗出无大热乃是邪热传入上焦气分、里热迫津外泄的表现。发汗后既然桂枝汤不适合，怎可用麻黄，且石膏用量倍于麻黄，是宣肺而不助热，清热而不碍畅达，二者配伍乃取辛凉宣泄之义。综合各家之言，可知麻杏甘石汤方位在上焦气分。

【明方势】

《素问·阴阳应象大论》云："辛甘发散为阳，酸苦涌泄为阴。"药物有气味之别，厚薄之分。李时珍曾言："升降在物，亦在人也。"结合麻杏甘石汤寒温并用，合以苦辛，佐以甘调的方性，其方势为可升可降，升降相因。

从药物分析来看，麻黄、石膏君臣相合，奠定了全方温清宣降之调，亦决定了全方之方势。清代张志聪在《本草崇原》中指出，麻黄"治咳逆上气者，谓风寒之邪，闭塞毛窍，则里气不疏而咳逆上气。麻黄空细如毛，开发毛窍，散其风寒，则里气外出于皮毛"，石膏则为"阳明胃府之凉剂"，二者一温一寒，一宣一清，相制为用。杏仁，《药性赋》云其"味苦、甘，性温……可升可降"，本方杏仁伍麻黄一宣一降，顺肺脏之性，复宣降之职。甘草，明代张景岳在《本草正》中言其"可升可降"，清代张志聪在《本草崇原》中言其"味甘，调和脏腑，通贯阴阳，故治理脏腑阴阳之正气"，本方中甘草顾护中州，与麻黄配伍，散邪而不耗气，与石膏配伍，清热而不伤中，且调和诸药之性。

全方升降相因，升药与降药相互统一而又相互制约，是以单纯宣发，则喘难平，单纯降逆，则肺气不宣，升药与降药配伍得当，肺气得宣，喘息自平。

【论方证】

麻杏甘石汤之证为肺热壅盛证。纵观其条文和后世医家记载，其功效为辛凉宣泄，清肺平喘。主治证候为身无大热，无汗或有汗，喘逆气急，口干或口渴，脉滑或兼数。风热外袭，或风寒郁而化热，壅遏于上焦，肺中热盛，气逆津伤。肺主皮毛，肺热壅盛，迫津外泄，故有汗而身热不解。若卫气郁闭，虽身热但也无汗。肺热气盛，升降失常，肺气上逆，故喘逆气急。热盛汗出伤津，故口干或口渴。里热炽盛，故脉滑或兼数。

张锡纯结合临证经验，指出"若其证非汗出且热稍重者，用此方时，原宜因证为之变通……盖此麻杏甘石汤之用处甚广，凡新受外感作喘嗽，及头疼、齿疼、两腮肿疼，其病因由于外感风热者皆可用之，惟方中药品之分量，宜因证变通耳"。由此可知麻杏甘石汤不仅适用于肺热壅盛之证，其方证可扩展为上焦气分热证。

【识方用】

1. 麻杏甘石汤现代处方

麻黄 12g，杏仁 9g，炙甘草 6g，石膏（包煎）24g。

以水 1400mL，先煎麻黄，减少 400mL，去上沫，加入其他药材煎至 400mL，去药渣，温服 200mL，早晚各一次。

2. 麻杏甘石汤现代适应证

（1）急性呼吸系统疾病：急性气管炎、支气管炎、肺炎等症见无汗或有汗，喘逆气急，口干或口渴，脉滑或兼数等。

（2）急性呼吸道传染病：百日咳、病毒性肺炎等，症见咳嗽，喘逆气急，身热不解，辨证属肺热壅盛证者。

（3）荨麻疹：属于中医学"风疹""瘾疹"等范畴，肺合皮毛，本方可用于荨麻疹血热风燥或邪热内蕴者；

（4）便秘、痔疮：肺与大肠相表里，肺主肃降，有利于大肠的传导功能，若肺的肃降功能失职，可影响大肠传导糟粕的功能；肺与大肠相表里，肺热移于大肠，肠络瘀滞，发为痔疮，临床痔疮辨证属风热犯肺，移热于大肠者，可予麻杏甘石汤加减治疗。

（5）五官科疾病：鼻窦炎、喉炎等，鼻窦为肺窍之所在，咽喉为肺之门户，风邪入里，内外合邪，邪热郁滞于肺窍，气血搏结化腐成痈成脓即引起鼻窦炎和喉炎，辨证属肺热者可应用麻杏甘石汤加减治疗。

（6）小便频数、遗尿：《素问·经脉别论》记载，"饮入于胃，游溢精气，上输于脾，脾气散精，上归于肺，通调水道，下输膀胱，水精四布，五经并行"。水液由脾上输于肺，通过肺的宣发肃降功能，下行于肾，麻杏甘石汤清肺利水，通调水道，可用于遗尿、小便频数辨证属邪热壅肺者。

3. 麻杏甘石汤加减

若风寒表邪仍在，伴无汗恶寒，加荆芥、淡豆豉；若风热之邪在表，伴微恶风寒，加银花、连翘、薄荷、桑叶；若肺热明显，汗出较多，可重用石膏；若表郁不畅，汗少或无汗，可加重麻黄用量；若喘促明显，可加桑白皮；若咳嗽咳痰明显，痰多色黄质稠，可加川贝、瓜蒌；若口干口渴明显，可加知母、芦根。

4. 麻杏甘石汤禁忌

风寒咳嗽；虚证喘促。

【学医案】

1. 清代名医吴鞠通运用麻黄杏仁甘草石膏汤医案

珠，四十五岁，酒客失音，与麻杏甘石汤：生石膏四两，麻黄五钱，杏仁四钱，炙甘草三钱。服一帖，无汗，音不出，服二帖，微汗，音出，不甚响，仍用前法。炙麻黄三钱，生石膏三两，炙甘草三钱，杏仁四钱，服五帖，音大出，但脉滑耳，与清音汤。苦桔梗六钱，姜半夏六钱，炙甘草二钱，服五帖，音清。脉滑，痰饮不尽，与《外台》茯苓饮法，减辛药。茯苓八钱，沙参三钱，法半夏五钱，广皮二钱，甘草一钱五分，麦冬不去心五钱，小枳实一钱五分，七帖而安。（选自《名医经方验案》）

按语： 本案"失音"，新病骤起，多为外感风寒或风热犯肺所致，本质与肺之宣发肃降有关，肺气闭则音难出。张锡纯结合临证经验，指出"盖此麻杏甘石汤之用处甚广，凡新受外感作喘嗽，及头疼、齿疼、两腮肿疼，其病因由于外感风热者皆可用之，惟方中药品之分量，宜因证变通耳"。本方处以麻杏甘石汤，升降相因，升药与降药相互统一而又相互制约，肺气得宣，声音自发。

2. 近现代名医胡希恕运用麻黄杏仁甘草石膏汤医案

麻杏甘石汤在肺炎初期可用，符合汗出而喘的情况甚至没有汗也可以用，但仍要辨证，此证小儿多见。那年我儿子出疹子，我不在家，他奶奶给他吃的牛黄丸，那药太凉了，我回来的时候他的疹子已经退了，喘而无汗，脸红，昏迷不醒，很危险。当时他舅舅正学医，他来开了方子，我不同意，全是一些解表、祛热、解毒之类的套方。我说这不行吧，跟他舅舅商量，我说就吃麻杏甘石汤，石膏少用点，麻黄用多一点，他吃完后脑袋慢慢见汗了，就吃这个，后来没再喝别的药就好了。他的病也是并发肺炎，好了之后，他舅舅说，没有汗用这个行吗？我说没关系，石膏清热不一定要有汗。这是我刚开始给人开方子，还是给我儿子，那时我才二十六七岁，我的孩子才四岁。（选自《胡希恕·医论医案集粹》）

按语：《医宗金鉴·痘疹心法》曰："凡麻疹出贵透彻，宜先用表发，使毒尽达于肌表若过用寒凉，冰伏毒热，则必不能出透，导致毒气内攻，喘闷而毙。"麻黄"开发毛窍，散其风寒，则里气外出于皮毛"，石膏则为"阳明胃腑之凉剂"，二者一温一寒，一宣一清，相制为用。杏仁伍麻黄一宣一降，顺肺脏之性，复宣降之职。甘草顾护中州，与麻黄配伍，散邪而不耗气，与石膏配伍，清热而不伤中，且调和诸药之性。全方升降同用，宣肃得当，外散内清，宣肺开闭，麻疹可除。

3. 近现代名医刘渡舟运用麻黄杏仁甘草石膏汤医案

张某，男，18岁。患喘证颇剧，已有五六日之久，询其病因为与同学游北海公园失足落水，一身衣服尽湿，乃晒衣挂于树上，时值深秋，金风送冷，因而感寒。请医诊治，曾用发汗之药，外感虽解，而变为喘息，撷肚耸肩，病情为剧。其父请中医高手服生石膏、杏仁、鲜枇杷叶、甜葶苈子等清肺利气平喘之药不效。经人介绍，延余诊治。切其脉滑数，舌苔薄黄。余曰：肺热作喘，用生石膏清热凉肺，本为正治之法，然不用麻黄之治喘以解肺系之急，则石膏弗所能止。乃于原方加麻黄4g，服1剂喘减，又服一剂而愈。（选自《刘渡舟临证验案精选》）

按语： 本案为肺热作喘，以表证已解，舌苔薄黄，脉象滑数而为验也。本当用麻杏甘石汤清热宣肺以止喘，可惜前医不识本方运用之真谛，一见热象，便弃去麻黄，只用石膏清肺热，不用麻黄宣肺气，肺系之急不得解，则气喘终不能愈。故刘老于原方中补入麻黄一味，全其仲景之意，故仅服两剂即安。

【说明书】

名称　麻黄杏仁甘草石膏汤。

处方 麻黄 12g，杏仁 9g，炙甘草 6g，石膏（包煎）24g。

方性 寒温并用，合以苦辛，佐以甘调。

方位 上焦。

方势 可升可降，升降相因。

方证 上焦气分热证。

功效 辛凉宣泄，清肺平喘。

主治 ①主症是身无大热，无汗或有汗，喘逆气急，口干或口渴，脉滑或兼数。②上焦气分热证。

适应证 本方现代适用于多种急性呼吸系统疾病、五官科疾病、荨麻疹、便秘、痔疮、小便频数、遗尿等辨证属上焦气分热者。

煎服法 以水 1400mL，先煎麻黄，减少 400mL，去上沫，加入其他药材煎至 400mL，去药渣，温服 200mL，早晚各一次。

禁忌 风寒咳嗽；虚证喘促。

注意事项 忌生冷、黏滑、肉面、五辛、酒酪、臭恶等物，避风寒，畅情志。

第四十六节
麻黄细辛附子汤

【知方源】

麻黄二两（去节），细辛二两，附子一枚（炮，去皮，破八片）。

上三味，以水一斗，先煮麻黄，减二升，去上沫，内诸药，煮取三升，去滓，温服一升，日三服。

《伤寒论》

少阴病，始得之，反发热，脉沉者，麻黄细辛附子汤主之。（301 条）

【看方论】

1.柯韵伯《伤寒来苏集》："太阳主表，病发于阳，故当发热；少阴主里，病发于阴，只当内热。今始得寒邪，即便发热，似乎太阳，而属之少阴者何？《内经》曰：'逆冬气则少阴不藏，肾气独沉。'故反热而脉则沉也。肾为坎象，二阴不藏，则一阳无蔽，阴邪始得而内侵，孤阳因得以外散耳。病在表脉浮者，可发汗可知；病在表脉沉者，亦不可不汗矣。然沉为在里，而反发其汗，津液越出，亡阳则阴独矣。故用麻黄开腠理，细辛散浮热，而无附子固元阳，则热去寒起，亡可立待也。其人不知养脏之道，逆冬气而伤肾，故有此证。能不扰乎阳，无泄皮肤，去寒就温，讵有此患哉？本条当有无汗恶寒症。"

2. 张锡驹《伤寒论直解》："此章凡九节，论少阴自得之病，或得太阳之标，或得君火之化，或得水阴之气，或在于表，或在于里，或在于经，或归于中土，不可执一而治也。此论少阴得太阳之标阳，而太阳之标阳又陷于少阴之里阴也。少阴标寒而本热，太阳标热而本寒。少阴病始得之者，始得太阳标阳之化也，以少阴之病而得太阳之标，故反发热；虽得太阳之标，而仍陷少阴之里，故脉沉。熟附助少阴生阳之气外合于太阳，麻黄达太阳之标阳内出于少阴，细辛根芳茎直，其色赤黑，禀水火之气化，故能启少阴之生阳于上升，此从里达表，由阴出阳之剂也。"

3. 黄元御《伤寒悬解》："少阴水脏，其脉自沉，乃始得病时，反发热而脉沉者，是已传肾脏，而犹带表寒。内有少阴，则宜温里，外有太阳，则宜发表，麻黄附子细辛汤，麻黄散太阳之外寒，附子温少阴之内寒，细辛降阴邪之冲逆也。温里以发表，少阴之汗法如此。此与太阴病，发热头痛，脉反沉章同。"

4. 张志聪《伤寒论集注》："此下八节论少阴始得之，邪不能上合太阳之阳，不能上济君火之热，随其在气、在经而施救治之法也，此言始病少阴而阴阳外内之气贵相接也。少阴病始得之，言寒邪始伤少阴；是当无热，反发热者，太阳标阳外呈也；脉沉者，少阴生气不升也。夫标阳外呈，生气不升，阴阳外内不相接矣，故以麻黄附子细辛汤主之。炮热附子助太阳之表阳而内合于少阴，细辛、麻黄启少阴之水阴而外合于太阳。按《本草》细辛气味辛温，一茎直上，端生一叶，其色赤黑，黑属水而赤为阳，一主天而辛上达，能启水中之生阳，上与天气相合，植麻黄之地，冬不积雪，其体空通亦主从里阴而外达于毛窍。盖少阴之气主水阴，太阳之气主天表也。少阴篇中凡云反发热者，皆在大阳上看。"

5. 曹颖甫《伤寒发微》："此二节为少阴初病，及其未见吐利、逆冷诸里证，先行发汗，预防里证之治法。后节"无里证"二语，原自赅上节言之，后节'得之二三日'，即为中明前节'始得之'义，要其为有表热无里证，可以发汗而愈则一也。且前节之脉沉实，实赅后节言之。《金匮》水气篇云：'水气病，其脉沉小，属少阴，虚胀者，属气水，发其汗即已。脉沉者，宜麻黄附子汤。'所列方治，实为麻黄附子甘草汤，此即始得少阴病，必见沉脉之明证。初非见沉脉者，但宜麻黄附子细辛汤，不见沉脉者，方可用麻黄附子甘草汤也。盖太阳伤寒，未经发汗，水气由手少阳三焦（西医所谓淋巴系统），并注寒水之脏，即为少阴始病，水气下注，故其脉沉；少阴始病，太阳标阳不随寒水下陷，故反发热；水拥寒水之脏，输尿管太窄，不能容纳，始溢入回肠而病自利，少阴始病水气，未经泛滥，故不见里证。反发热者，水脏之寒不与表气相接，故于麻黄附子汤中，用气辛味烈之细辛，温水脏而散其寒，使水气与表热相和而作汗。但无里证者，水气虽陷，与太阳标阳未曾隔绝，寒水之下陷，实由中阳之虚，故于麻黄附子汤中用炙甘草以益中气，使中气略舒，便当合淋巴微管乳糜外达皮毛而为汗。张隐庵乃独认麻黄附子甘草汤为发汗之剂，于麻黄附子细辛汤则否。要其谬误特因前一节无'发汗'字，后节有'微发汗'句，强作解人。独不见《金匮》水气篇心下坚大如盘证，桂甘姜枣麻辛附子汤下，有'分温三服，汗出如虫行皮中即愈'之训乎？岂加桂、甘、姜、枣才能发汗，去桂、甘、姜、枣即不能发汗乎？况麻黄、附子加炙甘草尚能发汗，易以辛温散寒之细辛，反谓不能发汗，有是理乎？"

6. 陈慎吾《伤寒论讲义》："少阴病于始得之初，除提纲中见证外，反发热、脉沉。反字连脉沉而言（反发热，反脉沉）。夫阴证属正气不足，不应发热，故曰反。发热者自不当脉沉，亦曰反也。本证属正气不足之人感受风寒，故治法以助正气驱邪，使由表解，麻黄附子细辛汤主之也。"

【通方解】

麻黄发汗解表，附子温经助阳，以鼓邪外出，两药相合，温散寒邪而恢复阳气，共为君药；佐药细辛外解太阳之表，内散少阴之寒，既能助麻黄发汗解表，又助附子温经散寒。三药合用，补散兼施，可使外感寒邪从表散，又可因护其阳，使里寒为之散逐，共奏助阳解表之功。

【析方性】

经方的方性当从整个药物组成看，方中麻黄，《神农本草经》言其"味苦，温。主中风伤寒头痛，温疟，发表，出汗，去邪热气，止咳逆上气，除寒热，破癥坚积聚"，《本草备要》又言其"辛温微苦"，增加了辛味，辛者能散，故麻黄辛苦温，发汗解肌，散肌表之寒实之邪，开肺之郁闭；附子，《神农本草经》谓其"味辛，温。主风寒咳逆邪气，温中，金疮，破癥坚积聚，血瘕，寒湿踒躄拘挛，膝痛，不能行步"，《名医别录》谓其"味甘，大热"，《神农本草经读》云"附子，味辛气温，火性迅发，无所不到，故为回阳救逆第一品药"，可见，附子，亦是辛温性烈之品，可固元阳；细辛，《神农本草经》言其"味辛，温。主咳逆，头痛脑动，百节拘挛，风湿痹痛，死肌。久服明目，利九窍"，《本草蒙筌》谓其"味大辛，气温"。可见，麻黄细辛附子汤所组方药均为辛、温或偏热之品，因此整方方性亦当为辛温，性燥烈。

【辨方位】

麻黄细辛附子汤为少阴表证——太阳风寒、少阴阳虚的基础方，因此本方的方位在太阳表、少阴里。方中麻黄，《珍珠囊》谓其"泄卫中实，去营中寒，发太阳、少阴之汗"，此处之所以不用桂枝，徐灵胎云"盖桂枝表里通用，亦能温里，故阴经诸药皆用之，麻黄则专于发表，今欲散少阴始入之邪，非麻黄不可"，可见，麻黄辛散发表，外解太阳之寒邪；附子，《本草蒙筌》谓其"补下焦阳虚"，《本草备要》言其"补肾命火，逐风寒湿"，《本草正》记载附子"因其善走诸经，故曰与酒同功，能除表里沉寒"，本方中附子既能温补元阳，又能温经，外护太阳之刚气，内固少阴之肾根，使津液内守，而微阳不致外亡。细辛，《长沙药解》谓其"味辛，温，入手太阴肺、足少阴肾经"，《本草求真》言"细辛专入肾，兼入肝胆，味辛而厚，气温而烈，为足少阴肾温经主药"，可见细辛在此既能助麻黄发表，又可协附子助太阳表阳内合于少阴。综上所述，麻黄细辛附子汤的方位在

四位一体学透经方

太阳、少阴，其对应脏腑为肺、肾。

【明方势】

本方的方性决定了整个方子的方势当为向外向上，从方药组成来看，麻黄辛温，《本草正义》谓其"轻清上浮，专疏肺郁，宣泄气机，是为治感第一要药，虽曰解表，实为开肺，虽曰散寒，实为泄邪，风寒固得之而外散，即温热亦无不赖之以宣通"，周岩在《本草思辨录》中提到"麻黄入太阳而上行，膀胱之气亦因之而不下行……麻黄除湿，是湿随风寒而去"，因此，麻黄向外散在表之风寒，向上发阳气。附子，王好古认为"入手少阳三焦、命门之剂，浮中沉无所不至，味辛大热，为阳中之阳，故行而不止"，在本方中，附子温补元阳，既防止表阳过泄，又祛在里之寒邪。细辛，《神农本草经疏》谓"风药也。风性升，升则上行，辛则横走，温则发散，故主咳逆，头痛脑动，百节拘挛，风湿痹痛，死肌"，张山雷认为"细辛，芳香最烈，故善开结气，宣泄郁滞，而能上达颠顶，通利耳目，旁达百骸，无微不至，内之宣络脉而疏通百节，外之行孔窍而直透肌肤"，关于细辛在本方中的药用，柯韵伯认为用细辛以散浮阳，唐容川认为脉沉为阳陷，用细辛升阳，整个药势是向上向外的，而周岩认为"夫细辛与麻黄，同能彻上彻下，第麻黄中空轻扬，用以下行，非借他药之力不可。细辛无发表出汗之能（《本经》麻黄发表出汗，细辛无之），而于风寒之在上在下附于骨节九窍者，则专力以去之，绝不旁骛"，可见细辛性烈走窜力强，上下内外皆可达。因此，麻黄细辛附子汤整方的方势为向外、向上。

【论方证】

《医理真传》云："麻黄附子细辛汤一方，乃交阴阳之方，亦温经散寒之方也。夫附子辛热，能助太阳之阳而内交于少阴，麻黄苦温，细辛辛温，能启少阴之精而外交于太阳，仲景取微发汗以散邪，实以交阴阳也。"是故麻黄附子细辛汤证是太少两感或少阴表证的基础方。功效助阳解表，主治素体阳虚，复感寒邪，症见发热恶寒，寒重热轻，头痛无汗，四肢不温，神疲欲卧，舌质淡，苔薄白，脉沉细。素体阳虚，四肢失于温养则不温，神疲欲卧；外感寒邪，郁闭肌表，正邪交争，则发热无汗，头痛恶寒；阳虚鼓动无力，故脉沉细。

麻黄细辛附子汤不仅主治少阴表证，而且治疗少阴里饮，或夹瘀血，适应证非常广，如《内科摘要》用之治疗肾寒咳嗽及寒邪犯齿的齿痛，所谓"五脏六腑皆令人咳，非独肺也"，若少阴肾经受寒咳嗽，症见恶寒发热，咳嗽，乏力，神疲欲寐，四肢不温，也可应用本方；此外，少阴肾主骨，牙齿为骨之余，牙齿有赖于神经的充养，因此，少阴经受寒，出现齿痛的症状亦可运用本方加减。此外，《张氏医通》用之治水肿喘咳、暴哑不能出、咽痛异常等，《医贯》用之治疗少阴伤寒头疼连脑者。因此少阴阳虚受寒所致疾病皆可应用。

【识方用】

1. 麻黄细辛附子汤现代处方

麻黄 6g，细辛 3g，附子 9g。

以上三味，以水 2000mL，先煮麻黄，减少 400mL，去上沫，再放入其他药物，煮取 600mL，去药渣，每日服三次，每次温服 200mL。

2. 麻黄细辛附子汤现代适应证

（1）呼吸系统疾病：如感冒、过敏性鼻炎、支气管哮喘，症见鼻流清涕、咳嗽、恶寒无汗、脉沉细或沉弱无力者。

（2）皮肤疾病：如荨麻疹、神经性皮炎，症见皮损，遇寒加重，平素四肢不温，疲乏无力，脉沉细等，治以助阳解表，用麻黄细辛附子汤。

（3）神经系统疾病：如原发性三叉神经痛、偏头痛、阿尔茨海默病、带状疱疹后遗神经痛，症见头部空痛，伴记忆力减退，恶寒，肢冷，嗜睡等，盖少阴阳气不足，不能生髓通脑，脑髓空虚，复感外邪，此时用麻黄细辛附子汤加减。

（4）心血管系统疾病：如肥厚型心肌病、急性失代偿性心力衰竭、房室传导阻滞，症见心悸，胸中寒痛，乏力，肢冷，但欲寐，脉沉细无力等，阳虚心神失养，复感寒邪，亦可用之助阳散寒。

总之，凡辨证属阳虚感寒、表里同病，或内伤杂病、阳虚寒凝，或外寒里饮者，观其脉证，谨守病机，活用此方，或在合病中合用此方，确可收到良好的疗效。

3. 麻黄细辛附子汤加减

如寒邪较甚，寒凝血滞而头身、肢体疼痛较剧者，增入祛风散寒、活血止痛之品，如当归、独活、防风、川芎；夹痰湿者，每配半夏、茯苓等化痰渗湿之品；兼气滞者，配伍香附、陈皮等理气行滞之药；

4. 麻黄细辛附子汤禁忌

此方辛温，性燥烈，凡热盛津伤者禁用。

【学医案】

1. 清代名医喻嘉言运用麻黄细辛附子汤医案

金鉴春月病温（以其发于春月，故喻氏指名温病，其实乃伤寒也。若系温病，断无用麻黄细辛附子汤之理），误治二旬，酿成极重死症。壮热不退，谵语无伦，皮肤黏涩，胸膛板结，舌卷唇焦，身蜷足冷，二便略通，半渴不渴，面上一团黑滞。喻视之曰：此症与两感伤寒无异，但两感证日传二经，三日传经已尽则死。不死者，三日又传，一周定死矣（伤寒亦有不传者，此语未的）。此春温症不传经（春温亦有逆传顺传之证），故虽邪气留连不退，亦必多延几日，待元气竭绝乃死。观其阴证阳证，混合一区，与两感证病情符合，当即以仲景表里二方为治。于是以麻黄细辛附子汤，两解其在表阴阳之邪，果透汗而热退。再以附子泻心汤，两解其在里阴阳之邪，即胸中柔活，人事明了，诸症俱退，以后竟不需药而愈。(选自《古今医统大全》)

按语：《素问·阴阳应象大论》谓，"冬伤于寒，春必温病"。本例为伤于寒而致，此宜辛温解表法为先，又见身蜷足冷少阴之证，故用麻黄细辛附子汤交阴阳，解表散寒。

2. 近现代名医章次公运用麻黄细辛附子汤医案

某男，阳虚之人，重受风寒而咳，身半以下，其痛如刺。热虽不高，而合目有迷蒙状。夫实则谵语，虚则郑声，而脉沉细，虚象也。柯氏有"太阳虚便是少阴"之说，予麻黄附子细辛汤加味。蜜炙麻黄 3g，炮附块 6g，北细辛 3g，全当归 9g，杭白芍 9g，炙紫菀 9g，炙远志 5g，旋覆花 9g(包)，炙款冬 9g，清炙草 3g。(选自《章次公医术经验集》)

按语：本案患者素体阳虚，复感风寒，散表则伤正，温补则留邪，唯麻黄细辛附子汤标本兼顾，两全其美。先生化裁古方，以麻黄辛温散表邪，附子温阳强心，炙甘草益气扶正，归、芍和营养血，而缓麻、附之辛燥，再加紫菀、款冬、远志以化痰止咳。处方照顾周到，值得效法。

3. 近现代名医姜春华运用麻黄细辛附子汤医案

薛某，男，53岁。形寒肢冷，哮喘已二十多年，现热天亦发，咳嗽，痰不多，舌淡苔粉白带蓝，脉沉。麻黄 9g，附片 6g，细辛 4g，桂枝 9g，款冬 9g，紫菀 9g。方 5 剂。(选自《经方应用与研究》)

按语：本案患者哮喘二十多年，为沉痼之病，缠绵反复，正气溃散，精气内伤，症状错综出现，但毕竟寒痰阴凝于内，治用附子偕麻黄、细辛。俾日照当空，阴霾自化，使喘平痰减。本案辅以桂枝解表，佐以款冬及紫菀治久咳气逆。

【说明书】

名称　麻黄细辛附子汤。

处方　麻黄 6g，细辛 3g，附子 9g。

方性　味辛，性温，燥烈。

方位　太阳、少阴。

方势　偏向外向上。

方证　太少两感或少阴表证。

功效　助阳散寒。

主治　素体阳虚，复感寒邪，症见发热恶寒，寒重热轻，头痛无汗，四肢不温，神疲欲卧，舌质淡，苔薄白，脉沉细。

适应证　本方现代适用于呼吸系统疾病、皮肤疾病、神经系统疾病、心血管系统疾病等辨证属少阴阳虚受寒者。

煎服法　以上三味，以水 2000mL，先煮麻黄，减少 400mL，去上沫，再放入其他药物，煮取 600mL，去药渣，每日服三次，每次温服 200mL。

禁忌　热盛津伤者禁用。

注意事项　调畅情志，服药禁辛辣、臭恶、寒凉、甜腻及难以消化的食物。

第四十七节
旋覆代赭汤

【知方源】

旋覆花三两，人参二两，生姜五两，代赭石一两，甘草三两（炙），半夏半升（洗），大枣十二枚（擘）。

上七味，以水一斗，煮取六升，去滓，再煎取三升，温服一升，日三服。

《伤寒论》

伤寒发汗，若吐若下，解后，心下痞硬，噫气不除者，旋覆代赭汤主之。（161 条）

【看方论】

1. **吴崑《医方考》**："汗、吐、下而解，则中气必虚，虚则浊气不降而上逆，故作痞硬；逆气上干于心，心不受邪，故噫气不除。《内经·宣明五气篇》曰：'五气所病，心为噫是也。'旋覆之咸，能软痞硬而下气；代赭之重，能镇心君而止噫；姜、夏之辛，所以散逆；参、草、大枣之甘，所以补虚。或曰：'汗、吐中虚，肺金失令，肝气乘脾而作上逆，逆气干心，心病为噫，此方用代赭石因所以镇心，而亦所以平肝也。'亦是究理之论。"

2. **汪昂《医方集解》**："此足阳明药也。成氏曰：'硬则气坚，旋覆之咸以软痞硬；怯则气浮，代赭之重以镇虚逆（代赭色赤体重，又能养阴血，止反胃）。辛者散也，生姜之辛以散虚痞；甘者缓也，人参、甘草、大枣之甘以补胃弱。'"

3. **王子接《绛雪园古方选注·和剂》**："旋覆代赭石汤，镇阴宣阳方也，以之治噫。噫者，上焦病声也。脾失升度，肺失降度，阴盛走于胃，属于心而为声。故用旋覆咸降肺气，代赭重镇心包络之气，半夏以通胃气，生姜、大枣以宣脾气，而以人参、甘草奠安阳明，不容阴邪复遏，则阴宁于里，阳发于表，上、中二焦皆得致和矣。"

4. **吴谦《医宗金鉴》**："罗天益曰：汗、吐、下解后，邪虽去而胃气已亏矣。胃气既亏，三焦因之失职，清无所归而不升，浊无所纳而不降，是以邪气留滞，伏饮为逆，故心下痞硬，噫气不除也。方中以人参、甘草养正补虚，生姜、大枣和脾养胃，所以安定中州者至矣。更以代赭石之重，使之敛浮镇逆；旋覆花之辛，用以宣气涤饮；佐人参以归气于下，佐半夏以蠲饮于上，浊降则痞硬可消，清升则噫气可除矣。观仲景治少阴水气上凌，用真武汤镇之；治下焦滑脱不守，用赤石脂禹余粮汤固之，此胃虚气失升降，复用此法理之，则胸中转否为泰，其为归元固下之法，各极其妙如此。"

5. 黄元御《长沙药解》："以土虚胃逆，碍甲木下行之路，胃口痞塞，浊气不降。参、甘、大枣，补其中脘，半夏、姜、赭，降其逆气，旋覆花行其瘀浊也。旋覆花通血脉而行瘀涩，能除漏滴，清气道而下痰饮，善止哕噫。其诸主治，逐痰饮，止呕逆，消满结，软痞硬，通血脉，消水肿。"

6. 唐容川《血证论》："此方乃治痰饮作呃之剂，与诸呃有异，不得见呃即用此汤也。方取参、草、大枣以补中，而用生姜、旋覆以去痰饮，用半夏、赭石以镇逆气。中气旺则痰饮自消，痰饮清则气顺，气顺则呃止。治病者，贵求其本，斯方有效，不为古人所瞒。兼火者可加麦冬、枯芩，兼寒者可加丁香、柿蒂，痰多者加茯苓。盖既得其真面，然后可议加减。"

【通方解】

方中旋覆花性温而能下气消痰，降逆止噫，是为君药。代赭石质重而沉降，善镇冲逆，但味苦气寒，故用量稍小，为臣药；生姜于本方用量独重，寓意有三：一为和胃降逆以增止呕之效，二为宣散水气以助祛痰之功，三可制约代赭石的寒凉之性，使其镇降气逆而不伐胃；半夏辛温，祛痰散结，降逆和胃，并为臣药。人参、炙甘草、大枣益脾胃，补气虚，扶助已伤之中气，为佐使之用。

【析方性】

该方君药旋覆花，《神农本草经》谓其"味咸，温。主结气，胁下满，惊悸，除水，去五脏间寒热，补中下气"，能降逆止噫，下气消痰。配少量气寒味苦之代赭石"降戊土而除哕噫，镇辛金而清烦热"。生姜于本方用量最重，能降逆止呕，祛痰散结，奠定了本方辛温之性，半夏辛而微温，能消痰祛湿，下气止呕。人参、炙甘草、大枣甘平，补脾益气。诸药合用，全方具辛温之性。

【辨方位】

本方原文记载为"伤寒发汗，若吐若下，解后，心下痞硬，噫气不除者，旋覆代赭石汤主之"。其病位在心下，即脾胃。病机关键为中阳虚寒，痰饮内聚，胃气上逆，治疗所用旋覆代赭汤，君药旋覆花入肺、胃经，下气消痰，臣药代赭石入足阳明胃经镇逆降气，止呕止噫。生姜、半夏均入胃经，可温胃祛痰，降逆止呕，且生姜可佐治半夏毒性。结合该方主要药味归经，该方方位为心下胃脘部。

【明方势】

旋覆代赭汤为"胃中邪气虽经汗、吐、下而解，但治不如法，中气已伤，痰涎内生，胃失和降，痰气上逆"所致病证之主方，故而胃虚当补，痰浊当化，气逆当降，所以该方既用旋覆花、代赭石、生姜、半夏化痰降逆，又加入人参、甘草、大枣益胃补虚，防止痰涎复生。故旋覆代赭汤根于中焦，补益脾气，降逆化痰止噫气，其"势"乃偏里、偏下。

【论方证】

本方证为因胃气虚弱，痰浊内阻所致胃脘痞闷胀满，频频嗳气，甚或呕吐、呃逆的中阳虚衰，气逆痰阻证。该方为降逆化痰、益气和胃之剂，使痰涎得消，逆气得平，中虚得复，则心下之痞硬、嗳气、呕呃可止。

【识方用】

1.旋覆代赭汤现代处方

旋覆花9g，人参6g，生姜15g，代赭石3g，炙甘草9g，半夏10g，大枣12枚（擘）。
旋覆花用纱布包煎，以上七味药，以水2000mL，煮取1200mL，去药渣，再煎取600mL，分早中晚温服。

2.旋覆代赭汤现代适应证

（1）呃逆、反胃、呕吐：清代喻嘉言认为"汗吐下解后，余邪夹饮作痞"，以旋覆代赭汤治"反胃多痰，气逆并哕"。患者症见呃逆频频、反酸、胸骨后疼痛、烧心、甚者恶心呕吐等，伴有声音嘶哑、呛咳、舌质淡红、脉弦滑等次症。给予旋覆代赭汤可镇肝降逆，化痰和胃，为治疗呃逆、反胃、呕吐之常用方。

（2）腹胀、痞满：见于当今"功能性消化不良"最为常见，患者临床表现以早饱、腹胀、厌食或中上腹疼痛为主，可伴有嗳气频频、舌质淡红、脉弦滑，治疗给予旋覆代赭汤，恢复中焦斡旋。

（3）咳嗽：《素问·咳论》云，"五脏六腑皆令人咳……此皆聚于胃，关于肺，使人多涕唾而面浮肿气逆也"。若脾胃虚弱，土不生金，痰气上逆于肺，肺气失于宣降则引起咳嗽，可用旋覆代赭汤降逆化痰。

（4）梅核气：梅核气表现为咽喉阻塞感，病机为气机郁滞、痰气交阻，治疗以开郁散气、化痰散结为主，遣方用药可选用旋覆代赭汤降逆化痰，配合疏肝解郁、活血化瘀。

（5）失眠：《素问》中有"胃不和则卧不安"的记载。胃气以通降为顺，若胃失和降，浊气上扰心神，可运用旋覆代赭汤配伍健脾药或消食导滞药降逆化痰，宁心安神，从而使胃和而卧安。

3.旋覆代赭汤加减

若胃气不虚，可去人参、大枣，加重代赭石用量，以增重镇降逆之效；痰多者，可加茯苓、陈皮助化痰和胃之力；伴失眠者，加远志、合欢皮；烧心明显者，加黄连、吴茱萸；反酸明显者，加乌贼骨、浙贝母；嗳气频繁者，加竹茹、陈皮；胃脘疼痛者，加乌药、白芍、延胡索；大便干结者，加制大黄、火麻仁。

4. 旋覆代赭汤禁忌

脾胃湿热之呕吐、呃逆、嗳气、口苦、口臭者，不宜使用本方；胃阴亏者，不宜使用本方；因方中代赭石、半夏有降逆作用，妊娠呕吐者不宜用之。

【学医案】

1. 清代名医喻嘉言运用旋覆代赭汤医案

倪庆云病膈气14日，粒米不入，始吐清水，次吐绿水，次吐黑水，呼吸将绝。喻曰：一昼夜先服理中汤6剂，不令其绝，来早转方，一剂全安。《金匮》（当为《伤寒论》）云："噫气不除者，旋覆代赭石汤主之。"吾于此病分别用之者有二道：一者黑水为胃底之水，此水且出，则胃中之津液久已不存，不敢用半夏以燥其胃也；一者以将绝之气，止存一丝，以代赭坠之，恐其立断，必先以理中分理阴阳，俾气易于降下，然后代赭得以建奇奏绩。乃用旋覆花一味煎汤，调代赭石末二匙与之。才一入口，即觉气转丹田，呕止索食。后调理将息而愈。（选自《寓意草》）

按语： 本案患者患膈气病，14日未进食，胃气极虚而出现反胃呕吐，此时不应一味止吐，应先予理中汤固其中气，待中气建立，再予旋覆代赭汤以降胃气。前后两方，次第井然，丝丝入扣，终令危笃之疾得治，据报道，本方治疗食管癌、胃癌而见上述诸症者有良效。

2. 近现代名医刘渡舟运用旋覆代赭汤医案

魏生诊治一妇女，噫气频作而心下痞闷，脉来弦溃，按之无力。辨为脾虚肝逆、痰气上攻之证。为疏旋覆花9g，党参9g，半夏9g，生姜3片，代赭石30g，炙甘草9g，大枣3枚。令服3剂，然效果不显，乃请余会诊。诊毕，视方辨证无误，乃将生姜剂量增至15g、代赭石则减至6g，嘱再服3剂，而病竟大减。魏生不解其故。余曰：仲景此方的剂量原来如此。因饮与气搏于心下，非重用生姜不能开散。代赭石能镇肝逆，使气下降，但用至30g则直趋下焦，反掣生姜、半夏之肘，而于中焦之痞则无功，故减其剂量则获效。可见经方之药量亦不可不讲求也。魏生称谢。（选自《新编伤寒论类方》）

按语： 本案患者噫气频作而心下痞闷，脉来弦溃，按之无力，辨为脾虚肝逆、痰气上攻证，病机为饮与气搏于心下，故噫气频作，心下痞闷。病位在心下胃脘部，故用旋覆代赭汤降逆化痰，益气和胃，本案中该方重用生姜开散结气，代赭石用量宜轻，防止过于镇逆，直驱下焦。故中药不传之秘在量，应用此方，应根据患者具体辨证灵活调整用量，不必拘泥于原剂量。

3. 清代名医谢映庐运用旋覆代赭汤医案

李某举子甚迟，今春末得子颇肥，奈乳食缺乏，夏秋天气燥热，乳母不慎口腹，致儿受病，患烦渴吐泻之证。付幼科医治，通用清暑利水、生津消食之剂，病转危笃，迨至慢惊之候，目瞪声直，四处干枯，是夜来寓请教。视其气息奄奄，面唇青白，间其泻下甚稀，只是乳食入口即吐，不能少停片刻，遍身如火，指尖略冷，小水短少，口渴不止，一切败证，殊难逆挽。然此证重处，正在呕吐口渴为急，至于目瞪声直，都是津枯筋急之故，虽用生津之药，奈胃不能受，将如之何？窃舍安胃之法，决无生理。仿仲景所谓汗下后，噫气不除，食不能下者，用旋覆代赭石汤之例。方中有赭石之重坠，乃安胃之最妙者，有旋覆花旋转于上，诚为胃虚客气上逆之症而设，合之生津解烦（麦冬、乌梅、葛根、石斛等），允为定法。疏方与服，其吐泻烦渴止，二剂不复吐矣。仍与安胃理脾之剂，调理而瘥。后临证此病颇多，悉（皆）以此方加减治之，皆获全安。孰谓幼科治法为易易耶。初方：人参、白术、葛根、茯苓、乌梅、赭石、覆花、早米。次服：人参、白术、山药、薏苡仁、乌梅、石斛、扁豆、粉葛、地骨皮、甘草、早米。（选自《谢映庐医案》）

按语： 此案患儿因乳母饮食不慎而致病，患烦渴吐泻之症，前医以清暑利水，生津消食之药治之，病反加重，以致慢惊风。谢氏来诊，虑其虽有慢惊风，但以处理呕吐口渴为当务之急，以生津之药治其津枯筋急之症，患儿应不耐受，故先投以旋覆代赭汤，旋覆花降气，代赭石重坠，治以降逆重镇而安胃，再入养阴生津除烦之药，故二剂之后，患儿呕吐即止。后投以安胃理脾之药，患儿痊愈。

【说明书】

名称 旋覆代赭汤。

处方 旋覆花9g，人参6g，生姜15g，代赭石3g，炙甘草9g，半夏10g，大枣12枚（擘）。

方性 辛温。

方位 心下胃脘部。

方势 偏里，偏下。

方证 胃虚痰阻气逆证。

功效 降逆化痰，益气和胃。

主治 ①心下痞硬，嗳气频作，或呕吐，呃逆，吐涎沫，苔白腻，脉缓或滑；②胃虚痰阻气逆诸症。

适应证 本方现代适用于多种慢性消化系统疾病、咳嗽、梅核气、失眠等辨证属胃虚痰阻气逆者。

煎服法 旋覆花纱布包煎，以上七味药，以水2000mL，煮取1200mL，去药渣，再煎取600mL，分早中晚温服。

禁忌 脾胃湿热之呕吐、呃逆、嗳气、口苦、口臭者不宜使用本方；胃阴亏者不宜使用本方；因方中代赭石、半夏有降逆作用，妊娠呕吐者不宜用之。

注意事项 服药时以少量频服为佳，可预防药后呕吐。若顽固性呕吐，服药入口即吐者，可用灶心黄土或芦根先煎取汁，以药汁煎其他药。

第四十八节
葛根汤

【知方源】

葛根四两，麻黄三两（去节），桂枝二两（去皮），生姜三两（切），甘草二两（炙），芍药二两，大枣十二枚（擘）。

上七味，以水一斗，先煮麻黄、葛根，减二升，去白沫，内诸药，煮取三升，去滓，温服一升。覆取微似汗。余如桂枝法将息及禁忌。诸汤皆仿此。

《伤寒论》

1. 太阳病，项背强几几，无汗恶风，葛根汤主之。（31条）
2. 太阳与阳明合病者，必自下利，葛根汤主之。（32条）

《金匮要略》

《金匮要略·痉湿暍病脉证治第二》：太阳病，无汗而小便反少，气上冲胸，口噤不得语，欲作刚痉，葛根汤主之。

【看方论】

1. 成无己《注解伤寒论》："《本草》云，'轻可去实，麻黄葛根之属是也'。此以中风表实，故加二物于桂枝汤中也。"

2. 许宏《金镜内台方议》："葛根性平，能祛风，行于阳明之经，用之为君；麻黄为臣，辅之发汗解表；桂枝、芍药为佐，通行于荣卫之间；甘草、大枣之甘，生姜之辛，以通脾胃之津为使。此方乃治其表实，而兼治其合病并病者也。"

3. 柯韵伯《伤寒来苏集》："此开表逐邪之轻剂也……葛根味甘气凉，能起阴气而生津液，滋筋脉而舒其牵引，故以为君。麻黄、生姜，能开玄府腠理之闭塞，祛风而出汗，故以为臣。寒热俱轻，故少佐桂、芍，同甘、枣以和里。此于麻、桂二方之间，衡其轻重，而为调和表里之剂也。故用之以治表实，而外邪自解，不必治里虚，而下利自瘳。"

4. 王子接《绛雪园古方选注·汗剂》："葛根汤，即桂枝汤加麻黄、倍葛根以去营实，小变麻、桂之法也。独是葛根、麻黄治营卫实，芍药、桂枝治营卫虚。方中虚实互复者，其微妙在法。先煮麻黄、葛根，减二升，后纳诸药，则是发营卫之汗为先，而固表收阴袭于后，不使热邪传入阳明也。故仲景治太阳病未入阳明者，用以驱邪，断入阳明之路。若阳明正病中，未尝有葛根之方。东垣、易老谓葛根是阳明经主药，误矣。"

5. 吴谦《医宗金鉴》："是方即桂枝汤加麻黄、葛根也。麻黄佐桂枝，发太阳荣卫之汗；葛根君桂枝，解阳明肌表之邪。不曰桂枝汤加麻黄、葛根，而以葛根命名者，其意重在阳明，以呕利多属阳明也。二阳表急，非温服复而取汗，其表未易解也。或呕，或利，里已失和，虽啜稀粥而胃亦不能输精于皮毛，故不须啜粥也。"

6. 陈修园《长沙方歌括》："桂枝加葛根汤与此汤，俱治太阳经输之病，太阳之经输在背，《经》云：'邪入于输，腰脊乃强。'师于二方皆云治项背强几几……但前方治汗出，是邪从肌腠而入输，故主桂枝，此方治无汗，是邪从肤表而入输，故主麻黄。然邪既入输，肌腠亦病，方中取桂枝汤全方加葛根、麻黄，亦肌表两解之治，与桂枝二麻黄一汤同意，而用却不同，微乎其微乎！"

【通方解】

本方由桂枝汤减桂枝、芍药用量，加葛根、麻黄组成。方中重用葛根，味辛甘，性平，升发脾胃清阳与津液，濡润筋脉，舒筋缓急，为君药；麻黄、桂枝、生姜辛温发汗解肌，开发腠理，祛散风寒；芍药与麻黄、桂枝相配，既能调和营卫，解太阳经气之郁，又能敛阴，以防发散太过，同时芍药与甘草、大枣、葛根相配，可酸甘化阴，濡养经筋；大枣、炙甘草补益中焦，顾胃气而滋化源，且调和诸药。本方祛邪与扶正并举，既发汗解表，又无过汗伤津之虞，生津舒筋。

【析方性】

方中葛根味辛甘，性平，用量最大，《神农本草经》言其"味甘，平。主消渴，身大热，呕吐，诸痹，起阴气"，具有解肌散邪、生津通络之功；麻黄、桂枝、生姜，性味辛温，疏散风寒，发汗解表；芍药，味苦，性平，《神农本草经》言其"主邪气腹痛，除血痹，破坚积，寒热，疝瘕，止痛，利小便，益气"；甘草，味甘，性平。《神农本草经》言其"主五脏六腑寒热邪气，坚筋骨，长肌肉，倍力，金疮肿，解毒"，二者生津养液，缓急止痛；生姜味辛，微温，大枣，味甘，性平，调和脾胃，鼓舞脾胃生发之气。方中均为辛温甘平之品，共奏解表逐邪、调和表里、升津舒筋、升阳止利之功。

【辨方位】

人体感受寒邪，寒邪闭塞体表，腠理不通，见发热、无汗、恶风寒；寒邪侵袭足太阳经脉，导致足太阳经气不利，血行不畅而出现项背拘急；足太阳膀胱经经过头项后背部，足太阳经居六经之首，主管一身之体表，因此外邪侵袭，首先侵犯太阳经脉而出现上述症状。太阳病的恶寒发热、头项强痛等症，与阳明经病的额痛、目痛、鼻干、卧不宁等症同时出现，太阳与阳明合病，即太阳伤寒证同时伴见阳明胃肠病的下利。下利为风寒之邪侵袭肌表，外感不解，内迫阳明，大肠传导失常，必自下利。虽有下利但邪仍在表，未侵犯于里。综上，葛根汤病位在表，见于太阳和阳明二经。

【明方势】

方中重用葛根,《景岳全书》言:"味甘,气平寒……阳中微阴。用此者,用其凉散,虽善达诸阳经,而阳明为最。以其气轻,故善达诸阳经,而阳明为最。以其气轻,故善解表发汗。"可起阴升阳,养阴生津液,引药直达颈部而濡养筋脉,为治疗颈项部疾患之要药。桂枝"透达营卫,故能解肌而风邪去",故可透达营卫,祛风散寒,解肌发表;麻黄开腠理,越阳气,使寒邪有出路,推运津气至腠理,两者共为臣药,祛风散寒而除痹痛。芍药"主邪气腹痛,除血痹、破坚积、寒热、疝瘕、止痛、利便、益气""气平,是夏花而禀燥金之气也;味苦,是得少阴君火之味,气平下降,味苦下泄而走血,为攻下之品,非补养之物也。邪气腹痛,小便不利及一切诸痛",有养血调经、疏肝止痛、敛阴益营、散邪行血的功效。

芍药与麻黄、桂枝相配,既能调和营卫,解太阳经气之郁,又能敛阴,以防发散太过,同时芍药与甘草、大枣、葛根相配,可酸甘化阴,濡养经筋;大枣、炙甘草补益中焦,顾胃气而滋化源,且调和诸药。本方祛邪与扶正并举,气机升降而运行以濡泽筋脉,升清降浊,既发汗解表,又无过汗伤津之虞,升津舒筋。

【论方证】

常用于项背拘急、头项疼痛、恶风寒、无汗,兼有背痛、肩痛、发热、恶风、眩晕、四肢痉挛等病机为寒邪客于太阳经脉,经气不利,气血运行不畅所导致的症状,或太阳、阳明两经同病,外有表证,内见下利的外邪束表,内扰胃肠功能,导致升降失职,运化失司的下利或兼有目痛、鼻干、额头痛、卧而不宁等。

【识方用】

1. 葛根汤现代处方

葛根 12g,麻黄 9g,桂枝 6g,白芍 6g,生姜 9g,炙甘草 6g,大枣 12 枚。

以水 2000mL,先煎麻黄、葛根,减少 400mL 后去上沫,加入其他药物煎取 600mL,去药渣,温服 200mL,覆被取微汗。

2. 葛根汤现代适应证

(1)感染性疾病:感冒、胃肠炎、痢疾、皮肤炎症及乳腺炎初起。

(2)肢体经络病证:颈椎病、落枕、肩周炎、腰椎间盘突出症、急性腰扭伤、慢性腰肌劳损等。

(3)头面部疾病:痤疮、毛囊炎、牙周脓肿、牙髓炎、鼻窦炎、过敏性鼻炎、突发性耳聋、三叉神经痛、面神经麻痹、颞下颌关节紊乱综合征。

(4)神经系统疾病:如脑梗死、脑动脉硬化、醉酒。

(5)妇科疾病:如多囊卵巢综合征、月经后期、闭经、痛经。

3. 葛根汤加减

颈背拘急，加鸡血藤；额头痛，加川芎、白芷；眩晕，加天麻、钩藤、牡蛎、石决明；背痛，加延胡索、羌活；四肢痉挛，加当归、木瓜、路路通；发热恶寒、无汗、头项强痛，加羌活、荆芥、防风；肩痛，加桑枝、秦艽、威灵仙；腰痛，加桑寄生、独活。

4. 葛根汤禁忌

表虚有汗者，忌之；口渴、思冷者，忌之；下利清谷、不欲食冷之里虚寒证者，忌之。

【学医案】

1. 近代名医曹颖甫运用葛根汤医案

袁姓少年，其岁八月，卧病四五日，昏不知人。其兄欲送之归，延予诊视以决之。余往诊，日将暮。病者卧榻在楼上，悄无声息。余就病榻询之，形无寒热，项背痛，不能自转侧。诊其脉，右三部弦紧而浮，左三部不见浮象，按之则紧，心虽知为太阳伤寒，而左脉不类。时其兄赴楼下取火，少顷至。予曰："乃弟沉溺于酒色者乎？"其兄曰："否，惟春间在汕头一月，闻颇荒唐，宿某妓家，挥金且甚巨。"予曰："此其是矣。今按其左脉不浮，是阴分不足，不能外应太阳也。然其舌苔必抽心。"视之果然。予用：葛根二钱，桂枝一钱，麻黄八分，白芍二钱，炙甘草一钱，红枣五枚，生姜三片。予微语其兄曰："服后，微汗出，则愈。若不汗，则非予所敢知也。"临行，予又恐其阴液不足，不能达汗于表，令其药中加粳米一酒杯，遂返寓。明早，其兄来求复诊。予往应之，六脉俱和。询之，病者曰：五日不曾熟睡，昨服药得微汗，不觉睡去。比醒时体甚舒展，亦不知病于何时去也。随请开调理方。予曰：不须也，静养二三日足矣。闻其人七日后，即往汉口经商云。（选自《经方实验录》）

按语： 患者形无寒热，项背痛，不能自转侧，右三部弦紧而浮，左三部不见浮象，按之则紧，医者结合脉症，诊为葛根汤证，方中葛根升津液，濡筋脉；麻黄、桂枝疏散风寒，发汗解表；芍药、甘草生津养液，缓急止痛；生姜、大枣调和脾胃，鼓舞脾胃生发之气。全方共奏发汗解表、升津舒筋之功。医者恐其阴液不足不能达汗于表，又加粳米，患者服后微汗而病愈。

2. 近现代名医胡希恕运用葛根汤医案

刘某，男性，49岁，1967年7月26日初诊。背痛1年，经X线检查发现8、9、11胸椎骨质增生。曾经理疗，不但无效，而且症状逐渐加重，出现腰痛、腿痛，无奈找中医治疗。近症：腰背疼痛，不能翻身，头项发紧疼痛，不能向右转头，不能俯仰，舌苔白，脉沉。病久，痛重，陷于少阴表证。腰背疼痛，不能翻身，头项发紧疼痛，不能向右转头，不能俯仰，葛根证。脉沉，水湿充斥表里。处方：葛根12g，麻黄10g，桂枝10g，生姜10g，白芍10g，大枣4枚，茯苓10g，苍术10g，川附子（先煎）10g，炙甘草6g。结果：上药服3剂，痛即大减，增附子为12g，又服3剂，头左右转动自如。可以俯仰，深低头时仅作痛，晨起可以翻身。（选自《经方传真：胡希恕经方理论与实践》）

按语：患者腰背痛，头项痛不能转侧、俯仰，舌苔白，脉沉，病为表里寒湿，病久邪陷于少阴表证，为少阴、太阴合病，治以葛根汤加茯苓、苍术、附子，方中重用葛根升发脾胃清阳与津液，濡润筋脉，舒筋缓急；麻黄、桂枝、生姜发汗解肌，开发腠理；芍药调和营卫，敛阴生津；大枣、炙甘草补益中焦，顾胃气而滋化源；茯苓、苍术、附子温阳化湿。诸药合用，以达解表逐邪、调和表里、升津舒筋之功。

3.近现代名医刘渡舟运用葛根汤医案

李某，男，38岁。患顽固性偏头痛2年，久治不愈。主诉：右侧头痛，连及前额及眉棱骨，伴无汗恶寒，鼻流清涕，心烦，面赤，头目眩晕，睡眠不佳。诊察之时，见患者颈项转动不利，问之，乃答曰：颈项及后背经常有拘急感，头痛甚时拘紧更重。舌淡苔白，脉浮略数。遂辨证为寒邪客于太阳经脉，经气不利之候。治当发汗祛邪，通太阳之气，为疏葛根汤：麻黄4g，葛根18g，桂枝12g，白芍12g，炙甘草6g，生姜12g，大枣12枚。麻黄、葛根两药先煎，去上沫，服药后覆取微汗，避风寒。3剂药后，患者脊背有热感，继而身有小汗出，头痛、项急随之而减。原方再服，至15剂，头痛、项急诸症皆愈。（选自《刘渡舟临证验案精选》）

按语：患者偏头痛，连及前额及眉棱骨，颈项转动不利，舌淡苔白，脉浮略数，刘老辨为寒邪客于太阳经脉，经气不利之证，治以葛根汤发汗祛邪，通太阳之气，服用后患者脊背发热，继而全身汗出，是药力作用于经脉，经气疏通、邪气外出之象，为疾病向愈之兆。

【说明书】

名称 葛根汤。

处方 葛根20g，麻黄10g，桂枝6g，白芍6g，生姜10g，炙甘草6g，大枣12枚。

方性 辛温甘平。

方位 在表，太阳和阳明经。

方势 升清降浊。

方证 太阳伤寒，兼经输不利证；太阳伤寒表邪不解，内迫阳明，使大肠传导失司而下利。

功效 发汗解表，升津舒经。

主治 项背拘急，头项仰俯转动不自如；发热，恶风寒，头痛，无汗，脉浮紧，下利；气上冲胸，口噤不得语或语言不利。

适应证 本方现代适用于呼吸系统疾病、肌肉关节疼痛类疾病、神经系统疾病、妇科疾病等辨证属太阳经输不利者。

煎服法 以水2000mL，先煎麻黄、葛根，减少400mL后去上沫，加入其他药物煎取600mL，去药渣，温服200mL，覆被取微汗。

禁忌 表虚有汗者；口渴、思冷者；下利清谷、不欲食冷之里虚寒证者。

注意事项　在服用药物期间要避免吃辛辣刺激的食物，如辣椒、花椒等，也要避免喝咖啡、浓茶等饮品。

第四十九节
温经汤

【知方源】

吴茱萸三两，当归二两，芎䓖二两，芍药二两，人参二两，桂枝二两，阿胶二两，生姜二两，牡丹皮二两（去心），甘草二两，半夏半升，麦门冬一升（去心）。

上十二味，以水一斗，煮取三升，分温三服。亦主妇人少腹寒，久不受胎，兼取崩中去血，或月水来过多，及至期不来。

《金匮要略》

《金匮要略·妇人杂病脉证并治第二十二》：问曰：妇人年五十所，病下利，数十日不止，暮即发热，少腹里急，腹满，手掌烦热，唇口干燥，何也？师曰：此病属带下。何以故？曾经半产，瘀血在少腹不去。何以知之？其证唇口干燥，故知之。当以温经汤主之。

【看方论】

1. **尤在泾《金匮要略心典》**："妇人年五十所，天癸已断而病下利，似非因经所致矣，不知少腹旧有积血，欲行而未得遽行，欲止而不能竟止，于是下利窘急，至数十日不止。暮即发热者，血结在阴，阳气至暮不得入于阴，而反浮于外也。少腹里急腹满者，血积不行，亦阴寒在下也。手掌烦热，病在阴，掌亦阴也。唇口干燥，血内瘀者不外荣也。此为瘀血作利，不必治利，但去其瘀而利自止。吴茱萸、桂枝、丹皮，入血散寒而行其瘀；芎、归、芍药、麦冬、阿胶，以生新血；人参、甘草、姜、夏，以正脾气，盖瘀久者营必衰，下多者脾必伤也。"

2. **吴谦《医宗金鉴》**："妇人年已五十，冲任皆虚，天癸当竭，地道不通矣，今下血数十日不止，宿瘀下也；五心烦热，阴血虚也；唇口干燥，冲任血伤，不上荣也；少腹急满，胞中有寒，瘀不行也。此皆曾经半产崩中，新血难生，瘀血未尽，风寒客于胞中，为带下，为崩中，为经水愆期，为胞寒不孕。均用温经汤主之者，以此方生新祛瘀，暖子宫，补冲任也。"

3. 张志聪《金匮要略注》："此复申明奇经之为病，而立救治之法也。妇人年五十，已逾七七之期，任脉虚，太冲脉衰少，天癸竭，地道不通，而血脉衰于下矣。冲任之脉，并足三阴、阳明，循腹上行。经气不能上达，故所病下利，多至数十日不止。阴虚，故暮即发热。瘀在少腹，则经气不通，是以里急而兼腹满。血不能上滋，则火热盛而手掌烦热也。此病属带脉之下，有瘀血在少腹不去，而血不荣于上故也。盖少腹乃冲任发原之所。冲脉、任脉，皆起于胞中，上循背里，为经络之海。其浮而外者，循腹右上行，会于咽喉，别而络唇口。其证唇口干燥，故知有瘀血在少腹，而冲任之脉，不荣于唇口故也。当温其经络，而积结胞门之寒血自去矣。夫荣卫经血，始于下焦之足少阴，生于中焦之足阳明，主于上焦之手少阴。故用茱萸、桂枝、阿胶，行心火之气以下交；用当归、牡丹、芍药，导阴脏之气以上济；用人参、生姜、甘草、半夏，助中焦胃府之气，以资经脉荣卫之生原；佐麦冬通胃络，以灌溉于四旁；使芎䓖行血气，而交通于上下。此承上文而总为救治之法，故曰：亦主妇人少腹寒，久不受胎，兼取崩中去血，或月水来过多及至期不来诸证。"

4. 李今庸《金匮要略释义》："本条论述妇人由瘀血而引起崩漏的证治。妇人年五十许，冲任皆虚，经水应该停止，今复下血数十日不止，这属于带下病。由于患者曾经半产，少腹有残余的瘀血停留，致腹满里急。又因瘀血而引起漏血，这样更促使阴血的耗损。阴虚生内热，故现薄暮发热、手掌烦热等证象。瘀血不去，则新血不生，津液失于上濡，故唇口干燥。因本病为瘀血所引起，故治当祛其瘀血，但祛瘀的方法，一般多为攻血下瘀，今患者年五十许，乃天癸已绝之时，攻下的药物不甚适宜，应用温经的方法，使瘀血得温而行。温经汤中以吴茱萸、生姜、桂枝温经暖宫，阿胶、当归、川芎、芍药、丹皮和营去瘀，麦冬、半夏润燥降逆，甘草、人参补益中气，此为养正祛邪的方剂，故亦主妇人少腹寒，久不受孕或月经不调等证。本方对于年老妇人因瘀血而致下利日久不愈的，用之亦颇有效。"

【通方解】

君药吴茱萸、桂枝温经散寒，通利血脉，其中吴茱萸功擅散寒止痛，桂枝长于温通血脉，二者共为君药；臣药当归、川芎活血祛瘀，养血调经，丹皮既能活血散瘀，又能清血分热；佐药阿胶、麦冬养阴润燥，白芍养血敛阴，柔肝止痛，三药合用又能制约吴茱萸、桂枝之温燥之性，人参、甘草益气健脾，以滋生化之源，半夏、生姜降逆温中，通降胃气，以助祛瘀调经；使药甘草调和诸药；诸药合用，共奏温经散寒、养血祛瘀之功。

【析方性】

方中吴茱萸，《神农本草经》谓其"味辛，温。主温中，下气，止痛，咳逆，寒热，除湿血痹，逐风邪，开腠理"，《本草蒙筌》曰其"味辛、苦，气温、大热"，可见，吴茱萸味辛、苦、性温，属阳；桂枝，《神农本草经》称为"牡桂"，言其"味辛，温。主上气咳逆，结气喉痹，吐吸，利关节，补中益气"，《本经逢原》谓其"辛甘微温"，亦为阳药。二者共用，温通经脉，散经脉之寒邪。当归，《神农本草经》谓其"味甘，温"，《本草备要》谓"甘温和血，辛温散内寒，苦温助心散寒（诸血属心，凡通脉者，必先补心，当归苦温助心）。入心、肝、脾（心生血，肝藏血，脾统血），为血中之气药"，《本草正》言"其味甘而重，故专能补血，其气轻而辛，故又能行血，补中有动，行中有补，诚血中之气药，亦血中之圣药也"。川芎，《神农本草经》言其"味辛，温"，《本草经解要》云："川芎味辛则润，润可治急，气温则缓，缓可治缓也，妇人禀地道而生，以血为主，血闭不通，则不生育，川芎入肝，肝乃藏血之脏，生发之经，气温血活，自然生生不已也。"丹皮，《神农本草经》云其"味辛，寒。主寒热，中风，瘛疭，痉，惊痫，邪气，除癥坚，瘀血留舍肠胃，安五脏，疗痈疮"，《本草经疏》云其"味苦而微辛，其气寒而无毒，辛以散结聚，苦寒除血热，入血分，凉血热之要药也"，此外，邹润安认为"牡丹皮入心，通血脉中壅滞与桂枝颇同，特桂枝气温，故所通者血脉中寒滞，牡丹皮气寒，故所通者血脉中热结"，此处用辛寒入血分的丹皮，既能活血化瘀，通血脉中热结，又可制约吴茱萸、桂枝的辛温之性，使其温而不燥，可见，温经汤并非单一温通，还蕴含寒凉之性。阿胶，《神农本草经》谓其"味甘，平。主心腹内崩，劳极洒洒如疟状，腰腹痛，四肢酸疼，女子下血，安胎"，《本经逢原》谓其"甘平微温"；麦冬，《本草备要》谓其"甘微苦寒"，《得配本草》记载其"甘平，微苦，凉"；白芍，陶弘景谓其"味酸，微寒……主治邪气腹痛，除血痹，破坚积，寒热，疝瘕"。三者为养阴血之品，亦是寒温并用。半夏散寒热之结；生姜辛温，既助桂枝发达生化之气，又解半夏之毒。人参、甘草味甘入脾，补益中土，以资生化之源。可见，本方虽名为温经汤，但其方性寒温并见，刘渡舟先生认为"温经汤的'温'字，不应该当'热'字讲，应该当'和'字讲"，《素问·离合真邪论》曰，"天地温和，则经水安静；天寒地冻，则经水凝泣；天暑地热，则经水沸溢"，可见经水在温和的条件下才能保持正常。此处，吴茱萸、桂枝、生姜、当归、川芎偏温，以温阳散寒、温通经脉为主；丹皮、麦冬、白芍偏寒，以清热润燥为用；半夏散寒热之结，调和阴阳；人参、甘草甘缓扶正。因此，本方为阴阳并调之品，性平和，偏温。

【辨方位】

根据《金匮要略》中所述"曾经半产，瘀血在少腹不去"，方后注"亦主妇人少腹寒，久不受胎，兼取崩中去血，或月水来过多，及至期不来"因此，赵以德认为温经汤"妇人小腹寒不受胎者，崩中去血，皆因虚寒结阴而阳不得入耳，尽可治之"，可见，本方的方位在少腹。仲景所论少腹概言小腹部位，即两髂上缘连线以下至盆腔前缘以上部位，膀胱、小肠、胞宫等寄寓其中，肾肝冲任诸脉循行其地，其病变与厥阴肝经，冲、任二脉关系最为密切。《灵枢》曰"足厥阴之脉，过阴器，抵小腹"，又曰"肝胀者，胁下满，而痛引小腹"，又曰"小腹满大，上走胃至心，渐渐身时寒热，小便不利，取足厥阴"；《素问》曰"厥阴之厥，则少腹肿痛，腹胀，泾溲不利"，又曰"足厥阴之疟，令人腰痛，少腹满，小便不利如癃状"，厥阴肝经过小腹，且肝主疏泄、主藏血，为女子经血之本，调控女子经带胎产，故有"女子以肝为先天"的说法。冲、任二脉起于少腹内胞宫，《灵枢·五音五味》提及"冲脉、任脉皆起于胞中，上循脊里，为经络之海。其浮而外者，循腹上行，会于咽喉，别而络唇口"，冲为血海，任脉具有调节月经、掌管女子生殖功能的作用，《素问·上古天真论》曰"任脉通，太冲脉盛，月事以时下，故有子"，又曰"七七,任脉虚,太冲脉衰少,天癸竭,地道不通,故形坏而无子也",可见,二者与女子生殖功能密切相关。温经汤所主"带下",实为女子月经或淋漓不尽或至期不来的病证,其病位在少腹。

【明方势】

《金匮玉函经二注》言温经汤"开痹破阴结,引阳下行……益新推陈",少腹瘀积,上焦之阳气不能归于下,独浮于上,故掌上热、唇口干燥,而下焦少腹虚寒,以温经汤温通经脉,破小腹之阴结,引阳下行入阴,温煦下焦。故本方引阳入阴,方势为向下。从药物方面分析,方中吴茱萸《本草蒙筌》谓其"气味俱厚,可升可降,阳中阴也",《本草备要》言其"性虽热,而能引热下行",赵以德认为"小产胞脉已虚,不能生新推陈,治瘀血积在下,而生发之气起于下焦,固脏之政,亦司下焦,下焦瘀积在下而既结于阴,则上焦之阳不入矣,遂成少腹里急,腹满;四脏失政,则五液时下;其阳至暮当行于阴,而不得入,独浮于上,为发热,为掌上热,为唇口干燥,故必开痹破阴结,引阳下行,皆吴茱萸主之";桂枝,《本经逢原》谓其"性兼上行,统治表里虚寒",配伍吴茱萸上行达阳位,引阳下行;当归、川芎、牡丹皮辛能散结,活血调经;阿胶、麦冬、白芍养阴血以敛阳;人参、甘草补虚以滋生化之源,半夏、生姜平胃降逆,一来助君药吴茱萸、桂枝引阳下行,二来辛散寒热之结。由此可见,温经汤整个方势偏向下。

【论方证】

温经汤治疗冲任虚寒、瘀血阻滞于少腹所致的病证,其功效为温经散寒,养血祛瘀,主治月经淋漓不尽,数十日不止,暮即发热,少腹里急,腹满,手掌烦热,唇口干燥,或妇人少腹寒,久不受胎,兼取崩中去血,或月水来过多,及至期不来,脉沉弦无力或脉寸浮尺弱。妇人曾经半产,瘀血在少腹不去,阳不入阴,又年五十"任脉虚,太冲脉衰少",则冲任虚寒,少腹凉,久不受胎;瘀血阻滞于少腹,至暮阳不入阴,独浮于上则暮即发热,手掌烦热,唇口干燥;瘀血内生,阻滞气机,故腹满;气虚不统血则月经淋漓不尽,气虚不生血则月经量少,至期不来。故女子冲任虚寒不孕,或月经不调,无论量多量少均可辨证应用。

【识方用】

1. 温经汤现代处方

吴茱萸 9g,当归 6g,川芎 6g,芍药 6g,人参 6g,桂枝 6g,阿胶 6g,生姜 6g,牡丹皮 6g,甘草 6g,半夏 10g,麦门冬 18g。

以上十二味,以水 2000mL,煮取 600mL,分早中晚温服。

2. 温经汤现代适应证

(1)痛经:如原发性痛经、子宫内膜异位症、子宫腺肌病等,症见经行少腹剧痛,遇寒加重。

（2）月经不调：如功能性子宫出血、月经先期或后期。

（3）不孕症：育龄妇女有正常性生活又未避孕，伴侣检查正常，同居2年仍未能受孕，兼见少腹冷痛，月经不调等冲任虚寒，瘀血阻络证。

（4）围绝经期综合征：症见手足烦热，口唇干燥，下午发潮热，乏力，心烦等。

（5）慢性盆腔炎：症见小腹冷痛，遇寒加重，伴瘀血停积诸症。

（6）甲状腺功能减退症：症见精神不振，畏寒肢冷，月经紊乱，舌体胖大而软，舌质淡或暗，苔白腻或润，脉沉细或紧。

（7）男子不育症：如男子精室虚寒、精子活动率差，以及睾丸冷痛、疝气等。

3. 温经汤加减

寒凝而气滞者加香附、乌药以理气止痛；气虚甚者加黄芪、白术以益气健脾；小腹冷痛甚者，去丹皮、麦冬，加艾叶、小茴香，以肉桂易桂枝，以温中止痛；漏下不止而血色暗淡者，去丹皮，加炮姜、艾叶以温经止血；傍晚发热甚者加银柴胡、地骨皮以清虚热。

4. 温经汤禁忌

月经不调属实热或无瘀血内阻者。

【学医案】

1. 近现代名医刘渡舟运用温经汤医案

芦某，女，40岁，湖北潜江县人。主诉：月经淋漓不止，经中夹有血块，色暗而少腹冷痛，兼有白带，腰腿发酸，周身无力，手心发热，而唇口干燥。视其面黄白不泽，舌质淡嫩，苔白而润。切其脉则沉弦而无力。治当温经止漏，和血益气。方药：吴茱萸9g，川芎9g，白芍9g，当归9g，党参9g，炙甘草9g，阿胶（烊）9g，丹皮9g，麦冬30g，半夏9g，生姜9g，桂枝9g。服此方见效。服至6剂，月经即止，手心不热，唇口不燥，唯白带仍多。转方补脾运湿，滋血调肝，方用当归芍药散，服至3剂，而带下已愈，此病全瘳。（选自《刘渡舟临证验案精选》）

按语： 此证为肝胆气不煦而血不濡，任冲失禀，则淋漓为病，少腹冷痛为寒，而手心发热，唇口干燥又为血虚不濡之候，面色黄白，知气血皆虚，脉沉弦无力，胞宫定有虚寒无疑。方证对应温经汤，用之温经止漏，和血益气。

2. 近现代名医岳美中运用温经汤医案

周某，女，51岁，河北省滦平县人，1960年5月7日初诊。患者7年前曾小产，现已停经3年，于半年前偶见漏下，未予治疗，1个月后，病情加重，经水淋漓不断，经色浅，夹有血块，时见少腹疼痛。经唐山市某医院诊断为功能性子宫出血，经注射止血针，服用止血药治疗后，虽止血数日，但少腹胀满时痛，且停药后复漏下不止。又服中药数十剂，亦罔效，身体日渐消瘦，遂来京诊治。症见面色㿠白，五心烦热，苔薄白，脉细涩。证属冲任虚损，瘀血内停。治以温补冲任，养血祛瘀，投以温经汤：吴茱萸 9g，当归 9g，川芎 6g，白芍 12g，党参 9g，桂枝 6g，阿胶 9g（烊化），牡丹皮 6g，半夏 6g，生姜 6g，炙甘草 6g，麦冬 9g。服药 7 剂，漏下及午后潮热减轻，继服上方，随症稍有加减。服药 20 剂后，漏下忽见加重，夹有黑紫血块，血色深浅不一，腹满时轻时重，病家甚感忧虑。诊其脉象转为沉缓，五心烦热、口干咽燥等症大为减轻，即告病家，脉症均有好转，下血忽见增多，乃为佳兆，系服药之后，体质增强，正气渐充而瘀血乃行之故。此瘀血不去，则新血不生，病亦难愈。嘱继服原方 6 剂，隔日 1 剂。药后连续下血 5 日，之后下血渐少，血块已无，腹胀痛基本消失。又服原方 5 剂，隔日服。药后下血停止，唯尚有便秘，但亦较前好转，以麻仁润肠丸调理 2 周而愈。追访 10 年，未见复发。（选自《岳美中医案》）

按语：本案辨证依据有三：一为病史，即 7 年前曾小产一次；二为冲任虚损，瘀血内停之脉症，如漏下不止，少腹胀满时痛，面色白，舌质淡红，苔薄白，脉细涩；三为阴血不足，虚热内生表现，如五心烦热，午后潮热，口干咽燥，大便秘结等。证属虚、寒、瘀、热夹杂，但以冲任虚损，瘀血内停为主，故投予温经汤原方以温经散寒，养血祛瘀，兼清虚热。病程中漏下忽见加重，夹有黑紫血块，血色深浅不一，腹满时轻时重，病家甚感忧虑。岳老诊其脉象转为沉缓，五心烦热、口干咽燥等症大为减轻，即告病家脉症均有好转，继投之而病愈。

3. 现代名医赵守真运用温经汤医案

温妇年五旬，新孀之下，儿媳不顺，因之情志不适，月经当断而反多，前后参差，时久始净。渐至夜间潮热，少腹隐痛，口干难寐，乃以经济困难，延未医治。讵知某夜大崩血下，迄明未止，神疲已极，自煎参汤服食。次日迎诊，按脉细微欲绝，面唇惨白，舌胖无苔，腹痛口燥，手足烦热，血尚淋漓未停，身常自汗等候。审值更年之期，经血应止，反致血崩大下，皆由冲任虚寒，邪犯胞宫，肝郁气滞，瘀留不行，一旦内外触引，故暴发而不可止遏。本证不仅寒盛血虚，且兼郁热，治当兼顾。若认大崩血虚，一味温补，殊难收效。因处以温经汤。虽曰温经，而实兼有祛瘀清热之品，是一方而众善具备。如方中吴茱萸、丹、桂散寒行瘀，归、芍、阿胶生新止血，人参、夏、草益气降逆，麦冬清除烦热，又加香附、降香之行气和血，则视原方周到而于证更切也。煎服一时许，腹中震动大鸣，旋下黑色血丝甚多，再进血崩即止，三进热退安眠，精神转佳，末用人参养荣汤、归脾汤善后调理。（选自《治验回忆录》）

按语：患者年五旬，情志不适，肝气郁滞，冲任虚寒，邪留胞宫，既有血虚寒盛，又有郁热内生，故崩漏不止，此为虚实夹杂之证。用温经汤温养气血，活血止痛，其中吴茱萸、桂枝祛寒温通；白芍、甘草、川芎、牡丹皮、阿胶、当归祛瘀生新止血；麦冬、党参、半夏、干姜、大枣、甘草调理脾胃；因中焦为气化之枢，中焦得养，气机通畅，通则不痛；患者病因肝气郁滞而起，故加香附、降香行气和血，诸症自除。

【说明书】

名称 温经汤。

处方 吴茱萸 9g，当归 6g，川芎 6g，芍药 6g，人参 6g，桂枝 6g，阿胶 6g，生姜 6g，牡丹皮 6g，甘草 6g，半夏 10g，麦冬 18g。

方性 阴阳并调，性平和，偏温。

方位 少腹。

方势 引阳下行，偏向下。

方证 冲任虚寒，瘀血阻滞于少腹所致的病证。

功效 温经散寒，养血祛瘀。

主治 月经淋漓不尽，数十日不止，暮即发热，少腹里急，腹满，手掌烦热，唇口干燥，或妇人少腹寒，久不受胎，兼取崩中去血，或月水来过多，及至期不来，脉沉弦无力或脉寸浮尺弱。

适应证 本方现代适用于多种妇科疾病、男科疾病、甲状腺功能减退等辨证属下焦虚寒、瘀血阻滞者。

煎服法 以上十二味，以水 2000mL，煮取 600mL，分早中晚温服。

禁忌 月经不调属实热或无瘀血内阻者。

注意事项 调畅情志，服药禁辛辣、臭恶、寒凉、甜腻及难以消化的食物。

第五十节
酸枣仁汤

【知方源】

酸枣仁二升，甘草一两，知母二两，茯苓二两，芎䓖二两（深师有生姜二两）。

上五味，以水八升，煮酸枣仁，得六升，内诸药，煮取三升，分温三服。

《金匮要略》

《金匮要略·血痹虚劳病脉证并治第六》：虚劳虚烦不得眠，酸枣仁汤主之。

【看方论】

1. 尤在泾《金匮要略心典》："人寤则魂寓于目，寐则魂藏于肝。虚劳之人，肝气不荣，则魂不得藏，魂不藏故不得眠。酸枣仁补肝敛气，宜以为君。而魂既不归容，必有浊痰燥火乘间而袭其舍者，烦之所由作也，故以知母、甘草清热滋燥，茯苓、川芎行气除痰。皆所以求肝之治而宅其魂也。"

2. 张志聪《金匮要略注》："此劳伤其心血，以致虚烦不得眠也。酸枣仁味甘气平，圆小色赤，其形象心，补心脾之药也。茯苓保心灵潜伏，而不致于虚烦；知母滋水之源以济心火；甘草补土之气，以实母虚；芎劳主补血行血，而心主血也。"

3. 李今庸《金匮要略释义》："本条指出由阴虚内热引起心烦失眠的证治。本证是由肝虚夹热，上扰神识所致，故用酸枣仁汤养阴清热，理血安神。《千金翼方》于本方加麦冬、干姜，治热病解后，心烦乏气不得眠，可资参考。"

4. 胡希恕《六经八纲读懂金匮要略》："本方与栀子豉汤均治虚烦，但二者完全不同，栀子豉汤证之虚烦，乃相对于阳明里实之实烦而言，为无形热邪之烦，本方证为真正之虚证。真正之虚，发烦心悸，夜不能眠，可服本方。因虚而影响到睡眠，无论嗜睡、失眠，无论生、熟酸枣仁皆可治之，若病非因虚起，百试无一验。"

【通方解】

方中重用酸枣仁为君，以其甘酸质润，入心、肝之经，养血补肝，宁心安神。茯苓宁心安神；知母苦寒质润，滋阴润燥，清热除烦。二药共为臣药，与君药相伍，以助安神除烦之功。川芎辛散，调肝血而疏肝气，与大量之酸枣仁相伍，辛散与酸收并用，补血与行血结合，具有养血调肝之妙，为佐药；甘草调和诸药为使。

【析方性】

酸枣仁，《本经逢原》谓其味酸、甘，性平，认为其"味甘而润。熟则收敛津液，故疗胆虚不得眠，烦渴虚汗之证"，味酸则敛，收敛涣散之心神。茯苓，《神农本草经》谓"味甘，平。主胸胁逆气，忧恚，惊邪，恐悸，心下结痛，寒热烦满，咳逆，口焦舌干，利小便"，配酸枣仁酸甘化阴，养心阴，滋心神。知母，《神农本草经》谓其"味苦，寒。主消渴，热中，除邪气，肢体浮肿，下水，补不足，益气"，《本草备要》言其"辛苦寒滑。上清肺金而泻火（泻胃热、膀胱邪热、肾命相火），下润肾燥而滋阴，入二经气分"，知母苦寒，滋肾水，交通心肾，使心火下降。川芎，《神农本草经》谓其"味辛，温。主中风入脑，头痛，寒痹，筋挛，缓急，金创，妇人血闭，无子"，《雷公炮制药性解》谓其"味辛甘，性温，无毒，入肝经，上行头角，引清阳之气而止痛"。全方辛散温升与酸寒清降收敛成反佐，使得收敛不致太过。综合以上药物，酸枣仁汤的方性当为味酸、甘，性微寒。

【辨方位】

对于本方的方位，历代医家有两种解释，一者以尤在泾为代表的认为此"求肝之治而宅其魂也"，因此病位在肝。《本草备要》亦谓"此补肝之剂"，盖肝藏魂，人卧则血归于肝，罗谦甫曰："阳气者，烦劳则张，罢极必伤肝，烦劳则精绝。肝伤精绝，则虚劳虚烦不得卧明矣。"一者为张志聪为代表的"此劳伤其心血，以致虚烦不得眠也"，认为病位在心，盖心藏神，心苦缓，酸收之，故用酸枣仁汤酸收涣散之心神以安神。《本草崇原》言"枣仁形圆色赤，禀火土之气化。火归中土，则神气内藏，食之主能瘳痹……枣仁色赤象心，能导心气以下交，肉黄象土，能助脾气以上达，故心腹之寒热邪结之气聚可治也"。而李中梓则认为"枣仁味酸，本入肝经，而心则其所生者也，脾则其所制者也，胆又其相依之腑也，宜并入之……盖以肝胆相为表里，血虚则肝虚，肝虚则胆亦虚，得熟枣仁之酸温，以旺肝气"。可见，肝、心本为母子关系，补肝即可生心，心生也可养肝。然而从配伍的其他药来看，茯苓"甘能补中，淡而利窍，补中则心脾实，利窍则邪热解，心脾实则忧恚惊邪自止"，知母"主消渴热中"，叶天士认为："肾属水，心属火，水不制火，火烁津液，则病消渴；火熏五内，则病热中。其主之者，苦清心火，寒滋肾水也。"唯川芎辛、温，入肝经，治一切风气，王好古云川芎"搜肝气，补肝血，润肝燥，补风虚"，本方中川芎作为反佐药物，既祛虚劳头脑受风，又防酸敛过度。由此可见，酸枣仁汤的方位当定之于心。

【明方势】

喻嘉言认为"虚劳虚烦，为心肾不交之病，肾水不上交心火，心火无制，故烦而不得眠……方用酸枣仁为君，而兼知母之滋肾为佐，茯苓、甘草调和其间，芎入血分而解心火之躁烦也"，"阳气者，烦劳则张"，整方酸敛，收涣散之心气，同时上下交通心肾，以安心肾。从整个酸枣仁汤的药物组成分析，酸枣仁，《本草经解要》言其"入足厥阴肝经、手厥阴风木心包络经，气味俱降，阴也"；茯苓，东垣谓其为"阳中之阴，降而下"，李时珍认为"淡渗之药，俱皆上行而后下降"；知母，《本草通玄》谓其"苦寒，气味俱厚，沉而下降，为肾经本药"，可见，三者药性均偏下降。而川芎辛温升散，令整方敛中有散，降中蕴升，使气机调畅，烦劳则散。由此可见，酸枣仁汤偏向内向下，交通心肾。

【论方证】

酸枣仁汤之证为虚劳虚烦失眠证，其功效为养血安神，清热除烦，主治证表现为虚烦失眠，心悸不安，头晕目眩，咽干口燥，舌红，脉浮而微数或弦细数。心藏神，血养心，心血不足，心失所养，加之肾水不充，不能上济心火，虚热内扰，故虚烦不得眠，心悸不安；血虚无以荣润于上，每多伴见头目眩晕，咽干口燥。舌红，脉浮而微数或弦细数乃虚火外浮之象。

然酸枣仁汤不仅适用于虚劳虚烦失眠证，凡属心虚不固，虚热内扰而致的盗汗亦可使用本方。《医宗金鉴》云"酸枣仁汤治心虚不固盗汗"，《济阴纲目》中记载"心虚者，恍惚多梦，健忘，舌强，小便多，面红盗汗……酸枣仁加龙骨、京墨"。此外，《赤水玄珠》治疗产后癫狂时用大圣泽兰散加砂仁末，煎酸枣仁汤调下，此乃"血虚神不守舍，非补养元气不可"。

【识方用】

1.酸枣仁汤现代处方

酸枣仁30g，甘草3g，知母6g，茯苓6g，川芎6g。

上五味，以水1600mL，先煮酸枣仁，至1200mL，再放入其他药物，煮取600mL，分早中晚温服。

2.酸枣仁汤现代适应证

（1）睡眠障碍：失眠，多梦，眠浅易醒等睡眠障碍症，症见心烦不得眠，口干，舌红，脉浮而微数或弦细数。

（2）精神情志疾病：抑郁、焦虑等属心气心血不足而见心烦、失眠、多汗或情绪低落等症。

（3）更年期综合征：症见潮热汗出，心烦，睡眠障碍，舌红苔少，脉弦细数等心肝血虚证者。

3.酸枣仁汤加减

血虚甚而头目眩晕重者，加当归、白芍、枸杞子增强养血补肝之功；虚火重而咽干口燥甚者，加麦冬、生地黄以养阴清热；若寐而易惊，加龙齿、珍珠母镇惊安神；兼见盗汗，加五味子、牡蛎安神敛汗。

4.酸枣仁汤禁忌证

肝火旺盛者禁用，脾虚泄泻者慎用。

【学医案】

1.清代名医叶天士运用酸枣仁汤医案

某，寤不成寐，食不甘味，尪羸，脉细数涩。阴液内耗，厥阳外越，化火化风，燔燥煽动，此属阴损，最不易治。姑与仲景酸枣仁汤，枣仁（炒黑勿研三钱），知母（一钱半），云茯神（三钱），生甘草（五分），川芎（五分）。（选自《临证指南医案》）

按语： 虚劳虚烦为心肾不交之病，肾水不能上交于心火，心火无制，厥阳外越，阴液内耗，故用酸枣仁汤，以枣仁为君，而兼知母之滋肾为佐，茯苓、甘草调和其间，川芎入血分而解心火之躁烦也。

2.近现代名医赖良蒲运用酸枣仁汤医案

何某，女，32岁。1936年仲冬，因久患失眠，诸药不效。形容消瘦，神气衰减，心烦不寐，多梦纷纭，神魂不安，忽忽如有所失，头晕目眩，食欲不振，舌绛，脉弦细，两颧微赤。此乃素禀阴虚，营血不足，营虚无以养心，血虚无以养肝，心虚神不内守，肝虚魂失依附，更加虚阳上升，热扰清宫所致。议用养心宁神法，以酸枣仁汤加人参、珍珠母、百合花、白芍、夜交藤，水煎；另用老虎目睛五分，研末冲服。连服13剂，使能酣卧，精神内守，诸证豁然。（选自《蒲园医案》）

按语：《金匮要略·五脏风寒积聚病脉证并治第十一》中讲到了不寐的病机："血气少者属于心，心气虚者，其人则畏合目欲眠，梦远行而精神离散，魂魄妄行。"此患者不寐日久，形神俱亏，在内血虚不足以养神，故神气衰减，心烦不寐，多梦纷纭，神魂不安，忽忽如有所失，在外虚热扰及形体，则形容消瘦，两颧微赤，食欲不振，舌绛，脉弦细。

故用酸枣仁汤养心血以养神，神与形共，则能安寐。

3.近现代名医蒲辅周运用酸枣仁汤医案

林某，男，52岁。心前区绞痛频发，两次住院，心电图检查确诊为冠心病。睡眠不好，每日只能睡3~4小时，梦多心烦，醒后反觉疲劳；头痛，心悸，气短，不能久视，稍劳则胸闷，隐痛。脉沉迟，舌边缘燥，中有裂纹。病由操劳过度，脑力过伤，肝肾渐衰，心肝失调而致，治宜调理心肝：酸枣仁15g，茯神9g，川芎4.5g，知母4.5g，炙甘草3g，天麻9g，桑寄生9g，菊花3g。5剂药后睡眠好转，头痛减。（选自《蒲辅周医疗经验》）

按语：本例患者之症，实为心肝失和、肝肾渐衰之典型表现。患者年届五旬，正值肝肾之阴渐亏之时，加之操劳过度，脑力过耗，以致心肝失养，气血不调，发为冠心病，并伴见一系列心肝血虚、阴虚火旺之症。心前区绞痛频发，心电图异常，为心血瘀阻之症；睡眠不好，梦多心烦，醒后疲劳，乃肝血不足，魂不守舍之象；头痛、心悸、气短、不能久视、稍劳则胸闷隐痛，均为心肝血虚，脉络失养，气机不畅之表现。脉沉迟，舌边缘燥、中有裂纹，更是阴血不足，内有虚火之明证。治疗上当以调补心肝、滋养阴血、安神定志为法。方用酸枣仁汤合天麻、桑寄生、菊花加减，旨在养心补肝，安神除烦，兼以平肝潜阳，明目止痛。酸枣仁味甘、酸，性平，养心补肝，宁心除烦，为主药；茯神宁心除烦，助酸枣仁安神之功；川芎辛温，活血行气，与酸枣仁相伍，补血与行血并用，使补而不滞；知母清热除烦，与酸枣仁相配，一酸甘化阴，一苦寒清热，共奏养阴除烦之效；炙甘草和中缓急，调和诸药；天麻平肝息风，治头痛头晕；桑寄生补肝肾，强筋骨，兼能安神；菊花清肝明目，缓解头痛及目不能久视之症。诸药合用，共奏调理心肝、滋养阴血、安神定志、平肝止痛之功。蒲老从心肝血虚论治，应用酸枣仁汤加减，可见，酸枣仁汤在临床应用时，对证治疗，效如桴鼓。

【说明书】

名称 酸枣仁汤。

处方 酸枣仁30g，甘草3g，知母6g，茯苓6g，川芎6g。

方性 味酸、甘，性微寒。

方位 心。

方势 偏向内向下，交通心肾。

方证 虚劳虚烦失眠证。

功效 养血安神，清热除烦。

主治 虚烦失眠，心悸不安，头晕目眩，咽干口燥，舌红，脉浮而微数或弦细数。

适应证 本方现代适用于睡眠障碍、精神情志疾病、更年期综合征等辨证属心肝血虚者。

煎服法 以上五味，以水1600mL，先煮酸枣仁，至1200mL，再放入其他药物，煮取600mL，分早中晚饭后半小时温服，每日一剂。

禁忌 肝火旺盛者禁用，脾虚泄泻者慎用。

注意事项 调畅情志，服药禁辛辣、臭恶、寒凉、甜腻及难以消化的食物。